Rehabilitation und Prävention 50

Springer-Verlag Berlin Heidelberg GmbH

Beate Carrière

Der große Ball
in der Physiotherapie

Theorie und Anwendung in Klinik und Praxis

Mit einem Geleitwort von Vladimir Janda
und einem Beitrag von Renate Tanzberger

Mit 191 Abbildungen

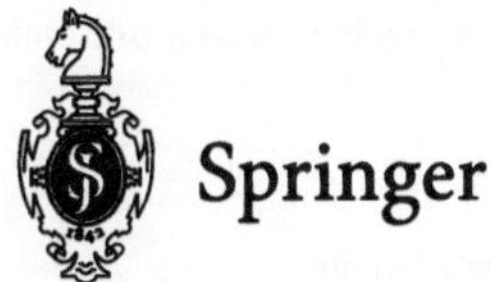 Springer

Beate Carrière
Physiotherapeutin, Instruktor FBL
512 S. Euclid No. 4
Pasadena, CA 91101, USA

Renate Tanzberger
Physiotherapeutin
Ismaningerstraße 33
D-81675 München

Übersetzung:
Karin Hofheinz-Eckert
Physiotherapeutin
Talmattweg 7
CH-4103 Bottmingen

Titel der englischen Originalausgabe:
Beate Carrière: The Swiss Ball
© Springer-Verlag Berlin Heidelberg 1998

ISSN 0172-6412

ISBN 978-3-540-65222-9   ISBN 978-3-642-60051-7 (eBook)
DOI 10.1007/978-3-642-60051-7

Die Deutsche Bibliothek – CIP-Einheitsaufnahme
Carrière, Beate:
Der große Ball in der Physiotherapie: Theorie und Anwendung in Klinik und Praxis / Beate Car-
rière. Mit Beitr. von R. Tanzberger. – Berlin; Heidelberg; New York; Barcelona; Hongkong; London;
Mailand; Paris; Singapur; Tokio: Springer, 1999
   (Rehabilitation und Prävention; Bd. 50)

Umschlaggestaltung: Künkel + Lopka Werbeagentur GmbH, Heidelberg
Satz: K + V Fotosatz GmbH, Beerfelden
SPIN 10686183   22/3133-5 4 3 2 1 0 – Gedruckt auf säurefreiem Papier

Für meinen Vater,
  der mir die Gabe des Schreibens vererbt hat.

Für meine Mutter,
  von der ich die Freude am Abenteuer geerbt habe.

Für Susanne Klein-Vogelbach,
  die mich gelehrt hat, Bewegungen zu beobachten und
  zu analysieren.

Für alle meine Freunde,
  die mich mit Verständnis und Ermutigung
  treu unterstützt haben.

Geleitwort

Ich kenne Beate Carrière seit vielen Jahren und war immer wieder von ihrem großen Wissen auf dem gesamten Gebiet der Physiotherapie beeindruckt. In unseren Diskussionen waren ihre Fragen und Kommentare stets anregend und zeigten, daß sie ihr Wissen nicht nur durch Lektüre erworben hat, sondern daß lebenslange klinische Praxis und Erfahrung dahinterstehen. Folglich ist es nicht überraschend, daß ihr Buch außergewöhnlich ist. Es behandelt die Physiologie, die Pathophysiologie und die praktische Beschreibung empfehlenswerter Übungen und ihre klinischen Anwendungen – nicht als allgemein gehaltene Empfehlungen, sondern mit überzeugenden Beispielen. Alle drei Bereiche sind klar und verständlich besprochen.

Die Autorin beschreibt den Einsatz des Balles in der Physiotherapie. Sie beschränkt sich jedoch nicht auf eine technische Beschreibung. Vielmehr bemüht sie sich, die zugrundeliegenden physiologischen Mechanismen aufzudecken und hat damit erfolgreich gezeigt, wie eine erfahrene Physiotherapeutin zur Entwicklung der Physiotherapie als Wissenschaft beitragen kann.

Obgleich sie sich auf das Konzept von S. Klein-Vogelbach beruft, hat Beate Carrière so viele eigene Übungen, Beschreibungen und Erklärungen hinzugefügt, daß wir mit Recht vom „Ballkonzept Carrière" sprechen dürfen. Was ich besonders schätze, ist ihre kritische Sicht und der Versuch, den Patienten und seine Probleme unvoreingenommen aus einer ganzheitlichen Sicht zu beurteilen. Sie betrachtet deshalb den Ball nicht als Allheilmittel, sondern macht auch von anderen Behandlungskonzepten Gebrauch. Ihre Kenntnis der verschiedenen Techniken nötigt Respekt ab, und ihre Vertrautheit sowohl mit den amerikanischen wie auch mit den europäischen (vor allem den deutschen) physiotherapeutischen Traditionen macht ihr Buch attraktiv für Leser auf der ganzen Welt.

Es war ein Vergnügen, Beates Buch zu lesen, und ich bin sicher, daß es anderen Lesern ebenso ergehen wird.

Prag, im September 1997

Professor VLADIMIR JANDA
Direktor der Abteilung für Rehabilitationsmedizin,
Kliniken der Karls-Universität, Prag, Tschechische Republik

Vorwort zur deutschen Ausgabe

Meine Kenntnisse der Funktionellen Bewegungslehre, die ich meiner verehrten Lehrerin Dr. Susanne Klein-Vogelbach verdanke, sind die Basis für das vorliegende Buch. Meine Ausbildung als Instruktorin in der Funktionellen Bewegungslehre half mir, im Krankenhaus und in der Ambulanz Bewegungsmuster zu analysieren und funktionelle Übungen zu entwickeln. Ich lernte nicht nur die Symptome zu behandeln, sondern die Ursachen der Symptome zu ermitteln und die komplizierten Zusammenhänge zu begreifen, die schließlich zu Schmerz und verändertem Bewegungsverhalten führen. Weitere Einflüsse kamen von geschätzten Physiotherapeuten in USA und Europa, die in gewisser Weise meine Lehrmeister waren. Bertha und Dr. Karel Bobath lehrten mich, normale und pathologische Bewegungsmuster zu erkennen, Prof. Darcy Umphred und Prof. Dee Lilly die neurophysiologischen Grundlagen von Bewegungen zu begreifen. Prof. Carolee Winstein eröffnete mir Einsicht in die Prinzipien des motorischen Lernens und Prof. Vladimir Janda und Prof. Shirley Sahrmann verdanke ich weiteres Verständnis für das komplizierte Bewegungssystem unseres Körpers. Renate Tanzberger danke ich für ihren bereichernden Beitrag zur Behandlung von Inkontinenz. Viele weitere Physiotherapeuten waren meine Vorbilder, es würde zu weit führen, sie alle zu nennen.

Die größten Lehrmeister bei der täglichen Arbeit sind unsere Patienten. Täglich vermitteln sie uns neues Wissen, werfen neue Fragen auf und helfen uns, unsere Arbeit zu begreifen. Ich danke ihnen dafür und für ihre Bereitschaft, sich zur Veranschaulichung der Inhalte dieses Buchs bei der Behandlung fotografieren zu lassen.

Die vorliegende Übersetzung ins Deutsche soll meinen Kollegen und Schülern als Anregung bei der täglichen Behandlung im Krankenhaus und in der Praxis dienen. Viele Übungen eignen sich als Hausaufgaben für Patienten oder erleichtern die Arbeit mit schwerkranken Patienten.

Die Leserinnen und Leser mögen Verständis dafür haben, daß die Patienten meist nur begrenzt entkleidet sind; denn es war oft aus praktischen Gründen nicht möglich, sie bei der ersten Therapiesitzung in minimaler Bekleidung zu fotografieren. Schuhe wurden oft bewußt angelassen, um die Rutschgefahr auf dem jeweiligen Boden zu vermindern; selbstverständlich müssen sie als Fremdgewichte betrachtet werden.

Die deutsche Ausgabe meines Buches „The Swiss Ball" ist bereits eine korrigierte Version des englischen Textes, der von Karin Hofheinz übersetzt und Dr. Gaby Seelmann-Eggebert redaktionell bearbeitet wurde. Beiden danke ich für die angenehme Zusammenarbeit und dem Springer-Verlag auch für das in mich gesetzte Vertrauen. Mary Sheh danke ich für die Zeichnungen, meiner Kollegin Susanne Greengard für die Bereitschaft, bei vielen Übungen Modell zu stehen, und den Bibliothekaren des Kaiser-Krankenhauses für ihre Unterstützung bei der Beschaffung von Literatur. Ich danke allen Kollegen und Freunden, die mir geholfen haben.

Aus Gründen der leichteren Lesbarkeit wurde auf die jeweils vollständig benannten Geschlechterbezeichnungen „Physiotherapeut/in" und „Patient/in" verzichtet und stattdessen die weibliche Form für „Physiotherapeutin" und die männliche für „Patient" verwendet, bis auf die Ausnahmen bei den Patientenbeispielen.

Pasadena, im Juni 1999   BEATE CARRIÈRE

Inhaltsverzeichnis

13 Ambulante Patienten in der Neurologie 301

1 Der Ball in der Physiotherapie

1.1 Einführung

Seit ungefähr 40 Jahren wird der Ball in der Physiotherapie zur Behandlung neurologischer Erkrankungen eingesetzt (Oetterly u. Larsen 1996). Ich kam damit zum ersten Mal in einem Kurs bei Berta und Karel Bobath im Jahr 1967 in London in Berührung. Weitere Erfahrungen sammelte ich in den Jahren 1968–1970 in meiner Arbeit in der Schweiz und von 1976–1984 in einer Praxis für Physiotherapie in München. In dieser Praxis begann ich, den kleineren Pezziball zu benutzen. Anfangs setzte ich ihn bei der Behandlung von Kindern ein. Während sie auf dem Tisch oder auf einer Matte auf dem Boden saßen bzw. knieten, versuchte ich, mit Hilfe des Balles Bewegungen zu stimulieren. Später begann ich damit, den Pezziball auch bei der Behandlung erwachsener Patienten mit orthopädischen und neurologischen Krankheitsbildern einzusetzen. Ballkurse in der Fortbildung von Physiotherapeuten waren der nächste Schritt.

Während meiner Instruktorenausbildung bei Dr. Susanne Klein-Vogelbach von 1982–1983 erweiterte ich mein Wissen über die Anwendungsmöglichkeiten des Pezziballes. Klein-Vogelbach war von 1955 bis zu ihrer Pensionierung 1974 Leiterin der Schule für Physiotherapie in Basel (Schweiz). Für ihre analytische Arbeit in der Physiotherapie wurde sie mit dem medizinischen Ehrendoktor der Universität Basel ausgezeichnet. Klein-Vogelbachs Konzept der „Funktionellen Bewegungslehre" (Klein-Vogelbach 1990a) beruht auf dem Beobachten, Analysieren und Unterrichten der menschlichen Bewegung. Klein-Vogelbach integrierte den Ball in ihren Unterricht über Funktionelle Bewegungslehre und entwickelte Ballübungen, die sie analysierte und in einem Buch veröffentlichte (Klein-Vogelbach 1990b).

In den Vereinigten Staaten ist der Pezziball als „Swiss Ball" bekannt geworden, obwohl er ursprünglich in Italien hergestellt wurde. Vermutlich wurde er von den amerikanischen Physiotherapeutinnen so „getauft", die diese Ballübungen in Europa kennengelernt haben. Hier war die Schweizerin Klein-Vogelbach und ihre Ballübungen schon früh bekannt.

Als nächstes führte ich den Ball auf der Intensivstation der Kinderabteilung ein. Mühelos konnte ich die Ärzte von den Vorteilen des Balles überzeugen, sogar in der Therapie für Babys mit mehrfachen Problemen, wie z. B. infantilem Botulismus (Carrière 1989; Carrière u. Broski 1989). Während der ärztlichen Visite setzten wir ein solches Baby, das sich von einer schlaffen Lähmung erholte, trotz Intubation, Ernährungssonde und diversen Monitoren auf einen Ball. Die Sauerstoffsättigung und die Herzfrequenz waren gut, und das Baby blieb zufrieden, während ich mit ihm Kopfkontrolle schulen und Gleichgewichtsreaktionen auslösen konnte.

Die Kollegen interessierten sich zunehmend für den Ball. Nach meinem ersten Ballkurs, der auf den Grundlagen von Klein-Vogelbachs Arbeiten beruhte, verfaßte eine Mitarbeiterin, Mary Sheh, aus ihren Notizen ein Skript. Daraus entwickelten wir gemeinsam ausführliches Begleitmaterial für Ballkurse. Mit Hilfe dieser Unterlagen begann ich, in den Vereinigten Staaten an Universitäten und in Wochenendworkshops Kurse über Ballübungen für Physiotherapeuten zu geben. Auch in Deutschland unterrichtete ich weiterhin. In den USA gibt es inzwischen einige Physiotherapeuten, die Ballkurse anbieten. Viele Kollegen haben zumindest einige Aspekte des Ballkonzeptes in ihre Behandlung von Patienten mit neurologischen oder orthopädischen Störungen integriert, vor allem zur Stabilisation der Wirbelsäule.

Als Folge der Veränderungen im amerikanischen Gesundheitswesen werden seit ungefähr 1993 weniger Behandlungen für Patienten verordnet. Größere Effizienz der therapeutischen Arbeit und vermehrte Mitarbeit des Patienten und seiner Familie während des Heilungsprozesses werden gefordert. Gleiches gilt grundsätzlich auch in den europäischen Ländern. In diesem Zusammenhang kann der Einsatz des Balles in der physiotherapeutischen Praxis als ein Gewinn gesehen werden, da er in besonderem Maße die aktive Mitarbeit des Patienten fördert. Es ist wichtig, daß ein Patient, der zwischen den Behandlungen regelmäßig zu Hause üben soll, motiviert und angeregt wird. Dazu werden Übungen gebraucht, die gleichzeitig Spaß machen und wirksam sind. Übungen mit dem Ball sind hierfür besonders gut geeignet. Der heute überall erhältliche Ball ist zu einem idealen Werkzeug für viele Übungsaufgaben zu Hause geworden.

1.2 Literatur über den Ball

Bis 1990 stand sehr wenig Literatur über den Ball zur Verfügung. Im deutschen Sprachraum erschien im Jahr 1981 Klein-Vogelbachs Buch über die Ballgymnastik zur funktionellen Bewegungslehre. Seither sind mehrere Überarbeitungen dieses Standardwerks herausgekommen (Klein-Vogelbach 1990b). Daneben sind auch ein deutsches und ein englisches Videoband über Klein-Vogelbachs Ballübungen erhältlich (Klein-Vogelbach 1992 a, b).

Davies (1991) beschrieb Einsatzmöglichkeiten des Balles für Patienten mit Hemiplegie und Day (1991) für das Üben der Knieflexion. Hypes (1991) veröffentlichte ein Handbuch über den Gebrauch des Balles mit Kindern. 1993 erschienen mehrere Artikel in Physiotherapiezeitschriften: Carrière u. Felix (1993) präsentierten Erkenntnisse über Körperproportionen und gaben Beispiele für Ballübungen. Carrière (1993) beschrieb den Einsatz des Balles in der Klinik und Marcks (1993) den Einsatz der Physio-Roll zur Fazilitation motorischer Fähigkeiten. Posner-Mayer (1995) veröffentlichte ein Handbuch für orthopädische und sportmedizinische Anwendungen mit dem Ball, in dem auch ausführlich die Geschichte des Balles beschrieben wird. Weitere

Vorschläge für den Einsatz des Balles sind bei Umphred (1995) und Carrière (1996 und 1999) zu finden.

Der Ball ist zu einem allgemein anerkannten therapeutischen Arbeitsgerät geworden, nicht nur in Physiotherapiepraxen, sondern auch bei Trainern und in Gesundheitszentren. Bälle sind längst nichts mehr „Besonderes", sondern für jedermann, der ihre vielen Möglichkeiten kennenlernen will, problemlos erhältlich.

Literatur

Carrière B (1989) Frühkindlicher Botulismus, eine seltene Krankheit? Krankengymnastik 41:647–651
Carrière B (1993) Swiss ball exercises. PT Magazine Phys Ther 9:92–100
Carrière B (1996) Therapeutic exercises and self correction program. In: Flynn TW (ed) The thoracic spine and rib cage. Butterworth, Boston, pp 289–310
Carrière B (1999) Der Einsatz des Therapieballes bei der Behandlung Schwerkranker. Krankengymnastik 2:222–228
Carrière B, Broski (1989) Infant Botulism. Clin Manage Phys Ther 9(1):20–23
Carrière B, Felix L (1993) In consideration of proportions. PT Magazine Phys Ther 4:56–61
Davies PM (1991) Im Mittelpunkt. Selektive Rumpfaktivität in der Behandlung der Hemiplegie. Springer, Berlin Heidelberg New York
Day L (1991) The squat. Clin Manage Phys Ther 11:81–82
Hypes B (1991) Facilitating development and sensorimotor function: treatment with the ball. PDP, Hugo
Klein-Vogelbach S (1990a) Funktionelle Bewegungslehre, 4. Aufl. 1990, (Rehabilitation und Prävention, Bd. 1). Springer, Berlin Heidelberg New York
Klein-Vogelbach S (1990b) Ballgymnastik zur funktionellen Bewegungslehre, 3. Aufl. 1990 (Rehabilitation und Prävention, Bd. 12). Springer, Berlin Heidelberg New York
Klein-Vogelbach S (1992a) Funktionelle Bewegungslehre: Ballgymnastik, Videokassette. Springer, Berlin Heidelberg New York
Klein-Vogelbach S (1992b) Functional Kinetics: Ball Exercises, Videokassette. Springer, Berlin Heidelberg New York
Marcks LK (1993) Using the PhysioRoll for the facilitation of motor skills. Pediatr Phys Ther (Fall):154–155
Oetterly S, Larsen C (1996) Physiotherapy. Z Schweiz Physiotherapeutenverbandes 6:23–35
Posner-Mayer J (1995) Swiss ball applications for orthopedic and sports medicine. Ball Dynamics International, Denver
Umphred DA (ed) (1995) Neurological rehabilitation, 3rd edn. Mosby, St. Louis

2 Neuroanatomische, neurophysiologische und physiologische Grundlagen: eine Hypothese

LERNZIELE

Nach der Lektüre dieses Kapitels wird der Leser:
- verstehen, wie die verschiedenen Anteile des zentralen Nervensystems miteinander verbunden sind;
- erkennen, wie Systeme im Gehirn mit Übungen auf dem Ball aktiviert werden können;
- den Ball einsetzen, um motorische Kontrolle zu verbessern;
- mit Hilfe des Balles das sensomotorische System stimulieren;
- Fehlfunktionen des limbischen Systems erkennen;
- den Patienten motivieren, um ihm das Üben zu erleichtern;
- verstehen, warum der Ball ein wertvolles Hilfsmittel bei der Behandlung von Schwerkranken ist.

Eine Verletzung des zentralen Nervensystems (ZNS) kann die verschiedensten körperlichen und kognitiven Beeinträchtigungen zur Folge haben.

Der Erfolg der Wiederherstellung nach einer Verletzung hängt vermutlich von der anatomischen und physiologischen Reorganisation der kortikalen, subkortikalen und spinalen Kreisläufe ab, welche die Motorik kontrollieren (Dobkin 1993).

Die folgenden Systeme spielen eine bedeutende Rolle im komplexen Nervensystem.

2.1 Hirnstamm und Formatio reticularis

Der Hirnstamm ist ein relativ kleines Gebiet zwischen dem Rückenmark und dem Zwischenhirn (Dienzephalon) und besteht aus dem sog. verlängerten Rückenmark (Medulla oblongata), der Brücke (Pons) und dem Mittelhirn (Mesencephalon) (Role u. Kelly 1991; Zimmermann 1995). Seine funktionelle Bedeutung steht in keinem Verhältnis zu seiner geringen Größe. Er reguliert sowohl die motorischen als auch die sensorischen Abläufe und ist für das Bewußtsein notwendig. Auch eine nur kleine Verletzung kann ein Koma verursachen. Die meisten Hirnnerven liegen im Hirnstamm, durch den auch somatische, viszeralsensorische und motorische Fasern verlaufen. Diese auf- und absteigenden Nervenbahnen verbinden sowohl das Gehirn mit dem Rückenmark als auch die Großhirnrinde (Kortex) mit dem Kleinhirn (Zere-

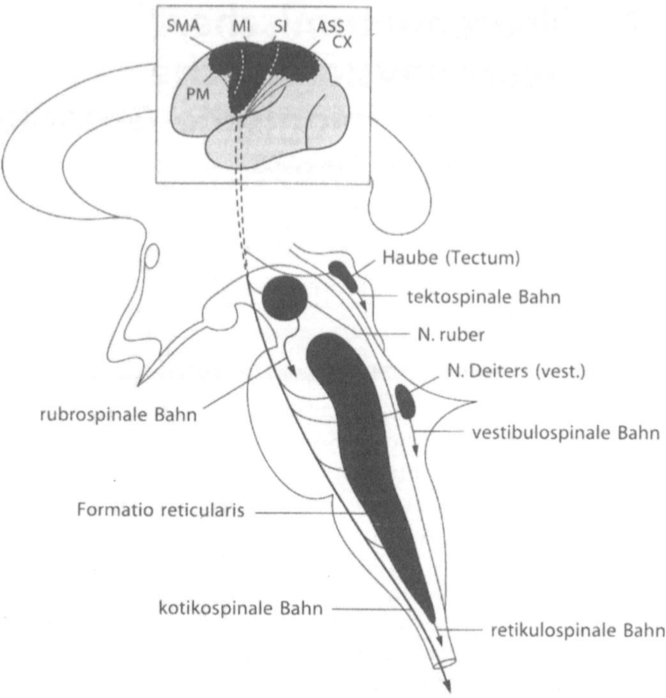

Abb. 2.1. Neurale Netzwerke der motorischen Bahnen steigen vom Kortex (kortikospinale Bahnen) zum Hirnstamm ab, um sich mit den subkortikalen Bahnen zu verbinden (*PM* prä-motorischer Kortex, *SMA* supplementär-motorisches Areal, *MI* primär-motorischer Kortex, *SI* primäres sensomotorisches Areal, *ASS CX* parietaler Assoziationskortex). (Aus Schmidt u. Thews 1995)

bellum) (**Abb. 2.1**). Nachgeschaltete sensorische Bahnen (z. B. optische und akustische) stellen Verbindung zur Formatio reticularis her. Bahnen von den vestibulären Kernen und vom Zerebellum führen ebenfalls zur Formatio reti-cularis und steigern dadurch den Vernetzungsgrad im Gehirn.

Der Locus coeruleus im Hirnstamm ist für die Modulation von Schmerz-empfindungen durch das ZNS und dessen Einfluß auf die motorischen Be-fehlsausführer zuständig und stellt Verbindungen zum zerebralen Kortex her. Mit dem limbischen System ist er über die Hippokampusformation und die Amygdala verknüpft. Seitenbahnen des Locus coeruleus führen zu den Re-laiskernen des Thalamus (Brodal 1981).

Um die größeren Bahnen und Kerne des Hirnstammes sind die Nervenzel-len der Formatio reticularis eingebettet. Die Formatio reticularis verteilt sich auf die Medulla, den Pons und das Mittelhirn (Role u. Kelly 1991) und setzt sich aus Neuronen zusammen, die nicht zu den größeren Kerngruppen des Hirnstammes gehören.

Die Neuronen in diesem hochgradig vernetzten System verteilen ihre Axone breit gefächert, oft sowohl in rostraler als auch in kaudaler Richtung vom Hirnstamm. Die absteigenden Axone der Formatio reticularis werden von Gertz (1997) als ein System beschrieben, das unwillkürliche motorische

Impulse vom extrapyramidalen System zu den willkürlichen Muskeln weiterleitet. Auf- und absteigende Axone der Formatio reticularis sind mit Kollateralen verbunden und können sich deshalb gegenseitig beeinflussen.

> **Wichtig**
>
> **Mindestens 4 Funktionen werden der Formatio reticularis zugeordnet (Abb. 2.2):**
> 1. Sie ist maßgebend für den Bewußtseins- und Wachzustand.
> 2. Sie moduliert segmentale Dehnreflexe und den Muskeltonus.
> 3. Sie ist an der Kontrolle der Atmung und der Herz-Kreislauf-Funktion beteiligt.
> 4. Retikulospinale Bahnen modulieren die Schmerzempfindung.

Die aufsteigenden retikulären Aktivierungssysteme stellen die anatomische und physiologische Basis des *Bewußtseins- und Wachzustandes* dar. Sie sind mit nahezu allen subkortikalen Bereichen des Gehirns, vor allem dem Thalamus (Nucleus reticularis), verbunden, einem aktivierenden System, das den Kortex beeinflussen kann.

Die efferenten absteigenden neuronalen Verbindungen der Formatio reticularis enden an den spinalen Motoneuronen und sind für deren tonische Aktivierung während des Bewußtseins zuständig (Birbaumer u. Schmidt 1995).

Die Formatio reticularis *moduliert segmentale Dehnreflexe und den Muskeltonus* mit Hilfe der Bahnen aus den Ponskernen und den retikulospinalen Bahnen aus der Medulla.

Wenn die in der Nähe der motorischen Kerne des Vorderhorns des Rückenmarks endende retikulospinale Bahn des Pons aktiviert wird, steigert sie den Tonus der Streckmuskulatur. Wenn die medulläre retikulospinale Bahn aktiviert wird, hemmt sie dagegen den Tonus der Streckmuskulatur. Diese antagonistische Aktivität ist für die Kontrolle der motorischen Funktionen wichtig.

Die Formatio reticularis ist an der *Kontrolle der Atmung und der Herz-Kreislauf-Funktion* beteiligt. Dies geschieht über Axone der die Atmung regulierenden Neurone, die im Rückenmark die Aktivität der Motoneurone der Atemmuskeln kontrollieren. Während die Beschleunigung oder Verlangsamung des Pulses als Antwort auf einen entsprechenden Reiz reguliert wird, werden die Neurone der Formatio reticularis von einer Vielzahl von periphe-

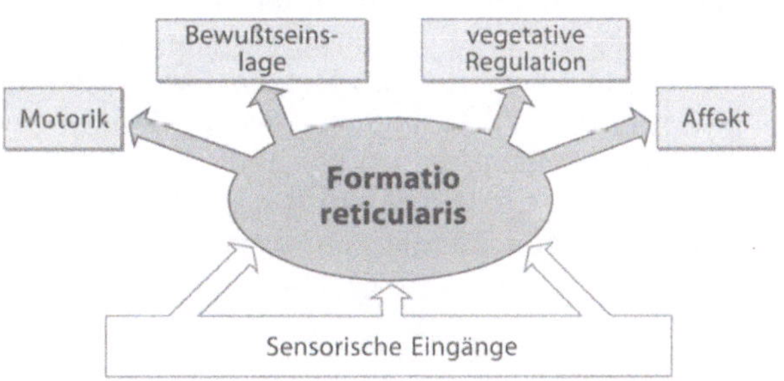

Abb. 2.2. Übersicht über die Beiträge der Formatio reticularis des Hirnstamms zu verschiedenen funktionellen Systemen des Zentralnervensystems. (Aus Schmidt u. Thews 1995)

ren Rezeptoren beeinflußt und erhalten zudem Informationsinput vom Hypothalamus und vom präfrontalen Kortex.

> **Wichtig**
>
> **Die Formatio reticularis wirkt sowohl auf die somatomotorischen als auch auf die autonomen motorischen Systeme regulierend.**

Diese integrierende Funktion sorgt bei Bedarf für angemessene Anpassung des Nervensystems. Zum Beispiel wird bei Übungen der Stoffwechsel im Muskel erhöht, um die Energieversorgung zu gewährleisten; die Herztätigkeit und die Atmung müssen gesteigert werden, oder das System der quergestreiften Muskeln würde zusammenbrechen.

Retikulospinale Bahnen *modulieren die Schmerzverarbeitung*. Dies wird durch Beeinflussung des Informationsflusses durch das Hinterhorn des Rückenmarks erreicht (Role u. Kelly 1991).

> **Wichtig**
>
> **Die Kenntnis der komplexen Interaktionen der Formatio reticularis kann bei der Behandlung von Patienten hilfreich sein. Beispielsweise kann eine sanfte federnde Bewegung auf dem Ball (ähnlich der Schaukelbewegung im Schaukelstuhl) eine Person entspannen, während ein energischeres Hüpfen oder Wippen die Aufmerksamkeit verbessert (vermutlich weil die vestibulären Funktionen über eine Aktivierung der Formatio reticularis Erregungszustand auslösen).**
>
> **Die leuchtenden Farben der Bälle und das Bewegungstempo sind weitere Stimuli für die Formatio reticularis und das limbische System und wirken sich dadurch anregend aus.**

Die folgenden 3 Beispiele illustrieren, wie der Ball eingesetzt werden kann, um Patienten anzuregen oder den Muskeltonus zu regulieren.

> **Beispiel**
>
> - Eine Frau, die in unserer Abteilung für physikalische Therapie behandelt wurde, war anfangs sehr lethargisch, und es war schwierig, ihr Interesse zu erregen. Nachdem ihr ein Ball in die Hände gelegt wurde, fing sie an zu reagieren. Sie begann, den Ball der Therapeutin zuzuwerfen, wurde aufmerksam und kooperativ.
> - Eine ähnliche Reaktion zeigte sich, nachdem ein Ball neben den Fuß eines lethargischen Patienten auf der Intensivstation gelegt wurde: Der Patient fing an, den Ball zu kicken und „wachte auf".
> - Mit Hilfe eines Balles mit einem Durchmesser von 45 cm versuchte man bei einem 11 Jahre alten Jungen (**Abb. 2.3**), der im Koma lag (Glasgow Coma Scale 4–5; Jennett u. Teasdale 1981), an den unteren Extremitäten den hohen Muskeltonus zu senken und das Bewegungsausmaß zu verbessern. Während das Kind an der Bettkante saß und der Arm vom Ball unterstützt wurde, konnten aufrechte Haltung und Kopfkontrolle geübt werden.

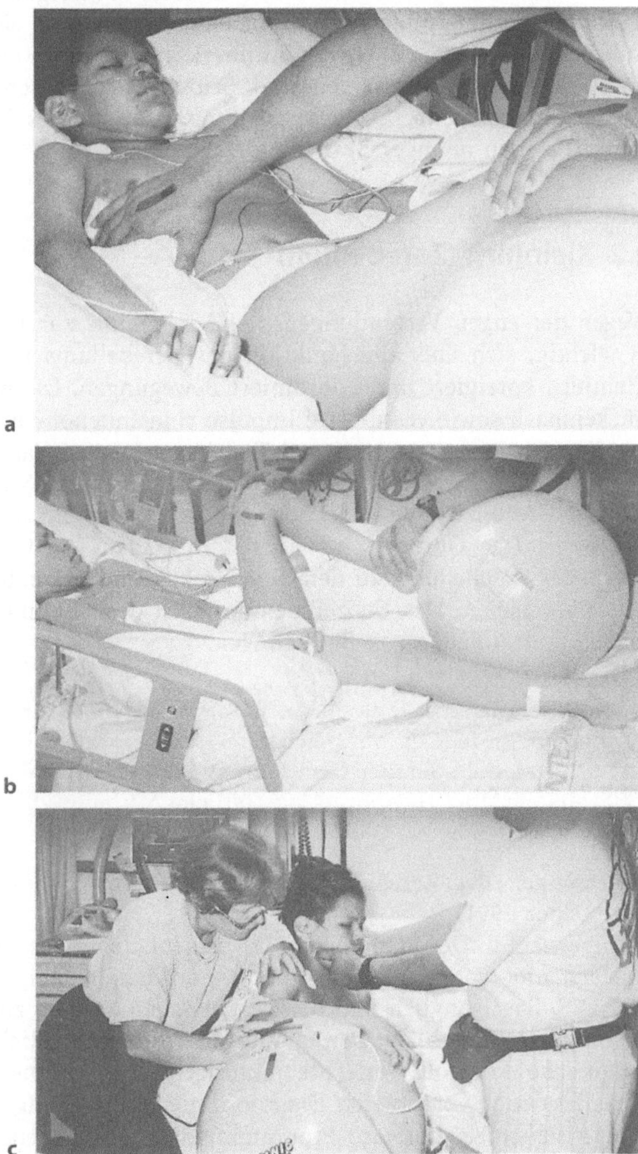

Abb. 2.3 a–c. Ein 11jähriger komatöser Patient. **a** Bewegen der unteren Extremität von einer Seite zur anderen kann den Muskeltonus senken. **b** Flexions- und Extensionsbewegungen mit propriozeptiver Stimulation an der linken Hüfte und am linken Kniegelenk zur Verringerung des Extensorentonus. **c** Wenn ein komatöser Patient aufgesetzt wird, werden Atmung, Puls und Wachzustand beeinflußt

Diese Beobachtungen stimmen mit Chusids Überlegungen überein, der das retikuläre Aktivierungssystem (Formatio reticularis) als wesentlich für das Aufwachen aus dem Schlaf, für Aufmerksamkeit und Konzentrationsfähigkeit, für Wahrnehmungsvermögen und Selbsteinsicht beschreibt (Chusid 1985). Vertrautsein mit einer Aufgabenstellung, prozedurales Planen und Aufmerksamkeit stehen in enger Beziehung zueinander.

2.2 Kleinhirn (Zerebellum)

Wegen der engen Verbindungen des Zerebellums zur Formatio reticularis ist es wichtig, sich über die Funktion des Zerebellums im klaren zu sein. Das Kleinhirn korrigiert und koordiniert Bewegungen. Es empfängt Impulse vom Rückenmark sowie vestibuläre Impulse vom Innenohr und von den vestibulären Kernen. Propriozeption und Tastsinn erreichen das Zerebellum über das Corpus restiforme (Pedunculus cerebellaris inferior, „Strickkörper"). Impulse aus der Großhirnrinde erreichen das Neozerebellum über die pontozerebralen Wege. Der Output wird über den Nucleus dentatus und über andere Kerne des Zerebellums zu den motorischen und prämotorischen Rindenarealen weitergeleitet. Das Neozerebellum spielt deshalb eine spezielle Rolle beim Planen und Einleiten von Bewegungen.

> **Wichtig**
>
> **Das Zerebellum kontrolliert die Haltung und die dynamischen Bewegungen, indem es Vergleiche herstellt zwischen dem, was das Gehirn will, was die spinalen Generatoren senden und dem, was das periphere System erfährt (Umphred, persönliche Mitteilung).**

Verletzungen des Zerebellums betreffen Rumpf und Glieder auf derselben Seite (Ghez 1991).

Silbernagl u. Despopoulos (1983) bedienen sich des Beispiels eines Tennisspielers, um die Integrations- und Koordinationsfähigkeiten des Kleinhirns mit ZNS, Basalganglien und den sensorischen Bahnen zu erläutern: Wenn ein Tennisspieler aufschlägt, bewegt sich sein Körper in Richtung des Balles, was motorische Kontrolle, erlernte motorische Programme und somatosensorisches Feedback voraussetzt. Die koordinierte Bewegung beruht auf dem antizipatorischen Feedforward-Programm, das verschiedenste Zentren mit dem ZNS verbindet und die Programmierung abändert, wenn dies aufgrund des Feedbacks nötig wird. Information über das Gleichgewicht und über die Beschleunigung gelangen über Vestibularkerne in den ältesten Teil des Zerebellums, das Archizerebellum (Vestibulozerebellum). Das Vestibulozerebellum teilt dem Tennisspieler mit, wo er sich im Raum befindet, während er auf einem Bein balanciert. Die Blickmotorik „behält" den Ball „im Auge", und die Sehrinde analysiert die Bewegung des Balles und hilft, die Bewegung, mit welcher der Ball getroffen wird, zu programmieren. Das menschliche Vestibulozerebellum steuert die Augenbewegungen und das Körpergleichgewicht im Stand und beim Gehen (Ghez 1991). Das phylogenetisch jüngere Neozerebellum (Zerebrozerebellum) verarbeitet ankommende Bewegungsmuster aus

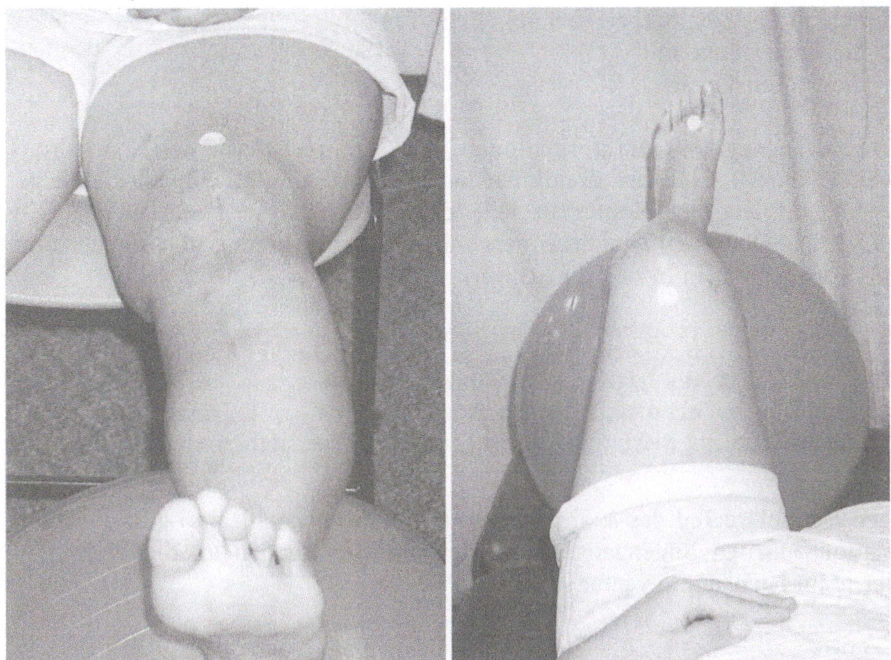

Abb. 2.4 a, b. Patient nach Knieoperation. **a** Aufgeklebte Punkte helfen, die axiale Einordnung von Knie und Fuß sichtbar zu machen. **b** Kniebeugung in guter axialer Stellung ist leichter, wenn Punkte auf Fuß und Knie geklebt werden

dem Kortex über den Pons. Es wirkt wie eine Bremse auf die willkürlichen Bewegungen und koordiniert in geschickter Weise Intentionsbewegungen.

Nicht nur neurologische Patienten können die Kontrolle über willkürliche Bewegungen verlieren, auch bei orthopädischen Patienten oder untrainierten Personen kann dies geschehen. Sichtbare Beobachtungspunkte (z. B. Punkte, die auf den Teil des Körper geklebt werden, der bewegt werden soll) oder hörbare Rhythmen (z. B. Klatschen) können das Lernen oder Wiedererlernen einer gezielten Bewegung beschleunigen (**Abb 2.4**). Weil eine Verletzung des Kleinhirns sowohl die automatischen als auch die erlernten willentlichen Bewegungen betrifft, kann der Patient Schwierigkeiten mit der Präzision, der Bewegungskoordination und dem Gleichgewicht haben.

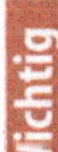

> **Wichtig**
>
> Der Ball kann ein ideales Arbeitsgerät bei der Wiederherstellung der verlorenen Bewegungs- und Gleichgewichtsfunktionen sein.

2.3 Vestibuläres System

Haltung und Gleichgewicht sind über das vestibuläre System des Gehirns und des Innenohrs eng miteinander verknüpft. Zwei wichtige Gleichgewichtsorgane, die sich im Innenohr befinden, liefern dominante afferente Informationen an das Vestibulozerebellum (Kelly 1991):

- die Bogengänge und
- die Otolith-Organe.

Die *Bogengänge* leiten Informationen über Veränderungen der Kopfhaltung weiter (Ghez 1991). Ihre dreidimensionale Anordnung erlaubt es, die Neigebeschleunigung des Kopfes in jede der 3 Richtungen zu erfassen (Kelly 1991). Die *Otolith-Organe* erkennen lineare Beschleunigung und signalisieren die Kopfstellung in bezug zur Schwerkraft.

> **Wichtig**
>
> Haarzellen im Gleichgewichtsorgan des Innenohrs reagieren auf mechanische Veränderungen, die durch die Bewegung der Flüssigkeit in den Bogengängen und den Otolith-Organen hervorgerufen werden. Sie übersetzen die mechanischen Impulse in Nervensignale (Kelly 1991).

Der vestibuläre Teil des 8. Hirnnerven (N. vestibulocochlearis) gibt die Information aus den Bogengängen und den Otolith-Organen an die Vestibularkerne im Hirnstamm weiter.

2.3.1 Vestibularkerne

Der seitliche Vestibularkern (Deiters-Kern) erhält an seinem ventralen Teil Informationen aus dem Ohr, während sein dorsaler Anteil mit Informationen aus dem Zerebellum und aus dem Rückenmark versorgt wird (Kelly 1991). Viele der Zellen im dorsalen Teil des Deiters-Kern senden Axone in die vestibulospinalen Bahnen, die sich aktivierend sowohl auf die Bahnung der γ- als auch der α-Motoneuronen auswirken, welche die Extremitäten innervieren (Streckung der Beine und Beugung der Arme).

> **Wichtig**
>
> Verletzung des Deiters-Kerns kann einen verringerten Extensorentonus zur Folge haben.

Die mittleren und oberen Vestibularkerne erhalten ebenfalls Informationen aus dem Innenohr. Bewegungen des Nackens werden von den vestibulospinalen Bahnen beeinflußt, die an seiner reflektorischen Kontrolle beteiligt sind.

Da Nacken- und Kopfbewegungen mit den Bewegungen der Augen in einer Wechselbeziehung stehen, sind die mittleren und oberen Kerne auch an den vestibulookulomotorischen Reflexen beteiligt. Verletzungen der Haarzellen in den Bogengängen wirken sich auf die vestibulookulomotorischen Reflexe aus: Der Patient ist nicht mehr in der Lage, ein Bild auf seiner Netzhaut zu fixieren, während er den Kopf bewegt (Goldberg u. Eggers 1991).

Auch zum unteren Vestibularkern führen Bahnen aus dem Innenohr und dem Zerebellum. Außerdem tragen vestibulospinale und vestibuloretikulare Bahnen dazu bei, Haltung und Gleichgewicht zu bewahren.

> **Wichtig**
>
> Der vestibuläre Apparat des Innenohrs versorgt das Vestibulozerebellum und die Vestibularkerne mit den nötigen Informationen über Haltung und Bewegung des Körpers im Raum (Dewald 1987). Visueller Input ist eine alternative Informationsquelle über die räumliche Situation und kann Defizite infolge vestibulärer Verletzungen kompensieren.

Jedes dieser Systeme kann bei Patienten, die Probleme mit dem Gleichgewicht oder der Haltung haben, betroffen sein. Der Ball kann eingesetzt werden, um einige dieser verlorengegangenen Funktionen wie das Gleichgewicht, den Muskeltonus oder die visuell-räumliche Koordination wieder zu erlernen. Man sollte sich unbedingt darüber im klaren sein, daß das vestibuläre System bei der Steuerung des Gleichgewichtes zwar mitbeteiligt ist, jedoch nur eine untergeordnete Rolle spielt. Entscheidend ist vielmehr das somatosensorische System, das die Umwelt mit dem Stimulus in Einklang bringen muß.

2.3.2 Seh- und Gehörbahnen

Wenn alle sensorischen Systeme zur Verfügung stehen, tendieren wir dazu, in erster Linie den visuellen Informationen zu vertrauen und sie als Grundlage für unsere kognitiven Entscheidungen zu nehmen, während wir den somatosensorischen Input vorwiegend als Feedforward-Kontrolle für prozedurale Aktivitäten einsetzen. Visuelle Informationen helfen, eine Bewegung zu verfeinern und eine Aufgabe auszuführen (Magill 1989). Die sensorischen Rezeptoren des Auges übermitteln die Informationen an das ZNS.

> **Wichtig**
>
> Das aktuelle Sehen eines Objektes aktiviert ein motorisches Programm; das Sehen ist folglich maßgeblich am antizipatorischen Verhalten beteiligt (Keel 1968).

Visuell kontrollierte Handlungen setzen die ständige Umsetzung von ankommenden visuellen Informationen in motorische Befehle voraus. Der gesehene Gegenstand liefert Informationen, und das Fehlen solcher Informationen hat zur Folge, daß Fehler gemacht werden (Jeannerod 1986). (Wenn ich sehe, daß ein Gegenstand, den ich heben will, schwer ist, werden sich meine Muskeln automatisch anpassen. Sehe ich den Gegenstand nicht, kann ich mich verschätzen, und die Anpassung wird mangelhaft sein).

> **Wichtig**
>
> In der Fähigkeit, Kopf, Augen und Hände gemeinsam bewegen zu können, liegt ein synergistischer Vorteil, der wegfällt, wenn sich der Kopf nicht bewegt. Die Fehlerrate ist höher, wenn sich das Objekt außerhalb des Gesichtsfeldes befindet (Jeannerod 1986).

Über das Ohr erhaltene Informationen werden besonders dann bedeutsam, wenn ein Patient unter visuell-räumlichen Defiziten leidet, was öfters nach Verletzungen der rechten Gehirnhälfte vorkommt. Patienten mit einer Verletzung der rechten Hirnhälfte weisen eine erhöhte Bewegungsverzögerung auf, da sie Schwierigkeiten haben, die Lage eines Gegenstandes in ihrer näheren Umgebung bestimmen zu können; diese Patienten sind auch etwas langsamer als Kontrollgruppen, wenn es darum geht, Bewegungen einzuleiten, die mit einem hörbaren Start beginnen (Goodale 1988; Goodale et al. 1990). Alle sensorischen Informationen spielen in einer konzertierten Aktion zusammen, weshalb sich das Gangbild bei halbseitig gelähmten Patienten durch einen hörbaren Rhythmus verbessern kann (Brown et al. 1993).

All diese Informationen sind für Physiotherapeutinnen beim Üben mit Patienten wichtig. Die Fähigkeit, den Kopf zu bewegen, kann die Qualität der Übung verbessern. Wenn der Patient den Kopf nicht frei bewegen kann, muß er so gelagert werden, daß er das, womit er arbeiten soll, überblickt. Man kann z. B. das Bein eines Patienten auf einen Ball legen, damit er es besser sehen kann.

> **Wichtig**
> Punkte können auf Knie und Fuß geklebt werden, damit der visuelle Reiz erhöht wird und der Patient das „Zielobjekt" besser wahrnehmen kann (vgl. Abb. 2.4). Eine Steigerung der Übungsqualität kann erreicht werden, wenn hörbare Rhythmen hinzugefügt werden. Später sollte der Patient allerdings fähig sein, die Bewegung ohne visuelle und hörbare Hilfen korrekt auszuführen.

Bei Patienten mit Kopfverletzungen ist es wichtig, die Qualität der Spontanbewegungen zu untersuchen, um das Ausmaß der Verletzung zu beurteilen. Bei Patienten mit einer Hemiplegie (Halbseitenlähmung), die normalerweise die Gegenseite der Verletzung betrifft, also kontralateral auftritt, findet sich häufig auch eine Bewegungsbeeinträchtigung der (scheinbar) unbetroffenen gleichen Seite, also ipsilateral. Diese ipsilateralen Defizite treten häufiger nach Verletzungen der linken Hirnhälfte als nach Verletzungen der rechten Hirnhälfte auf (Haaland et al. 1987).

Ein auf dem Rücken liegender Patient kann aufgefordert werden, sein mit dem Unterschenkel auf einem Ball liegendes, nichtbetroffenes Bein in einer geraden Linie im Gangtempo zu beugen und zu strecken. Auf diese Weise kann die Therapeutin Probleme bei der Koordination und dem motorischen Programmieren erkennen oder eventuelle Veränderungen des Muskeltonus feststellen.

> **Wichtig**
> Die Tatsache, daß *eine* ausgedachte Bewegung ausgeführt werden kann, ist nicht unbedingt gleichzusetzen mit einer guten Übertragbarkeit in *andere* Bewegungen, es sei denn, sie wird in eine funktionelle Aktivität umgesetzt.

2.4 Hypothalamus

Der Hypothalamus ist die *übergeordnete Kontrollinstanz des vegetativen Nervensystems* (VNS; Loewy 1991; Goldberg 1988). Läsionen des Hypothalamus können ein abnormes Verhalten verursachen, das sich motorisch äußert wie übermäßiges Essen oder gesteigerte Angst und Wut sowie Kampf- und Fluchtreaktionen.

Der Hypothalamus ist auch der Hauptregulator der endokrinen Funktionen, er kontrolliert und gleicht die homöostatischen Mechanismen aus.

Er ermöglicht das wechselseitige Zusammenspiel zwischen den meisten Zentren des zerebralen Kortex, der Amygdala, dem Hippokampus, der Hypophyse, dem Hirnstamm und dem Rückenmark. Die subkortikalen limbischen Strukturen umgeben den Hypothalamus und sind entscheidend miteinander und mit dem Hypothalamus verbunden (Umphred 1995). Autonome Reaktionen und das Erhalten des Wachzustandes werden ebenfalls vom Hypothalamus mitgesteuert.

2.5 Thalamus

Der Hypothalamus und der Thalamus bilden zusammen das Dienzephalon, das Zwischenhirn, das zwischen dem Mittelhirn und den zerebralen Hemisphären liegt. In dem sehr komplexen Netzwerk des Gehirns dient der Thalamus als *sensorische Relaisstation* und integrierendes Zentrum für viele Areale einschließlich Hirnrinde, Basalganglien, Hypothalamus und Hirnstamm.

> **Das Dienzephalon spielt eine zentrale Rolle für Sinnesempfindungen und motorische Kontrolle (Kelly et al. 1991).**

Spezifische Kerne erhalten Informationen über somatische Empfindungen, über das Gehör und über das Sehvermögen. Motorische Funktionen aus dem Kleinhirn und aus den Basalganglien werden in den Thalamus vermittelt und zu den motorischen Regionen des Kortex übertragen.

2.6 Basalganglien

Die Basalganglien befinden sich an der Basis der Hirnrinde. Dazu gehören das Kaudatum (Nucleus caudatus), das Putamen (zusammen bilden das Kaudatum und das Putamen das Corpus striatum), das Pallidum, die Substantia nigra und der Nucleus subthalamicus (**Abb. 2.5**). Die Basalganglien beeinflussen die motorischen Kreisläufe über unzählige Minischlaufen, und helfen mit, die einzelnen Kombinationen, Abfolgen und Richtungen von Bewegungen zu spezifizieren (Chevalier u. Deniau 1990).

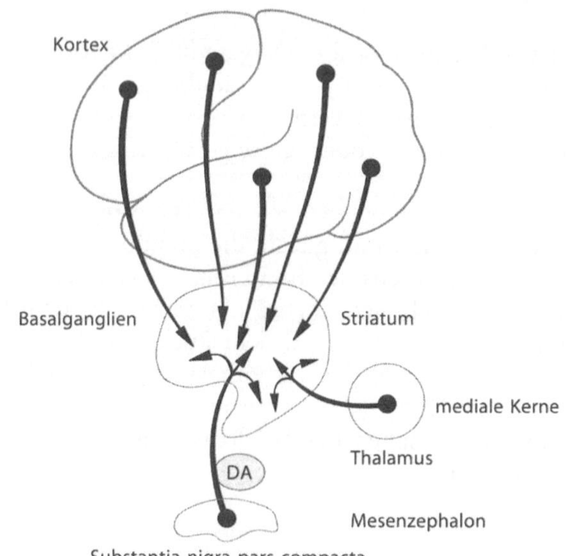

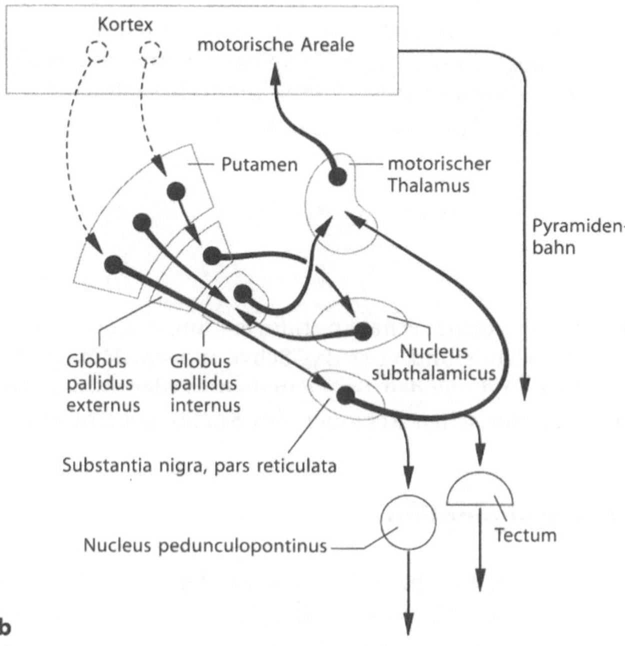

Abb. 2.5 a, b. Zuflüsse und Ausgänge der Basalganglien. Die Zuflüsse zu den Basalganglien werden von der Großhirnrinde dominiert. Im weiteren wird das Striatum auch von der Substantia nigra pars compacta (SNc) und vom Thalamus beeinflußt. Der Hauptausgang ist über den motorischen Thalamuskern zu den motorischen Rindenfeldern gerichtet. Nur eine kleine Fraktion der Ausgangsneurone hat über den Nucleus pedunculopontinus und Kerngebiete im Tectum einen direkteren Zugang zum Rückenmark (*Da* Dopamin). (Aus Schmidt u. Thews 1995)

> **Wichtig**
> Das Striatum dient als Haupteingang für dieses subkortikale System, indem es Information von der Großhirnrinde, den thalamischen Kernen und dem limbischen System in den Globus pallidus und in die Substantia nigra schleust. Das Striatum regt das motorische System an und ist für die Reaktionsbereitschaft des prämotorischen Netzwerkes zuständig (Chevalier u. Deniau 1990).

Der Funktionsbereich der Basalganglien ist größer als der des Zerebellums (Brooks 1986).

> **Wichtig**
> Zweckgerichtete Bewegungen werden in den Basalganglien „geplant", ebenso werden komplexe, einfache und halbautomatische Funktionen feinreguliert.

Beispielsweise koordiniert das Kaudatum den motorischen Gesamtplan. Wenn es zerstört ist, wird die Fähigkeit, gleichzeitige oder aufeinanderfolgende motorische Handlungen zu koordinieren, beeinträchtigt. Das Putamen andererseits stellt eine Verbindung zur sensorimotorischen Hirnrinde her und befaßt sich mit dem Abwägen, Abstimmen und Anpassen programmierter Aktionen. Die fehlende Unterstützung aus der Substantia nigra verursacht Probleme bei Patienten mit M. Parkinson.

> **Wichtig**
> Sehr viele Bahnen, Schleifen und Kreisläufe verknüpfen das neurale Netzwerk miteinander und stellen vielfache Verbindungen zwischen dem limbischen und den nichtlimbischen Systemen her. Es darf nicht vergessen werden, daß alle Systeme mehrere Funktionen haben.

2.7 Vegetatives Nervensystem (VNS)

Die autonome Kontrolle besteht aus einem reziproken Netzwerk zwischen den Zellgruppen des Hypothalamus, der Basalganglien, des Vorderhirns und der zerebralen Hirnrinde. Ausgenommen ist die motorische Hirnrinde, die nicht an der Regulierung des VNS beteiligt ist (Loewy 1991).

> **Wichtig**
> Diese Zentren kontrollieren neuroendokrine und autonome Funktionen und innervieren parasympathische und sympathische präganglionäre Neurone.

Dieses viszerale und weitgehend unwillkürliche System kann in 3 Teile untergliedert werden (Dodd und Role 1991):
- das sympathische (thorakolumbale) System,
- das parasympathische (kraniosakrale) System,
- das Darmnervensystem.

Das *sympathische* System reagiert auf äußere Bedingungen, indem es den Blutausstoß steigert, die Körpertemperatur und den Blutzuckerspiegel anpaßt und die Pupillen erweitert.

Das *parasympathische* System reguliert vorwiegend die inneren Organe, es ist zuständig für den Grundpuls, die Atmung und den Stoffwechsel unter normalen Bedingungen.

Das *Darm*nervensystem innerviert den Magen-Darm-Trakt, die Bauchspeicheldrüse und die Gallenblase. Es spielt eine bedeutende Rolle für die Homöostase, da es den Flüssigkeitstransport, den Tonus der Blutgefäße im Magen-Darm-Trakt, die Motilität und die Magensekretion kontrolliert.

Sowohl das parasympathische als auch das sympathische System innervieren den Darmtrakt. Präganglionäre Neurone innerhalb der Hirnstammkerne und des Rückenmarks aktivieren postganglionäre motorische Neurone, die außerhalb des ZNS liegen. Parasympathische präganglionäre Neurone liegen im Hirnstamm (Hirnnerven III, VII, IX, X) und im Sakrum (S2–S4).

Vom ersten thorakalen Segment bis zu den unteren lumbalen Segmenten verlassen Axone der präganglionären Zellen des sympathischen Systems das Rückenmark und verbinden sich mit den Ganglien der paravertebralen Grenzstränge. Jede präganglionäre Faser bildet mit vielen postganglionären Fasern Synapsen und garantiert auf diese Weise, daß Aktivierung und Koordination von mehreren sympathischen Neuronen gleichzeitig möglich ist.

Die Nähe der paravertebralen Ganglien zur Wirbelsäule hat eine Bedeutung, die für Physiotherapeutinnen wichtig sein kann. Die als „sympathischer Slump" bezeichnete Technik kann den sympathischen Stamm aktivieren (**Abb. 2.6**, Slater et al. 1993, 1994). Wenn der sympathische Stamm in einem Test aktiviert werden soll, sitzt der zu Untersuchende im Langsitz und flektiert und rotiert Brustwirbelsäule und Halswirbelsäule zur selben Seite. Die Ergebnisse einer Studie über den Slump-Test zeigen, daß sich Hautreizleitung und Hauttemperatur deutlich ändern. Damit wird die Hypothese gestützt, daß der sympathische Slump-Test die Funktionen des sympathischen Nervensystems verbessert (Slater et al. 1993, 1994). Wenn diese Hypothese korrekt ist, kann sie auch erklären, warum sich Patienten nach dem Üben mit dem Ball wohl fühlen und weniger Schmerzen haben, wenn die Wirbelsäule auf ähnliche Weise wie beim sympathischen Slump mobilisiert wurde.

> **Wichtig**
> Der Slump-Test kann der Physiotherapeutin helfen, Schmerz, der vom sympathischen Nervensystem unterhalten wird, zu verstehen.

> **Beispiel**
> In **Abb. 2.6 b** ist zu sehen, wie man den Ball benutzen kann, um den Rumpf in dieser abgewandelten Form zu unterstützen. Der Patient, der multiple innere Verletzungen bei einem Autounfall erlitten hatte, zeigt, wie er seine Wirbelsäule und Weichteile mobilisiert.

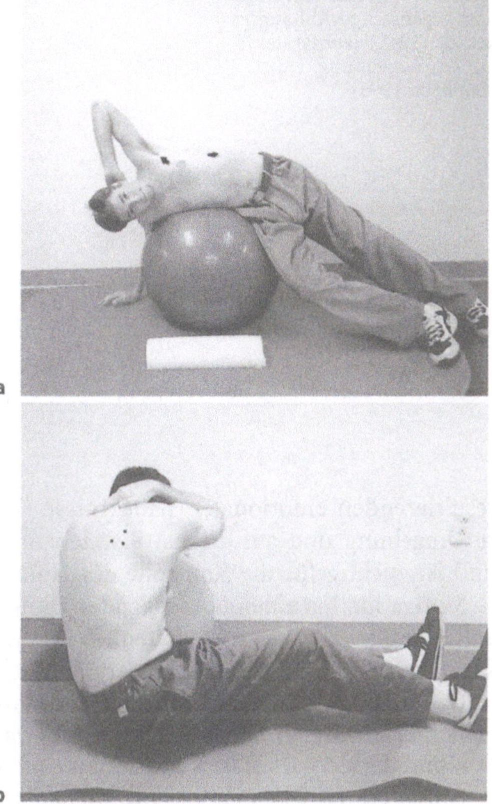

Abb. 2.6 a, b. Patient mit inneren Verletzungen nach einem Autounfall. **a** Mobilisation der Wirbelsäule und der Weichteile. **b** Modifizierter sympathischer Slump

2.8 Limbisches System

Das limbische System spielt eine wichtige Rolle bei der motorischen Kontrolle und beim Lernen (Umphred 1995). Je besser Physiotherapeutinnen das limbische System verstehen, desto besser können sie ihr Behandlungskonzept den Bedürfnissen der Patienten anpassen.

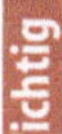

> **Alle größeren Systeme des ZNS sind verknüpft mit und wechselseitig abhängig von der Umwelt (Umphred 1995; Abb. 2.7).**

Das limbische System besteht aus phylogenetisch älteren Strukturen, die den Hirnstamm umgeben, und breitet sich über seine neueren kortikalen Verbindungen aus. Seine Verbindung mit dem Mittelhirn ist von vitaler Bedeutung. Das limbische System befaßt sich mit biologischen Bedürfnissen wie Essen, Trinken und Reproduktion. Auch mütterliches und soziales Verhalten (einschließlich Kampf- und Fluchtentscheidungen) werden ihm zugeordnet. Zum limbischen System gehören das speziesspezifische Verhalten und die daraus

Abb. 2.7. Ineinandergreifen und gegenseitige Abhängigkeit der ZNS-Hauptsysteme mit der Umgebung. (Aus Umphred 1995)

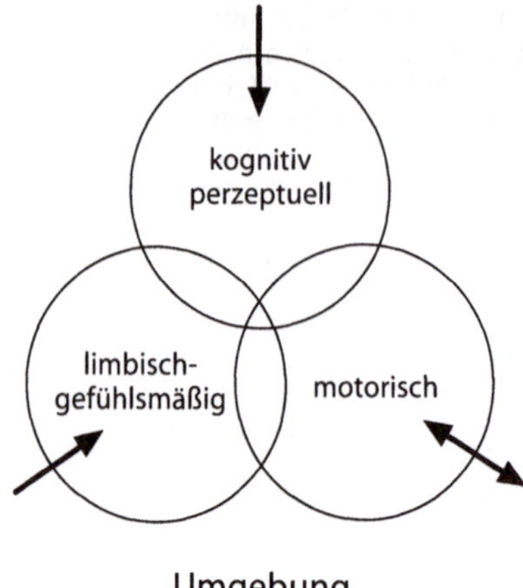

resultierenden emotionalen Bedürfnisse (Brooks 1986). Es reguliert die innere Umgebung und auf diese Weise lebens- und spezieserhaltende Aktivitäten und ist wichtig für die Kontrolle der Homöostase.

Motivation hat einen überragenden Einfluß über das limbische System, sogar auf lebenserhaltende Aktivitäten. Wenn jemand entsprechend motiviert ist, kann es für ihn ein Vergnügen sein, zu viel zu essen oder auch zu hungern.

Das limbische System bestimmt auch, woran man sich nach einer vergangenen Erfahrung intellektuell erinnert, was für das Lernen sehr wichtig ist (Umphred 1995).

Umphred (1995) benutzt die Gedächtnishilfe „M^2OVE" (angepaßt nach Moore 1995), um die Funktionen des motivierenden und des erinnernden Teils des limbischen Systems zu umschreiben:

- M^2: *Memory (Gedächtnis) und Motivation*, der Wille zu lernen und aufmerksam zu sein. Jemand, der zu einem besonderen Ereignis eingeladen ist, wird hochmotiviert sein, sich Zeit und Datum zu merken und wird keine Anstrengung scheuen, damit er tatsächlich an dem Ereignis teilnehmen kann.

- O: *Olfaktion (Geruchssinn)*. In der deutschen Umgangssprache sagt man, „ich kann ihn nicht riechen" und meint damit „ich kann ihn nicht ausstehen". Dieser Ausdruck bezieht sich eindeutig auf den Geruchssinn, der das limbische System direkt anspricht. Es ist allgemein bekannt, daß Menschen durch angenehme Gerüche motiviert und angezogen werden, eine Tatsache, die sich auch die Industrie zunutze macht.

- V: *Viszerale Bedürfnisse* wie Durst, Hunger und endokrine Funktionen. Ein Patient, der Angst vor einer Behandlung hat, kann übermäßig schwitzen oder fühlt sich schwach, hat keinen Appetit usw.

- E: *Emotionen* sind Teil des Selbstwertgefühls, der Einstellung und des sozialen Verhaltens. Ein Patient kann wegen einer kleinen Wunde Tränen vergießen, oder er weint, wenn er aufgefordert wird, zum ersten Mal wieder zu gehen, weil er Schwierigkeiten hat, seine Verletzung emotional anzunehmen.

Eine Therapie ist am erfolgreichsten, wenn der Patient motiviert ist.

Darum sollte die Therapeutin sich immer gut überlegen, wie sie erreichen kann, daß der Patient das vorgegebene Ziel zu seinem eigenen macht. In dieser Hinsicht ist der Ball ein sehr nützliches Arbeitswerkzeug. Man darf wohl annehmen, daß jeder als Kind oder auch als Erwachsener mit einem Ball gespielt hat. Die Erinnerung daran, zusammen mit den leuchtenden Farben, der Struktur und der Form, machen den Ball zu einem wertvollen Instrument, um Reaktionen und Bewegungen hervorzurufen.

Der Patient kann auch durch die Tatsache motiviert werden, daß der Ball Bewegungen dadurch erleichtert, daß er einen Teil des Körpergewichtes abnimmt **(Abb. 2.8)**. Einmal eingesetzt, um den Patienten herauszufordern, kann der Ball Eigenmotivation wecken.

Eine Patientin bewegt das operierte rechte Bein mit Hilfe des Balles 7 Tage nach einer vorderen Kreuzbandrekonstruktion **(Abb. 2.8a)**.

Dieselbe Patientin führt 6 Wochen nach der Operation **(Abb. 2.8b)** die Übung „Die Cocktailparty" aus (s. Kap. 9.28), die für sie eine motivierende Herausforderung darstellt.

Eine eingehende Beschreibung der emotionalen Schaltkreise der Amygdala (Mandelkern) als Teil des limbischen Systems wird von Umphred (1995) gegeben, wobei die Abkürzung F^2ARV für eine Folge von Verhaltensmustern benützt wird:

- F^2: *Furcht und Frust,*
- A: *Ärger,*
- R: *Rage (Wut),*
- V: *Violence (Gewalt).*

Therapeutinnen wissen sehr wohl, wie wichtig es ist, auf die Gefühle des Patienten einzugehen. Patienten, die sich sicher fühlen, können entspannen und ohne überstarke gefühlsmäßige Reaktionen am Lernprozeß teilnehmen (Umphred 1995).

Patienten zeigen eine höhere Bereitschaft zu lernen, eine Aufgabe zu lösen oder sich an etwas zu erinnern, wenn sie Vertrauen in die Therapeutin haben und sich sicher fühlen. Andererseits kann eine Person sehr frustriert werden, wenn die Therapeutin zu energisch oder zu anspruchsvoll ist. Sehr schwierig kann es sein, einen Patienten zu motivieren, der trauert, depressiv ist oder kein Selbstvertrauen hat. Ob der Patient verkrampft oder entspannt ist, hängt weitgehend von seiner emotionalen Situation und von der Zusammenarbeit mit der Therapeutin ab. Mit dem Ball zu üben, kann jedoch so viel Spaß machen, daß dabei fast jeder Patient motiviert wird.

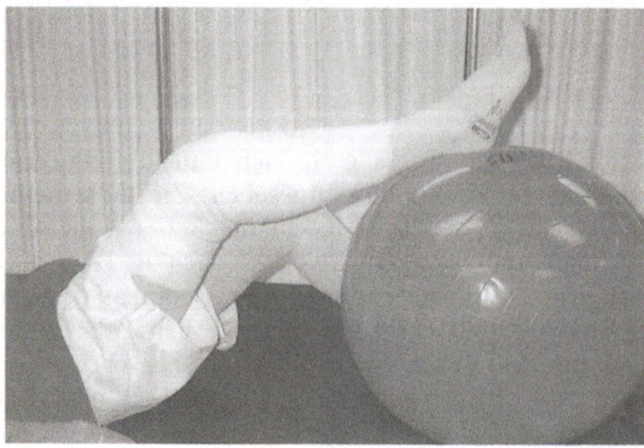

Abb. 2.8. a Eine Patientin bewegt das rechte, operierte Bein mit Hilfe des linken Beines und des Balles 7 Tage nach Rekonstruktion des vorderen Kreuzbandes. **b.** Sechs Wochen nach der Operation stellt die Übung „Die Cocktailparty" eine Herausforderung für die Patientin dar

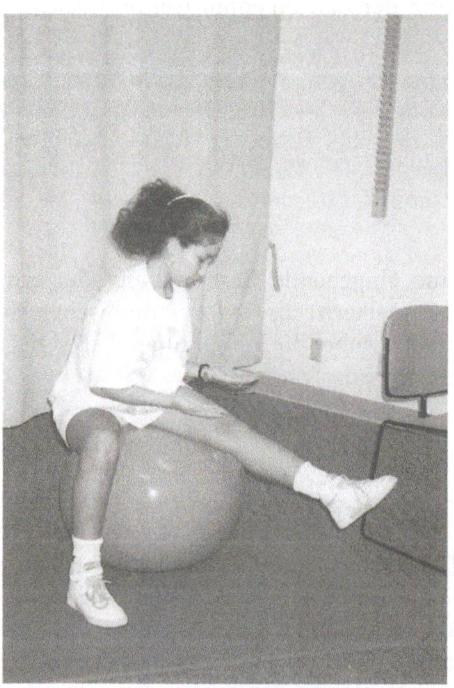

Die Amygdala und der Hippokampus sind limbische Strukturen, die an der Speicherung des Gelernten beteiligt sind (Kelly u. Dodd 1991).

Die Amygdala ist für die emotionale Seite zuständig (welche sich vom motorischen Gedächtnis unterscheidet), der Hippokampus für das Speichern des Erlernten. Amygdala und Hippokampus haben untereinander wechselseitige Verbindungen wie auch viele weitere Verknüpfungen zu verschiedenen anderen lebenswichtigen Zentren des Gehirns. Degenerative Veränderungen im

Hippokampus kommen bei Alzheimer-Patienten vor und beeinträchtigen das Kurzzeitgedächtnis. Auch die Amygdala und andere Areale des limbischen Systems können von der Alzheimer-Pathologie betroffen sein, was Fehlfunktionen wie unkontrollierbaren Appetit und Gewalttätigkeit zur Folge haben kann (Goldman u. Côté 1991).

> **Wichtig**
>
> **Wenn bei neurologischen Patienten das limbische System betroffen ist, sind Unaufmerksamkeit, Langsamkeit, Sturheit, Unberechenbarkeit, Unbeherrschtheit und Motivationslosigkeit charakteristische Symptome.**

Diese Symptome müssen von der Therapeutin bei der Behandlung von Patienten berücksichtigt werden.

Die neurochemische Regulierung des limbischen Systems findet in seinem physiologischen Zentrum, dem Hypothalamus, statt. Der Hypothalamus steuert die Körpertemperatur, den Puls, den Blutdruck sowie die Nahrungs- und Flüssigkeitsaufnahme. Verletzungen des medialen Anteiles des Hypothalamus können zu übermäßiger Gewichtszunahme und zu Feindseligkeit führen, während Läsionen des lateralen Hypothalamus Essensunlust, Schläfrigkeit, verringerte sensorische Wahrnehmung und Depression zur Folge haben (Umphred 1995, s. Kap. 2.4).

Im komplizierten ZNS gibt es eine Hierarchie der Befehle. Der Informationsfluß durch das limbische und sensomotorische System hängt von der Na-

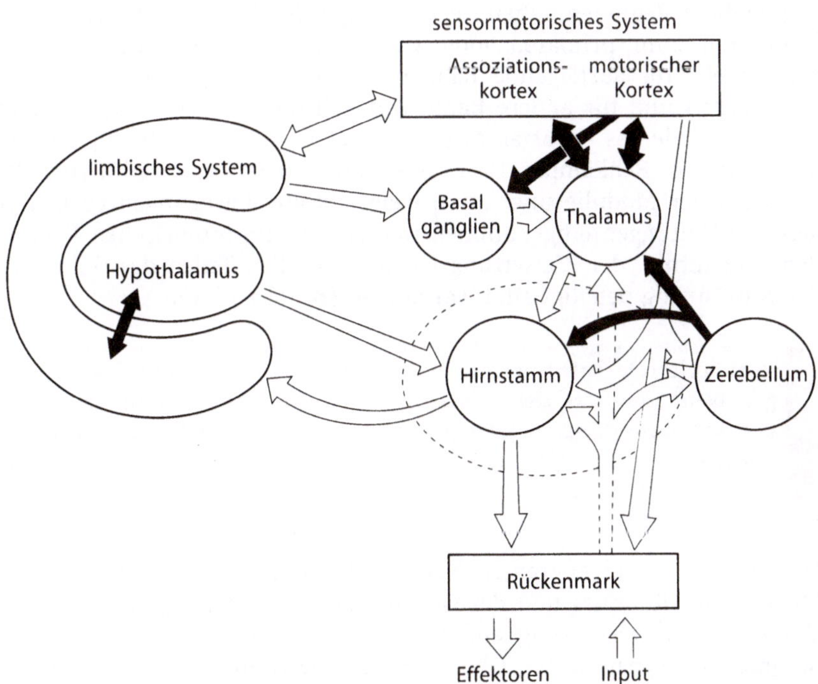

Abb. 2.9. Beziehungen zwischen dem limbischen und dem sensomotorischen System. (Aus Umphred 1995)

tur der auszuführenden Befehle, von den Emotionen der Person und ihren früheren Erfahrungen ab (Brooks 1986). Obwohl sich die beiden Systeme gegenseitig beeinflussen, können emotionale Faktoren das sensomotorische System überspielen und neuroendokrine und autonome Funktionen kontrollieren (**Abb. 2.9**).

2.9 Sensomotorisches System

Der *Assoziationskortex* ist die höchste Ebene der sensomotorischen Befehlshierarchie (Brooks 1986). Obgleich man heute davon ausgeht, daß das motorische System im Sinne von Konsens arbeitet, steht die entscheidende Rolle des Assoziationskortex bei der motorischen Regelung außer Frage. Er ist an Perzeption und Konzeption motorischer Aktionen beteiligt. Hier werden Strategien entwickelt und an die präfrontalen und parietalen Areale des sensomotorischen Kortex übermittelt, die sich auf der mittleren Ebene des Projektionssystems befinden. Der Assoziationskortex der einen Seite beeinflußt beide Seiten der Peripherie (Zilles u. Rehkämper 1994). Das prämotorische Areal unterstützt die Übermittlung der Einzelheiten eines Bewegungsablaufes über das Rückenmark hin zum muskuloskeletalen System, durch die Basalganglien, das Zerebellum und den gesamten neozerebralen Kortex (der Informationen zu den Basalganglien projiziert; Brooks 1986). Der parietale Kortex (Areal 5 und 7) integriert den Sinn für Dreidimensionalität und das Körperbild und unterstützt damit die Bewegungskoordination.

Alle diese Regionen haben wechselseitige Verbindungen untereinander und projizieren zum primären motorischen Kortex (Areal 4). Dieser ist die Hauptquelle für absteigende Bahnen aus dem kortikospinalen Trakt (Pyramidenbahn) und für andere Bahnen, die in das Rückenmark, den Pons und in andere Teile des Hirnstammes, des Thalamus und der Basalganglien münden (Zilles u. Rehkämper 1994). Der motorische Kortex hilft dem Rückenmark bei der Modulierung, wenn beabsichtigte Bewegungen ausgeführt und geplante Haltungen eingenommen werden. Die im motorischen Plan vorhandene „Kenntnis" der Zielsetzung ist nicht in allen Teilen des Gehirns, die an der Ausführung beteiligt sind, vorhanden (Brooks 1986).

> **Wichtig**
>
> Vorbereitende Informationen (aus den Arealen 2 und 5 und von einigen Neuronen aus dem Areal 4) erreichen das Rückenmark 0,1 Sekunden vor Bewegungsbeginn (Brooks 1986). Darum kann es wichtig sein, daß die Therapeutin dem Patienten Zeit läßt, sich auf die Bewegung, die von ihm erwartet wird, zu konzentrieren.

Die afferenten und efferenten Neurone (a- und γ-Motoneurone, die zu den Muskeln des Rumpfes und der Glieder führen) und einige Interneurone sind Teil der Grundvernetzung auf dem segmentalen Niveau (Jewell 1995). Die Summe aller synaptischen Übertragungen bestimmt, ob das nächste Neuron einen Impuls sendet.

> **Wichtig**
> Das vestibuläre, das propriozeptive und das visuelle System spielen eine wichtige Rolle bei der Einnahme einer dynamischen Haltung.

Diese Systeme liefern Informationen darüber, ob „aufrechte Haltung" wahrgenommen wird oder nicht. Ballübungen wie „Der Cowboy" (s. Kap. 9.1) und „Die Waage" (s. Kap. 9.2) stimulieren das sensorische System und können auch das Gleichgewicht verbessern, obwohl das Gleichgewicht zunächst auf die Aktivität selber begrenzt ist.

> **!**
> Verletzungen der Interneurone, die bei der Einstellung der Haltung mitbeteiligt sind, können Steifheit zur Folge haben (Jewell 1995).

Ungefähr 75–95% der kortikospinalen Bahnen kreuzen auf der Höhe der Medulla (genauer in den sog. Pyramiden, deshalb der Name „Pyramidenbahn") auf die andere Körperseite und verlaufen im dorsolateralen Anteil der weißen Substanz nach unten (Hummelsheim 1994). Die übrigen Bahnen kreuzen auf spinaler Ebene, können aber auch gleichseitige Kollateralen haben. Diese Kollateralen sind in der Lage, die Schädigung von Bahnen zu kompensieren, womit sie zur Verbesserung der Funktion beitragen.

> **Wichtig**
> Erwachsene mit Verletzungen des kortikospinalen Traktes verlieren normalerweise die feinmotorische Kontrolle der Hand.

Spinale Programme stehen in Konkurrenz um freie Synapsen (Brooks 1986). Die Menge an synaptischem Transmitter (Botenstoff), der von den synaptischen Enden ausgeschieden wird, wird bei häufigem Gebrauch größer.

> **Wichtig**
> Die Regel „use it or loose it" („wer rastet, der rostet") gilt für diese spinalen Programme und vielleicht für alle neuronalen Systeme. Auch die schlichteste menschliche Bewegung kann durch Übung verbessert werden (Gottlieb et al. 1988).

Folglich ist ein regelmäßiges Üben für Patienten mit Störungen im ZNS äußerst wichtig (Hummelsheim u. Neumann 1991).

Die neurale Plastizität des ZNS beruht zum Teil auf seiner Fähigkeit, nach einer Verletzung ruhende, ungenutzte Synapsen aufzudecken oder zu aktivieren (Mauritz 1994). Nach einer Beschädigung (z.B. einem Schlaganfall) sprießen Axonkollaterale und bilaterale Bahnen werden aktiviert.

> **Wichtig**
> Motorisches Lernen vergrößert die Zahl der kortikalen Synapsen, verursacht Veränderungen in den synaptischen kortikalen Verbindungen und kann deshalb von Bedeutung bei der Rehabilitation eines Patienten sein (Asanuma u. Keller 1991).

Die Übertragung sensorischer Informationen vom peripheren Nervensystem zum Rückenmark und zum Gehirn über afferente Neurone findet beim Klopfen, Berühren und Streichen statt, oder wenn der Muskel, die Sehne oder die Haut mit heißen oder kalten Temperaturen stimuliert werden (**Abb. 2.10**). Schmerz und Druck werden von Hautrezeptoren aufgenommen und ebenfalls über afferente Neurone weitergeleitet. Die Muskelspindel, die Sehnenspindel und die Hautrezeptoren helfen dem Rückenmark, zu bestimmen und zu berechnen, wie weit sich der Agonist kontrahieren und der Antagonist verlängern muß (Brooks 1986). Der Bewegungsauftrag und die Zustände im peripheren Nervensystem entscheiden, welche Aufträge ausgeführt werden (z. B. wie weit sich ein Agonist verkürzt oder ein Antagonist verlängert).

Um es vereinfacht auszudrücken, kann man sagen, daß die aufsteigenden, afferenten Bahnen, die sich in der weißen Substanz des Rückenmarks befinden, sensorische Informationen zum Gehirn leiten, während die absteigenden, efferenten Bahnen in der weißen Substanz des Rückenmarks motorische Befehle vom Gehirn übermitteln (Goldberg 1988). Die graue Substanz des Rückenmarks enthält viele neuronale Zellkörper und Synapsen. Allerdings

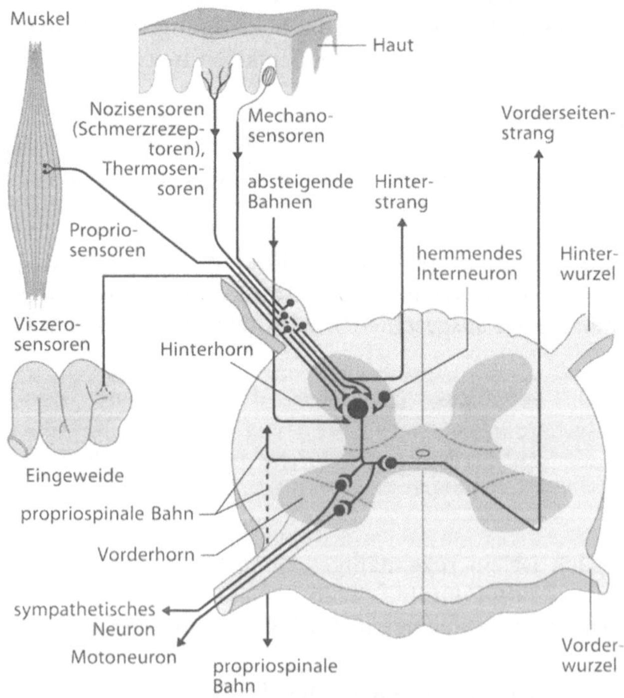

Abb. 2.10. Beispiel der Verschaltung der somatoviszeralen Afferenzen im Rückenmark. Unterschiedliche Typen von über die Hinterwurzel eintretenden Afferenzen erregen die Neurone des Hinterhorns. Von hier werden sowohl efferente Bahnen der propriospinalen Fasern aktiviert als auch afferente Fasern (Vorderseitenstrang) sowie efferente Sympathikusneuronen und Motoneuronen. Kollaterale der Gruppen I- und II-Afferenzen steigen im Hinterstrang der weißen Substanz direkt zur Medulla oblongata auf. Das Hinterhornneuron wird von absteigenden Bahnen vom Gehirn und von spinalen inhibierenden Interneuronen gehemmt. (Aus Schmidt u. Thews 1995)

wird der früher übliche Vergleich des Rückenmarks mit einem Telefonkabel, welches Botschaften zwischen Muskeln und Hirn übermittelt, heute abgelehnt, weil er zu vereinfacht ist (Magill 1989).

> **Wichtig**
>
> **Das Rückenmark ist Teil eines sehr komplexen Systems, das mit einer Vielzahl anderer Systeme interagiert. Es kann auch selbst entscheidend am Bewegungsprozeß beteiligt sein.**

Das Erhalten der Beweglichkeit und Flexibilität der Wirbelsäule ist außerordentlich wichtig **(Abb. 2.11)**. Ein Schlüsselkonzept für das Verstehen von falschen Bewegungsmustern ist das der „relativen Flexibilität bzw. Steifigkeit" (Sahrman 1993). Das Prinzip, daß Bewegungen den Weg des geringsten Widerstands wählen, beruht auf einem physikalischen Gesetz. Ein Patient mit versteiften Segmenten der Wirbelsäule bewegt seine Wirbelsäule dort, wo es leicht ist, sie zu bewegen und bewegt sie nicht dort, wo es schwierig ist. Dies wirkt sich aber als Belastung auf das mobile Segment aus. Pathologische Probleme des nervalen, muskulären oder skeletalen Systems können Fehlfunktionen des Bewegungsapparates mit einer Vielzahl von Anzeichen und Symptomen hervorrufen.

> **Wichtig**
>
> **Falsche Bewegungen können ihrerseits zu Pathologien führen und sind nicht nur die Folge von Pathologien (Sahrman 1993).**

Gelenkschmerz ist nicht einfach als lokales Problem zu betrachten, sondern vielmehr als eine Störung, die das motorische System als Ganzes betrifft (Janda 1986, 1991). Besondere Beachtung muß den Muskeln geschenkt werden. Sie sind die Effektoren, die auf Stimuli vom ZNS ebenso wie auf Stellungswechsel der peripheren Gelenke reagieren.

> **Wichtig**
>
> **Falsche motorische Planung des zentralen Nervensystems wirkt sich auf die Muskeln aus und bildet eine wichtige Voraussetzung für chronische Schmerzsyndrome (Janda 1986, 1991).**

In ähnlicher Weise regulieren efferente Bahnen vom Hirnstamm die ankommenden peripheren afferenten Informationen und auf diese Weise die Schmerzempfindung des Patienten und die Auswirkungen auf die motorischen Rezeptoren (Umphred, persönliche Mitteilung).

Der Wirbelkanal liegt hinter dem Bewegungszentrum jedes einzelnen Wirbelsäulensegmentes (Inman et al. 1942). Infolge dieser räumlichen Anordnung führt die Flexion der Wirbelsäule zu einer Verlängerung, während die Extension der Wirbelsäule zu einer Verkürzung des Wirbelkanals führt. Wenn die Wirbelsäule aus voller Flexion in volle Extension bewegt wird, verändert sich ihre Länge um ungefähr 7 cm. Der das Rückenmark umgebende Duralsack verändert seine Länge im gleichen Ausmaß, weil er an seinen beiden Enden fest verankert ist. Die Bewegung der Dura überträgt sich unmittelbar auf die spinalen Nerven (Inman et al. 1942).

Abb. 2.11 a–c. Eine Person mit gesunder Wirbelsäule in Flexion, Extension und Rotation auf dem Ball

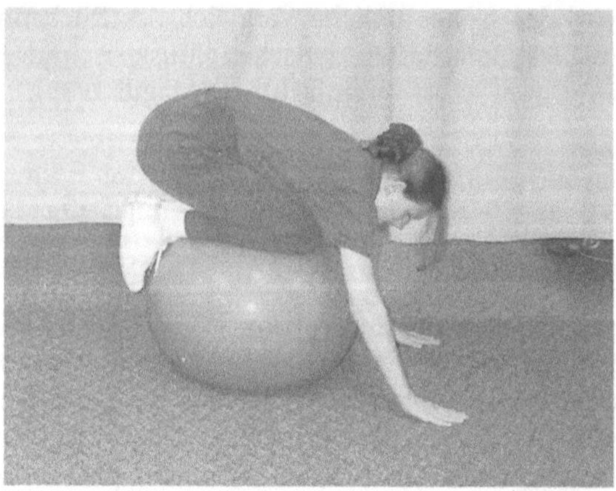

a

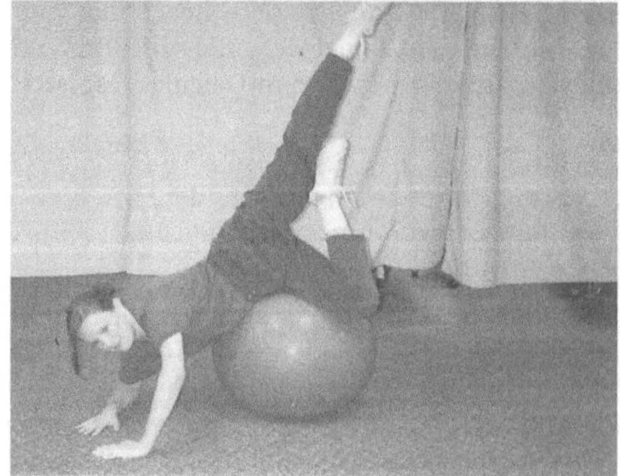

b

c

Studien über die vertebroradikuläre und vertebromedulläre Dynamik zeigen, daß sich der Wirbelkanal während des Übergangs von Hyperextension zu Hyperflexion um 9 cm verlängert, normalerweise mit einer maximalen Mobilität auf der Höhe von C6 und L4 (Louis 1981). In Hyperflexion ist der Duralsack gedehnt, während er in Hyperextension Querfalten zeigt, vor allem in den Interlaminarräumen. Die maximale Verschiebung des Rückenmarks gegen die Wand des Wirbelkanals erfolgt auf der Höhe um C1 (7 mm nach kaudal), T1 (7 mm nach kranial) und L1 (10 mm nach kaudal).

Der Mobilisation von neuralen und ihren umgebenden Geweben wurde von australischen Therapeuten besondere Aufmerksamkeit geschenkt. Für Maitland (1994) ist der Slump-Test (s. Kap. 2.7) Teil einer jeden Untersuchung der Wirbelsäule. Butler u. Gifford (1989) beschreiben das Konzept der mechanischen Dehnung des Nervensystems und Butler (1998) widmet der Mobilisation des Nervensystems ein ganzes Buch.

Wichtig

Infolge des vielschichtigen Netzes des Nervensystems im Körper und seinem Potential an gegenseitiger Beeinflussung ist kein Körperteil von Symptomen ausgenommen, die auf Verletzungen des Nervensystems zurückzuführen sind (Butler 1998). Therapeutinnen müssen sich dessen bewußt sein, wenn sich Symptome nicht wie erwartet darstellen.

Beispiel

Eine Patientin beklagte sich 6 Monate nach einer Operation ihrer Lendenwirbelsäule (LWS) über anhaltende Schmerzen im Rücken und im Bein, bis ihre Wirbelsäule mit Hilfe des Balles sanft „mobilisiert" wurde und die Weichteilgewebe in Flexion, Extension, Lateralflexion und Rotation bewegt wurden (**Abb. 2.12**).

Es gibt viele andere physiotherapeutische Techniken und Konzepte, mit denen das sensomotorische System stimuliert werden kann. Rood (1954) empfiehlt Bürsten, Kälteanwendungen, Druck, Berühren, Vibration und Dehnen. Klein-Vogelbach (1993) setzt komplexe Bewegungsmuster ein, um Gelenk-, Muskel- und Sehnenrezeptoren zu stimulieren. Hüpfen auf dem Ball regt propriozeptive Bahnen zum ZNS an. Der Ball wird auch zum Dehnen sowie Erleichtern von Bewegungen benutzt und kann zur Gelenkmobilisation eingesetzt werden (s. Kap. 8). Bobath (1998) zieht Klopfen, Streichen und Reflexhemmung vor. Vojta (1981) stimuliert über Reflexlokomotion afferente Bahnen, um efferente Reaktionen zu erhalten. Brunkow empfiehlt (Bold u. Grossmann 1983) die Automatisierung normaler Bewegungen und Kokontraktion der Extremitätenmuskulatur, um die Stabilisation der Rumpfmuskulatur zu erleichtern, manchmal mit Stimulierung der Mechanorezeptoren in der Haut. Propriozeptive neuromuskuläre Fazilitation (Buck et al. 1996) beruht auf Dehnung und Kompression der Muskulatur und auf der Aktivierung von Muskelketten. Feldenkrais (1978) versucht falsche Bewegungsmuster zu verändern, indem er die Wahrnehmung für Bewegung fördert.

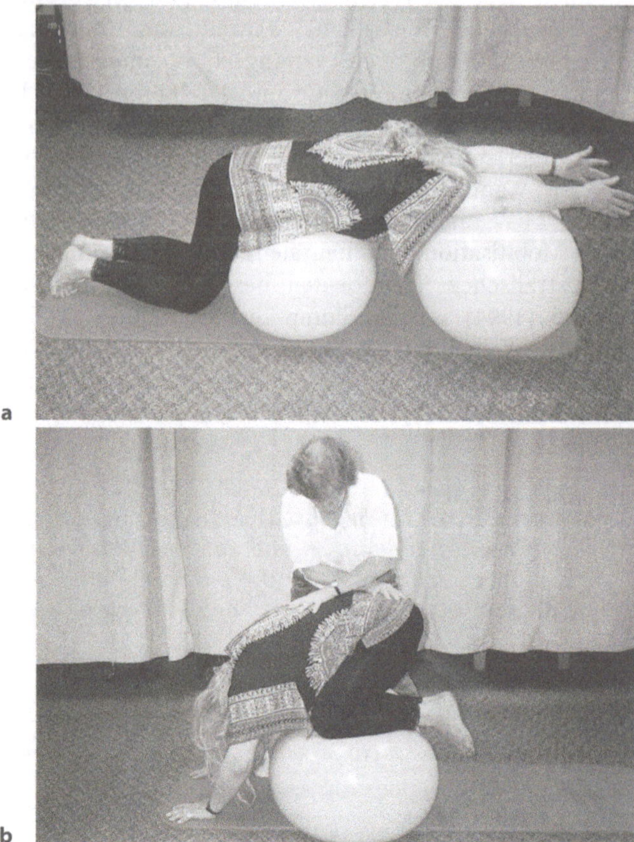

Abb. 2.12 a, b. Eine Patientin 6 Monate nach Operation der Lendenwirbelsäule. **a** Mobilisation der Wirbelsäule auf 2 Physio-Rolls. **b** Mobilisation der Wirbelsäule in Flexion mit Hilfe eines Physio-Rolls

> **Wichtig**
> Alle genannten Techniken können Input für das ZNS liefern und ruhende oder schlecht genutzte spinale Programme anregen. Motorische und benachbarte sensorische Neurone reagieren auf Informationen von der Peripherie und können sich in bemerkenswerter Weise im Training anpassen und auf diese Weise zur spontanen und übungsbedingten Wiederherstellung von Funktionen beitragen (Dobkin 1993).

2.10 Physiologische Reaktionen

Der Ball kann bei der Behandlung schwerkranker Menschen viele Vorteile bieten. Stationäre Patienten können unter allgemeiner Schwäche leiden. Dazu zählen Patienten, die an ein Beatmungsgerät angeschlossen sind, Patienten nach Bauchoperationen, mit einem Guillain-Barré-Syndrom, nach einem

Schlaganfall, mit einer chronisch obstruktiven Lungenerkrankung oder nach Organtransplantation.

> **Wichtig**
>
> Die Kenntnis über die Umwandlung von Energie kann für eine Therapeutin hilfreich sein, damit sie effizienter mit diesen Patienten arbeiten und die lebenswichtigen Systeme des Körpers stimulieren kann.

Eine detaillierte Beschreibung, wie Energie von einer Form in die andere umgewandelt wird und wie dies in Zusammenhang mit muskulärer Arbeit steht, liefern McArdle et al. (1986) und Wasserman u. Whipp (1975). Beim Menschen wird die bei der Zellatmung entstandene Energie für Muskelkontraktionen (mechanisch), für die Biosynthese der Zellmoleküle (chemisch) und für die Konzentration chemischer Verbindungen in intra- und extrazellulären Flüssigkeiten (Transport) genutzt. Adenosintriphosphat (ATP) ist dabei ein spezieller Energieträger.

Komplexe Reaktionswege, z.B. der Krebszyklus, verwandeln Nahrung in Energie, die chemisch und biologisch eingesetzt wird, z.B. für die Sekretion der Drüsen, für die Verdauung, für Muskelkontraktionen, für Nervenübertragung, für Blutzirkulation und für die Bildung von neuem Gewebe. Die Verfügbarkeit von Sauerstoff ist für diese energieliefernden chemischen Prozesse wichtig. Sie bestimmt die aerobe Energie, die zum Üben verfügbar ist. Wenn bei anstrengenden Übungen nicht eine adäquate Menge Sauerstoff bereitgestellt werden kann, kommt es zu einer vorübergehenden Zunahme von Milchsäure.

Steigt die Konzentration von Milchsäure im Muskel und im Blut weiterhin an, ermüdet der Patient und muß entweder aufhören oder langsamer üben, bis der Sauerstoffbedarf dem Angebot entspricht.

Milchsäure kann dann rezyklisiert und in Brenztraubensäure umgewandelt werden, die wiederum als Energiequelle genutzt werden kann. Der Milchsäurespiegel im Blut von gesunden Personen bleibt bei leichten oder moderaten Übungen relativ stabil, obwohl sich der Sauerstoffverbrauch steigern kann. Personen, die nicht regelmäßig üben, brauchen länger, um ein ausgeglichenes Verhältnis von Sauerstoffangebot und -verbrauch zu erreichen.

Nach anstrengenden Übungen wird in der Erholungsphase mehr Sauerstoff benötigt, nicht nur um die chemischen Prozesse zu unterhalten, sondern auch:

- um das Blut, das aus den Muskeln zurückkehrt, wieder mit Sauerstoff zu beladen;
- weil die Atemmuskulatur vermehrt arbeitet und ihrerseits mehr Sauerstoff benötigt;
- weil das Herz vermehrt arbeitet und mehr Sauerstoff benötigt.

> **Wichtig**
>
> Maßvolle Übungen während der Erholungsphase nach einem anstrengenden Übungsprogramm können beim Abbau der Milchsäure helfen.

Genauso wie ein leistungsfähiges Herz-Kreislauf-System für die Kondition von Athleten wichtig ist (Latin 1990), können auch Patienten im Krankenhaus einschließlich Intensivstation von einem maßvollen Herz-Kreislauf-Training profitieren.

> **!** Wenn mit einem schwerkranken Patienten geübt wird, ist zu berücksichtigen, daß eine für einen gesunden Menschen leichte oder mittelschwere Beanspruchung für einen Patienten sehr anstrengend sein kann.

Es ist nötig, Atmung, Puls und Sauerstoffsättigung zu überwachen und das Elektrokardiogramm zu beobachten. Die meisten unserer Patienten im Krankenhaus haben mit oder ohne Operationen multiple Probleme, die das Atmungs- und Herz-Kreislauf-System direkt oder indirekt beeinträchtigen, oft kombiniert mit Störungen des Stoffwechsels und des neuromuskulären Systems.

Der Einsatz des Balles dient der Entlastung der Muskulatur. Dank dieser Möglichkeit kann das Übungsumfeld so gestaltet werden, daß die Muskeln Kraft und Ausdauer zurückgewinnen, ohne daß ein übertriebenes chemisches Ungleichgewicht verursacht wird.

> **!** Während die Patienten Übungen ausführen, müssen Therapeutinnen die Monitore der Vitalfunktionen regelmäßig kontrollieren und Anzeichen von Unwohlsein oder mangelnder Übungstoleranz wie Kurzatmigkeit, Erschöpfung, Blässe und vermehrtes Schwitzen erkennen. Fehlende Herz-Kreislauf-Fitneß kann zu Symptomen führen, die denen einer zugrundeliegenden Krankheit gleichen.

Nery et al. (1983) berichten, daß es bei Patienten mit einer chronisch-obstruktiven Lungenerkrankung wegen der verringerten ventilatorischen Kapazität während des Übens häufiger zu Dyspnoe kommt. Patienten mit Mitralklappenerkrankungen beklagen sich über allgemeine Erschöpfung und Schmerzen in den Beinmuskeln, wenn sie an die Grenzen ihrer Belastbarkeit stoßen. Als Folge der reduzierten Herz-Kreislauf-Leistung ist die Übungsfähigkeit reduziert. Therapeutinnen sollten auch nicht vergessen, daß bei Herzpatienten Armübungen einen höheren Sauerstoffverbrauch verursachen und dadurch eine größere physiologische Belastung darstellen.

Übungen sind besonders für Patienten mit einer chronisch-obstruktiven Lungenerkrankung und für Asthmapatienten vorteilhaft (Casaburi et al. 1991; Cochrane u. Clark 1990; Cooper 1995). Casaburi et al. (1991) untersuchten die ventilatorischen Reaktionen auf Übungen und fanden einen direkten Zusammenhang zwischen trainingsbedingter Reduktion der Milchsäure und Ventilation.

> **Wichtig** Cochrane u. Clark (1990) berichten, daß submaximal und mit kontrollierter Intensität ausgeführte Übungen die Fitneß und die Leistungsfähigkeit des Herz-Lungen-Systems bei Asthmapatienten signifikant steigern.

Ihre Studie zeigte physiologische Verbesserungen nach einem Training bei maximaler Leistung. Während submaximaler Übungen wurde die Sauerstoffbereitstellung gesteigert, was in der Folge zu einer verringerten Produktion von Milchsäure und Kohlendioxid führte. Die Studie zeigte daneben Verbesserungen bei der Herz-Lungen-Leistung, einschließlich Verringerung der Kurzatmigkeit.

Ein Übungsprogramm ist besonders wichtig für Patienten, die an einer chronisch-obstruktiven Lungenerkrankung leiden. Es bietet ihnen die folgenden Vorteile (Cooper 1995):

- Verbesserung der *aeroben Leistungsfähigkeit*,
- Verbesserung der *Muskelkraft*,
- Verbesserung der *ventilatorischen Muskelkraft*,
- Verbesserung der *neuromuskulären Koordination*,
- *Desensibilisierung bei Dyspnoe.*

Cooper (1995) ist der Ansicht, daß Übungen mit höherer Intensität wahrscheinlich einen größeren physiologischen Trainingseffekt haben, daß aber auch Übungen mit geringerer Intensität mit auffallenden physiologischen Veränderungen und klinischen Verbesserungen einhergehen können.

> **Wichtig** Übungen mit Sauerstoffzufuhr können das Leistungspotential verbessern und Dyspnoe reduzieren. Cooper empfiehlt, Sauerstoff zur Verfügung zu stellen, wenn die O_2-Sättigung unter 90% fällt.

Bettlägrige Patienten ohne Kondition profitieren im allgemeinen von aktiven Übungen, die an ihre physische Verfassung angepaßt sind. Beispielsweise ermöglicht ein unter das Bein gelegter Ball dem Patienten, das Bein aktiv zu bewegen, ohne es heben zu müssen (**Abb 2.13**). Der Energieaufwand wird stark reduziert, weil das Bein auf dem Ball liegt und so das Gewicht der zu bewegenden Körpermasse verringert wird.

Der Patient kann ein Bein oder beide Beine in verschiedene Richtungen und in verschiedenen Geschwindigkeiten bewegen. Die Intensität kann variiert werden, und es kann entsprechend den Fortschritten des Patienten zusätzlicher Widerstand gegeben werden.

2.10.1 Valsalva-Manöver (Preßatmung)

Das Valsalva-Manöver (mit angehaltenem Atem und verschlossener Glottis pressen) verursacht eine Erhöhung des intrathorakalen Drucks, wodurch die Venen in der Region des Brustkorbs komprimiert werden. Daraus folgt ein reduzierter venöser Rückfluß zum Herzen (McArdle et al. 1986). Man nimmt

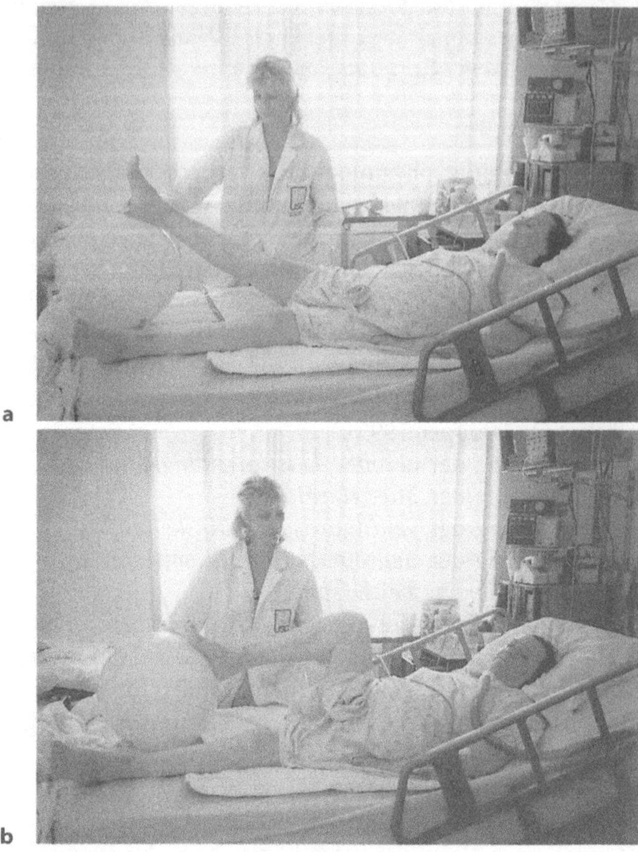

Abb. 2.13 a, b. Eine Patientin nach einem Myokardinfarkt und Schlaganfall bewegt das nicht-gelähmte rechte Bein in Abduktion und Flexion der Hüfte

an, daß der starke Anstieg des Blutdrucks mit anschließendem plötzlichem Abfall durch die gleichzeitige Anstrengung verursacht wird, wenn eine Übung mit isometrischer Muskelspannung ausgeführt wird. Es kann sein, daß sich der Patient während eines Valsalva-Manövers über Schwindelgefühl und „Flecken vor den Augen" beklagt oder sogar ohnmächtig wird. Bei Patienten mit Kreislaufproblemen und bei Risikoschwangerschaften muß dies vermieden werden. Wiederum ermöglicht der Ball dem Patienten, sich zu bewegen, ohne sich anstrengen zu müssen, womit eine Preßatmung vermieden werden kann. Aktive Übungen mit dem Ball können auch mit Atemübungen kombiniert werden.

Literatur

Asanuma H, Keller A (1991) Neurobiological basis of motor learning and memory. Concepts Neurosci 2:1–30

Birbaumer N, Schmidt RF (1995) Wachen, Aufmerksamkeit und Schlafen. In: Schmidt RF, Thews G (Hrsg) Physiologie des Menschen, 26. Aufl. Springer, Berlin Heidelberg New York, S 141–153

Bobath B (1998) Die Hemiplegie Erwachsener, 6. Aufl. Thieme, Stuttgart

Bold RM, Grossmann A (1983) Stemmführung nach R. Brunkow. Enke, Stuttgart

Brodal A (1981) Neurological anatomy. Oxford University Press, New York

Brooks VB (1986) The neural basis of motor control. Oxford University Press, New York

Brown SH, Thaut MH, Benjamin J, Cooke JD (1993) Effects of rhythmic auditory cueing on temporal sequencing of complex arm movements. Abstr Soc Neurosci 19:546

Buck M, Beckers D, Adler SS (1996) PNF in der Praxis, 3. Aufl. (Rehabilitation und Prävention, Bd. 22). Springer, Berlin Heidelberg New York

Butler DS (1998) Die Mobilisation des Nervensystems (Rehabilitation und Prävention, Bd. 29). Springer, Berlin Heidelberg New York

Butler DS, Gifford LS (1989) The concept of adverse mechanical tension in the nervous system. I. Testing for „dural tension". Physiotherapy 75:622–629

Casaburi R, Patessio A, Ioli F, Zanaboni C, Donner CF, Wasserman K (1991) Reductions in exercise lactic acidosis and ventilation as result of exercise training in patients with obstructive lung disease. Am Rev Respir Dis 143:9–18

Chevalier G, Deniau JM (1990) Disinhibition as a basic process in the expression of striatal functions. Trends Neurosci 13:277–280

Chusid JG (1985) Correlative neuroanatomy and functional neurology. Lange Medical, Los Altos

Cochrane LM, Clark CJ (1990) Benefits and problems of a physical training programme for asthmatic patients. Thorax 45:345–351

Cooper CB (1995) Determining the role of exercise in patients with chronic pulmonary disease. Medicine and science in sports and exercise. Am Coll Sports Med, June:147–157

Dewald JPA (1987) Sensorimotor neurophysiology and the basis of neurofacilitation therapeutic techniques. In: Brandstater ME, Basmajian JV (eds) Stroke rehabilitation. William and Wilkins, pp 109–182

Dobkin BH (1993) Neuroplasticity – key to recovery after central nervous system injury. West J Med 159:56–60

Dodd J, Role LW (1991) The autonomic nervous system. In: Kandel ER, Schwartz JH, Jessell TM (eds) Principles of neural science, 3rd edn. Elsevier Science, Amsterdam, pp 761–775

Feldenkrais M (1978) Bewußtheit durch Bewegung. Insel, Frankfurt

Ghez C (1991) The cerebellum. In: Kandel ER, Schwartz JH, Jessell TM (eds) Principles of neural science, 3rd edn. Elsevier Science, Amsterdam, New York, pp 626–646

Gertz SD (1997) Basiswissen Neuroanatomie, 2. Aufl. 1997. Thieme, Stuttgart

Goldberg ME, Eggers HM, Gouras P (1991) The ocular motor system. In: Kandel ER, Schwartz JH, Jessell TM (eds) Principles of neural science, 3rd edn. Elsevier Science, Amsterdam, New York, pp 660–678

Goldberg S (1988) Clinical neuroanatomy. MedMaster, Miami

Goldman J, Côté L (1991) Aging of the brain: dementia of the Alzheimer's type. In: Kandel ER, Schwartz JH, Jessell TM (eds) Principles of neural science, 3rd edn. Elsevier Science, Amsterdam New York, pp 974–983

Goodale (1988) Hemispheric differences in motor control. Behav Brain Res 30:203–214

Goodale, Milner AD, Jakobson LS, Carey DP (1990) Kinematic analysis of limb movements in neuropsychological research. Can J Psychol 44(2):180–195

Gottlieb GL, Corcos DM, Jaric S, Agarwal GC (1988) Practice improves even the simplest movements. Exp Brain Res 73:436–440

Haaland KY, Harrington DL, Yeo R (1987) The effect of task complexity on motor performance in left and right CVA patients. Neuropsychologia 25 (5):783–794

Hummelsheim H (1994) Mechanismen der gestörten Motorik. In: Mauritz KH (Hrsg) Rehabilitation nach Schlaganfall. Kohlhammer, Stuttgart, S 64–86

Hummelsheim H, Neumann S (1991) Regelmäßiges Training ist das A und O. Psycho 17(6):385/19–388/22

Inman VT, John B de CM, Saunders MB (1942) The clinico-anatomical aspects of the lumbosacral region. Radiology 38:669–678

Janda V (1986) Muscle weakness and inhibition (pseudoparesis) in back pain syndromes. In: Grieve GP (ed) Modern manual therapy of the vertebral column. Churchill Livingstone, New York, pp 197–201

Janda V (1991) Muscle spasm – a proposed procedure for differential diagnosis. J Manual Med 6:136–139

Jeannerod M (1986) Mechanisms of visuomotor coordination: a study in normal and brain-damaged subjects. Neuropsychologia 24(1):41–48

Jennett B, Teasdale G (1981) Management of head injuries. Davis, Philadelphia

Jewell MJ (1995) Overview of the structure and function of the central nervous system. In: Umphred DA (ed) Neurological rehabilitation, 3rd edn. Mosby, St. Louis, pp 66–80

Keele SW (1968) Movement control in skilled motor performance. Psychol Bull 70(6):387–403

Kelly JP (1991) The sense of balance. In: Kandel ER, Schwartz JH, Jessell TM (eds) Principles of neural science, 3rd edn. Elsevier Science, Amsterdam New York, pp 500–511

Kelly JP, Dodd J (1991) Anatomical organization of the nervous system. In: Kandel ER, Schwartz JH, Jessell TM (eds) Principles of neural science, 3rd edn. Elsevier Science, Amsterdam New York, pp 273–295

Klein-Vogelbach S (1993) Therapeutische Übungen zur funktionellen Bewegungslehre, 3. Aufl. (Rehabilitation und Prävention, Bd. 4). Springer, Berlin Heidelberg New York

Latin RW (1990) Preseasonal conditioning. In: Melhon MB, Walsh WM, Shelton GL (eds) The team physician's handbook, chap 6. Hanley and Belfus, Philadelphia, pp 27–33

Loewy AD (1991) Forebrain nuclei involved in automatic control. In: Holstege G (ed) Role of the forebrain in sensation and behavior. Elsevier, Amsterdam, pp 253–268

Louis R (1981) Vertebroradicular and vertebromedullar dynamics. Anat Clin 3:1–11

Magill RA (1989) Motor learning: concepts and applications, 3rd edn. Brown, Dubuque

Maitland GD (1994) Manipulation der Wirbelsäule, 2. Aufl. (Rehabilitation und Prävention, Bd. 24). Springer, Berlin Heidelberg New York

Mauritz KH (1994) Plastizität als Grundlage der Funktionswiederherstellung. In: Rehabilitation nach Schlaganfall. Kohlhammer, Stuttgart, S 56–63

McArdle WD, Katch FI, Katch VL (1986) Exercise physiology. Lea & Febiger, Philadelphia

Moore JC (1995) Limbic complex. In: Umphred DA (ed) Neurological rehabilitation, 3rd edn. Mosby, St. Louis, pp 92–117

Nery LE, Wasserman K, French W, Oren A, Davis JA (1983) Contrasting cardiovascular and respiratory responses to exercises. Chest 3:446–445

Role LW, Kelly JP (1991) The brain stem: cranial nerve nuclei and the monoaminergic system. In: Kandel ER, Schwartz JH, Jessell TM (eds) Principles of neural science, 3rd edn. Elsevier Science, Amsterdam, pp 683–699

Rood MS (1954) Neurophysiological reactions as a basis for physical therapy. Phys Ther Rev 34 (9):444–449

Sahrman SA (1993) Movement as a cause of musculoskeletal pain. In: Singer KP (ed) Integrating approaches. Proceedings of the Eighth Biennial Conference of the Manipulative Physical Therapists Association of Australia, 24–27 November, Perth, pp 69–74

Schmidt RF, Thews G (1995) Physiologie des Menschen, 26. Aufl. Springer, Berlin Heidelberg New York

Silbernagl S, Despopoulos A (1983) Taschenbuch der Physiologie. Thieme, Stuttgart

Slater H, Wright A, Vicenzino B (1993) Physiological effects of the 'sympathetic slump' on peripheral sympathetic nervous system function. In: Singer KP (ed) Integrating approaches. Proceedings of the Eighth Biennial Conference of the Manipulative Physical Therapists Association of Australia, 24–27 November, Perth, pp 94–97

Slater H, Vicenzino B, Wright A (1994) "Sympathetic slump": the effects of a novel manual therapy technique on peripheral sympathetic nervous system function. J Manual Manipulative Ther 2(4):156–162

Umphred DA (1995) Limbic complex. In: Neurological rehabilitation, 3rd edn. Mosby, St. Louis, pp 92–117

Vojta V (1981) Die zerebralen Bewegungsstörungen im Säuglingsalter, 3. Aufl. Enke, Stuttgart

Wasserman K, Whipp BJ (1975) Exercise physiology in health and disease. Am Rev Res Dis 112:219–249

Zilles K, Rehkämper G (1994) Funktionelle Neuroanatomie, 2. Aufl. Springer, Berlin Heidelberg New York

Zimmermann M (1995) Das somatoviszerale sensorische System. In: Schmidt RF, Thews G (Hrsg) Physiologie des Menschen, 26. Aufl. Springer, Berlin Heidelberg New York, S 216–235

3 Motorisches Lernen

LERNZIELE

Nach der Lektüre dieses Kapitels soll der Leser:
- den Unterschied zwischen *deklarativem Lernen* – Lernen durch Erklären – und *prozeduralem Lernen* – Lernen durch Erfahrung – verstehen;
- zwischen dem *kognitiven*, dem *assoziativen* und dem *autonomen* Stadium des Lernens unterscheiden können;
- das Konzept des motorischen Lernens beim Einsatz des Balles anwenden können.

Für die Physiotherapeutin wird es immer wichtiger, zu verstehen, wie Menschen optimal lernen. Über das motorische Lernen und über die dazugehörige Fähigkeit, das Gelernte im Gedächtnis zu speichern, wird heute intensiv geforscht. Die Beteiligung des limbischen Systems bei diesen Prozessen verdeutlicht, wie wichtig Motivation und Gedächtnis beim Lernprozeß sind, obwohl auch noch andere Gehirnregionen am „Lernen" beteiligt sind. Am „Wissen, warum" ist z. B. der Frontallappen beteiligt, während das Kleinhirn die Ausführung von Bewegungen programmiert.

Deklaratives Lernen arbeitet mit Fakten und Erlebtem – „Wissen, daß" –, während prozedurales Lernen auf der Erfahrung –„Wissen, wie" – beruht (Winstein 1997, persönliche Mitteilung). Zu „wissen, *daß*" man sich während eines Erdbebens unter einen Tisch begeben sollte, beruht z. B. auf deklarativem Lernen, während zu „wissen, *wie*" man unter den Tisch kommt, zum Lernen durch Üben und Erfahrung gehört. Wiederholtes Üben hilft, schneller dorthin zu gelangen. Beim deklarativen Lernen können starke gefühlsmäßige und subjektiv urteilende Komponenten einfließen, während das prozedurale Lernen mehr mit Geschicklichkeit, Gewohnheit und stereotypen Verhaltensmustern zu tun hat (z. B. die tägliche Morgenroutine: vom Bett zum Badezimmer und zum Frühstückstisch zu gelangen; Umphred 1995).

Wichtig
- Deklaratives Lernen („wissen, daß") bezieht sich auf *Tatsachen, Erlebtes*;
- prozedurales Lernen („wissen, wie") betrifft *Geschicklichkeit, Gewohnheit, Einüben von Abläufen*.

Um Probleme zu lösen, ist sowohl deklaratives Lernen als auch prozedurales Lernen nötig. Nur wenn ein Patient einsieht, daß es wichtig ist, z.B. ins Badezimmer gehen zu können, wird er bereit sein, sich zu überlegen, *wie* er es lernen (oder bewerkstelligen) kann, auf eigenen Füßen dorthin zu kommen. Durch tägliches Üben wird es ihm immer besser gelingen, bis der Ablauf für ihn zur Routine wird.

> **Wichtig**
>
> Um Bewegungsabläufe vermitteln zu können, muß die Therapeutin verstehen, wie der Mensch neue motorische Fertigkeiten erwirbt, die in der Fähigkeit bestehen, bewußte und auf ein Ziel ausgerichtete Bewegungen auszuführen.

3.1 Lernstadien

Beim Erlernen einer neuen Aufgabe werden verschiedene Stadien unterschieden. Fitts u. Posner (1967) beschreiben 3 Lernstadien: das kognitive, das assoziative und das autonome.

- Im *kognitiven* Stadium werden viele Fehler gemacht. Der Lernende braucht zur Korrektur von Fehlern oft *Hilfe von außen*. Zum Beispiel, wenn er lernen soll, eine Seite Text mit dem Computer zu schreiben, was eigentlich eine einfache Aufgabe ist.
- Im *assoziativen* Stadium ist die Leistung gesteigert, aber schwankend. Der Lernende macht weniger Fehler und ist fähig, einige Fehler *selbständig zu korrigieren*, weil er erkennt, was falsch ist. Nachdem er gelernt hat, eine Seite am Computer zu schreiben, beginnt er, das Geschriebene selbständig zu überarbeiten.
- Das *autonome* Stadium ist erreicht, wenn das Schreiben einer Seite am Computer zur Routine wird. Fehler werden automatisch korrigiert, ohne daß der Lernende dabei viel nachdenken muß.

Man kann davon ausgehen, daß die gleichen Lernstufen durchlaufen werden, wenn ein Patient eine neue Übung erlernen soll.

Um motorische Bewegung zu erlernen, können während der verschiedenen Lernphasen *leistungsmäßige Anpassungen* notwendig werden, z.B.:

- Anpassungen bei der Zielsetzung,
- Anpassungen bei der Beurteilung von Fehlern und bei der Fähigkeit, sie zu korrigieren,
- Anpassungen bei der Effizienz der Bewegung,
- Anpassungen bei der Koordination,
- Anpassungen bei EMG (Elektromyogramm)-Mustern.

All diese verschiedenartigen Anpassungen sind der Therapeutin vertraut und können bei der Arbeit mit Patienten beobachtet werden. Das motorische Lernen bei Erwachsenen beinhaltet das gesamte Spektrum der Bewegungsmöglichkeiten (Gottlieb et al. 1988).

> **Wichtig**
>
> Für die Therapeutin ist es sehr wichtig zu wissen, wie sie dem Patienten helfen kann, neue Bewegungen zu erarbeiten oder verlorengegangene neu zu erlernen. Benötigt der Patient viel oder nur wenig Feedback? Ist es wichtig für ihn zu wissen, wie gut er die Übung ausgeführt hat?

3.2 „Wissen was" und „Wissen wie": der Unterschied von Ziel und Weg

Verschiedene Studien (Schmidt et al. 1989, 1990; Salmoni et al. 1984) haben gezeigt, daß es dem Lernenden im frühen Stadium hilft, wenn er das gewünschte Resultat einer Leistung genau kennt (*„knowledge of result"*, „wissen was"). Dadurch kann aber gleichzeitig seine Fähigkeit, Fehler zu erkennen, beeinträchtigt werden, weil er sich primär an der ihm mitgeteilten Information orientiert und von dieser abhängig wird.

> **Wichtig**
>
> Weniger genaue Informationen über das Ergebnis fördern das Erlernen motorischer Fertigkeiten, weil der Lernende sich selbst korrigieren muß (Winstein u. Schmidt 1990; Winstein 1991). Im frühen Stadium des Übens braucht der Übende die korrigierende Kontrolle; im späteren Stadium ist sie weniger förderlich.

Winstein et al. (1994) beobachteten auch, daß häufiges korrigierendes Helfen schneller zu dem gewünschten Ergebnis führte, daß dieses aber nur mangelhaft reproduziert werden konnte. Der Grund dafür ist die schlechte Speicherung des Erlernten im Gedächtnis. Dagegen konnten Lernende, die während der Erarbeitung einer neuen Aufgabe weniger oft korrigiert wurden und deshalb aus ihren eigenen Fehlern lernen mußten, das Erlernte viel besser speichern. Kernodle u. Carlton (1992) gaben Hinweise, die dem Lernenden helfen sollten, die wichtigsten Aspekte der Zielsetzung zu erkennen (*„knowledge of performance"*, „wissen wie") und zu unterscheiden, *was* zu tun war, und *wie* es zu tun war.

3.3 Feedback

Studien über den Zusammenhang zwischen *sofortigem Feedback* und *Lernen* haben gezeigt, daß es von Vorteil ist, wenn die Übenden zuerst ihre Fehler selbst erkennen, bevor sie korrigiert werden (Swinnen et al. 1990). Auf diese Weise wird auf der Ebene des Zerebellums das motorische Programm durch Selbstkontrolle verfeinert. Feedback vermittelt Wissen, gibt Motivation und Bestätigung (Fitts u. Posner 1967). Dies bezieht sich auf:
- intrinsisches Feedback und
- verstärktes Feedback.

Unter *intrinsischem Feedback* versteht man die natürliche Selbstkontrolle des Körpers (über Fühlen und Sehen) hinsichtlich Geschwindigkeit und Ort der Bewegung. Der Patient kann z.B. *sehen*, daß der Ball nicht auf einer geraden Linie rollt, und der Patient kann sich dann selber korrigieren.

Verstärktes Feedback ist das Feedback von außen. Zu wissen, wie man eine Übung ausführt, ist ein Beispiel für verstärktes Feedback. Hierbei kommt die Information nicht vom eigenen sensorischen System, sondern von einer äußeren Quelle; ein Beispiel dafür ist Bestätigung durch Lob.

Verstärktes sensorisches Feedback benutzt eine äußere Quelle, um das bereits vorhandene Feedback von den Sinnesorganen zu verstärken (Magill 1993). Die Therapeutin kann z.B. leicht auf das Knie des Patienten klopfen oder einen Punkt aufkleben, damit der Patient noch besser fühlt bzw. sieht, ob sein Bein in einer geraden Linie bewegt wird.

3.4 Lerntransfer

Lerntransfer ist das Übertragen von einmal Gelerntem auf eine andere Aufgabe (Schmidt 1991). Dies kann bedeuten, daß anfänglich eine Aufgabe in verschiedene Teilaufgaben zerlegt wird, die leichter erlernt und anschließend in eine komplexere Bewegung übertragen werden können.

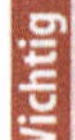

> Bei Patienten, die eine Aufgabe nicht als Ganzes meistern können, arbeitet man mit Lerntransfer.

Eine komplizierte Fähigkeit wie das Gehen wird zuerst in einfachere Elemente aufgeteilt. Die Beinbewegungen können erst in Rückenlage und anschließend sitzend auf dem Ball geübt werden – zuerst langsam, dann schnell, mit oder ohne Armbewegungen –, bevor alle Übungsteile zum Gehen zusammengefaßt werden.

3.5 Klinische Anwendung: Beispiele

Wenn die Physiotherapeutin den Pezzi-Ball in der Therapie einsetzt, ist es hilfreich, sich darüber im klaren zu sein, welche Aspekte des motorischen Lernens beim Üben gebraucht werden. Im folgenden Beispiel wird eine Übung erst in verschiedene Teile zerlegt (Lerntransfer), um aufrechtes Gehen im Raum zu lehren.

Der Patient kann die abwechselnden Bewegungen der Beine auf dem Rücken liegend erlernen (s. Übung „Perpetuum mobile", Kap. 9.22). Dabei muß er nicht auf Rumpfkontrolle und Bewegungstempo achten. Als nächstes kann man den Patienten auffordern, seine Beine wechselweise in normalem Gangtempo zu bewegen. Später kann die Fertigkeit, in Rückenlage die Beine wechselweise im Gangtempo zu bewegen, übertragen werden auf die Fähigkeit, die Beine auf dem Ball sitzend wechselweise ebenfalls im Gangtempo zu bewegen. Bei normalem Gangtempo legt ein Erwachsener ungefähr 82 m in der Minute zurück. Dies entspricht einer Frequenz von ungefähr 117 Schritten pro Minute für Frauen und 111 Schritten pro Minute für Männer (Perry 1992). Die mittlere Schrittfrequenz eines Erwachsenen beträgt 113 Schritte pro Minute.

Auf dem Ball sitzend hat der Patient die Möglichkeit, Becken, Rumpf und Kopf in guter aufrechter Haltung zu stabilisieren und die Arme zu bewegen, während er auf dem Ball hüpft und die Beine an Ort und Stelle im Gangtempo bewegt. Schließlich werden diese Fähigkeiten auf das Gehen im Raum im Gangtempo übertragen.

Gute Muskelkraft, gutes Gleichgewicht und gute Koordination sind Voraussetzungen, um diese Aufgabe zu meistern. Der Ball vermittelt dem Patienten und der Therapeutin Feedback über die Ausführung und das gewünschte Ziel. Die Therapeutin braucht dem Patienten nicht mitzuteilen, was er nicht kann. Mit Hilfe des Balles wird der Patient selbst herausfinden, wozu er fähig ist und wozu nicht. Die Therapeutin kann ihm Beobachtungskriterien nennen oder die Übung vormachen, so daß der Patient dann alleine zu Hause üben kann.

Ein Patient, der in Rückenlage sein auf dem Ball liegendes Bein in gerader Linie bewegt, kann beobachten, wie gut er die Übung beherrscht, vor allem, wenn ihm sichtbare Beobachtungshilfen gegeben werden (z.B. aufgeklebte oder aufgemalte Punkte auf dem Fuß und auf dem Knie). Zusätzlich muß er sich noch darauf konzentrieren, daß das Bein nicht vom Ball „herunterfällt", während er es bewegt.

Die Therapeutin kann die Übung auch vormachen oder zusätzliches Feedback geben, indem sie kommentiert: „Der Ball rollt noch nicht in einer geraden Linie" oder: „Achten Sie auf den Punkt auf dem Knie". Sie kann auch einen Spiegel vor den auf dem Ball sitzenden Patienten stellen; dann muß der Patient allerdings über visuelle räumliche Kontrolle verfügen.

Zu einem späteren Zeitpunkt sollte der Patient die Übung auch ohne visuelle Kontrolle ausführen können.

Die Geschmeidigkeit und Beweglichkeit des Balles erfordern ständige bewußte oder unbewußte Wachsamkeit. Aufmerksamkeit und Konzentration werden gefördert. Die muskuläre Anpassung an die ununterbrochen wechselnden Bedingungen geschieht automatisch.

3.6 Plastizität des Gehirns

Aufgrund der *Plastizität des Gehirns* können nach einem Schlaganfall Gehirnfunktionen wieder hergestellt werden (Mauritz 1994), wobei hier die Wiederherstellung Monate bis Jahre dauern kann (Bach-Y-Rita 1987). Dank der Plastizität des Gehirns findet eine dynamische Reorganisation und Anpassung an die neuen Bedingungen statt, so daß andauernde funktionelle Veränderungen möglich sind. Folgende Faktoren beeinflussen die Plastizität bzw. Regeneration der motorischen Funktionen (Winstein 1995):

- aktive Mitarbeit,
- sinnvolle Ziele,
- wiederholtes Üben (Erwerben von Geschicklichkeit).

Es ist wichtig, die *aktive Problemlösung* in die Behandlung miteinzubeziehen, sobald der Patient dazu in der Lage ist. Das Aufspüren ungenutzter Synapsen kann zu einem Mechanismus der neuralen Plastizität werden (Mauritz 1994, Jacobs u. Donoghue 1991) Ungekreuzte ipsilaterale Pyramidenbahnen und bilaterale Bahnen, die aus dem primär-motorischen Kortex stammen, sind ebenfalls wichtig für die Wiederherstellung von Funktionen (Mauritz 1994).

> **Wichtig**
>
> **Sprosse aus den Axonen können zur Wiederherstellung beitragen, indem sie neue Verbindungen schaffen (Mauritz 1994).**

Pyramidale und vor allem nichtpyramidale Fasern aus dem Hirnstamm tragen zu einer Redundanz bei der motorischen Kontrolle bei. Dank dieser Redundanz können Patienten mit einer Hemiplegie bescheidene Armfunktionen zurückgewinnen und vor allem die gegen die Schwerkraft arbeitenden Muskeln auf der gelähmten Seite wieder so weit zum Einsatz bringen, daß das gelähmte Bein zum Gehen vorwärts bewegt werden kann (Dobkin 1993).

Die Bedeutung des ipsilateralen kortikospinalen Systems für die Wiederherstellung wird von Miller Fisher (1991) betont. Es werden zwei Patienten mit reiner motorischer Hemiplegie beschrieben, die Arme und Beine der betroffenen Seite wieder bewegen konnten. Nach einem weiteren motorischen Schlaganfall auf der anderen Seite des Gehirns litten sie an einer beidseitigen Lähmung. Der zweite Schlaganfall zerstörte die Regeneration, die als Folge des Rekrutierens ipsilateraler Bahnen nach dem ersten Schlaganfall stattgefunden hatte. Zur Zeit herrscht die Meinung vor, daß spezifische Interventionsformen während des Lernens die Plastizität des geschädigten Gehirns in einem positiven Sinn beeinflussen können (Winstein 1995).

> **Wichtig**
>
> Übungen, die verschiedene Gehirnprozesse beanspruchen, können dauerhafte Veränderungen im Verhalten des Patienten bewirken.

Lernen ist sehr vielschichtig. Weitere Forschungsarbeiten sind notwendig, um zu verstehen, in welchem Umfang verschiedene Teile des ZNS an diesem Prozeß beteiligt sind. Wenn man mit Patienten arbeitet, muß nicht nur ihre emotionale Verfassung berücksichtigt werden, sondern auch ihre Fähigkeit, Information zu verarbeiten und zu speichern. Die Therapeutin sollte immer wieder bedenken, wie diese mannigfaltigen Systeme miteinander interagieren.

> **Wichtig**
>
> Die Therapeutin kann *„prozedurales Lernen"* fördern, indem sie die Übungen oft wiederholen läßt. Vor allem, wenn die Ausführung ein und derselben Übungsaufgabe variiert wird, läßt sich der Erwerb neuer Fertigkeiten anregen. Beim *„deklarativen Lernen"* nimmt der Patient aktiv an der Problemlösung teil.

> **Wichtig**
>
> Der Ball ist ein nützliches Instrument, denn er motiviert und kann sowohl vom Patienten als auch von der Therapeutin eingesetzt werden, um Probleme im motorischen Bereich zu lösen. Der Ball gibt der Therapeutin die Möglichkeit, Aufgaben in einzelne Teilübungen zu zerlegen. Der Patient erhält durch den Einsatz des Balles die Möglichkeit, das zu üben, wozu er fähig ist, um das von ihm und der Therapeutin gesetzte funktionelle Ziel zu erreichen.

Literatur

Bach-Y-Rita P (1987) Process of recovery from stroke. In: Brandstater ME, Basmajian JV (eds) Stroke rehabilitation. Williams & Wilkins, Baltimore, pp 80–108

Dobkin BH (1993) Neuroplasticity – key to recovery after central nervous system injury. West J Med 159:56–60

Fitts PM, Posner MI (1967) Human performance. Brooks/Cole, Belmont

Gottlieb GL, Corcos DM, Jaric S, Agarwal GC (1988) Practice improves even the simplest movements. Exp Brain Res 73:436–440

Jacobs KM, Donoghue JP (1991) Reshaping the cortical motor map by unmasking latent intracortical connections. Sci 251:944–947

Kernodle MW, Carlton LG (1992) Information feedback and the learning of multiple degree-of-freedom activities. J Motor Behav 24(2):187–196

Magill RA (1989) Motor learning: concepts and applications, 3rd edn. Brown, Dubuque

Magill RA (1993) Augmented feedback in skill acquisition. In: Singer RN, Murphey M, Tennant LK (eds) Handbook of research on sport psychology. Macmillan, New York, pp 193–212

Mauritz KH (1994) Rehabilitation nach Schlaganfall. Kohlhammer, Stuttgart

Miller Fisher C (1991) Concerning the mechanism of recovery in stroke hemiplegia. J Can Sci Neuro 19(1):57–63

Perry J (1992) Gait analysis. Slack, Thorofare

Salmoni AW, Schmidt RA, Walter CB (1984) Knowledge of results and motor learning: a review and critical reappraisal. Psychol Bull 95(3):355–386

Schmidt RA (1991) Motor learning and performance. Human Kinetics, Rawdon

Schmidt RA, Young DE, Swinnen S (1989) Summary knowledge of results for skill acquisition. J Exp Psychol 15(2):352–359

Schmidt RA, Lange C, Young DE (1990) Optimizing summary knowledge of results for skill learning. Human Mov Sci 9:325–348

Swinnen SP, Nicholson DE, Schmidt RA, Shapiro DC (1990) Information feedback for skill acquisition: instantaneous knowledge of result degrades learning. J Exp Psych 16(4):706–716

Umphred DA (1995) Limbic complex. In: Neurological rehabilitation, 3rd edn. Mosby, St. Louis, pp 92–178

Winstein C (1991) Knowledge of results and motor learning – implications for physical therapy. Phys Ther 71(2):140–149
Winstein CJ (1995) Theoretical perspective and assumptions on motor learning and control. Presentation at the 12th International Meeting of the World Confederation for Physical Therapy, Washington, 25–30 June
Winstein CJ, Schmidt RA (1990) Reduced frequency of knowledge of results enhances motor skill learning. J Exp Psych 16(4):677–691
Winstein CJ, Pohl PS, Lewthwaite R (1994) Effects of physical guidance and knowledge of result. Res Q Exercise Sport 65(4):316–323

4 Praktische Überlegungen

LERNZIELE

Nach der Lektüre dieses Kapitels kann der Leser:
- für eine sichere Umgebung bei der Patientenbehandlung sorgen;
- die richtige Ballgröße für die jeweilige Übung auswählen;
- Vorsichtsmaßnahmen und Kontraindikationen beim Planen einer Übung beurteilen.

4.1 Rund um den Ball

4.1.1 Übungsunterlage

Wichtig | **Am sichersten wird der Ball auf einer festen, nicht rutschenden Matte benutzt.**

Hat ein Patient Angst zu rutschen, aktiviert er wegen des Einflusses des limbischen Systems auf die motorische Kontrolle zu viele Muskelgruppen. Dadurch entstehen falsche Muster, und die Bewegung wird unharmonisch (**Abb. 4.1**).

Um ein Rutschen zu vermeiden, trägt der Patient am besten Schuhe mit Gummisohlen, z. B. Tennis- bzw. Gymnastikschuhe, rutschfest beschichtete Gymnastiksocken, oder er übt barfuß. Die Übungen lassen sich auch auf einem Niedrigflorteppich ausführen, vorausgesetzt daß der Patient und der Ball einen guten Halt haben. Grobe Teppiche und Oberflächen können zu Hautabschürfungen und Verletzungen führen. Betonboden kann gefährlich sein, wenn der Patient fällt.

Am besten benutzt man den Ball auf einer festen Matte auf dem Boden. Auf weichen Unterlagen rollt der Ball weniger gut, und Balance- und Gleichgewichtsreaktionen werden wegen der nachgiebigen Oberfläche verhindert.

4.1.2 Reinigen des Balles

Kleine Bälle (ca. 45 cm Durchmesser) können sehr einfach im Handwaschbecken gereinigt werden. Mit Wasser und antibakterieller Seife (Desinfekti-

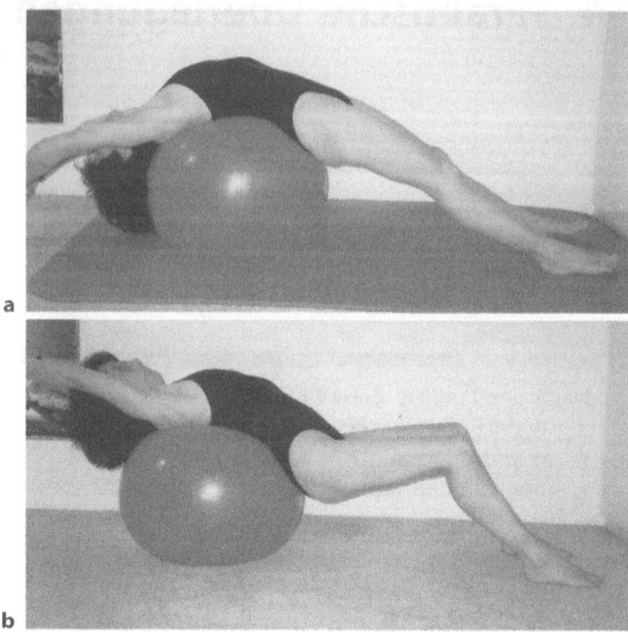

Abb. 4.1. a Inkorrekte Ausführung der Übung, weil die Füße rutschen. b Mit guter Haftung am Boden wird die Übung korrekt ausgeführt und sieht harmonisch aus

Abb. 4.2. Reinigen des Balles auf einem Wäschegestell

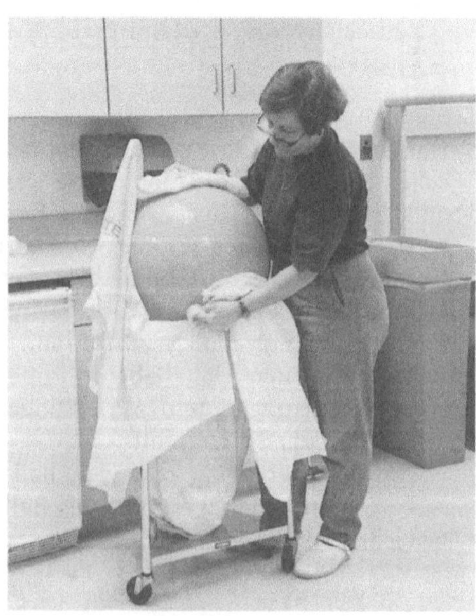

onsmittel) werden sie gewaschen, gespült und getrocknet. Alternativ können die Bälle auch mit Desinfektionsspray behandelt werden. Im Krankenhaus sollten die Bälle zwischen den Übungen nicht auf den Boden gelegt werden. Um Ansteckung zu vermeiden, benutzt ein Patient immer denselben Ball, und dieser wird vor dem Gebrauch gereinigt. Große Bälle können praktischerweise auf ein Wäschegestell gelegt und mit Wasser und Seife gewaschen werden (**Abb. 4.2**).

4.1.3 Balldruck

Für alle Gleichgewichtsübungen muß der Ball fest aufgeblasen sein. Am besten pumpt man ihn mit einem Kompressor auf, entweder an einer Tankstelle oder mit einem im Handel erhältlichen Kompressor zum Aufblasen von Schläuchen. Ein kleiner Staubsauger mit Zusatzausrüstung zum Blasen und Saugen ist praktisch, um den Ball schnell und leicht aufzufüllen oder die Luft abzulassen. Ebenfalls gut geeignet sind Blasebälge, die zum Aufblasen von Gummibooten verwendet werden. Sie sind im Handel erhältlich. Fahrradpumpen haben normalerweise nicht genügend Volumen, um einen Ball aufzupumpen.

Für einen Patienten, der bäuchlings auf dem Ball liegt, ist es bequemer, wenn etwas Luft abgelassen wird. Bei schwereren Patienten muß der Druck größer sein als bei leichteren. In den meisten Physiotherapieabteilungen gibt es eine Auswahl an verschieden großen und verschieden stark aufgepumpten Bällen, aus denen die Physiotherapeutin den für die jeweilige Übung geeigneten auswählen kann.

4.1.4 Ballgröße

Die Größe des Balles hängt nicht in erster Linie von der Körpergröße des Patienten ab. Sie bietet lediglich einen Anhaltspunkt für die Auswahl des Balles. Ausschlaggebend sind folgende Gesichtspunkte:
- Proportionen und Körperbau,
- Beweglichkeit,
- reduzierte Beweglichkeit,
- Übungen für die unteren Extremitäten in Rücken- und Bauchlage.

Proportionen und Körperbau. Es ist empfehlenswert, die Proportionen und den Körperbau des Patienten genau anzusehen (Klein-Vogelbach 1990 a, b, 1992). Für die Ballgröße ist bestimmend, ob der Patient einen langen Rumpf und kurze Beine oder einen kurzen Rumpf und lange Beine hat (Carrière u. Felix 1993; Carrière 1993, 1996). Beim Sitzen auf dem Ball braucht eine langbeinige Person einen größeren Ball (Durchmesser 65 cm oder mehr) als eine kurzbeinige (für die ein Durchmesser von 45 cm oder weniger genügen kann; **Abb. 4.3**).

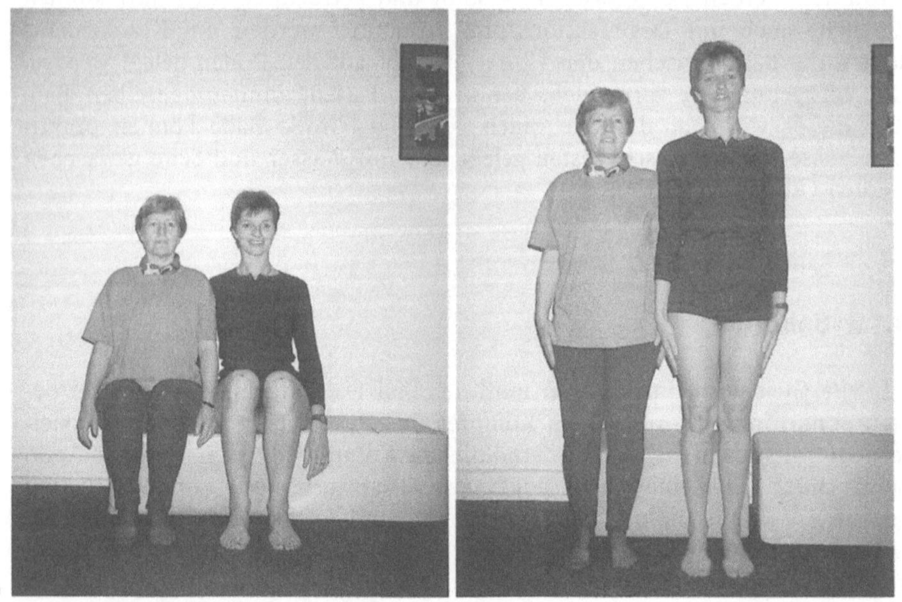

Abb. 4.3 a, b. Zwei im Stehen ganz unterschiedlich große Personen sind aufgrund ihrer verschiedenen Proportionen im Sitzen fast gleich groß

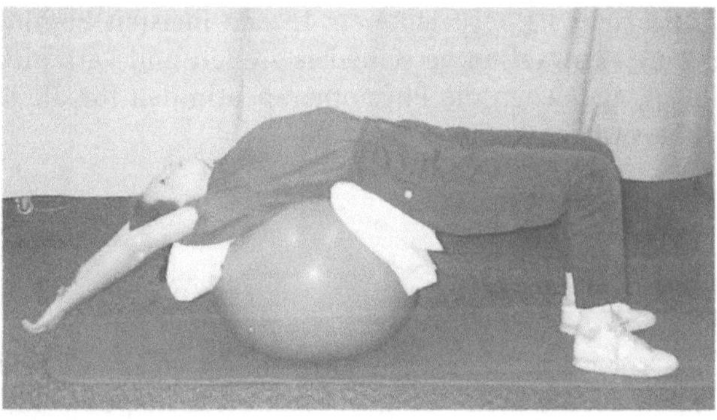

Abb. 4.4. Anpassen der Ballgröße, indem mit Hilfe von Kissen unter Kopf und Becken der Balldurchmesser vergrößert wird

Beweglichkeit. Die Therapeutin muß feststellen, ob der Patient genügend beweglich ist, um problemlos aufrecht auf dem Ball mit einem Winkel von ca. 90° in Hüfte und Knie zu sitzen. Bei einer aufrechten Haltung der Wirbelsäule sind Becken, Brustkorb und Kopf in einer Linie übereinander angeordnet, wie drei Würfel, die zu einem Turm übereinander gebaut werden. Nur so läßt sich die natürliche Krümmung der Wirbelsäule mühelos und ohne zusätzliche Muskelanstrengung aufrecht halten. Damit der Patient bequem und ohne Belastung der Rumpfmuskulatur sitzen kann, sind mehr als 90° Beweglichkeit in den Hüftgelenken nötig.

> **Wichtig** Der Ball muß größer sein, wenn in einem oder in beiden Hüftgelenken des Patienten eine Bewegungseinschränkung besteht.

Reduzierte Beweglichkeit. Bei einer steifen oder teilweise weniger beweglichen Wirbelsäule sind Anpassungen erforderlich. Steht der Therapeutin kein größerer Ball zur Verfügung, kann die Bewegungseinschränkung ausgeglichen werden, indem der Durchmesser des Balles mit Hilfe eines Kissens an den Stellen, wo es nötig ist, vergrößert wird (**Abb. 4.4**).

Übungen für die unteren Extremitäten in Rücken- und Bauchlage. Für Übungen der unteren Extremitäten, bei denen der Patient auf dem Rücken oder auf dem Bauch liegt, genügt normalerweise ein kleinerer Ball (45 oder 55 cm).

4.2 Sicherheitsaspekte

> **Wichtig** Die Sicherheit des Patienten sollte zu jeder Zeit das Hauptanliegen der Therapeutin sein!

Die Therapeutin muß die physische Kondition, etwaige Beeinträchtigungen der Urteilsfähigkeit und das Temperament des Patienten kennen und berücksichtigen. Ist der Patient vorsichtig oder ein Draufgänger? Ist er zaghaft oder begierig, neue Übungen zu versuchen? Hat er eine gute Balance? Wie gut ist seine Körperwahrnehmung? Unter welchen Bedingungen ist es besser, den Ball nicht einzusetzen oder Übungen anzupassen? Die Therapeutin muß bei der ersten Befundaufnahme des Patienten sowohl seine Krankengeschichte als auch die ärztliche Diagnose kennen, um zu gewährleisten, daß Verletzungen vermieden werden.

Gleichgewicht. Bevor der Gleichgewichtssinn des Patienten auf dem Ball herausgefordert wird, sollte die statische und dynamische Balance des Betroffenen sowohl im Stehen als auch im Sitzen – am besten auf einer festen Unterlage – getestet werden. Es muß unterschieden werden zwischen dem Halten des Gleichgewichts auf einer harten und auf einer weichen Unterlage: Auf der festen Unterlage (z.B. im Sitzen auf einem Stuhl) erfolgt sie mittels somatosensorischem Feedback, während die Gleichgewichtskontrolle auf einer weichen Unterlage, wie dem Ball, primär aus dem vestibulären System kommt. Tendiert der Patient dazu, sich nach einer Seite zu neigen, kann er anfangs neben einer Behandlungsbank oder im Gehbarren üben. Ein Patient, der weiß, daß er nicht fallen kann, hat mehr Vertrauen. Bei Patienten mit Gleichgewichtsstörungen kann es nötig sein, daß eine zweite Person hinter oder neben dem Patienten steht, um Hilfestellung zu leisten.

Körperwahrnehmung. Patienten mit Gefühlsstörungen auf einer oder beiden Seiten und verminderter Körperwahrnehmung müssen gut beaufsichtigt werden. Spiegel und Markierungspunkte können benutzt werden, um die Wahrnehmung des Patienten zu verbessern und ihm zu helfen, sicher zu üben. Voraussetzung ist, daß er nicht unter visuell-räumlichen Defiziten leidet.

Einsatz eines Gürtels. Mit Hilfe eines Gürtels um die Taille des Patienten kann die Therapeutin den Patienten festhalten, bis dieser sein Gleichgewicht auf dem Ball gefunden hat. Anfangs kann der Patient seine Hände auch seitlich auf den Ball stützen, damit dieser nicht so leicht wegrutschen kann. Die Unterstützungsfläche vergrößert sich, wenn der Patient auf dem Ball sitzt und die Beine gespreizt auf dem Boden stehen.

Sandsäcke, Keile, Stabilisierer. Sandsäcke oder Keile können unter den Ball geschoben werden, damit er nicht wegrollt (s. **Abb. 2.6**). Einige Hersteller für Physiotherapieartikel bieten Ballschalen an, die man unter den Ball legt. Alternativ kann ein „Sit'n'Gym" eingesetzt werden (verschiedene Hersteller in Deutschland und Italien). Hierbei handelt es sich um einen Ball mit vier „Stacheln", die ebenfalls das Wegrollen verhindern.

Physio-Roll. Die Physio-Roll ist ein Doppelball, der sich nur in zwei Richtungen bewegen kann. Für einen Patienten, der lernen möchte, mit dem Ball zu üben, mag es sicherer sein, mit der Physio-Roll zu beginnen, weil sie eine größere Unterstützungsfläche bietet und wie ein Fahrrad mit Hilfsrädern funktioniert. Sie gibt dem Patienten mehr Sicherheit und Selbstvertrauen (**Abb. 4.5**). Ähnlich wie die Physio-Roll kann das *„Ball-Ei"* benutzt werden.

Kleidung und Schuhe. Es ist wichtig, während des Übens geeignete Kleidung zu tragen. „Glatte" Oberflächen an Hosen oder Oberteilen sind ungünstig, da der Patient rutschen und vom Ball herunterfallen kann. Zu weite Kleidung ist ebenfalls unsicher, denn sie kann sich verwickeln, oder der Patient kann mit dem Ball über Kleidungsstücke rollen und dadurch straucheln und fallen.

Langes, offenes Haar. Wenn langes, offenes Haar nicht hochgebunden wird, kann sich der Patient darin verheddern oder darüber rollen.

Abb. 4.5. Patientin mit Querschnittsmyelitis auf einer Physio-Roll mit Gurt um die Taille lernt vor einem Spiegel, ihr Gleichgewicht zu halten

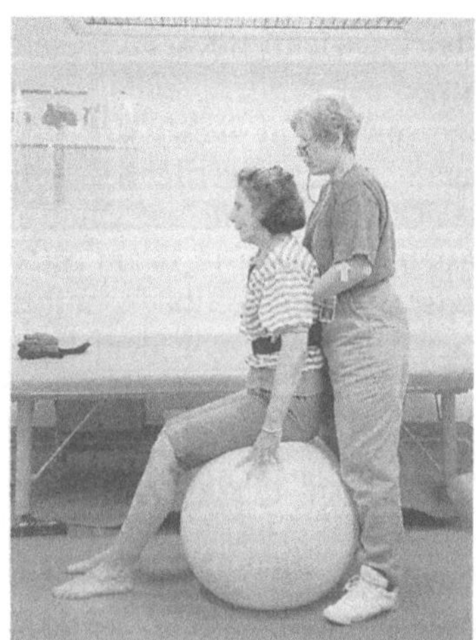

Beschädigte Bälle. Anzeichen von Beschädigungen an den Bällen, z.B. oberflächliche Schnitte, dürfen nicht übersehen werden. Ein platzender Ball ist gefährlich. Patienten sollten deshalb niemals auf beschädigten Bällen üben.

 **Ein kaputter Ball darf nicht repariert werden; weg damit!**

Ausnahme: Bälle, die laut Hersteller nicht platzen und repariert werden können (Becker 1997).

Hitze. Bälle, die in der Sonne oder in einem heißen Auto liegen, dehnen sich aus und können platzen. Ist ein Überhitzen des Balles nicht vermeidbar, sollte Druck abgelassen werden, damit sich die warme Luft ausdehnen kann.

Zu starkes Aufpumpen des Balles. Der Ball sollte nicht stärker aufgepumpt werden, als es der empfohlene Durchmesser erlaubt; andernfalls kann er platzen.

Verschlüsse. Zu manchen Bälle gibt es lange Sicherheitsstöpsel, die schwieriger zu entfernen sind und von Kindern nicht so leicht verschluckt werden können.

Gewicht. Die meisten Bällen sind mit mindestens 200 kg Gewicht belastbar. Die Belastbarkeit sollte aber kontrolliert werden, wenn ihn ein sehr schwerer Patient benutzt.

Raumverhältnisse. Die Schwierigkeiten, die der Patient mit dem Ball haben kann, dürfen nicht unterschätzt werden. Damit sich der Patient sicher bewegen kann, sollte genügend freier Raum vorhanden sein. Unter Umständen müssen Stühle und Tische weggeräumt werden. Bei manchen Übungen kann es aber auch nützlich sein, zwischen 2 Stühlen zu üben.

4.3 Sicherheitsmaßnahmen, Kontraindikationen

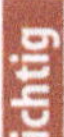 **Als beste Sicherheitsmaßnahme gilt es, den Patienten und die Übungen gut zu kennen und den gesunden Menschenverstand einzusetzen.**

Schmerz. Eine Übung, die Schmerzen verursacht, ist kontraindiziert. Die Therapeutin muß 2 Ursachen für den Schmerz in Betracht ziehen:
- Die Übung wird *unkorrekt* ausgeführt.
- Die Übung wird *korrekt* ausgeführt, aber sie ist zu diesem Zeitpunkt für diesen Patienten nicht geeignet.

Wenn die sorgfältige Beobachtung zeigt, daß die Ursache für den Schmerz in einer unkorrekten Durchführung der Übung liegt, dann muß die korrekte Ausführung instruiert werden. Wenn trotz korrekter und präziser Ausführung Schmerzen entstehen, muß auf die Übung verzichtet oder ggf. durch eine Übung ersetzt werden, die der Patient ohne Schmerzen ausführen kann. Da auch Angst Schmerz auslösen oder verstärken kann, müssen angstauslösende Übungen vermieden werden.

> **Wichtig**
>
> „Schmerz während einer Übung kann eine hilfreiche Warnung sein, um Schlimmeres zu verhüten" – lehrte Klein-Vogelbach in ihren Ballkursen. Deshalb darf Schmerz nicht ignoriert werden.

Die Therapeutin muß den Schmerz verstehen und richtig interpretieren. Ist der Schmerz auf eine Verletzung zurückzuführen? Liegt seine Ursache im Bewegungsapparat oder schmerzt das Dehnen der verkürzten Muskeln und Sehnen? Entsteht er aus Angst, die Verspannung verursacht? Je nachdem müssen entsprechende Anpassungen vorgenommen werden. Wenn vom Patienten erwartet wird, daß er eine Übung regelmäßig durchführt, dann darf diese nicht weh tun.

> **Wichtig**
>
> Schmerz motiviert nicht, denn niemand führt gerne Übungen durch, die Schmerzen verursachen.

Übungen ohne Gewichtsbelastung und mit teilweiser Gewichtsbelastung. Eine Einschränkung der Belastbarkeit einer oder beider unterer Extremitäten schließt eine Behandlung auf einem Ball sitzend aus, da der Patient seine Beine in dem Moment belasten würde, in dem er das Gleichgewicht verliert. Der Patient kann jedoch Übungen in Rückenlage ausführen und den Ball unter sein Bein legen (sofern keine orthopädischen bzw. chirurgischen Kontraindikationen bestehen). Auf diese Weise kann er sein Bein bewegen, ohne es mit dem Gewicht des Rumpfes oder dem Eigengewicht zu belasten.

Amputation. Wenn eine oder beide Extremitäten amputiert sind, ist die Balance des Patienten erheblich beeinträchtigt. Es kann gefährlich sein, einen solchen Patienten auf den Ball zu setzen.

Dagegen kann ein Patient nach einer Beinamputation mit einer Prothese auf dem Ball seinen Gleichgewichtssinn wieder schulen. Die Therapeutin kann einen Gürtel benutzen oder andere Vorsichtsmaßnahmen treffen, wenn sie mit dem Patient übt. Bei Patienten mit einer Amputation der oberen Extremität muß beachtet werden, daß die Balance wegen des fehlenden Gewichtes auf der einen Seite beeinträchtigt ist.

Chirurgie. Manche Operationen stellen Kontraindikationen dar, je nachdem, wie die Übung ausgeführt wird. Die Therapeutin muß sich in diesen Fällen mit dem Arzt absprechen.

Shunts. Im Fall von ventrikulär-peritonealen Shunts kann es Kontraindikationen geben, die mit dem Chirurgen besprochen werden müssen. Bei einem neu gelegten Shunt kann es sein, daß der Patient flach im Bett liegen muß; häufiger wird sein Kopf mindestens 30° hoch gelagert.

Tubus, Monitore, Infusionen. Eine Therapeutin, die im Krankenhaus arbeitet, muß wissen, woher die Schläuche am Patienten kommen und wohin sie führen. Mit dem Arzt muß besprochen werden, welche Vorsichtsmaßnahmen zu treffen sind. Für bestimmte Übungen und Ausgangsstellungen kann es Kontraindikationen geben. Zum Beispiel limitiert eine Femoralsonde in der Leiste die Hüftbeugung des Beines. Ein Patient mit einer Magensonde kann evtl. nicht bäuchlings auf den Ball gelegt werden.

Beatmungsgerät. Im allgemeinen kann ein Patient am Beatmungsgerät mit dem Ball üben, wobei natürlich auf die Schläuche geachtet werden muß. Die Übungen sollten den Patienten nicht irritieren und mit besonderer Sorgfalt ausgewählt werden. Patienten am Beatmungsgerät können schwerkrank sein, und Ballübungen sind dann kontraindiziert. Es ist wichtig, mit dem Arzt die entsprechenden Vorsichtsmaßnahmen zu besprechen.

Epileptische Anfälle. Ein „Anfallpatient", der herumgehen kann, ohne Anfälle zu erleiden, und den die Farben des Balles nicht irritieren, kann zweifellos auch mit dem Ball üben. Wenn die Therapeutin weiß, daß bestimmte Bewegungen oder Bewegungsgeschwindigkeiten für den Patienten problematisch sind, müssen die Übungen an die individuellen Fähigkeiten des Patienten angepaßt werden.

Reduzierte Balance und reduzierte Körperwahrnehmung. Obgleich reduzierte Balance und reduzierte Körperwahrnehmung des Patienten Sicherheitsrisiken sein können, sind diese Faktoren keine grundsätzliche Kontraindikation.

Geriatrische Patienten. Bei älteren Patienten mit bekannter Osteoporose ist es wichtig, Stürze zu *vermeiden*. Ein kleiner Ball dürfte am besten geeignet sein, um Patienten zu ermutigen, im Bett damit zu üben. Sie sollten sich allerdings nicht auf den Ball setzen. Für Patienten mit fortgeschrittener Osteoporose ist der Ball kontraindiziert, es sei denn, sie werden beim Üben besonders sorgsam beaufsichtigt.

Pädiatrische Patienten. *Kinder müssen während der Therapie ständig beaufsichtigt werden.* Ein Kind darf nicht mit einem zu großen Ball alleine gelassen werden. Der kleine Patient könnte versuchen, darauf zu steigen und dann herunterzufallen.

Literatur

Becker B (1997) Der ABS-Ball – mehr Sicherheit für den Ballbenutzer. In: Schröder V (Hrsg) Der große Ball – eine runde Sache? Springer, Berlin Heidelberg New York
Carrière B (1993) Swiss ball exercises. PT Magazine Phys Ther 9:92–100
Carrière B (1996) Therapeutic exercises and self-correction programs. In: Flynn T (ed) The thoracic spine and rib cage. Butterworth-Heinemann, Boston, pp 289–310
Carrière B, Felix L (1993) In consideration of proportions. PT Magazine Phys Ther 4:56–61
Klein-Vogelbach S (1990a) Funktionelle Bewegungslehre, 4. Aufl. (Rehabilitation und Prävention, Bd 1). Springer, Berlin Heidelberg New York
Klein-Vogelbach S (1990b) Ballgymnastik zur funktionellen Bewegungslehre, 3. Aufl. (Rehabilitation und Prävention, Bd 12). Springer, Berlin Heidelberg New York
Klein-Vogelbach S (1992) Funktionelle Bewegungslehre: Ballgymnastik, Videokassette. Springer, Berlin Heidelberg New York

5 Beobachtungskriterien

LERNZIELE

Nach der Lektüre dieses Kapitels kann der Leser:
- Kontaktpunkte zwischen Patient und seiner Umwelt beobachten;
- die Verteilung der Körpergewichte beurteilen, die eine Übung beeinflussen können;
- die Ausführung der Übung korrigieren, indem die Unterstützungsfläche verändert wird;
- die Ausführung der Übung korrigieren, indem die Körperabstände verändert werden;
- Ausweichbewegungen erkennen, indem die kritischen Punkte beobachtet werden;
- verstehen, wie Körperproportionen das Übungsergebnis beeinflussen;
- Übungen an Scharniergelenken verändern;
- Ausweichbewegungen korrigieren.

Die Therapeutin muß ihre *Beobachtungsfähigkeiten sehr gut schulen*, um zu lernen, Übungen und Übungsgeräte an die Bedürfnisse des Patienten anzupassen. Klein-Vogelbach (1990 a, b, 1992) lehrt Kontaktpunkte zu beobachten, sowohl diejenigen zwischen Übungsgerät und Umwelt, als auch die zwischen Patient und seiner Umwelt. In den folgenden Beispielen dient meistens der Boden als Umwelt. Das Beobachtungsprinzip gilt jedoch gleichermaßen, wenn die Behandlungsbank oder, wie in einigen Übungen, die Wand als Umwelt dient.

5.1 Ball – Boden

Die Größe der Kontaktfläche zwischen Ball und Boden zeigt der Therapeutin, ob der Ball für die Größe und das Gewicht des Patienten sowie für die vorgesehene Übung richtig aufgepumpt ist.

> **Wichtig** Je geringer die Kontaktfläche zwischen Ball und Boden ist, desto leichter bewegt sich der Ball.

Je härter der Ball aufgepumpt ist, desto kleiner ist die Kontaktfläche zwischen Ball und Boden, und desto schwieriger wird es für den Übenden, das Gleichgewicht zu halten.

> **Wichtig**
> Beim Üben mit einem weichen, nachgiebigen Ball erhält der Patient für seine Balance nur visuelle und vestibuläre Reize. Dagegen spielen vermutlich beim Üben mit einem harten Ball somatosensorische Reize zusätzlich eine Rolle.

Die Therapeutin sollte auch beobachten, ob der Ball geradeaus in die beabsichtigte Richtung rollt. Bei einer schwierigen Übung wird nämlich der Patient gerne „mogeln", indem er die Richtung, in die der Ball rollt, verändert, oder indem er den Ball rollen läßt, obwohl er am Ort bleiben sollte.

> **Beispiel**
> Eine bäuchlings auf dem Ball liegende Patientin (**Abb. 5.1 a**) läuft auf beiden Händen vorwärts, bis die Füße in der Luft sind und das Becken auf dem höchsten Punkt des Balles liegt. Die Therapeutin fordert die Patientin auf, Liegestütze zu machen. Wird dies richtig ausgeführt, senkt die Patientin ihre Schultern in Richtung Hände, während der Ball auf der Stelle bleibt.
> Fällt dies der Patientin schwer, wird sich der Kontaktpunkt Ball/Boden von den Händen wegbewegen, wodurch die Übung für die Patientin einfacher wird (**Abb. 5.1 b**). Dies ist der Fall, da sich die Schultern in Richtung Füße bewegen und nicht länger über dem Händen stehen.
> Wenn die Therapeutin möchte, daß die Liegestützen wirklich anstrengend sein sollen, kann sie die Patientin auffordern, die Hände und Unterarme während des Liegestützes auf dem Boden nicht nach rückwärts zu bewegen (**Abb. 5.1 c**). Der Ball rollt dabei näher an die Hände, und die Schultern bewegen sich räumlich vor die Hände.

5.2 Ball – Körper

Auch durch die Beobachtung des Kontaktpunktes Ball/Körper kann die Therapeutin kontrollieren, ob die Übung richtig ausgeführt wird. Mit dem gleichen Beispiel wie in **Abb. 5.1**, „Liegestützen in Bauchlage auf dem Ball", kann die Therapeutin feststellen, ob der Patient „mogelt". Die Übung wird leichter, wenn der Kontaktpunkt Becken/Ball sich nach kranial Richtung Bauch bewegt. Wünscht die Therapeutin, daß die gleiche Übung anstrengender sein soll, muß sich der Kontaktpunkt Ball/Körper mehr nach kaudal bewegen, so daß die Oberschenkel des Patienten auf den Ball zu liegen kommen.

> **Wichtig**
> Beim Hüpfen auf dem Ball muß der Patient zu jeder Zeit Kontakt mit dem Ball haben. Der Ball könnte sonst wegrollen und der Patient fallen (es sei denn, der Ball liegt in einer Ballschale).

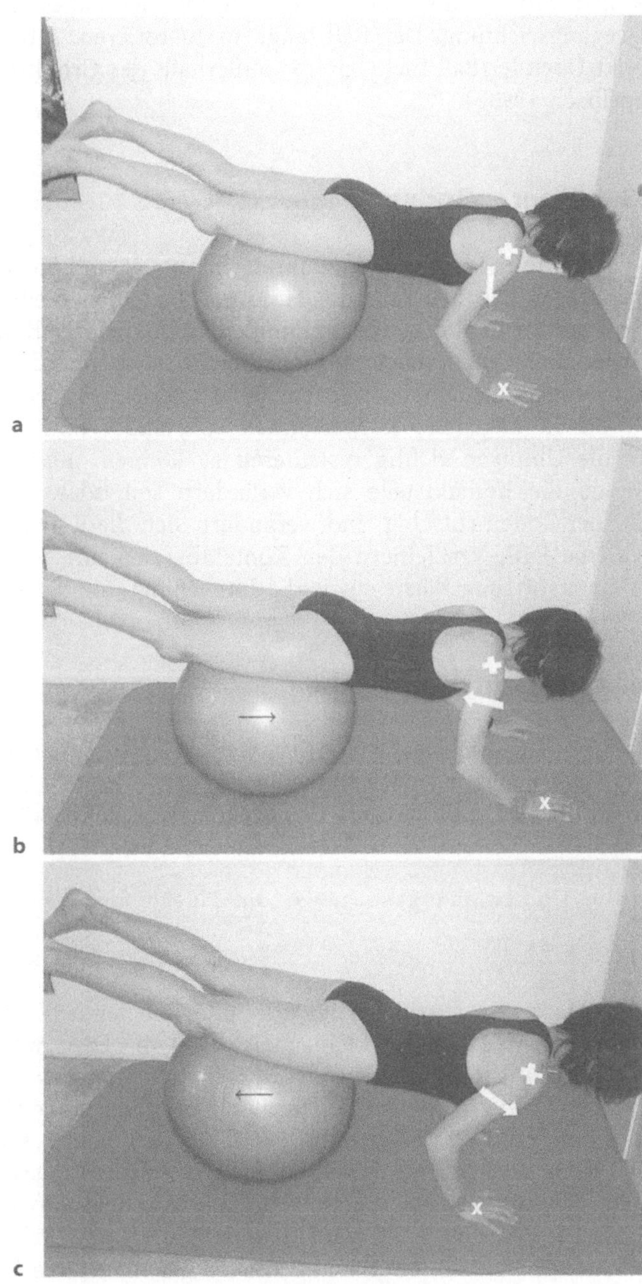

Abb. 5.1. a Liegestütze mit den Schultern über den Händen und dem Becken auf dem Ball.
b Die gleiche Übung, aber der Ball bewegt sich nach kranial, so daß die Übung für den Patienten leichter wird. Die Schultern sind nicht mehr über den Händen, sondern haben sich nach hinten bewegt. **c** Dieselbe Übung, aber der Ball hat sich nach kaudal bewegt, so daß die Übung anstrengender wird. Die Schultern bewegen sich jetzt vorwärts, so daß die Belastung für den M. triceps brachii größer wird

Es ist auch wichtig, darauf zu achten, daß der Patient auf der Mitte des Balles sitzt. Sitzt er nicht auf dem Großkreis des Balles, so verändert sich die Bewegungsrichtung. Der Ball fängt an zu rotieren, sobald sich der Kontaktpunkt Übender/Ball mehr als 45° außerhalb des Großkreises befindet (Klein-Vogelbach 1990b).

5.3 Körper – Boden

Je nach Übung bleibt der Kontaktpunkt an Ort und Stelle (standortkonstant). Sowohl der Ball als auch die Füße des Patienten bleiben beim Hüpfen auf derselben Stelle. Bei anderen Übungen kann sich der Kontaktpunkt zwischen Körper und Boden leicht verschieben, z. B. wenn die Beine beim Hüpfen wechselweise abgehoben werden. Bei standortverändernden Übungen wechselt die Kontaktstelle Körper/Boden vollständig (z. B. „Seeigel", Kap. 9.14). Um die Übungen richtig instruieren zu können, muß die Therapeutin wissen, ob die Kontaktstelle sich verändern soll oder nicht. Wenn die Matte oder der Boden rutschig sind, verändern sich die Kontaktpunkte.

Kleine Füße verkleinern den Kontaktbereich mit dem Boden und folglich die Unterstützungsfläche sowie die Entfernung, die der Ball rollen kann.

5.4 Unterstützungsfläche

Die Unterstützungsfläche (USF) ist die von den Kontaktstellen Ball/Boden und Körper/Boden eingeschlossene Fläche. Je härter der Ball ist, desto kleiner ist die USF und desto mehr gleicht sie einem Dreieck.

> **Wichtig**
>
> Die Unterstützungsfläche ist die Fläche zwischen allen Kontaktpunkten.

Beim Sitzen auf dem Ball sind die Füße Teil der USF. Stehen die Füße nahe beieinander, ist die USF kleiner, als wenn die Füße weiter auseinander stehen. *Der Patient benutzt soviel USF, wie er braucht, um sich bei der Ausführung der Übung sicher zu fühlen.* Beim Erlernen einer Übung kann man anfangs eine größere USF benutzen und sie verkleinern, sobald der Patient mit der Übung vertraut und bereit ist, sie schwieriger zu gestalten.

Die Therapeutin sollte selbst einmal ausprobieren, wie viel schwieriger es ist, wenn sie beim Sitzen auf dem Ball die Füße weit auseinander anstatt nahe zusammenhält, oder wenn sie sich gar mit einem Fuß vor dem anderen auf die Zehenspitzen stellt. Wie sich die Größe der USF auswirkt, kann sie erfahren, wenn sie in Bauchlage auf dem Ball oder der Physio-Roll liegend auf den Händen läuft. Zuerst werden die Beine weit auseinander gehalten und dann nahe zusammengestellt. Desweiteren kann sie beobachten, daß die USF auf einem weichen Ball im Vergleich zu einem harten Ball größer ist.

Die Veränderung der USF beeinflußt auch die anderen Kontaktstellen. An diesen können ebenfalls Ausweichbewegungen beobachtet werden.

5.5 Trennebene

Die Trennebene ist eine gedachte Ebene, die Klein-Vogelbach als Beobachtungshilfe zum Planen und Anpassen von Übungen eingeführt hat (Klein-Vogelbach 1990a, b, 1993; Carrière 1993). Man muß sich eine vertikale Ebene durch den Schwerpunkt des Körpers denken, die über der Unterstützungsfläche und im rechten Winkel zur Bewegungsrichtung steht. Die Trennebene teilt den Körper in zwei Hälften und hilft damit der Therapeutin, die Verteilung der Körpergewichte zu beurteilen. Man kann sich die Trennebene wie einen Waagebalken mit Gewichten auf beiden Seiten vorstellen (**Abb. 5.2**; s. auch **Abb. 5.3**). Die Gewichte auf der Seite der Bewegungsrichtung wirken beschleunigend, während sie auf der anderen Seite verlangsamend, wie eine Bremse, wirken. Ist der Hebel auf der einen Seite im Vergleich zu dem Gegengewicht zu lang oder zu schwer, wird der Patient entweder den Hebelarm verkürzen und Muskeln einsetzen, die eigentlich nicht arbeiten sollten (als Ausgleich für die schwachen Muskeln), oder er fällt. Ein gutes Übungsbeispiel hierfür ist „Die Waage" (Kap. 9.2).

Ein Patient mit einem langen Oberkörper, kurzen Beinen und schwachen Bauchmuskeln wird, wie im folgenden Beispiel gezeigt, auf dem Ball Ausweichmanöver versuchen, um sein Körpergewicht auszubalancieren und nicht zu fallen.

Annähernd gute Einordnung von Becken, Brustkorb und Kopf setzt Bauchmuskelaktivität voraus (**Abb. 5.3 a**).

In **Abb. 5.3 b** werden Ausweichbewegung durch Vorneigung des Beckens und Überstreckung der LWS gezeigt, was zu Überbelastung und Schmerz der Lendenmuskulatur führt. Der Hebel Becken-Brustkorb-Kopf ist verkürzt.

In **Abb. 5.3 c** ist die Ausweichbewegung durch Vorneigung des Beckens, Überstreckung der LWS und nach vorne geschobener Kopf erkennbar; dadurch kommt es zur Überbelastung der Lenden- und Nackenmuskulatur sowie zur Verkürzung des Hebels Becken-Brustkorb-Kopf.

Rückneigung des Beckens, Flexion des Rumpfes und ein vorgeschobener Kopf verkürzen den langen Hebelarm, um Belastung der Bauchmuskulatur zu vermeiden (**Abb. 7.5 a, b**).

Abb. 5.2. Die Trennebene gleicht einer Waage, die Verteilung der Gewichte kann beobachtet werden. (Aus Carrière u. Felix 1993, Zeichnung von Mary Sheh)

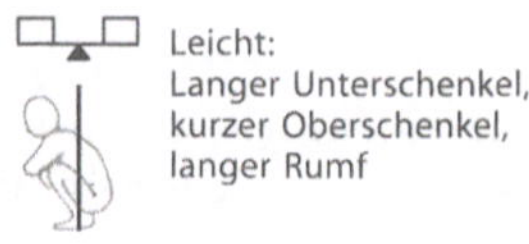

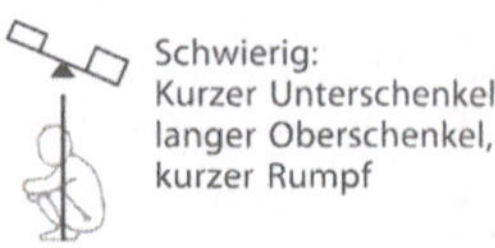

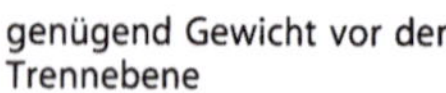

Wenn die Arme über den Kopf gehoben werden, sind die Ausweichbewegungen sichtbarer, da der Hebelarm länger ist. Dieser längere Hebelarm vergrößert das Gewicht, wodurch die Übung schwieriger oder sogar unausführbar für den Patienten werden kann.

Korrektur: Die Übung sollte etwas vor dem Großkreis starten. Anstatt auf die Sitzhöcker kann der Patient sein Körpergewicht auf das Kreuzbein verlagern, wodurch die Gewichtsverteilung gleichmäßiger wird. Die Therapeutin kann den Patienten auch bitten, seine Arme nach vorne zu halten oder in den Schoß zu legen.

5.6 Körperabstände

Körperabstände und deren Veränderung zu beobachten, ist Teil der Grundausbildung in der Funktionellen Bewegungslehre (**Abb. 5.3**, Klein-Vogelbach 1990a).

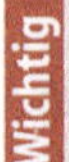

> **Körperabstände zu erkennen, hilft der Therapeutin und dem Patienten, Übungen zu planen, zu korrigieren und anzupassen.**

Folgende Körperabstände müssen bei Übungen besonders sorgfältig beobachtet werden:

- *Incisura jugularis – Kinn.* Mit einem vorgeschobenen Kopf ist der Abstand zwischen der Incisura jugularis und der Spitze des Kinns länger als bei korrekter Haltung (mit eingeordnetem Becken, Brustkorb und Kopf).
- *Symphyse – Bauchnabel, Bauchnabel – Processus ensiformis.* Zusammengesunken zu sitzen, mit nach hinten geneigtem Becken und gebeugter WS verkürzt diese Abstände. Mit gestrecktem Rücken werden sie länger. Um das Beobachten zu erleichtern, können Punkte auf die Symphyse, den Bauchnabel, den Processus ensiformis, die Incisura jugularis und das Kinn geklebt werden (Klein-Vogelbach 1990a; Carrière 1996).
- *Füße – Knie.* Patienten mit Problemen bei der axialen Einstellung ihrer Beine können die Stellung ihrer Füße oder Knie korrigieren, wenn sie auf die Fehlstellung aufmerksam gemacht werden und die Korrektur beobachten können (**Abb. 5.3 d**).
- *Akromioklavikulargelenk – Ohrläppchen.* Dieser Abstand hilft, hochgezogene Schultern oder Ausweichbewegungen bei eingeschränkter Schulterbeweglichkeit zu erkennen.

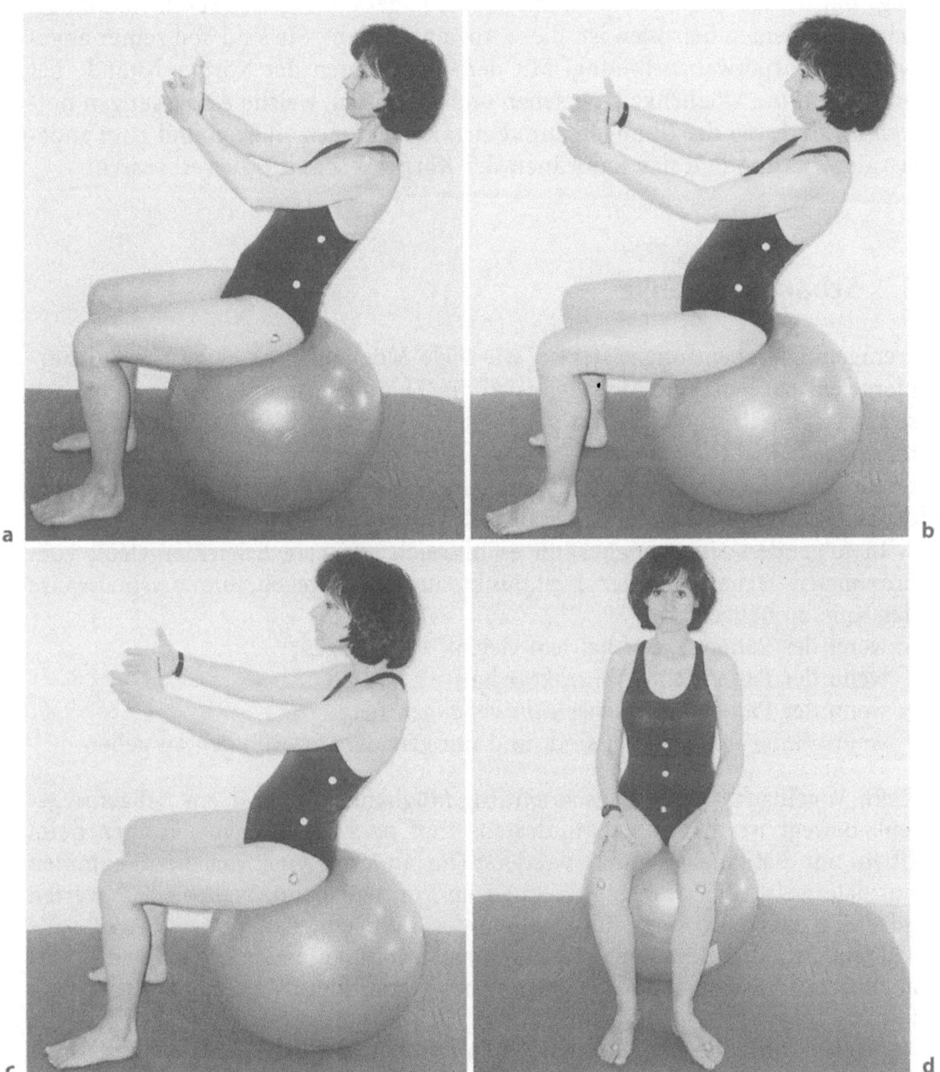

Abb. 5.3. a Becken, Rumpf und Kopf sind gut eingeordnet; aktivierte Bauchmuskulatur.
b Kompensation mit Vorneigung des Beckens und Mehrbelastung der LWS. **c** Kompensation
mit Vorneigung des Beckens und vorgeschobenem Kopf. **d** Aufgeklebte Distanzpunkte eignen sich zur Korrektur der Haltung und axialen Belastung und erhöhen das visuelle Feedback

Viele andere Körperabstände können als Beobachtungskriterien dienen und
bei der Korrektur von Bewegungen helfen. Als Ergänzung zu visuellem Feedback kann die Therapeutin taktile Reize an den gleichen Referenzpunkten
setzen, indem sie den Patienten an diesen Punkten berührt. Der Patient kann
aber auch mit seinen eigenen Händen fühlen, wie sich falsche Haltung oder
falsche axiale Einstellung korrigieren lassen.

Der Vorteil, Körperabstände für Instruktion und Korrektur zu benutzen, liegt darin, daß der Patient, wenn er nicht gerade von schweren neurologischen Problemen betroffen ist, diese Abstände kennt. Sie sind Teil seiner angeborenen Körperwahrnehmung. Mit dem Beobachten der Körperabstände hat der Patient die Möglichkeit, zu sehen und zu spüren, welche Anpassungen notwendig sind, um die Übungen zum einen korrekt auszuführen und zum anderen die Haltung und das Einordnen der Körperabschnitte zu verbessern.

5.7 Scharniergelenke

Wenigen Therapeutinnen ist klar, wie viele Möglichkeiten es gibt, ein Scharniergelenk zu bewegen. Meistens wird die Therapeutin am distalen Hebel ansetzen, wenn sie z. B. den mit gebeugten Knien sitzenden Patienten den Unterschenkel Richtung Gesäß bewegen läßt. Die gleiche Bewegung kann vom proximalen Hebel aus erfolgen, wenn der Patient auf einem Ball sitzend, mit den Fersen fest am Boden, den Ball in Richtung der Füße rollt.

In folgenden Situationen kann es hilfreich sein, ein Scharniergelenk vom proximalen Hebelarm oder Drehpunkt aus zu bewegen, um beispielsweise das Knie zu beugen:
- wenn der Patient *Angst* hat, ein Gelenk zu bewegen;
- wenn der Patient eine *Kontraktur* hat;
- wenn der Patient mit *Ausweichbewegungen* reagiert;
- wenn *Fehler aufzuspüren* sind, und um genaue Anweisungen zu geben.

Klein-Vogelbach (1990a) beschreibt 10 Möglichkeiten, wie ein Scharniergelenk bewegt werden kann. Mindestens fünf oder sechs davon können beim Üben mit Patienten genutzt werden. Die anderen vier Varianten kommen normalerweise bei Bewegungssequenzen vor wie beim Kicken, Ball werfen oder Springen. Bei einer Kontraktur oder wenn ein Patient hinkt, sollte die Therapeutin die Bewegung sehr genau sowohl an beiden Hebelarmen als auch am Drehpunkt beobachten, um herauszufinden, was an der Bewegung falsch ist.

Scharniergelenke haben einen Drehpunkt, in dem die Bewegung stattfindet, und zwei Hebelarme. Wenn wir uns das Kniegelenk als Drehpunkt vorstellen, dann ist der Oberschenkel der proximale Hebelarm P und der Unterschenkel der distale Hebelarm D. Der am weitesten entfernte, sichtbare Punkt am proximalen Hebelarm (Distanzpunkt) ist nahe dem Trochanter, am distalen Hebelarm ist es der laterale oder mediale Malleolus.

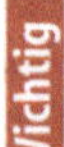

> **Das Bewegungsausmaß einer Bewegung, die stattfindet, kann am besten an den entferntesten Punkten beider Hebelarme beobachtet werden.**

Es gibt 5 Arten von Scharnierbewegungen, bei denen der Drehpunkt stationär bleibt, und 5 Arten, bei denen sich der Drehpunkt mitbewegt. Bei der Knieflexion sind dies folgende Bewegungen:

- *Ohne Änderung des Drehpunktes*:
  1. Der proximale Hebelarm P bewegt sich zum distalen Hebelarm D hin. Das bedeutet, daß der Malleolus und das Knie sich nicht im Raum bewegen, während sich der Oberschenkel im Knie beugt (**Abb. 5.4 a, b**).
  2. Der distale Hebelarm D bewegt sich zum Hebelarm P. Der Trochanter und der Drehpunkt Knie bleiben räumlich stationär, während der Unterschenkel im Knie flektiert wird.

Beispiel

In Bauchlage den Unterschenkel und Fuß anheben, um das Knie zu beugen.

  3. Das Knie bewegt sich nicht, während der proximale Hebelarm P und der distale Hebelarm D sich zueinander bewegen.

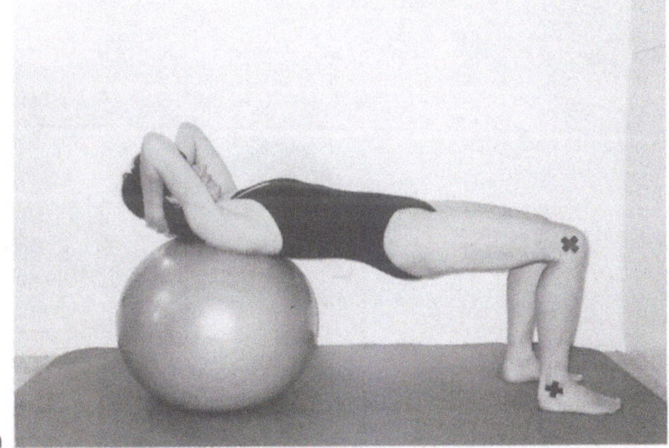

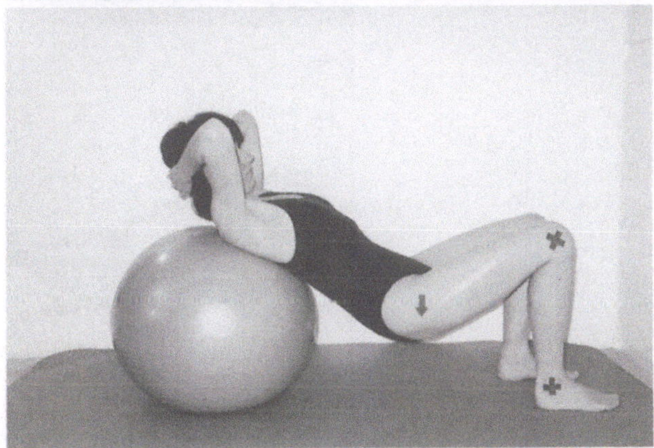

Abb. 5.4a,b. Ausgangs- und Endstellung: Proximaler Hebelarm P bewegt sich Richtung distaler Hebelarm D; der Drehpunkt bewegt sich nicht im Raum

Im Vierfüßlerstand auf Händen und Knien: Die Fersen werden in Richtung Hüfte gehoben und als Folge einer Rückwärtsbewegung des Rumpfes nähern sich die Hüften den Fersen.

4. und 5. Beide Hebelarme bewegen sich in dieselbe Richtung, aber einer mehr als der andere.
Patienten mit Kontrakturen neigen häufig zu Ausweichbewegungen, bei denen sich die beiden Hebelarme des Scharniergelenkes gleich weit bewegen (**Abb. 5.5**).

Im Vierfüßlerstand auf Händen und Knien: Während sich die Hüften vorwärts dem Boden nähern, dürfen sich die Knie beugen; Oberschenkel und Unterschenkel bewegen sich in einer Kreisbewegung in dieselbe Richtung. Wenn sich der Unterschenkel mehr im Raum bewegt als der Oberschenkel, vergrößert sich die Knieflexion.

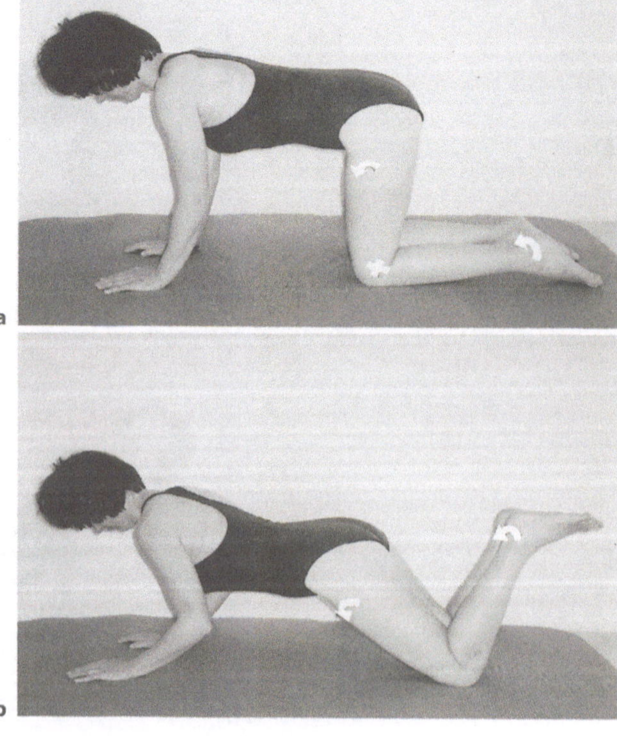

Abb. 5.5 a, b. Ausgangs- und Endstellung in Vierfüßlerstand: Die beiden Hebelarme P und D bewegen sich in dieselbe Richtung, der Drehpunkt bleibt auf dem Boden

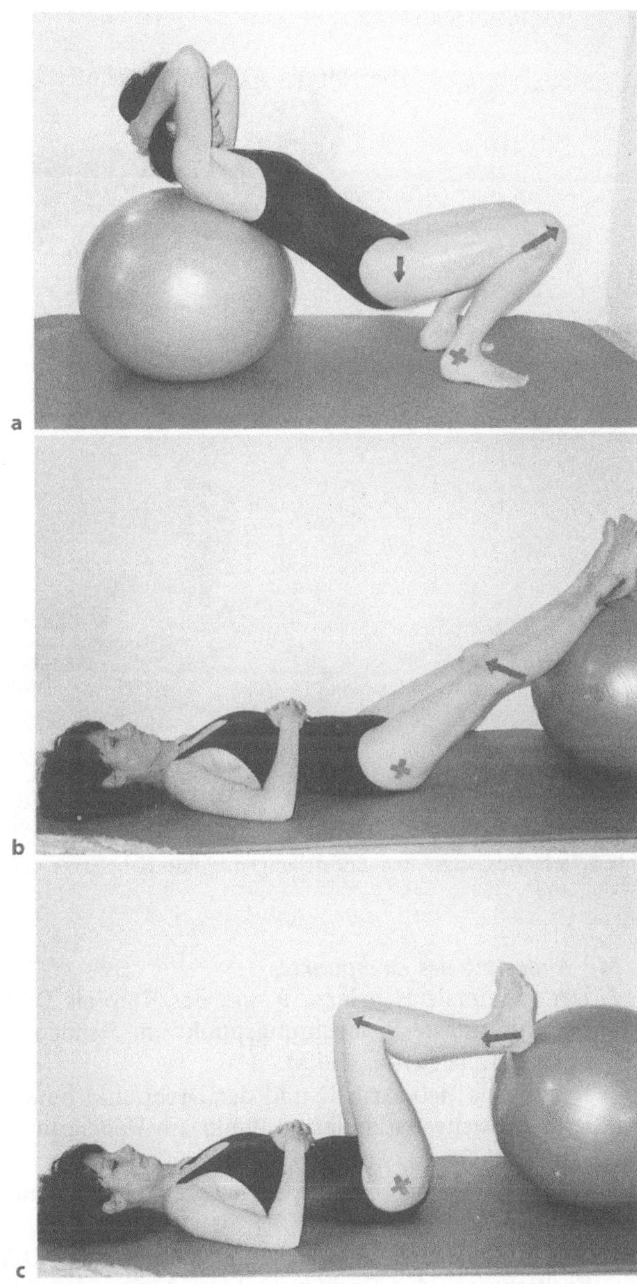

Abb. 5.6. a Proximaler Hebelarm P und Drehpunkt bewegen sich, der am weitesten entfernte Punkt des Hebelarmes D bleibt am Ort. **b, c** Distaler Hebelarm D und Drehpunkt bewegen sich; der Distanzpunkt des Hebelarmes P bleibt am Ort

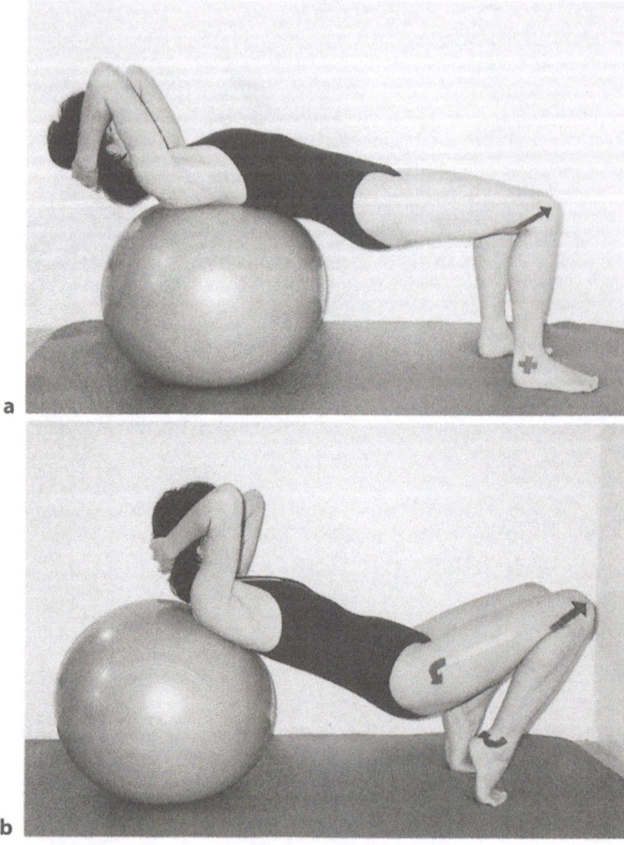

Abb. 5.7 a, b. Ausgangs- und Endstellungen. Beide Hebelarme und der Drehpunkt bewegen sich

- *Mit Änderung des Drehpunktes*:
  1. Der proximale Hebelarm P und das Knie als Drehpunkt bewegen sich, der entfernteste Beobachtungspunkt am distalen Hebelarm D bleibt nahezu stationär (**Abb. 5.6 a**).
  2. Der distale Hebelarm D und der Drehpunkt bewegen sich, der vom Gelenk am weitesten entfernte Punkt am Hebelarm P bleibt annähernd am Ort (**Abb. 5.6 b, c**).
  3. Beide Hebelarme P und D bewegen sich zueinander, und der Drehpunkt bewegt sich (**Abb. 5.7**).
  4. und 5. Beide Hebelarme bewegen sich in einer Kreisbewegung in dieselbe Richtung, der Drehpunkt bewegt sich ebenfalls, wobei sich jeweils ein Hebelarm mehr als der andere bewegt, so daß eine größere Kniebeugung entsteht.

Diese Bewegungsfolge kann bei einem Purzelbaum vorwärts und rückwärts beobachtet werden.

Bei der Beobachtung von Bewegungen ist es wichtig, sich darüber im klaren zu sein, daß bei geradlinigen Bewegungen eine Drehpunktverschiebung stattfindet. Wenn der Drehpunkt am Ort (stationär) bleibt, ist die Richtung der Bewegung des proximalen oder distalen Hebels halbkreisförmig.

Ein gebeugter Arm wird gestreckt, bei der Armstreckung wird nur der Unterarm bewegt. Die Richtung dieser Bewegung ist halbkreisförmig. Entfernt sich die Hand geradlinig von der Schulter, findet eine Drehpunktverschiebung im Ellenbogen des Armes statt.

5.8 Weiterlaufende Bewegung und Widerlagerung

Bei der Beobachtung von Bewegungen ist es sehr wichtig festzustellen, wo die Bewegung beginnt und wo sie aufhört. Wie setzt sich der erste Bewegungsimpuls fort und wo endet er? Welche Gelenke sind betroffen, in welche Richtung geht die Bewegung? Sind alle Gelenke und Hebelarme zwischen dem ersten Bewegungsimpuls und dem Bewegungsende beteiligt? Bleibt die Bewegung in der gleichen Bewegungsebene? Wie weit sollte die Bewegung gehen?

Die Therapeutin muß den Bewegungsablauf sehr genau beobachten. Eine Ausweichbewegung als Folge einer Kontraktur oder von Schmerzen bewirkt, daß ein oder mehrere Gelenke an der fortlaufenden Bewegung nicht teilnehmen.

Ein Patient mit schmerzhafter linker Schulter: Der Patient macht eine Lateralflexion der Wirbelsäule nach rechts, um die fehlende Abduktion in der linken Schulter zu kompensieren.

Sorgfältige Instruktion ist notwendig, um diese falsche, weiterlaufende Bewegung zu korrigieren. Die Therapeutin kann z. B. eine Gegenbewegung des rechten Armes verlangen. Beim Abduzieren des rechten Armes entsteht ein zweiter Bewegungsimpuls, der die weiterlaufende Bewegung des linken Armes neutralisiert, vorausgesetzt, Ausmaß und Tempo der Bewegung sind gleich. Die Therapeutin *aktiviert ein Gegengewicht* (den rechten Arm), das sich in die entgegengesetzte Richtung bewegt (in der funktionellen Bewegungslehre spricht man von *aktivierter passiver Widerlagerung*).

Die Therapeutin kann auch die Wahrnehmung des Patienten für die falsche Bewegung schärfen: Mit der rechten Hand auf seiner linken Schulter spürt der Patient, wie sich die linke Schulter mitbewegt und er kann dann versuchen, den linken Arm zu abduzieren, ohne daß sich die Schulter dem linken Ohr nähert. Wenn nur *Muskelaktivität* eingesetzt wird, um die weiterlaufende Bewegung zu verhindern, spricht man in der funktionellen Bewegungslehre von *aktiver Widerlagerung* (Klein-Vogelbach 1990a, b, 1992, 1993).

Beim Üben mit dem Ball hilft das Beobachten der weiterlaufenden Bewegung der Therapeutin, Fehlern vorzubeugen oder Fehler zu korrigieren. Die Übung „Hula-Hula" (Kap. 9.8) dient als Beispiel. Ohne geeignete Instruktion läuft die Lateralbewegung der Hüfte in den Rumpf weiter und bewirkt, daß dieser sich zur Seite neigt. Mit geeigneter Instruktion (d. h. der frontotransversale Durchmesser des Brustkorbes bewegt sich nicht im Raum, während sich das Becken von einer Seite zur anderen bewegt) begrenzt der Patient die Lateralflexion auf die LWS.

Literatur

Carrière B (1996) Therapeutic exercises and self-correction programs. In: Flynn T (ed) The thoracic spine and rib cage. Butterworth-Heinemann, Boston, pp 289–310
Carrière B, Felix L (1993) In consideration of proportions. PT Magazine Phys Ther 4:56–61
Klein-Vogelbach S (1990a) Funktionelle Bewegungslehre, 4. Aufl. (Rehabilitation und Prävention Bd 1). Springer, Berlin Heidelberg New York
Klein-Vogelbach S (1990b) Ballgymnastik zur funktionellen Bewegungslehre, 3. Aufl. (Rehabilitation und Prävention, Bd 12). Springer, Berlin Heidelberg New York
Klein-Vogelbach S (1992) Funktionelle Bewegungslehre: Ballgymnastik, Videokassette. Springer, Berlin Heidelberg New York
Klein-Vogelbach S (1993) Therapeutische Übungen zur funktionellen Bewegungslehre, 3. Aufl. (Rehabilitation und Prävention, Bd 4). Springer, Berlin Heidelberg New York

6 Übungsterminologie und Muskelaktivität

LERNZIELE

Nach der Lektüre dieses Kapitels kann der Leser:
- die Terminologie der Funktionellen Bewegungslehre verstehen;
- die verschiedenen Zustände der Muskelaktivität erkennen;
- die Übungen abwandeln mit dem Ziel, die Muskelaktivität zu verändern;
- das Prinzip des aktiven/reaktiven Muskeltrainings anwenden;
- Primärbewegung und Reaktion (Actio-Reactio) und Bedingung (Conditio) von Übungen bestimmen.

Es ist wichtig, daß sich die Therapeutin beim Planen und Analysieren der Übungen über den Zustand der Muskelaktivität ihres Patienten im klaren ist. Die Therapeutin muß sich dann für eine Übung entscheiden. Soll die Übung leicht oder schwierig sein, soll sie bewußt oder unbewußt ausgeführt werden, mit oder gegen die Schwerkraft? Sollen Körpergewichte oder freie Gewichte eingesetzt werden? Klein-Vogelbach (1990a, b, 1992, 1993) war Meisterin im Beobachten und Anpassen von Übungen an die Bedürfnisse des Patienten. Um es auch ihren Schülern zu ermöglichen, diese Fähigkeiten zu erlernen, entwickelte Klein-Vogelbach eine Übungsterminologie, die allen Instruktoren und Schülern der Funktionellen Bewegungslehre vertraut ist.

6.1 Übungsterminologie

6.1.1 Körperabschnitte

Klein-Vogelbach (1990a) beschreibt die fünf folgenden Körperabschnitte als funktionelle Einheiten:

- Kopf und Halswirbelsäule (HWS),
- Arme und Schultergürtel,
- Brustkorb,
- Lendenwirbelsäule (LWS) und Becken,
- Beine.

Bei aufrechter Haltung müssen der Kopf, die HWS, die LWS und das Becken potentiell beweglich sein, während die BWS dynamisch stabilisiert werden muß. Die Aktivitätszustände sind stark voneinander abhängig. Ein dyna-

misch stabiler Rumpf ist Voraussetzung dafür, daß sich Arme und Schultergürtel ungehindert in einer offenen Bewegungskette bewegen können.

> **Wichtig**
>
> Kopf und HWS benötigen eine stabile Basis. Während des Ganges bewegt sich das gewichttragende Bein, das Standbein, in einer geschlossenen Bewegungskette. Dies setzt eine dynamische Stabilität voraus. Dagegen bewegt sich das andere Bein, das Spielbein, potentiell mobil in einer offenen Kette.

6.1.2 Potentielle Beweglichkeit

> **Wichtig**
>
> Beim Stehen in aufrechter Haltung mit eingeordnetem Becken, Rumpf und Kopf versteht man unter potentieller Beweglichkeit *die Bereitschaft der Muskulatur, sich an ständige Veränderungen der Gelenkstellungen als Reaktion auf Gleichgewichtsveränderungen anzupassen* (Klein-Vogelbach 1990a). Diese Bereitschaft muß größer sein, sobald die Unterstützungsfläche (USF) kleiner wird. Potentielle Beweglichkeit setzt gute Beweglichkeit in den Gelenken, normale Muskelkraft und einen stabilen Unterbau voraus. Ohne potentielle Beweglichkeit können sich falsche Bewegungsmuster entwickeln und die Fähigkeit, sich zu bewegen, nimmt ab.

6.1.3 Dynamische Stabilisierung

Unter dynamischer Stabilisierung versteht man das *Fixieren eines oder mehrerer Gelenke eines Körperabschnittes oder von Teilen davon mit Hilfe von Muskelaktivität*. Die dynamische Stabilität muß erhalten bleiben, wenn sich diese Gelenke im Raum bewegen oder wenn Gewichte (körpereigene oder fremde) hinzugefügt werden. Die Unfähigkeit, einen stabilen Rumpf im Raum zu bewegen, vergrößert normalerweise die Belastung für Muskeln und Bänder.

> **Beispiel**
>
> Wenn man sich mit einer dynamisch schlecht stabilisierten Wirbelsäule nach vorne neigt, können Schmerzen im Lenden- und Nackenbereich entstehen. Die potentielle Beweglichkeit der LWS und des Beckens geht verloren, die Fähigkeit, sich zu bewegen und sich an Veränderungen anzupassen, nimmt ab.

Sitzen Sie zusammengesunken und fühlen Sie den Unterschied in der Haltung und die geringere Beweglichkeit der Wirbelsäule. Die HWS und die Lendenwirbelsäule haben ihre potentielle Beweglichkeit verloren. Sobald Sie aufrecht sitzen, ist die dynamische Stabilität wieder hergestellt, Kopf und Rumpf können sich frei bewegen.

6.2 Variationen der Muskelaktivität

6.2.1 Parkierfunktion

In Parkierfunktion *ist die Muskelaktivität niedrig und ökonomisch.* Die Muskelaktivität ist gerade so groß, daß die Körperstellung erhalten bleibt, ohne irgendeine Anstrengung zu verursachen. Nur das Gewicht eines Körperabschnittes oder eines seiner Teile üben Druck auf die Unterstützungsfläche aus. So handelt es sich beim Sitzen auf dem Ball oder einem Stuhl um eine geschlossene Kette ohne Kokontraktion der Muskulatur der unteren Extremität. Eine Parkierfunktion wird benutzt, um eine Übung einzuleiten, z.B. in aufrechter Haltung auf dem Ball sitzend. Der Winkel in Fuß-, Knie- und Hüftgelenken beträgt 90 . Die Aktivität des M. quadriceps ist niedrig (Abb. 6.1).

6.2.2 Stützfunktion

Die Muskelaktivität ist hoch und ökonomisch. Es handelt sich um eine geschlossene Kette mit Kokontraktion der Muskulatur, die Druck auf die Unter-

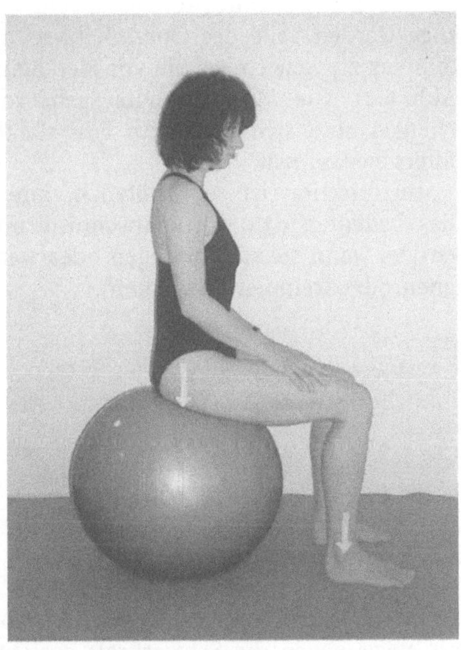

Abb. 6.1. Parkierfunktion. Die Beine ruhen mit ihrem Eigengewicht auf dem Boden

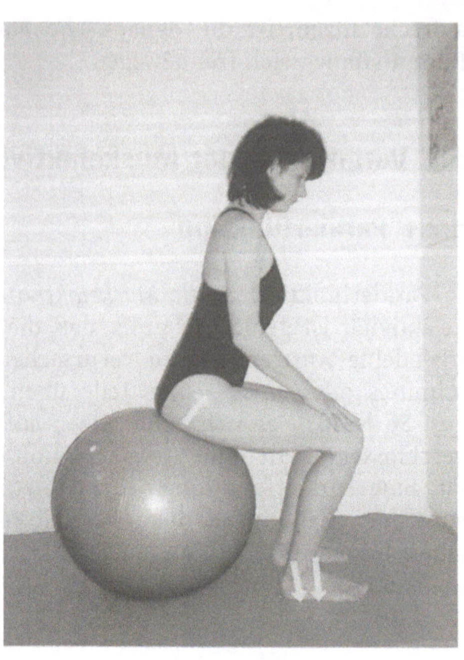

Abb. 6.2. Stützfunktion. Die Beine müssen das Gewicht des Rumpfes, Kopfes und der Arme abstützen

stützungsfläche ausübt. Wenn man auf einem Ball sitzt und sich nach vorne neigt, wird der Druck unter den Füßen größer und die Aktivität der Quadrizepsmuskulatur nimmt zu. Wird durch Verringerung des Gesäßdruckes auf den Ball der Druck auf die Füße erhöht, braucht es mehr Quadrizepsaktivität, weil sich die Unterstützungsfläche und die Trennebene verändern. In der Folge werden Teile des Oberschenkels, des Beckens und ein großer Teil des Rumpfes zu Gewichten, die von der Beinmuskulatur gehalten werden müssen (**Abb. 6.2**). Die Muskelaktivität geht von distal nach proximal: der Unterschenkel muß sich über dem Fuß stabilisieren, der Oberschenkel über dem Unterschenkel usw.

Stützfunktion ist sehr nützlich, um dynamische Stabilisierung zu üben. Dies bedeutet, daß Körperabschnitte oder Teile davon muskulär stabilisiert werden, wenn sie sich bewegen oder wenn sie belastet werden (von körpereigenen oder fremden Gewichten).

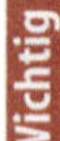

> **Wichtig** Wenn man vom aufrechten Sitzen in den Stand wechselt, verändert sich die Muskelaktivität aus der Parkier- in die Stützfunktion.

6.2.3 Spielfunktion

Wenn eine am Körper hängende Extremität in einer offenen Bewegungskette mit etwas gegen die Schwerkraft gerichteter Aktivität gehalten wird, spricht

Abb. 6.3. Spielfunktion. Die meiste Muskelaktivität ist auf der Oberseite der Arme und am rechten Bein

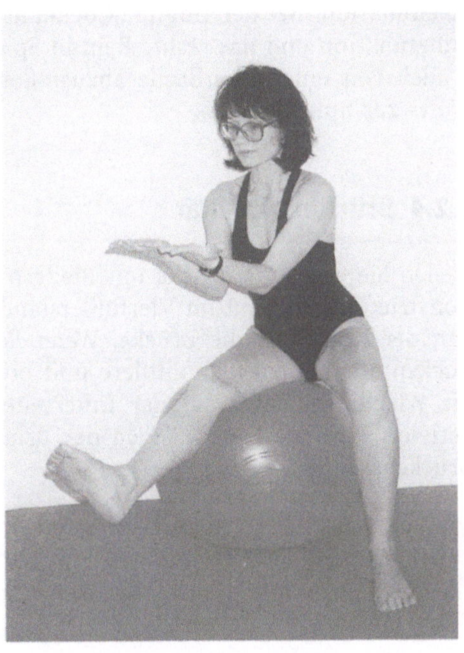

man in der Funktionellen Bewegungslehre von *Spielfunktion*. Die Muskelaktivität beschränkt sich weitgehend auf die obere Seite der Extremität und verhindert das Fallen. Sie wird größer, sobald die Extremität mehr in die Horizontale bewegt wird, weil mehr Körpergewichte gegen die Schwerkraft gehalten werden müssen. *Die Muskelaktivität fließt von proximal nach distal.*

Beispiel

Arm in Spielfunktion: Der Oberarm wird von der Muskulatur des Schultergürtels gehalten, der Unterarm von der Muskulatur des Oberarmes und die Hand von der des Unterarmes. Feine Veränderungen der Muskelaktivität können durch Haltungswechsel hervorgerufen werden. Die Muskelaktivität ist vorwiegend auf der Oberseite der Extremität.

Ein in der Schulter außenrotierter Arm mit Supination des Unterarmes und nach oben gehaltener Handfläche wird gestreckt. Tastet man die Aktivität des M. biceps brachii, wird man feststellen, daß diese größer ist als die des M. triceps bracchii. Ein in der Schulter innenrotierter und pronierter Arm in Streckung hat in der Trizepsmuskulatur eine tastbar größere Aktivität als in der Bizepsmuskulatur.

Wenn das Gewicht der an der Schulter hängenden Extremität zu schwer wird, kommt es normalerweise zu einem Kompensationsmechanismus. Der Rumpf neigt sich z. B. nach hinten, wenn die gestreckten Arme mit Gewichten angehoben werden (Carrière 1996). Es handelt sich um eine Anpassung der Gewichtsverteilung auf die beiden Seiten der Trennebene, wie in Kap. 5 beschrieben. „Gehen" bedeutet ein ständiger Wechsel von einer geschlossenen Bewegungskette mit Stützfunktion zu einer offenen Bewegungskette mit

Spielfunktion. Bei der Übung „Cocktailparty" befindet sich das linke Bein in Stützfunktion und das rechte Bein in Spielfunktion (**Abb. 6.3**).

Sich von einer Oberfläche abzustoßen, ist ebenfalls ein Wechsel von der Stütz- zur Spielfunktion.

6.2.4 Brückenaktivität

Stellen Sie sich eine Brücke mit Pfeilern an beiden Enden vor. Eine ähnliche Konstruktion entsteht im Vierfüßlerstand, Beine und Arme stellen die Pfeiler dar, der Rumpf ist die Brücke. Wenn der Rumpf absackt, hängt der untere Rücken am Becken, der mittlere und obere Rücken am Schultergürtel. Wird die Bauchmuskulatur auf der Unterseite der Brücke gegen die Schwerkraft aktiviert, um das Durchhängen der Brücke zu vermeiden, sprechen wir von Brückenaktivität.

> **Wichtig**
>
> **Die Länge der Brücke und die Größe des Kontaktes der Pfeiler mit dem Boden bestimmen die Schwierigkeit der Übung.**

Natürlich hängt die Schwierigkeit der Übung auch von der Kraft und der Geschicklichkeit der betroffenen Muskeln ab (**Abb. 6.4**).

> **Beispiel**
>
> Liegt man bäuchlings über dem Ball, mit den Beinen in der Luft, dienen die Arme als 2 Pfeiler und der Ball als ein weiterer Pfeiler. Die Muskelaktivität der Rumpf-, vor allem der Bauchmuskulatur, wird größer, weil der Ball labil ist. Dadurch wird die Übung anstrengender (s. **Abb. 6.4 a**).

Es ist möglich, daß ein Quadrizepsmuskel, der freie Gewichte in einer offenen Kette konzentrisch anheben kann, Schwierigkeiten hat, sich konzentrisch in einer Brückenaktivität anzuspannen.

> **Beispiel**
>
> Liegen Sie auf dem Bauch mit den Beinen in den Knien gebeugt und mit den Füßen auf einem Ball (Durchmesser: 45 cm, gelb). Bewegen Sie die Knie in Streckung und beugen Sie diese dann in einer geraden Linie, damit Sie spüren, wieviel Koordination dazu nötig ist. Stellen Sie sich einen Patienten nach einer Knieoperation vor, dessen Propriozeption beeinträchtigt ist, oder einen Patienten mit schwacher Spastizität, der sein gebeugtes Knie in einer offenen Kette strecken kann. Für diese Patienten kann es sehr schwierig oder sogar unmöglich sein, den Quadrizeps in Brückenaktivität anzuspannen (s. **Abb. 11.5**).

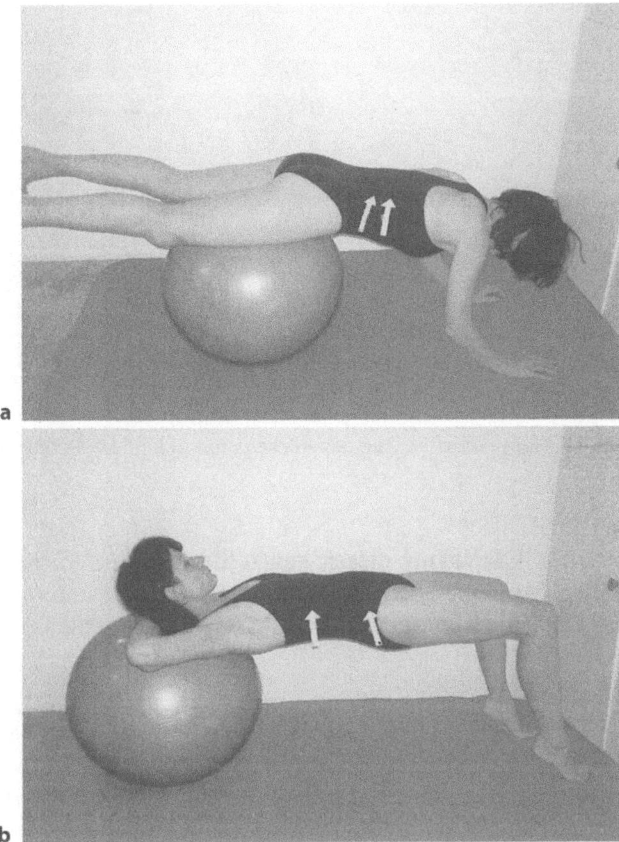

Abb. 6.4 a, b. Brückenaktivität. **a** In Bauchlage auf dem Ball, Kräftigung der Bauchmuskulatur in Brückenaktivität. **b** Rückenlage auf dem Ball, die Rücken- und Hüftstrecker stabilisieren gegen die Schwerkraft in Brückenaktivität

6.2.5 Hängeaktivität

Das Hängen eines Körperabschnittes oder eines Teiles davon an einem anderen Körperteil oder an einem äußeren Gegenstand (an der Umgebung) wird *Hängeaktivität* genannt. Die Muskelaktivität fließt von distal nach proximal, d. h. vom Ort der Aufhängung hin zum Zentrum des Körpers. Die Gelenke unterhalb der Aufhängung erfahren einen Zug. Wenn man den gesamten Körper von einer Stange in einer offenen Kette hängen läßt, muß man das Körpergewicht berücksichtigen. Wegen der Richtung der Muskelaktivität wird das Gewicht des Beckens und der Beine von der Muskulatur der unteren Wirbelsäule gehalten, was eine Belastung für den Rücken darstellt. Statt dessen könnte der Patient auf einem Ball mit Blick zur Sprossenwand sitzen, eine Sprosse über seinem Kopf umfassen, den Ball von der Sprossenwand wegrollen und die Füße auf dem Boden lassen. Wenn die Therapeutin den

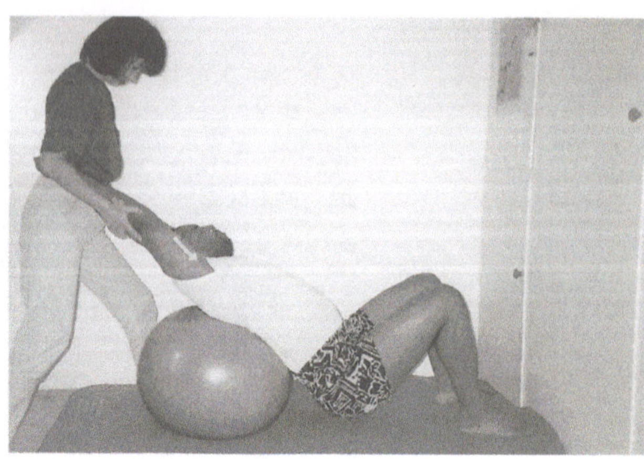

Abb. 6.5. Hängeaktivität, Zug des Rückens mit Hilfe der Therapeutin

Patienten hält, kann dieser kontrolliert seinen Rücken und seine Schultern dehnen (**Abb. 6.5**). Um die Streckung auf den unteren Rücken zu beschränken, kann die Therapeutin den Rumpf des Patienten umfassen.

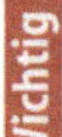

Stellen Sie sich hinter den Patienten, der auf einem Ball sitzt. Beugen Sie Ihre Knie gerade so viel, daß Sie den Thorax des Patienten bequem umfassen können. Stabilisieren Sie sich selbst, während Sie Ihre Knie strecken. Der Patient soll im Kontakt mit dem Ball bleiben, während er sanft mit den Beinen von einer Seite zur anderen schaukelt (s. Kap. 9.8, Anpassung der Übung „Hula-Hula"). Der Zug wird auf den Abschnitt zwischen Ihren Händen und dem Ball begrenzt und ist normalerweise sehr angenehm für den Patienten.

6.3 Primärbewegung (Actio – Reactio)

Die auf das Ziel gerichtete *Primärbewegung* (Actio) löst die *Reaktion* (Reactio), eine automatische Gleichgewichtsreaktion aus.

Es ist wichtig, diese Begriffe zu verstehen, wenn Übungen geplant werden. Die Therapeutin hat sich zu entscheiden, ob sie die korrigierende Übung bewußt ausführen lassen will, oder ob sie die Anweisungen so gibt, daß die Muskeln automatisch und unbewußt eingesetzt werden (Klein-Vogelbach 1990a, b, 1992, 1993; Carrière 1993, 1996).

Bei der Aufforderung an den Patienten, den Quadrizeps anzuspannen, handelt es sich um eine sehr konkrete Anweisung. Wenn der Patient Angst hat, seinen Quadrizeps zu benutzen, läßt sich diese Anweisung wahrscheinlich nicht ausführen. Die Therapeutin hat noch viele andere Möglichkeiten, den Quadrizeps indirekt (reaktiv) mit verbalen Aufforderungen zum Arbeiten zu bringen:

- Sitzen Sie auf einem Ball, und verringern Sie das Gewicht auf dem Ball, indem Sie sich nach vorne neigen und das Gesäß leicht abheben.
- Sitzen Sie aufrecht auf dem Ball, und rollen Sie den Ball so nah wie möglich zu den Füßen.
- Sitzen Sie mit überkreuzten Beinen auf dem Ball, und drücken Sie die Zehen gegen den Boden.

Jede dieser Anweisungen wird vom Patienten automatisch und vielleicht unbewußt mit einer Aktivierung der Quadrizepsmuskulatur beantwortet werden. Der Körper muß auf die Veränderung der Unterstützungsfläche und die Verteilung der Gewichte reagieren, um sein Gleichgewicht wiederzufinden (reaktives Muskeltraining).

6.4 Bedingung (Conditio)

Der Begriff Conditio wurde von Klein-Vogelbach (1990a, b, 1992, 1993) mit der Absicht geprägt, Bewegungen zu instruieren und zu analysieren.

Bedingungen (Conditios) sind verbale Instruktionen, die gegeben werden, damit die Übung so wie beabsichtigt ausgeführt wird.

Abhängig vom Schwierigkeitsgrad der Übung, der Wahrnehmung und den Fähigkeiten des Patienten sind eine oder mehrere Conditios nötig.

Es gibt 3 Arten von Bedingungen:

1. Die Bedingung, *Körperabstände zu erhalten* (s. Kap. 5.6). Aus ihr ergibt sich eine dynamische Stabilisierung, weil Muskeln das Gewicht von Körperteilen halten müssen. Die Übung „Die Waage" (s. Kap. 9.2) dient als Beispiel. Bei dieser Übung besteht die Primärbewegung im Rollen des Balles in Richtung Füße, ohne das Gewicht über den Füßen zu vergrößern. Die Bedingung, der Körperabstand Bauchnabel-Processus xiphoideus bleibt gleich lang, bewirkt eine dynamische Stabilisierung des Rumpfes. Ohne diese Bedingung würde sich der Rumpf vermutlich beugen, die Bauchmuskeln würden nicht genügend eingesetzt und der Rumpf nicht stabilisiert.
2. Die Bedingung der *relativen oder absoluten räumlichen Fixpunkte*. In der oben erwähnten Übung verlangt die Therapeutin vom Patienten, die frontotransversale Achse durch den Brustkorb auf Höhe des 7. Brustwirbels

stabil im Raum zu halten (relativer räumlicher Fixpunkt). Die Achse darf sich im Raum etwas auf und ab, jedoch nicht nach vorne und hinten bewegen, da der Ball unter dem Rumpf rollen soll. Die Zehen sind ein absoluter räumlicher Fixpunkt; sie verlassen den Boden überhaupt nicht, wenn der Ball zu den Fersen gerollt wird. Bei der Bewegung in die Gegenrichtung bleiben die Fersen auf dem Boden und sind ein absoluter räumlicher Fixpunkt. Diese Bedingungen haben die Begrenzung der Primärbewegung zur Folge.

3. Die Bedingung des *Bewegungstempos*. Die Physiotherapeutin muß als Idealtempo das Tempo finden, bei dem der Patient die Übung am besten ausführen kann. Für viele Übungen gilt als wünschenswertes Tempo das Gangtempo, etwa 120mal pro Minute. Für die Übung „Die Waage" hält Klein-Vogelbach ca. 40faches Vor- und Zurückneigen des Rumpfes in der Minute für das Idealtempo (Klein-Vogelbach 1990b). Bedingungen dienen dazu, Bewegungen ökonomisch zu üben, und sie helfen dem Patienten, die Übungen korrekt auszuführen.

Literatur

Carrière B (1993) Swiss ball exercises. PT Magazine Phys Ther 9:92–100
Carrière B (1996) Therapeutic exercises and self correction programs. In: Flynn T (ed) The thoracic spine and ribcage. Butterworth-Heinemann, Boston, pp 289–310
Klein-Vogelbach S (1990a) Funktionelle Bewegungslehre 4. Aufl. (Rehabilitation und Prävention Bd 1). Springer, Berlin Heidelberg New York
Klein-Vogelbach S (1990b) Ballgymnastik zur funktionellen Bewegungslehre, 3. Aufl. (Rehabilitation und Prävention Bd 12). Springer, Berlin Heidelberg New York
Klein-Vogelbach S (1992) Funktionelle Bewegungslehre: Ballgymnastik, Videokassette. Springer, Berlin Heidelberg New York
Klein-Vogelbach S (1993) Therapeutische Übungen zur funktionellen Bewegungslehre, 3. Aufl. (Rehabilitation und Prävention, Bd 4). Springer, Berlin Heidelberg New York

7 Planen von Übungen: Schnelltest, Befunderhebung und Behandlung

LERNZIELE

Nach der Lektüre dieses Kapitels kann der Leser den Ball einsetzen, um:
- Kraft und Beweglichkeit zu testen, zu befunden und zu behandeln;
- Bewegungen, die nicht achsengerecht sind, zu erkennen und zu behandeln;
- Probleme zu erkennen, die durch Veränderung des Muskeltonus entstanden sind;
- Gleichgewichtsstörungen zu testen und zu behandeln;
- einige durch Nervenverkürzung verursachte Probleme zu erkennen und zu behandeln.

7.1 Befunderhebung

Bevor eine Behandlung beginnen kann, muß der Patient gründlich untersucht werden. Wie die Befunderhebung aussieht, und was sie beinhaltet, hängt von der ärztlichen Diagnose des Patienten und außerdem von der Erfahrung und dem Wissensstand der Therapeutin ab. Es gibt eine Vielzahl von Möglichkeiten, einen Patienten zu untersuchen (z.B. Maitland 1994, 1992; Klein-Vogelbach 1990a; Bobath 1978; Butler 1991; Flynn 1996; Janda 1991, 1994a).

Auch wenn aus der ärztlichen Diagnose des Patienten hervorgeht, welche Körperorgane von der Krankheit betroffen sind, sollte sich die Therapeutin nicht ausschließlich darauf verlassen.

Wichtig Patienten mit einem neurologischen Problem können zusätzlich unter Muskelschwäche leiden, die durch Bewegungsmangel oder durch Fehlbelastung entstanden sind.

Ebenso kann ein Patient mit einem orthopädischen Problem unter neuromuskulären Defiziten leiden, die erkannt und berücksichtigt werden müssen. Das bedeutet, daß die funktionellen Beeinträchtigungen und Behinderungen des Patienten das Zusammenspiel verschiedenster Systeme innerhalb und außerhalb des Organismus widerspiegeln.

Ein neues medizinisches Problem, das zu einer schon bestehenden Krankheit hinzukommt, kann größere funktionelle Beeinträchtigungen verursachen, als im Normalfall zu erwarten sind. Andererseits können die Systeme (z. B. visuelles, vestibuläres, sensorisches System, s. Kap. 2), die den Ausfall anderer gut zu kompensieren vermögen, bewirken, daß die beobachteten Störungen aus funktioneller Sicht gesehen weniger schwerwiegend sind, als erwartet wurde.

> **Wichtig**
> Es leiden z. B. *ungefähr 10–15% aller Kinder an einer minimalen zerebralen Dysfunktion,* deren Symptome im Erwachsenenalter oft verborgen bleiben. Bei einer Verletzung wie einer einfachen Zerrung oder einer Fraktur können diese geringfügigen zerebralen Störungen für schlechte Kompensationsmechanismen verantwortlich sein. Die Wiederherstellung verläuft dann langsamer, und der Patient benötigt eine intensivere Therapie, als normalerweise zu erwarten wäre (Janda 1994a).

Der Ball ist ein gutes Hilfsmittel, um Muskelschwäche sowie neurologische Defizite zu beurteilen. In einigen Fällen können selektiv einzelne Muskeln beurteilt werden, normalerweise erfaßt jedoch die Befunderhebung das Zusammenspiel mehrerer Muskeln und ist dadurch weniger spezifisch. Die Therapeutin erkennt dadurch zwar das Problem des Patienten, sie muß aber noch spezielle Untersuchungsmethoden und detaillierte manuelle Muskeltests anwenden, um die Befunderhebung zu vervollständigen (z. B. Kendall et al. 1993; Daniels u. Worthingham 1986; Clarkson u. Gilewich 1989; Travell u. Simons 1983, 1992; Janda 1994a).

> **!**
> Wenn die Therapeutin bei der Befunderhebung abnormales muskuläres Verhalten feststellt, sollte sie andere Untersuchungs- und Behandlungsmethoden anwenden. Eventuell muß das ganze Therapieprogramm geändert werden.

Beim Muskeltest sollte sich die Therapeutin folgende Fragen stellen:
- Welche Körperteile werden zum *Gewicht* und müssen gehoben werden?
- Wie beeinträchtigen *Körperproportionen* und Muskelmasse die Ausführung eines Testes?
- Wie stehen die *Bewegungsebene* und die *Bewegungsachse* im Raum?
- Arbeitet der Muskel *konzentrisch*, *exzentrisch* oder *isometrisch*?

> **Wichtig**
> Konzentrisch arbeitet ein Muskel, der sich in seiner normalen anatomischen Funktion verkürzt oder der als Hebel wirkt.
> Verlängert sich ein Muskel und wirkt er als Bremse, so spricht man von exzentrischer Aktivität.
> Muskelaktivität wird als isometrisch bezeichnet, wenn Haltearbeit ohne Längenänderung geleistet wird (Klein-Vogelbach 1990a).

Muskeln können sich nur dann bewegen, ohne zu heben, wenn ihre Bewegungsachse räumlich vertikal steht und die Ebene, in der die Bewegung stattfindet, räumlich horizontal steht (Klein-Vogelbach 1990a). Wenn die Bewegung in einer Vertikalebene stattfindet und die Bewegungsachse räumlich horizontal liegt, kann der Ball eingesetzt werden, um das Gewicht bestimmter Körperabschnitte oder auch nur Teile davon zu reduzieren.

Um zu testen, wieviel Kraft eine bestimmte Muskelgruppe noch aufweist, kann das Gewicht oder das Teilgewicht, das normalerweise gehoben werden müßte, auf dem Ball liegen. Dadurch schleichen sich weniger Ausweichbewegungen ein, wenn der Patient zu schwach ist, um körpereigene Gewichte ge-

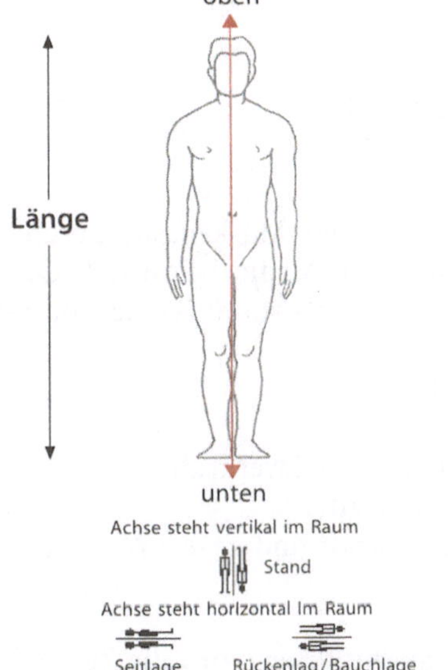

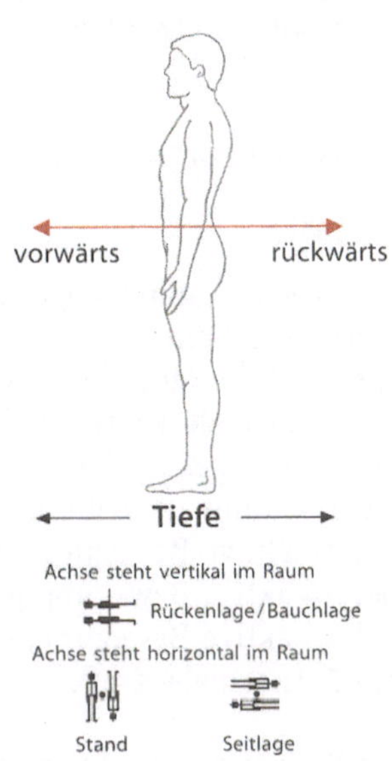

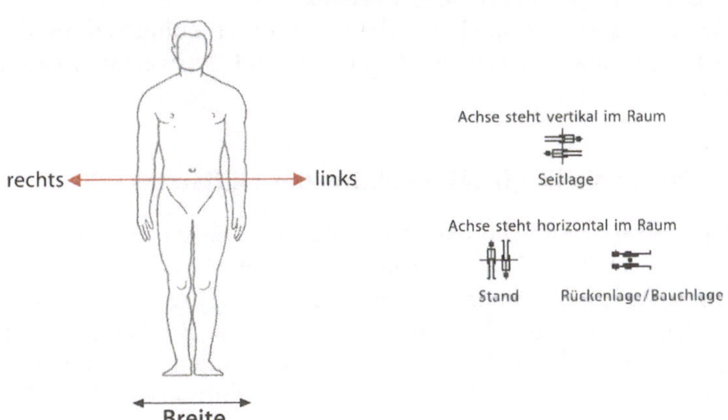

Abb. 7.1. Bewegungsachsen: Im Raum sind eine vertikale und zwei horizontale Stellungen möglich. (Zeichnung von Mary Sheh)

gen die Schwerkraft zu heben. Die Therapeutin sollte sich stets bewußt sein, daß Muskeln in solchen synergistischen Mustern arbeiten, die den funktionellen Aufgaben entsprechen.

> **Wichtig** Wenn die Therapeutin den Ball einsetzt, um Kraft zu testen und aktive synergistische Interaktionen zu üben, muß sie anschließend darauf bedacht sein, die Ballaktivität in eine gezielte funktionelle Tätigkeit umzuwandeln.

Abbildung 7.1 soll der Therapeutin helfen, die Stellung der Achsen und Ebenen im Raum zu erkennen.

7.2 Muskelkraft und Bewegungsausmaß

Muskeltest

Die in diesem Kapitel angewendete Einstufung der Muskelkraft beruht auf der weithin verbreiteten Skala des amerikanischen Medical Research Council (1978; s. auch Florence et al. 1992), die einen Bereich von 0 (keine Kontraktion) bis 5 (normale Kraft) umfaßt:
- Grad 0 = völliges Fehlen einer Muskelfunktion,
- Grad 1 = minimale Willkürkontraktion,
- Grad 2 = aktive Bewegung, unter Ausschluß der Schwerkraft,
- Grad 3 = aktive Bewegung gegen die Schwerkraft,
- Grad 4 = aktive Bewegung, gegen die Schwerkraft und gegen Widerstand,
- Grad 5 = normale Kraft.

Hat ein Patient Schwierigkeiten, einen Test auszuführen, wird die Testaufgabe zu einer Übung für zu Hause. „Diese Übung ist sehr schwer" erklärte mir eine junge Patientin immer wieder. Doch höchst zufrieden führte sie mir nach einer Woche vor, was sie vorher nicht fertig gebracht hatte. Das Feedback, das vom Ball ausgeht, ist sehr wertvoll.

Nachfolgend werden Beispiele gegeben, wie unter Zuhilfenahme des Balles Muskelkraft und Bewegungsausmaß getestet und Ausweichbewegungen erkannt werden können.

Vergleich der Muskelkraft (Muskulatur der Hüftstrecker)

Mit normaler Kraft kann eine Hüfte das Becken *und* das andere Bein in der Luft halten, wie in der Übung „Perpetuum mobile" (s. Kap. 9.22; Klein-Vogelbach 1990b, 1992) demonstriert wird. Selbst zu spüren, welche Körperseite dies besser kann, motiviert den Patienten, und diese Erfahrung gibt ihm das notwendige Feedback beim Üben. Beide Hände sollten nahe an den Hüften auf die Matte gelegt werden, damit der Rumpf stabilisiert und die Unterstützungsfläche (USF) größer wird.

Patienten mit Muskelkraft 3 oder mehr sind in der Lage, beide Hüften zu strecken und gegen die Schwerkraft zu heben.

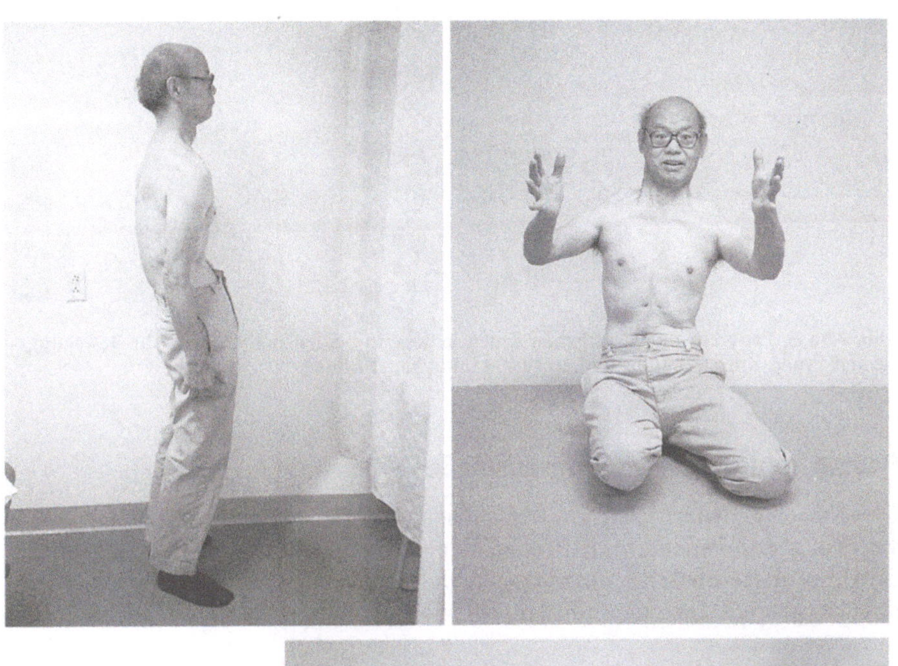

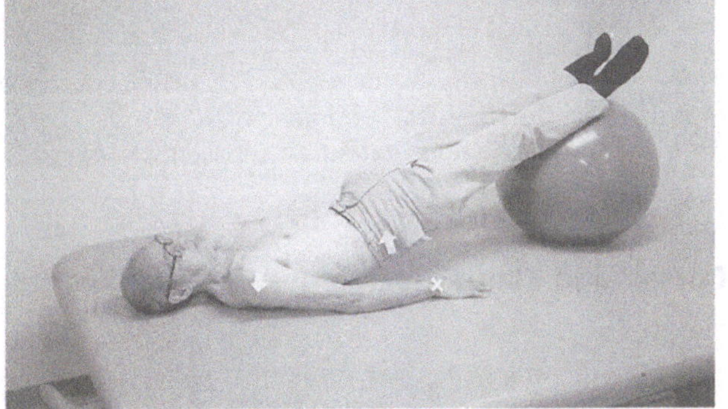

Abb. 7.2. a Haltung eines Patienten mit muskulärer Dystrophie (Schultergürtel). **b, c** Der Patient ist nicht fähig, seine Arme gegen die Schwerkraft anzuheben, aber er kann seine Hüften gegen die Schwerkraft strecken

Einem Patienten mit Muskeldystrophie des Schultergürtels (Abb. 7.2) gelingt es nicht, seine beiden Arme hochzuheben, während er die Hüften in Rückenlage ohne Mühe strecken kann. Die Brückenaktivität macht es einfach, die Kraft der Rücken- und Hüftstrecker zu testen und die Kraft des Rumpfes auf beiden Seiten des Körpers zu vergleichen.

Während der Patient sich in der Brückenposition befindet, kann die Therapeutin den Ball sanft von beiden Seiten anstoßen und den Patienten auffordern, Widerstand zu geben. Auf diese Weise werden Unterschiede in der Kraft der beiden Rumpfseiten leichter sichtbar.

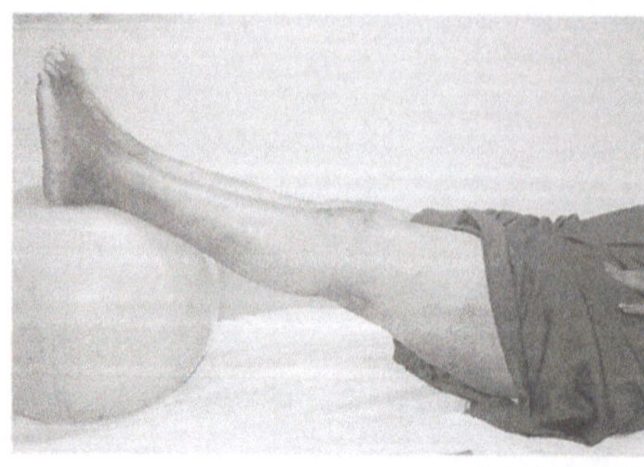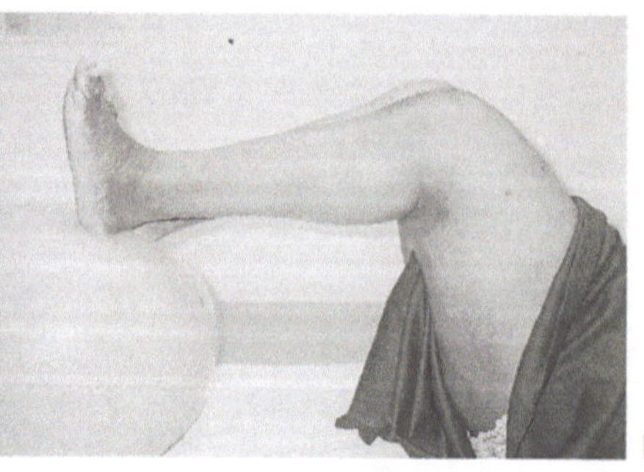

Abb. 7.3 a, b. Patientin mit künstlichen Kniegelenken an beiden Beinen zeigt ihr Bewegungsausmaß: volle Kniestreckung und eingeschränkte Knieflexion

Beobachten des Bewegungsausmaßes

Obwohl es schwierig ist, in Rückenlage das Bewegungsausmaß der Hüftstreckung des Patienten zu beobachten (außer wenn die Hüften abgehoben sind), ist diese Stellung trotzdem wertvoll, um Hüft- und Knieflexion, Kniestreckung sowie Dorsal- und Plantarflexion im Fußgelenk zu beobachten.

Eine Patientin führt ihr aktives Bewegungsausmaß nach einer Knieoperation mit Totalprothese vor **(Abb. 7.3)**. Die Therapeutin kann den Winkelmesser an Unter- und Oberschenkel anlegen und den Bewegungswinkel messen, ohne das Bein halten zu müssen.

Dorsal- und Plantarflexion des Fußgelenkes

Ein Patient mit Leukämie führt vor, wie das Bewegungsausmaß der Dorsal- und Plantarflexion des Fußgelenkes gemessen werden kann **(Abb. 7.4 a, b)**. Der M. gastrocnemius wird hier nicht getestet, da das Knie nicht gestreckt ist.
   Die Länge der ischiokruralen Muskulatur und der aktiven Kniestreckung gegen die Schwerkraft wird untersucht **(Abb. 7.4 c)**. (Voraussetzung ist, daß durch die Verkürzung der ischiokruralen Muskulatur die Kniestreckung nicht behindert ist). Eine Verkürzung der ischiokruralen Muskulatur und eine Einschränkung der aktiven Knieextension können beobachtet werden. In dieser Stellung kann der M. gastrocnemius getestet werden, indem der Fuß zusätzlich dorsalflektiert wird, während das Knie gestreckt ist.

Beobachtung des Bewegungsausmaßes während der Patient auf dem Ball sitzt

Das Bewegungsausmaß der Flexion und Extension im Knie sowie der Dorsal- und Plantarflexion im Fußgelenk kann getestet werden, wenn der Patient auf dem Ball sitzt.

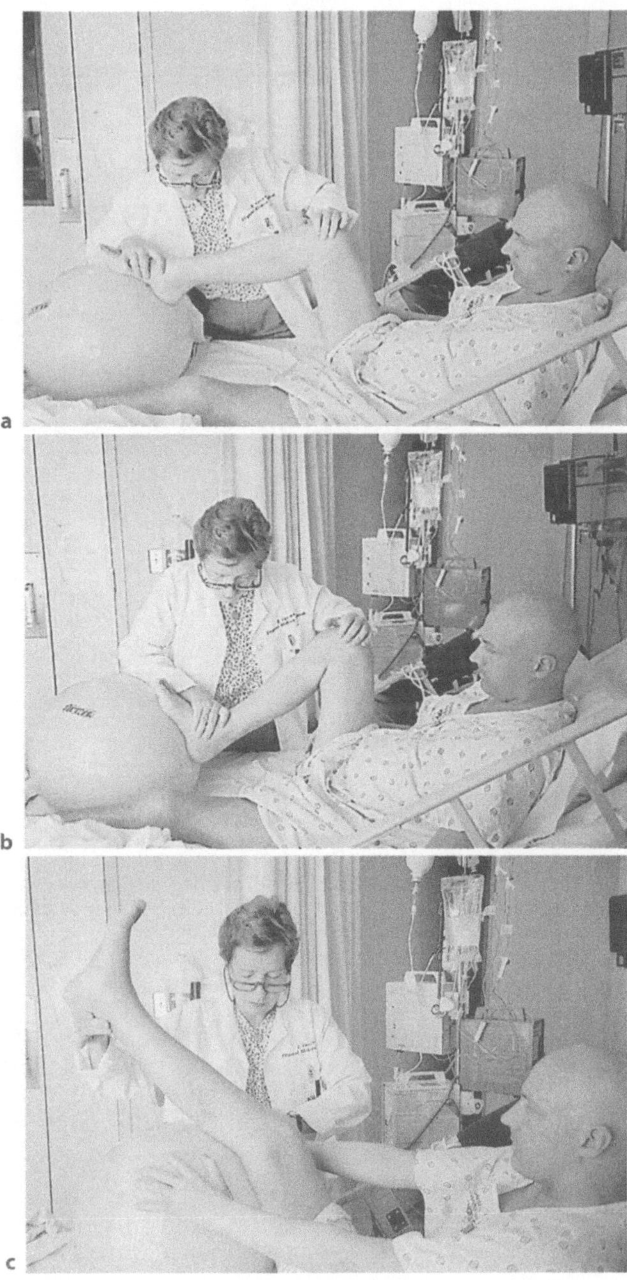

Abb. 7.4a, b. Bei einem an Leukämie erkrankten Patienten werden die Dorsal- und Plantarflexion in ihrem Bewegungsausmaß unterstützt. c Die Ischiokruralmuskulatur ist verkürzt und folglich die Knieextension nicht optimal

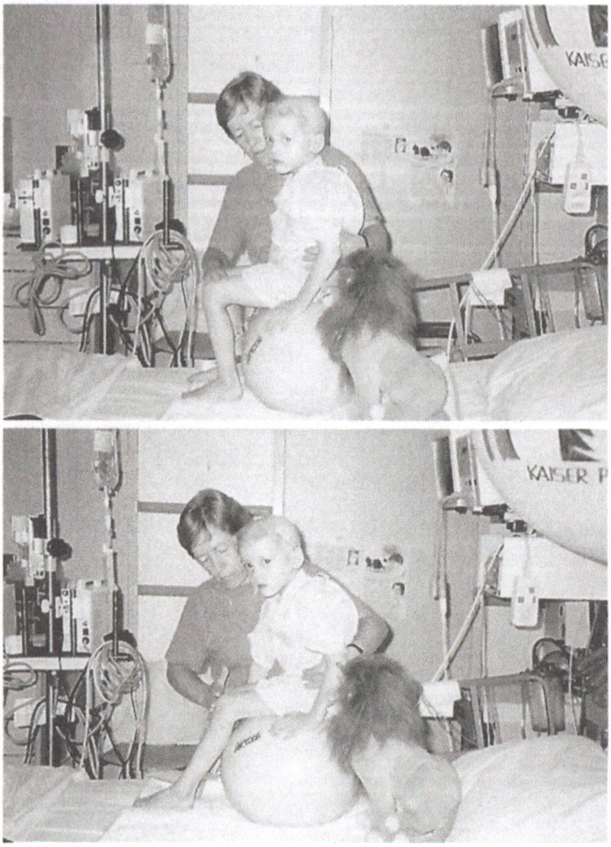

Abb. 7.5 a, b. Ein leukämiekrankes Kind auf der Intensivstation, das seine Quadrizeps- und ischiokrurale Muskulatur kräftigt und das Fußgelenk in seinem gesamten Umfang bewegt, während der Ball das Gewicht des Rumpfes trägt

Ein an Leukämie erkranktes Kind (**Abb. 7.5**) auf der Intensivstation zeigt, wie es den Ball mit Hilfe des Quadrizeps und der ischiokruralen Muskulatur durch das volle Bewegungsausmaß wegdrücken und ziehen kann (mit gebeugten Knien wird vorwiegend das Bewegungsausmaß des M. soleus getestet, weniger das des M. gastrocnemius). Das Gewicht dieses sehr schwachen Patienten ruht auf dem Ball, so daß die Bewegung weniger anstrengend ist.

7.2.1 Hüftstrecker- und Hüftbeugemuskulatur: Muskeltest in Seitlage

Wichtig

Die Kraft der Hüftstrecker- und Hüftbeugemuskulatur kann hubfrei am besten in Seitlage getestet werden, weil ihre Bewegungsachse räumlich vertikal steht. Die Bewegung findet in einer horizontal stehenden Sagittalebene statt.

Die Abduktoren der Hüfte müssen das Bein konzentrisch gegen die Schwerkraft heben, damit das Bein in der Luft bleibt. Ihre Bewegungsachse ist räumlich horizontal, die Abduktion des Beines findet in einer vertikalen Frontalebene statt. Ein kleiner Ball (45 cm), der unter das obere Bein des Patienten in Seitlage gelegt wird, macht es möglich, das Bein in Flexion und Extension zu bewegen, ohne daß die Abduktoren das Bein halten müssen. Dies ist wichtig, wenn Patienten getestet werden, bei denen mehrere Muskelgruppen im Beckenbereich geschwächt sind.

Die Ausgangsstellung in Seitlage dient nicht nur für Untersuchungen, sondern wird auch für Übungen eingesetzt.

Beispiel

Der Ehemann hilft seiner Frau, die nach einem Schlaganfall an einer Schwäche der rechten Körperseite leidet, ihr Bein in Seitlage in Flexion und Extension der rechten Hüfte zu bewegen (**Abb. 7.6**).

Wenn die Hüftabduktoren das Gewicht des Beines gegen die Schwerkraft nicht tragen können, kann mit Hilfe eines kleinen Balles (45 cm), der unter den Unterschenkel gelegt wird, hubfreie Flexion und Extension des Kniegelenkes geübt werden.

Bewegungsausmaß der Hüfte

Seitlage. Die Seitlage ist besonders geeignet, um Bewegungsdefizite der Hüftextension zu erkennen. Wenn die Therapeutin, wie in **Abb. 7.6** gezeigt, eine Hand auf das Becken legt, kann die Mitbewegung des Beckens sofort gespürt werden. Bei normalem Bewegungsausmaß der Hüftstreckung bewegt sich das Becken erst dann nach anterior/kaudal, wenn der Oberschenkel 5–10° über die 0-Stellung gestreckt wird.

Ausweichbewegung. Bei einem verkürzten M. rectus femoris verkleinert sich das Bewegungsausmaß der Hüftstreckung im gleichen Maße, wie sich das Knie beugt. Die Ausweichbewegung beginnt, wenn das Becken anfängt, sich nach anterior/kaudal zu drehen, so daß die Lendenlordose den Mangel an Extension ausgleicht.

Stand. Im Stand kann ein Bein mit gebeugtem Knie auf den Ball gelegt werden, so daß das Gewicht des Unterschenkels auf dem Ball ruht. In dieser Stellung kann der Patient mit dem auf dem Ball ruhenden Bein die Hüftextension üben.

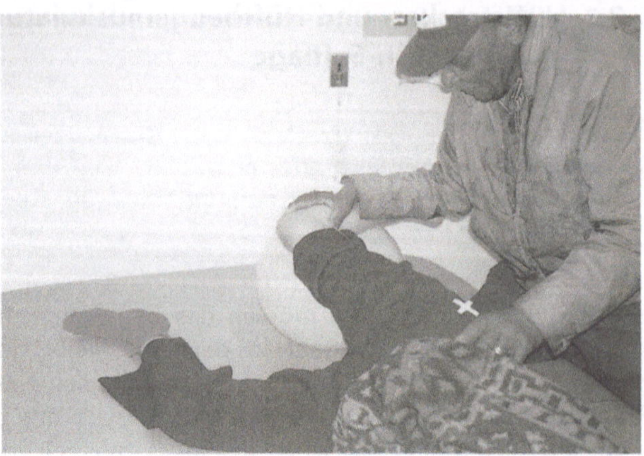

Abb. 7.6. Patientin nach einem Schlaganfall mit Schwäche der rechten Körperseite wird von ihrem Mann beim Bewegen des Beines in Flexion und Extension der rechten Hüfte unterstützt

Ausweichbewegung. Wiederum kann ein verkürzter M. rectus femoris verhindern, daß in der Hüfte die Neutral-0-Stellung erreicht wird. Als Ausweichbewegung dreht sich das Becken in anterior/kaudaler Richtung und verstärkt die Lendenlordose.

7.2.2 Hüftstreckermuskulatur: Muskeltest in Rückenlage

In Rückenlage mit Hilfe der Hüftstrecker eine „Brücke" zu bauen, setzt Muskelaktivität der Hüftstrecker gegen die Schwerkraft voraus. Die Bewegungsachse für die Flexion und Extension steht räumlich horizontal, die sagittale Bewegungsebene steht räumlich vertikal. Da die Beine auf dem Ball ruhen, ist ihr Gewicht reduziert. Von der Länge der Brücke hängt es ab, wie schwierig es ist, die Muskulatur der Hüftstrecker konzentrisch anzuspannen. Es können beide Fersen oder beide Unterschenkel auf den Ball gelegt werden, wenn die Hüften gestreckt und das Becken angehoben wird. Die Therapeutin sollte beobachten, ob die Übung für den Patienten mit der kleineren Brücke (Ball unter den Unterschenkeln) oder mit der größeren Brücke (Ball unter den Fersen) leichter ist.

Eine schwache Patientin mit Muskelkraft 1 oder 2 (**Abb. 7.7 a**) ist nicht in der Lage, ihre Hüften gegen die Schwerkraft von der Matte abzuheben (Patientin in der frühen Wiederherstellungsphase nach einer Querschnittsmyelitis).

Ausweichbewegung. Die Therapeutin muß den Bewegungsablauf genau beobachten, weil ein Patient die Schwäche seiner Hüftstreckermuskulatur mit Hilfe der Rückenstreckermuskulatur kompensieren kann. Wenn diese Ausweichbewegung stattfindet, wird zuerst der Rücken und dann das Becken abgehoben.

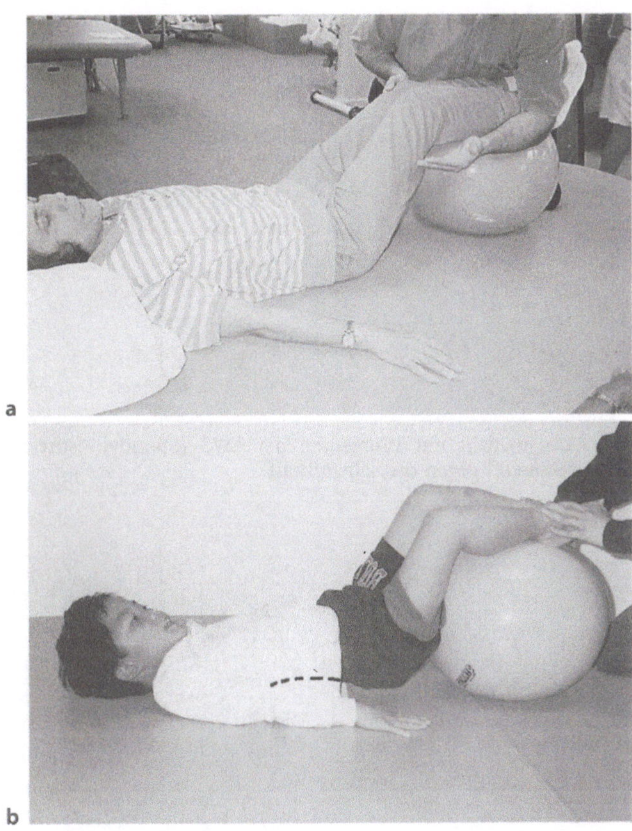

Abb. 7.7. a Ein Patient in der frühen Wiederherstellungsphase nach einer Querschnittsmye-litis ist unfähig, die Hüften gegen die Schwerkraft zu strecken. **b** Ein an Muskeldystrophie leidendes Kind kompensiert die Schwäche seiner Hüftstreckermuskulatur durch Rücken-streckung

Beispiel

Anstatt die Hüften abzuheben, macht der Patient ein Hohlkreuz, um die Schwäche der Hüftstreckermuskulatur zu kompensieren (**Abb. 7.7 b**) (Kind mit Muskeldystrophie des Beckengürtels).

7.2.3 Hüftstreckermuskulatur: Muskeltest in Bauchlage

Die Hüftstreckermuskulatur kann auch im Vierfüßlerstand mit dem Ball un-ter dem Bauch oder in Bauchlage auf dem Ball liegend gegen die Schwerkraft getestet werden. Der Patient kann dann versuchen, ein Bein gegen die Schwerkraft in einer offenen Kette anzuheben (Spielbeinfunktion). Weil die Bewegungsachsen räumlich horizontal stehen, muß das Gewicht des Beines angehoben werden. Die sagittale Bewegungsebene steht vertikal.

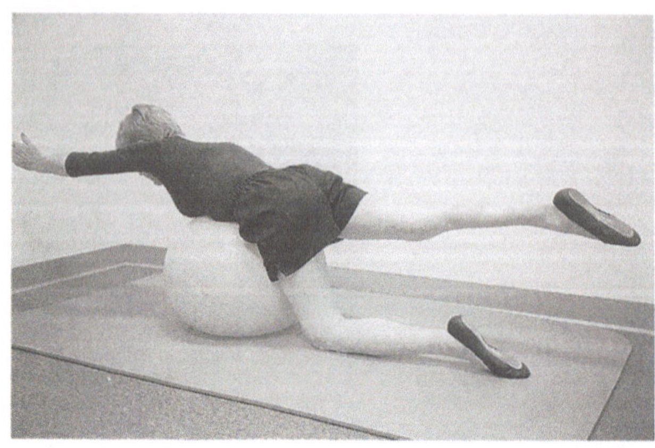

Abb. 7.8. Patientin mit Problemen der LWS (Spondylolisthesis) streckt ihr rechtes Bein rückenschonend gegen die Schwerkraft

Eine Patientin mit LWS-Problemen (Spondylolisthesis, alte Kompressionsfraktur) (**Abb. 7.8**) liegt in Bauchlage auf dem Ball (um ihren Rücken zu schonen) und streckt ihr rechtes Bein aus. In einer akuteren Phase könnte die Muskelkraft der Patientin in der Seitlage getestet werden.

Wenn die Patientin die Hüftextensoren in Seitlage kontrahieren kann, bietet sich als nächste Ausgangsstellung der Vierfüßlerstand an (s. **Abb. 7.8**). Zusätzlich kann ein Ball unter das Spielbein gelegt werden, so daß die Patientin die Muskeln kontrahieren kann, ohne das Gewicht des Beines tragen zu müssen. Ein an Muskeldystrophie (Duchenne) leidendes Kind (**Abb. 7.9**) demonstriert seine Unfähigkeit, die Hüften zu strecken und seine Beine hochzuheben, während es mit dem Bauch auf einer Physio-Roll und einem Ball liegt. Gesunde Menschen können beide Beine durch das gesamte Bewegungsausmaß, auch gegen Widerstand, anheben.

Ausweichbewegung. Die Therapeutin sollte auch die Bewegungsqualität beobachten: Wenn kompensiert wird, ist die Bewegung oft unharmonisch und nicht geradlinig. Die im folgenden Beispiel beschriebenen Ausweichbewegungen können häufig bei mangelnder Kraft der Hüftextensoren auftreten.

In **Abb. 7.9** können sowohl die ungenügende Hüftstreckung als auch die Muskelschwäche der Hüftabduktoren und der Außenrotatoren beobachtet werden. Der Patient dreht seine Beine nach innen, die Knie liegen beieinander und die Füße weit auseinander, um die Schwäche auszugleichen.

Eine weitere häufige Ausweichbewegung für die mangelnde Hüftstreckung ist die Überstreckung des Kopfes (und der LWS). Manche Patienten öffnen ihren Mund, um die Streckung von Nacken und Kopf zu unterstützen.

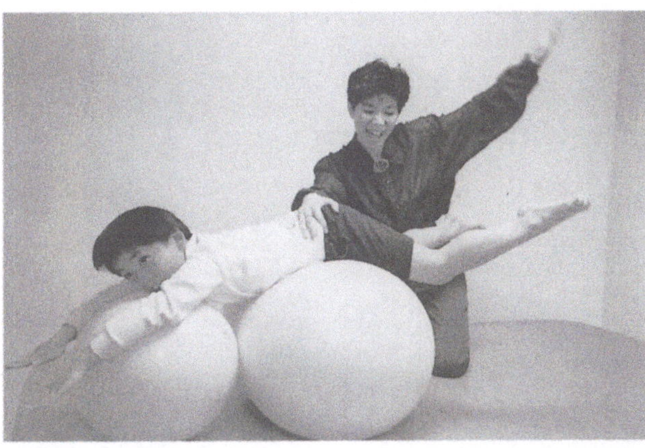

Abb. 7.9. Ein an Muskeldystrophie leidendes Kind, dessen Beckengürtel betroffen ist, kann seine Hüften nicht gegen die Schwerkraft strecken.

7.2.4 Hüftabduktoren- und Hüftadduktorenmuskulatur: Muskeltest in Rückenlage

Die Bewegungsachse für die Hüftabduktion und die Hüftadduktion steht *in Bauch- und Rückenlage senkrecht; die ausgeführten Bewegungen sind folglich hubfrei.* Obwohl die Hüftbeugemuskulatur kein Gewicht zu heben hat, muß die Reibung zwischen dem Bein und der Unterlage berücksichtigt werden. Um die Reibung zu verringern, kann ein Schlingentisch benutzt werden oder das in den USA verbreitete „powderboard", ein glattes Brett, das mit Puder bestäubt wird, damit die daraufgelegte Extremität – oder ein Teil davon – wenig Reibungswiderstand hat.

Auch mit dem Ball kann die Oberflächenreibung verringert werden. Allerdings entsteht, auch wenn der Ball klein ist, eine geringe Hüftbeugung, da in dieser Ausgangsstellung die frontale Bewegungsebene nicht genau horizontal steht. Wenn die Therapeutin die Mühe nicht scheut, läßt sich dies dadurch ausgleichen, daß sie den Patienten auf einer Behandlungsbank so lagert, daß die Beine über dem Rand auf einem Ball, der etwas niedriger als die Bank ist, abgestützt liegen. Diese Korrektur ist normalerweise nicht nötig, aber die Therapeutin sollte sich darüber im klaren sein, daß die Bewegung nicht in einer neutralen Hüftstellung stattfindet.

Die Lagerung eines Beines auf dem Ball bewirkt eine Entlastung der Hüftbeuger und der Bauchmuskeln, die sonst das Bein hochhalten müßten. Deshalb sollte die Therapeutin daran denken, den Ball einzusetzen, wenn der Patient schwach ist oder seine Bauchmuskeln nicht anstrengen darf, z.B. nach einer Bauchoperation. Hüftabduktion und Hüftadduktion können auch in der transversalen Bewegungsebene geübt werden (horizontale Ab- und Addukti-

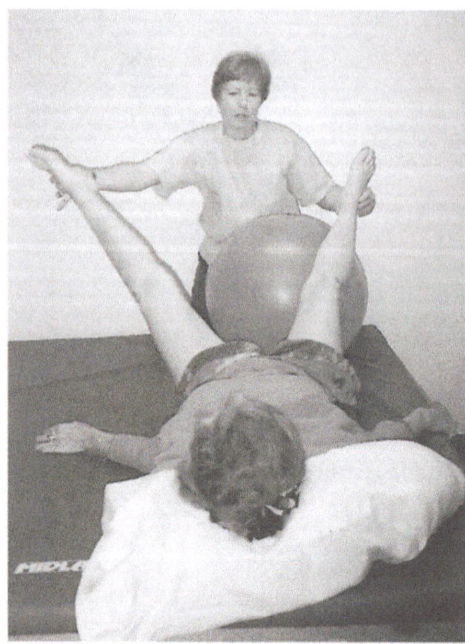 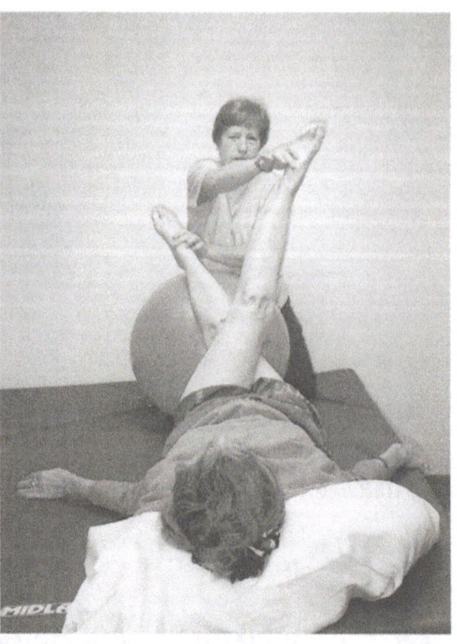

Abb. 7.10 a, b. Patientin mit Multipler Sklerose bewegt ihr Bein fast in einer Transversalebene in horizontaler Ab- und Adduktion. Das rechte Bein bewegt sich fast in einer Frontalebene in Abduktion und Adduktion, wobei die rechte Hüfte nahezu gestreckt ist

on). Eine dehnfähige und kräftige ischiokrurale Muskulatur (mindestens Muskelkraft Grad 3) ist Voraussetzung für diese Übung, denn das Beingewicht muß gehalten und bei 90° Hüftbeugung in einer offenen Bewegungskette bewegt werden.

Die Therapeutin hilft einer an *Multipler Sklerose* leidenden Patientin (**Abb. 7.10**). Das rechte Bein der Patientin ist viel schwächer als das linke und kann nur auf dem Ball liegend in Ab- und Adduktion bewegt werden. Bei dieser Übung handelt es sich um eine Anpassung der Übung „Die Unruh" (s. Kap. 9.23; Klein-Vogelbach 1990b, 1992; Carrière 1993).

Bewegungsausmaß. Das Bewegungsausmaß kann getestet werden, indem der Patient das Bein selbst aktiv bewegt oder indem die Therapeutin das auf dem Ball liegende Bein passiv in Hüftabduktion und Hüftadduktion führt. Um zu verhindern, daß das Bein während der Abduktion in der Hüfte vom Ball „fällt", kann das Bein anfangs medial vom Großkreis gelegt werden, so daß das Bein in der Abduktion immer noch auf dem Ball liegt.

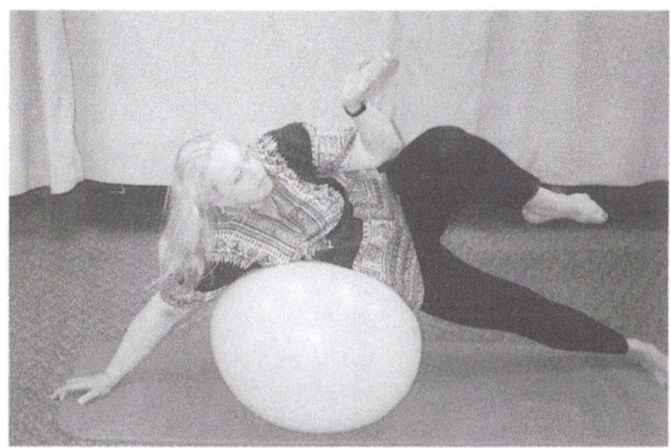

Abb. 7.11. Patientin hält ihr linkes Bein mit kurzem Hebelarm in Abduktion in einer offenen Bewegungskette. Das rechte Bein arbeitet abduktorisch in Brückenaktivität

7.2.5 Hüftabduktoren- und Hüftadduktorenmuskulatur: Muskeltest in Seitlage

Die Kraft der Hüftabduktoren und der seitlichen Rumpfmuskulatur gegen die Schwerkraft und in Brückenaktivität wird am besten in Seitlage getestet, vorzugsweise auf der stabileren Physio-Roll. Falls ein Ball benutzt wird, sollte ein Keil oder ein Handtuch so unter den Ball gelegt werden, daß er nicht zur Seite rollen kann. Die Bewegungsachsen stehen räumlich horizontal, und es muß Gewicht gehoben werden. Die frontale Bewegungsebene steht räumlich vertikal. Beide Beine ruhen bei Seitlage auf dem Ball, das Becken wird angehoben. Um die Abduktoren der Hüfte in Spielbeinfunktion zu testen, wird der Rumpf in Seitlage auf der Physio-Roll gelagert und das obere Bein in der Frontalebene gehoben. Der Hebelarm des Beines kann kurz (gebeugtes Bein) oder lang sein (gestrecktes Bein), je nach Gewicht des Beines und Kraft des Patienten. Der Patient kann beide Seiten vergleichen und herausfinden, welche schwächer ist und gekräftigt werden muß.

Ein Patient muß mindestens über Muskelkraft 3 oder mehr verfügen, um das obere Bein in Spielfunktion (und den Rumpf in Lateralflexion) zu bewegen (**Abb. 7.11**). Die Hüftabduktoren des unteren Beines sind in Brückenaktivität aktiviert.

Das Bein kann auch in Abduktion auf den Ball gelegt werden, und der Patient kann aus dieser Stellung heraus versuchen, das Bein vom Ball wegzuheben.

Ausweichbewegung. Bei einer Muskelschwäche der Hüftabduktoren kann die folgende typische Ausweichbewegung beobachtet werden:

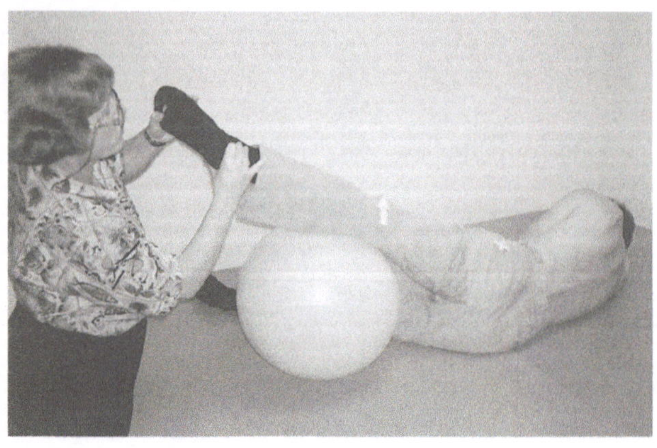

Abb. 7.12. Beim Versuch, das Bein abzuheben, kompensiert der Patient die Abduktion durch Außenrotation des linken Beines

Wenn ein Patient nicht in der Lage ist, das Bein zu abduzieren, kompensiert er mit einer Außenrotation, wodurch er zusätzlich die Hüftbeugemuskulatur einsetzen kann (**Abb. 7.12**). Gelegentlich weicht der Patient in Richtung Bauchlage aus, macht eine Innenrotation des Beines in der Hüfte und benutzt die Hüftextensoren zum Heben des Beines.

7.2.6 Kombination von Bewegungen in verschiedenen Ebenen

Die schwierigere Version der Übung „Die Unruh" (s. Kap. 9.23) setzt *normale Kraft (und Koordination)* voraus. Die Hüften werden in Brückenaktivität gestreckt und dann gedreht (**Abb. 7.13 a**). In der ersten Stellung befinden sich die Muskeln der Hüftadduktoren des oberen Beines in Brückenaktivität, während die Muskulatur der Hüftadduktoren des unteren Beines in Spielfunktion das Gewicht des unteren Beines hält. In der nächsten Phase werden die Abduktoren des unteren Beines in Brückenaktivität aktiviert, während die Abduktoren des oberen Beines das Gewicht des Beines in Spielfunktion halten (**Abb. 7.13 b**). Diese sehr anspruchsvolle Übung fordert die gesamte „Rotatorenmanschette" des Hüftgelenkes und stellt einen Gesamttest für Kraft, Geschicklichkeit und Koordination dar.

7.3 Muskulatur der Rückenstrecker und M. trapezius: Muskeltest

Patienten mit Schwäche im mittleren Rückenbereich können in Bauchlage auf dem Ball ihre oberen Extremitäten weder in der Sagittalebene (Flexion), der Frontalebene (Abduktion), noch in der Transversalebene (horizontale Abduktion) anheben.

In **Abb. 7.14 a** wird ein Patient 3 Wochen nach einem Motorradunfall mit inneren Verletzungen und folgender abdominaler Operation gezeigt. Postoperativ litt der Patient an Gewichtsverlust und allgemeiner Schwäche.

In Bauchlage mit ca. 80° Hüftflexion auf dem Ball liegend, war der Patient nicht in der Lage, seinen Rücken aktiv zu strecken. Die Schwäche der unteren Trapezius- und der Rückenstreckermuskulatur war auffallend (Muskelkraft ca. 3 minus auf der Muskeltestskala des Medical Research Councils, bei der 5 normaler Kraft entspricht, s. Kap. 7.2), außerdem war er nicht fähig, seine Arme in Verlängerung des Rumpfes gegen die Schwerkraft zu heben.

Vier Monate später, nachdem der Patient zu Hause anhand eines individuellen Kräftigungsprogramms geübt hatte, war die Kraft der Muskulatur der Rumpfstrecker und des unteren Trapezius wieder normal (Muskelkraft 5) (**Abb. 7.14 b**).

Der Patient in **Abb. 7.15 a** (es ist derselbe wie in **Abb. 7.2**) zeigt ausgeprägte Muskelschwäche beim Heben der Arme in der Sagittalebene gegen die Schwerkraft. Die Bewegungsachsen für die Beugung und Streckung der Arme und des Rumpfes stehen horizontal im Raum.

Mit dem Gewicht des Armes auf dem Ball (**Abb. 7.15 b**) kann der Patient Muskeln kontrahieren, kann aber nicht den Arm in der Transversalebene des Körpers in horizontaler Abduktion vom Ball abheben.

Die Muskulatur der Rhomboideen, des Serratus und des Deltoideus sind ebenfalls sehr schwach (**Abb. 7.15 c**).

Der Patient benutzt dieselbe Ausgangsstellung, um seine Schultern hochzuziehen und den oberen Trapeziusmuskel in der vertikal stehenden Frontalebene etwas zu aktivieren (**Abb. 7.15 d**). Da das Gewicht der Arme auf dem Ball liegt, ist dies ohne Ausweichbewegung möglich.

Der Patient kann diese Muskeln anspannen, wenn er die Schulterblätter zusammenzieht, während das Gewicht der Arme auf 2 Bällen abgestützt ist (**Abb. 7.15 e**).

Ausweichbewegung. Wenn ein Patient keine Kraft hat, um die Arme in Bauchlage gegen die Schwerkraft zu heben, wird folgende Ausweichbewegung deutlich:

Wegen mangelhafter Rumpfstreckung und Schwäche der Armmuskulatur (**Abb. 7.15 a**) überstreckt der Patient seinen Kopf und öffnet seinen Mund.

Bewegungsausmaß. Sind einer oder beide Arme in knieender Ausgangsstellung auf den Ball abgelegt, kann das Bewegungsausmaß für die Extension der Wirbelsäule gut beobachtet werden, wie folgende Beispiele zeigen:

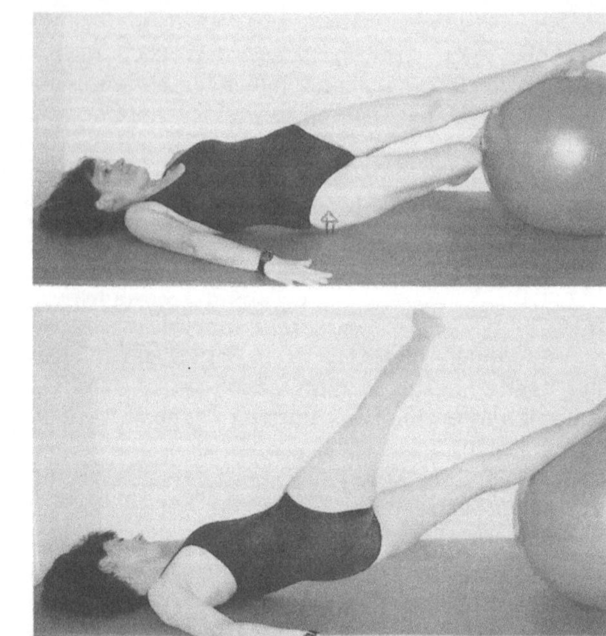

Abb. 7.13. a Während der Hüftgürtel dreht, werden die linken Hüftadduktormuskeln in Brückenaktivität aktiviert (geschlossene Kette); die rechten Hüftadduktormuskeln arbeiten in einer offenen Muskelkette. b Rechte Hüftabduktormuskeln in offener Kette, linke Hüftabduktormuskeln in Brückenaktivität

Abb. 7.14. a Ein Patient demonstriert Schwäche der Rückenstrecker und der Trapeziusmuskulatur ca. 3 Wochen nach einem Motorradunfall. b Etwa 4 Monate später ist seine Muskelkraft normal

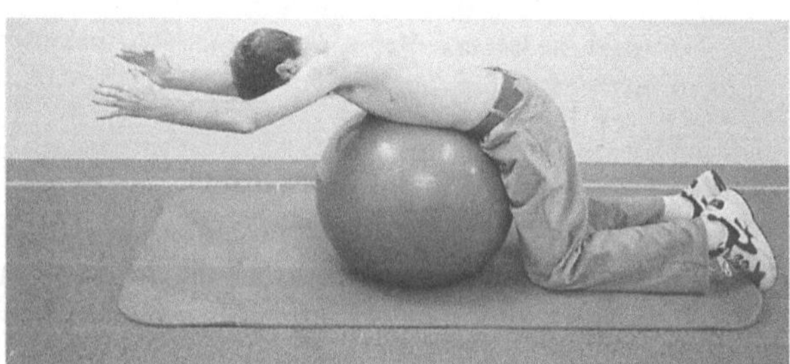

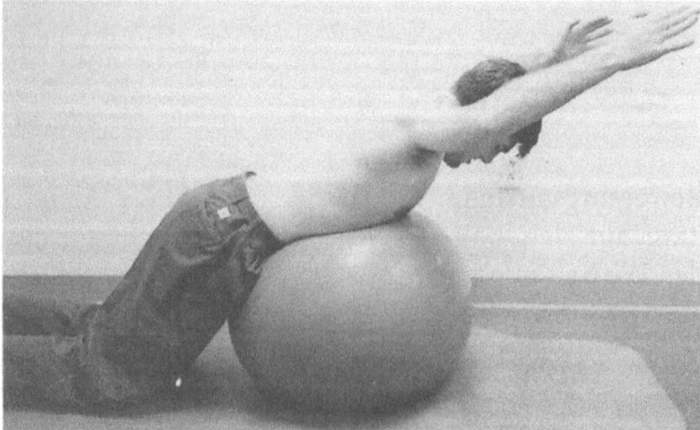

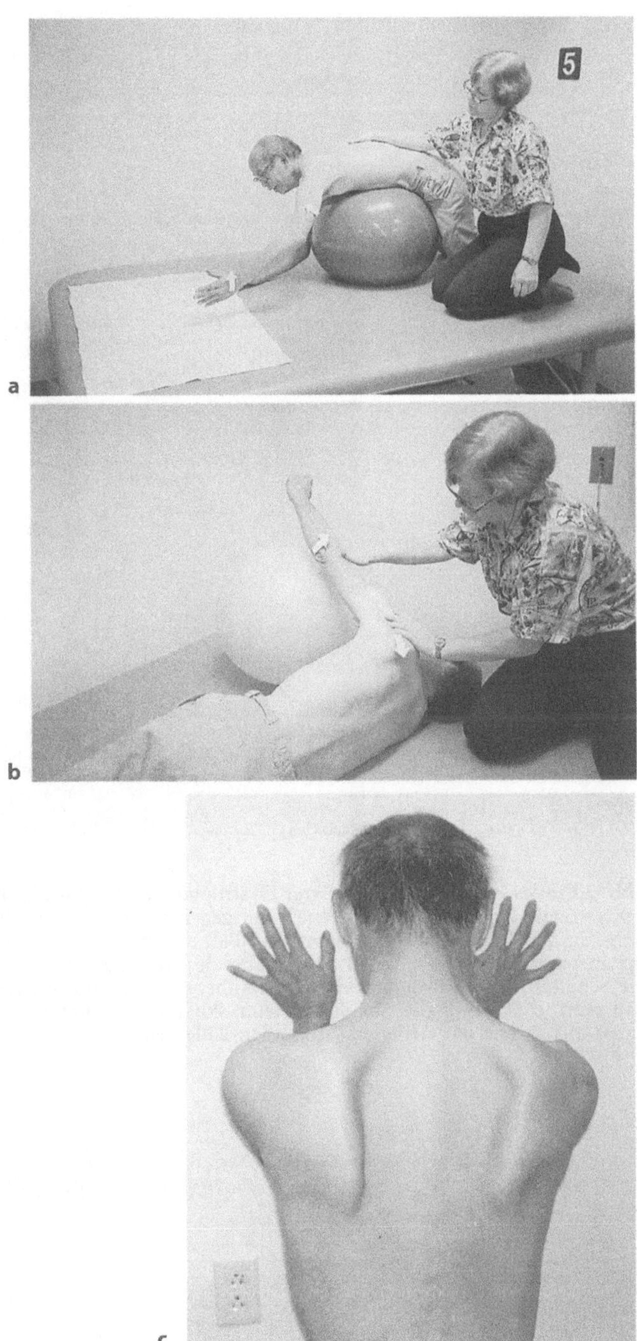

Abb. 7.15 a–c. Legende s. Seite 98

Abb. 7.15 a–e. Patient mit muskulärer Dystrophie. a Er kann die oberen Extremitäten in einer vertikal stehenden Sagittalebene nicht gegen die Schwerkraft hochheben. b Er kann die Arme in der Transversalebene nicht vom Ball abheben, aber der Patient kann die Muskulatur anspannen. c Schwäche der Muskulatur des Serratus und der Rhomboideen. d Er kann die Schultern in der Frontalebene etwas anheben, während das Gewicht der Arme auf dem Ball ruht. e Er kann die Schultergürtelmuskulatur in einer horizontalen Bewegungsebene anspannen, wenn das Armgewicht auf den Bällen ruht

Der Patient demonstriert geringe Mobilität der Rumpfextension (Abb. 7.16).
Diese Person zeigt normale Beweglichkeit der Rumpfextension und Flexion in der Schulter (Abb. 7.17).

7.4 M. triceps brachii: Muskeltest

Für den Test auf gute oder normale Kraft des M. triceps brachii wird als Ausgangsstellung die Bauchlage des Patienten über dem Ball, mit den Händen auf dem Boden gewählt.

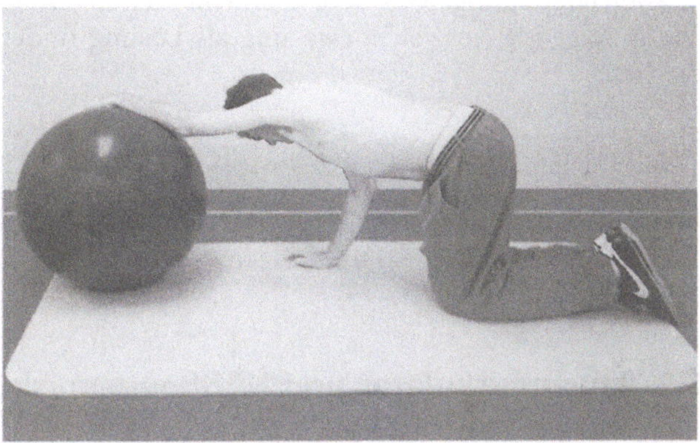

Abb. 7.16. Patient mit Rundrücken und eingeschränkter Rückenstreckung. Die linke Schulter ist hochgezogen

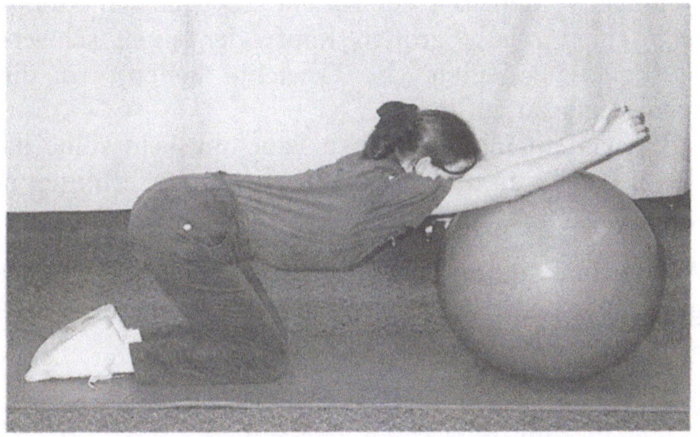

Abb. 7.17. Gesunde Person führt volle Rückenstreckung vor

> **Wichtig**
> Es ist wichtig, die Stellung der Hände und der Ellbogen des Patienten zu beobachten.

Die Hände sollen nach vorne schauen, während die Ellbogen leicht gebeugt zum Bauch gedreht sein müssen und nicht zu den Seiten. Die Schultern befinden sich über den Händen. Wenn Liegestützen durchgeführt werden, sollten die Schultern bei stärkeren Muskeln räumlich vor den Händen stehen (s. **Abb. 5.1**). Sehr gute Kraft ist Voraussetzung, da die Bewegungsachse räumlich horizontal steht und Teile des Körpergewichtes am Trizeps hängen. Die sagittale Bewegungsebene steht räumlich vertikal. Wenn ein sitzender Patient einen Unterarm auf dem Ball lagert, kann der M. triceps brachii hubfrei getestet werden, indem der horizontal auf dem Ball liegende Arm im Ellbogen gestreckt wird.

Ausweichbewegung. Wer eine schwache Triceps-brachii-Muskulatur hat, wird häufig folgende Ausweichbewegung als Lösung finden, um es sich leichter zu machen:

> Die Belastung des M. triceps brachii wird geringer, wenn die Ellbogen während der Liegestütze nach außen gedreht werden, oder wenn die Schultern nicht über den Händen sind und der Ball sich während der Übung nach kranial bewegt (**Abb. 5.1 b**).

7.5 Bauchmuskulatur und Hüftbeugemuskulatur (Iliopsoas): Muskeltest im Sitz

Eine gesunde Person demonstriert in **Abb. 5.3 a** mit der Übung „Die Waage" (s. Kap. 9.2) normale Kraft der Bauch- und Iliopsoasmuskulatur. Die Bauchmuskulatur wird mehr beansprucht, wenn bei dieser Übung die Arme hochgehoben werden. Hat ein Patient einen langen Rumpf und kurze Beine und/oder einen relativ großen Kopf oder einen schweren Schultergürtel (d. h. muskulöse Patienten, die Gewichte heben), ist die Übung „Die Waage" schwieriger auszuführen.

Ein Patient mit schwachen Bauchmuskeln sollte das Gewicht der Arme in den Schoß legen und sich nicht zu weit nach hinten neigen (da dies exzentrische Muskelkraft erfordert).

Ausweichbewegung. Therapeuten müssen hellhörig sein, um Ausweichbewegungen zu bemerken. Nicht selten klagt ein Patient über Rücken- oder Kreuzschmerzen, wenn er wie folgt ausweicht:

> Patienten mit schwachen Bauchmuskeln (s. **Abb. 5.3 b, c**) tendieren dazu, mit einer Beckenneigung nach vorne zu kompensieren. Der Abstand zwischen Symphyse und dem Bauchnabel wird größer, der Abstand zwischen der Spina iliaca anterior superior und dem Oberschenkel wird kleiner.

7.5.1 Muskulatur des Bauches und der Hüftbeuger: Muskeltest aus Rückenlage

Patienten mit sehr schwacher Bauchmuskulatur können in Rückenlage getestet werden (**Abb. 5.6 b, c**), das Gewicht der gebeugten Beine liegt auf dem Ball.

Sehr schwache Patienten, die sich von einer schlaffen Lähmung, z.B. nach einem Guillain-Barré-Syndrom, erholen, können eventuell nicht auf der Seite liegen und gleichzeitig das obere Bein anheben und bewegen. In solchen Fällen kann die Therapeutin die Muskulatur des Bauches und der Hüftbeuger in Rückenlage des Patienten beobachten und tasten. Sobald die Oberschenkellängsachsen in Rückenlage räumlich vertikal ausgerichtet sind und die Unterschenkel auf dem Ball ruhen, erfolgt die Hüftbeugung mit Hilfe der Schwerkraft. Als Steigerung können die vom Ball unterstützten Beine in der Ausgangsstellung leicht gestreckt werden, um eine Hüftflexion gegen die Schwerkraft zu versuchen.

Der Patient kann zusätzlich einen oder beide Arme und/oder den Kopf anheben, um die Übung für die oberen Bauchmuskeln anstrengender zu gestalten.

7.5.2 Gemeinsame Kräftigung der Bauch- und Hüftmuskulatur

Eine weitere Kräftigungsübung der Bauchmuskulatur kann mit der Kräftigung der ischiokruralen Muskulatur kombiniert werden. In Rückenlage erfaßt der Patient den Ball mit den Fersen, zieht ihn zum Gesäß, hebt dann, die Hüften beugend, die Beine mit dem Ball in Richtung Brust. Diese Übung wird normalerweise ohne Ausweichbewegungen durchgeführt, weil die ischiokrurale Muskulatur dank ihrer distalen Fixierung das Becken nach hinten neigt und die Hüftbeugung einleitet. Dadurch werden primär die Muskulatur des unteren Bauches und des Iliopsoas gekräftigt (**Abb. 7.18**).

7.5.3 Bauchmuskulatur: Schnelltest und Kräftigung in Bauchlage

Eine schwache Bauchmuskulatur kann man in Brückenaktivität in Bauchlage über dem Ball testen und kräftigen. Die Größe und die Instabilität der Brücke bestimmen den Schwierigkeitsgrad der Übung für den Patienten.

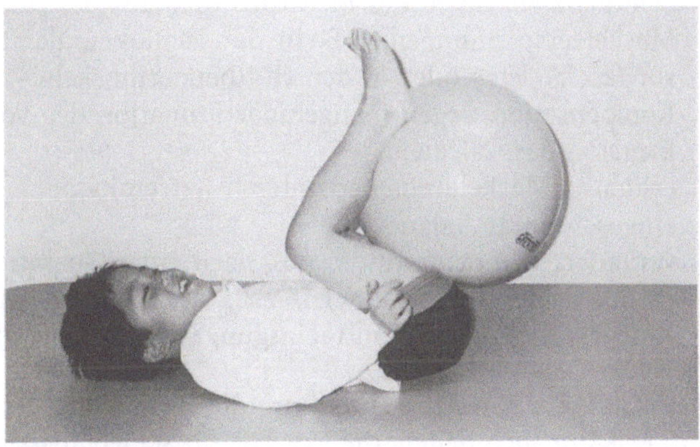

Abb. 7.18. Kombinierte Kräftigung der Bauch- und Hüftmuskulatur

Ausweichbewegung. Eine sehr schwache Bauchmuskulatur versucht der Patient mit durchhängendem Rücken zu kompensieren. Das läßt sich bei vielen Patienten beobachten, wenn sie mit auf dem Ball liegenden Beinen versuchen, mit den Händen vorwärts zu gehen. Je größer die Brücke, desto schwieriger wird es, die Bauchmuskulatur gegen die Schwerkraft zu aktivieren, vor allem wenn ein Teil des Körpers auf dem labilen Ball liegt.

Bewegungsausmaß. Um das Bewegungsausmaß der Hüftbeugung und Hüftstreckung zu testen, wird normalerweise ein Standardtest ausgeführt. In Rückenlage mit einem Bein in Hüftbeugung und dem anderen Bein über den Rand der Bank hängend, kann man feststellen, ob die Muskulatur des Rectus femoris oder die des Iliopsoas verkürzt ist. Verspannung oder Verkürzung des M. iliopsoas erkennt man daran, daß sich der Oberschenkel von der Bank abhebt, während ein verkürzter M. rectus femoris das Knie streckt. In Bauchlage kann man die Verspanntheit oder Verkürzung der Hüftbeuger der gestreckten Beine an dem nach vorne geneigten Becken, der Überdehnung der Bauchmuskulatur und Verspannung der Rückenstrecker erkennen.

7.6 Testen der achsengerechten Stellung der Beine

Es gibt zahlreiche Ursachen für schlecht eingestellte Beinachsen.

Beispiel

Der Patient in **Abb. 7.19 a** zeigt seine Muskelschwäche und fehlende Wahrnehmung für eine achsengerechte Beinstellung. Unfähig, ohne Hilfe aufzustehen, kompensiert er mit einer großen Unterstützungsfläche und stabilisiert sich, indem er seine Knie zusammenschiebt und sich mit den Händen an den Beinen abstützt.

In **Abb. 7.19 b** versucht der Patient, seine Beine axial einzuordnen, das rechte Knie bleibt allerdings in leichter Valgusstellung.

Eine schlechte Einstellung der Beinachsen kann verursacht sein durch:
- schlechte Gewohnheit und mangelnde Wahrnehmung für die Stellung des oder der Beine;
- Schwäche vor allem des M. vastus medialis des M. quadriceps femoris;
- Muskelverspannungen, z.B. in der ischiokruralen Muskulatur, im M. tensor fasciae latae oder in den Hüftbeugermuskeln;
- Kompensation wegen mangelnder Pronation des Vorfußes;
- Eversion des Calcaneus;
- erhöhten Muskeltonus der unteren Extremität;
- eingeschränkte Balance;
- veränderte Propriozeption, z.B. nach einer Operation oder Verletzung;
- medizinische Erkrankungen, z.B. degenerative Arthritis des Hüft- oder Kniegelenkes oder Beeinträchtigungen nach Operationen oder Frakturen.

Der Ball kann benutzt werden, um die Einstellung der Beinachsen zu beurteilen. Er kann auch helfen, die Ursache für schlechte axiale Einstellung zu erkennen. Verspanntheit von Muskeln, vor allem der unteren Extremität (besonders

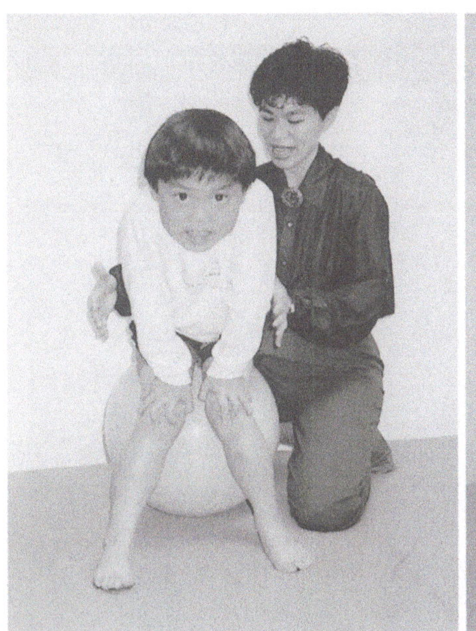
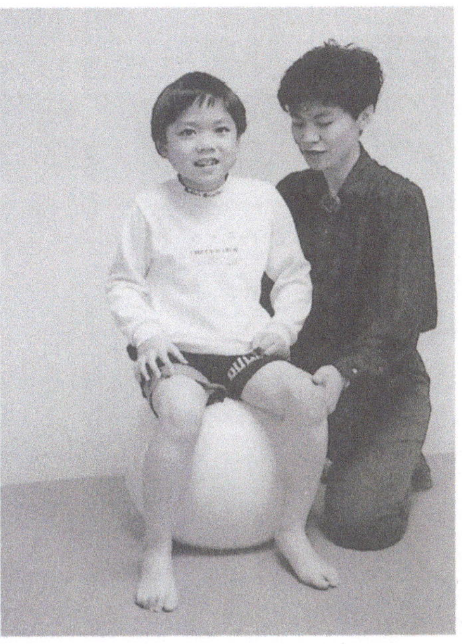

Abb. 7.19. a Der Patient zeigt mangelhafte Wahrnehmung für die korrekte Einstellung der unteren Extremität. **b** Der Patient kann nicht ohne Hilfe aufstehen

der ischiokruralen Muskulatur und des M. tensor fasciae latae), kombiniert mit eingeschränktem Bewegungsausmaß (vor allem bei mangelhafter Pronation im Vorfuß), kommt häufig bei Patienten vor, die an Fußproblemen leiden, z.B. schmerzhafter Fersensporn, Hallux valgus und Entzündung der Plantaraponeurose. Patienten mit Patella-femoralen Schmerzen haben meistens auch Schwierigkeiten mit der axialen Einstellung der Beine. Normalerweise sollten Patienten, ohne sich darauf konzentrieren zu müssen, mit korrekt eingestellter Beinachse in normalem Gangtempo gehen können (Inman 1982; Whittle 1991; Perry 1992; Bronner 1992; Carrière 1993; Wu 1994; Klein-Vogelbach 1995).

Die in **Abb. 7.20** gezeigte Patientin litt unter starken Fußschmerzen nach mehreren Hallux-valgus-Operationen.

Die axiale Einstellung bereitete der Patientin im linken Bein größere Probleme als im rechten (**Abb. 7.20a**). Nach genauer Befunderhebung konnte sie ihr falsches Bewegungsmuster ändern, wenn:

- sie auf einer stabilen Unterlage saß (**Abb. 7.20b**);
- sie die auf einem Ball stehenden Beine bewegte, während sie auf einer stabilen Unterlage saß (**Abb. 7.20c**);
- in Rückenlage die Füße auf einem Ball lagen;
- sie sich, auf einem Ball sitzend, vorwärts und rückwärts bewegte und hüpfte (**Abb. 7.20d**);
- sie Fahrrad fuhr;
- sie auf dem Laufband lief.

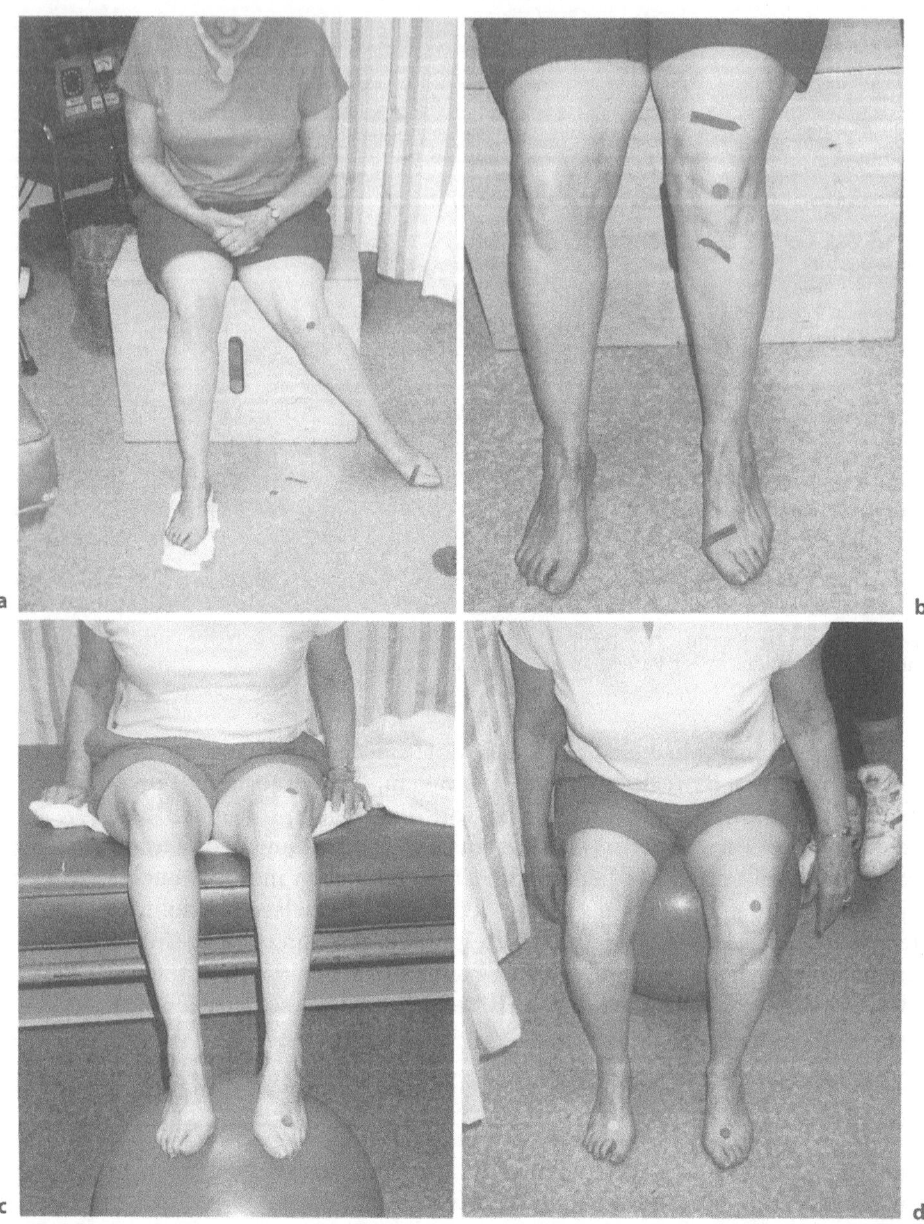

Abb. 7.20. a Patientin demonstriert ihre falsche axiale Einstellung, am linken Bein mehr als am rechten. **b** Korrektur der axialen Einordnung auf stabiler Unterlage sitzend. **c** Patientin sitzt stabil, sie korrigiert die axiale Einstellung während sie die Füße auf dem Ball bewegt. **d** Korrektur der Beinstellung, während sie, auf dem Ball sitzend, sich vorwärts und rückwärts bewegt und hüpft

Anfangs war die Patientin nicht in der Lage, die Stellung der Beine ohne äußere Hilfen (verstärktes Feedback im kognitiven Stadium des Lernens) zu korrigieren und achsengerecht im normalen Gangtempo zu bewegen. Sie übte eifrig zu Hause, um die fehlerhafte Beinstellung zu korrigieren, um den Vorfuß in Pronation zu mobilisieren und um die Muskeln des Unterschenkels zu kräftigen. Nach einigen Übungsbehandlungen, zu denen auch eine Überprüfung der axialen Belastung gehörte, war die Patientin schmerzfrei.

> **Wichtig**
>
> **Ein Patient, der seine Probleme kennt, kann diese korrigieren.**

Klebepunkte können angebracht werden, um die Wahrnehmung zu steigern und die axiale Einordnung leichter beobachten zu können. Münzen können auf den Boden, unter die Ferse und unter das Großzehengrundgelenk geklebt werden, um taktiles Feedback zu ermöglichen. Vor einem Spiegel gehend, sieht der Patient unmittelbar den Erfolg der Achsenkorrektur (intrinsisches Feedback im assoziativen Stadium). Auf diese Weise lernt er, sein Problem selbst zu korrigieren. Nach einiger Zeit sollte die axiale Einstellung auch ohne Hilfsmittel automatisch erfolgen (autonomes Stadium).

7.6.1 Rückenlage mit dem Ball unter einem Bein

> **Wichtig**
>
> **Von Anfang an muß die Therapeutin ein schwaches oder gelähmtes Bein in axial korrekter Stellung bewegen und versuchen, dem Patienten beizubringen, dies auch dann zu tun, wenn er sein Bein wieder selbständig bewegen kann.**

> **Beispiel**
>
> Eine Patientin, die nach einem Schlaganfall eine Schwäche der linken Körperhälfte aufweist, beobachtet während des passiven Durchbewegens ihr Bein und die aufgeklebten Punkte (**Abb. 7.21**).

7.6.2 Ursachen für Abweichungen von der normalen axialen Einstellung des Oberschenkels, des Unterschenkels und des Fußes

Es gibt verschiedene Ursachen für eine schlechte Einordnung der Beinachsen. Oft ist es nur eine schlechte Angewohnheit nach einer Verstauchung oder Verletzung von Fuß oder Knie. Im folgenden werden einige Beispiele für weitere Ursachen aufgelistet:

- Patienten nach einem Schlaganfall neigen dazu, das gelähmte Bein in Abduktion und Außenrotation der Hüfte zu bewegen.

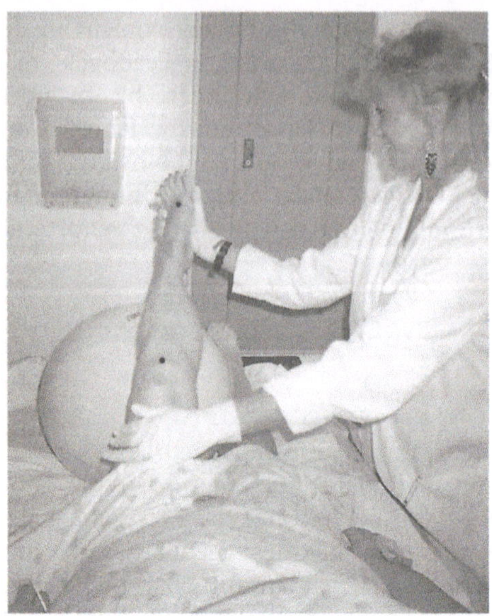

Abb. 7.21. Nach einem Schlaganfall hilft die Therapeutin der Patientin, das linke, gelähmte Bein zu bewegen

- Patienten mit Spastizität ziehen oft ein Bein in Hüftbeugung und Hüftadduktion.
- Patienten mit verringerter Propriozeption und Instabilität haben Schwierigkeiten, ihr Bein in einer geraden Linie vorwärts zu bewegen.
- Patienten mit Muskelschwäche und Verspannungen der unteren Extremität müssen sich konzentrieren, um Bewegungen korrekt auszuführen.
- Patienten mit verringerter Pronation im Vorfuß können ihr Bein nur dann axial einstellen, wenn sie sich in Rückenlage mit dem Unterschenkel oder der Ferse auf dem Ball auf die Bewegung konzentrieren. Der Vorfuß ist dabei nicht in Pronation fixiert.

Es braucht Zeit und Geduld, um falsche Bewegungsmuster zu ändern. Die Gewohnheit zu kompensieren ist hartnäckig und beeinträchtigt die axiale Einordnung so lange, bis die korrekte Stellung automatisch abläuft.

7.6.3 Sitzen mit dem Ball unter den Füßen

Der Patient sitzt auf einem Stuhl und ein oder beide Füße liegen auf dem Ball. Dieser wird in einer geraden Linie bewegt. Die Unterstützungsfläche verändert sich. Für Patienten kann es schwierig sein, die Knie axial gut einzustellen, während sich der Fuß vor- und zurückbewegt.

> **Wichtig**
> Patienten, die Gleichgewichtsprobleme haben, wenn sie auf einem Ball sitzen, können während der Befunderhebung der Beinachsenbelastung auch auf einem Stuhl sitzen.

7.6.4 Sitzen auf dem Ball

Die gleichen Probleme, wie in Kap. 7.6.3 beschrieben, können auch beobachtet werden, wenn der Patient auf einem Ball sitzt (und sich vorwärts und rückwärts bewegt) oder damit hüpft. Allerdings ist die Korrektur für den Patienten viel schwieriger, weil nur die Füße auf dem Boden sind und das Gleichgewicht gehalten werden muß. Neurologische Mängel werden auffälliger.

> **Wichtig**
>
> Patienten mit eingeschränkter Pronation des Vorfußes können Fuß und Knie nur dann axial einordnen, wenn sie das Großzehengrundgelenk vom Boden abheben. Man kann dies häufig bei Patienten mit Fußproblemen beobachten, z. B. bei Hallux valgus, Entzündung der Plantaraponeurose, Plattfuß, usw.

Gelenk- und Weichteilmobilisation ist nötig, um den Vorfuß in die Pronation zu mobilisieren.

7.6.5 Vom Sitz zur Rückenlage

Während der Patient auf dem Ball sitzt und Schritte macht, können aufrechte Haltung und Gleichgewicht untersucht werden. Er kann an Ort und Stelle treten oder vorwärts gehen, bis er auf dem Ball die Rückenlage erreicht.

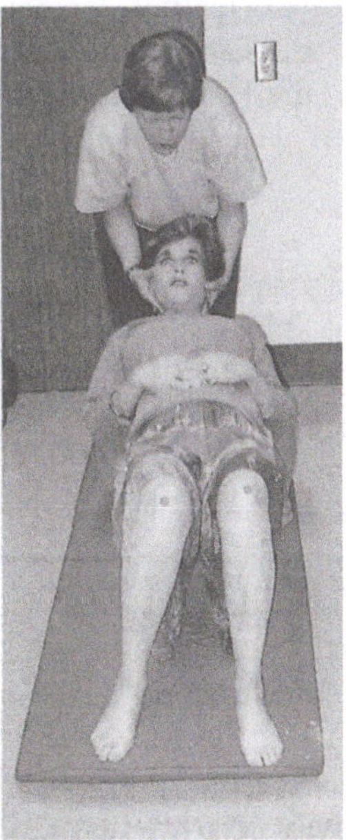

Abb. 7.22. Eine an Multipler Sklerose leidende Patientin benötigt wegen allgemeiner Schwäche, Problemen mit axialer Einstellung der Beinachsen, Defiziten ihrer Propriozeption und ihres Gleichgewichtes die Hilfe der Therapeutin

Um auf dem Ball vom Sitzen in die Rückenlage zu kommen, benötigt die an Multipler Sklerose leidende Patientin therapeutische Hilfe (**Abb. 7.22**). Die fehlende axiale Einordnung des rechten Beines ist auf Schwäche, verringerte Propriozeption und gestörtes Gleichgewicht zurückzuführen.

7.7 Beurteilen der Bewegungsqualität und Dissoziation der unteren Extremitäten

Ein Patient kam 4 Monate, nachdem er bei einem Autounfall ein Kopftrauma und eine Femurfraktur des rechten Beines erlitten hatte, in unsere Abteilung für Physiotherapie. Die Therapeutin erkannte, daß der Patient, der keinen Stock benutzte, beim Gehen gewisse Probleme hatte. Obwohl es für die Therapeutin offensichtlich war, daß sich die rechte Seite des Patienten nicht harmonisch bewegte, war es schwierig, sein Problem zu erfassen. Nachdem sie die Krankengeschichte aufgenommen hatte, testete sie die Kraft und die Einstellung der Beinachsen auf dem Ball. Mittels eines manuellen Muskeltests wurden die auffälligen Muskelgruppen untersucht. Desweiteren wurden mit Hilfe des Balles Muskeltonus und Bewegungsqualität beurteilt. Auf diese Weise konnte die Therapeutin ermitteln, ob und wie weit beide Seiten betroffen waren. Als erstes wurde der Patient in der stabilsten Ausgangsstellung, der Rückenlage, getestet. So konnte er sich ohne Angst daran gewöhnen, mit dem labilen Ball umzugehen.

Zusätzlich zur Kraft können in Rückenlage folgende Aspekte beurteilt werden:
- die Qualität der Bewegung eines oder beider Beine,
- die Fähigkeit, die Beine unabhängig und gegensinnig zu bewegen,
- die Probleme, die bei der Bewegung im Gangtempo entstehen.

7.7.1 Rückenlage, beide Beine auf dem Ball

Der Patient befindet sich in Rückenlage, beide Beine liegen mit den Unterschenkeln auf einem kleinen oder mittelgroßen Ball (45 oder 55 cm Durchmesser). Er wird aufgefordert, beide Beine in Hüft- und Knieflexion sowie Extension zu bewegen, während die Therapeutin die Richtung, das Tempo und die Qualität der Bewegung beurteilt. Beim Strecken der Beine kann sie feststellen, ob ein Knie mehr als das andere überstreckt (dies könnte auf schlechte exzentrische Kontrolle der ischiokruralen Muskulatur zurückzuführen sein).

Die Therapeutin kann auch Haltewiderstand gegen laterale Bewegungen geben, indem sie den Ball sanft stößt, um die Stabilität der beiden Rumpfseiten zu vergleichen. Hierbei kann das Becken entweder auf der Matte liegen oder abgehoben sein.

> **Wichtig**
>
> Die Therapeutin sollte auch die Arme des Patienten beobachten. Ruhen sie neben den Hüften auf der Matte? Liegen sie symmetrisch? Hat der Patient Schwierigkeiten, beide Arme auf der Matte liegen zu lassen, oder zeigen sich assoziierte Reaktionen und/oder Veränderungen im Muskeltonus?

7.7.2 Rückenlage, ein Bein auf dem Ball

Noch in Rückenlage wird der Patient aufgefordert, jeweils nur ein Bein auf dem Ball in Flexion und Extension zu bewegen, damit die Bewegungsqualität der beiden Beine miteinander verglichen werden kann. Die Übung wird schwieriger, wenn nur die Ferse auf den Ball gelegt wird, vor allem für Patienten mit langen Beinen.

7.7.3 Rückenlage mit wechselweisen Beinbewegungen

Ein Bein auf dem Ball, Becken auf der Matte

Der Patient wird aufgefordert, die Beine wechselweise wie in der Übung „Perpetuum mobile" zu bewegen (s. Kap. 9.22; Klein-Vogelbach 1990b, 1992; Carrière 1993). Es ist leichter, das stärker betroffene Bein auf dem Ball liegen zu lassen und das andere in der Luft zu beugen und zu strecken. Wiederum beobachtet die Therapeutin die Qualität der Bewegung.

> **Wichtig**
>
> Kann der Patient ein Bein auf dem Ball gleichmäßig in die Beugung bewegen, während er das andere in die Luft extendiert? Kann der Patient das andere Bein gebeugt halten, während er das Bein auf dem Ball streckt? Können die Beine die Bewegungen in einer geraden Linie ausführen, gleichmäßig und mit sich steigernder Geschwindigkeit?

Ein Bein auf dem Ball, Becken angehoben

In dieser Ausgangsstellung (s. Kap. 9.22, Übung „Perpetuum mobile") kann die Therapeutin beide Seiten beobachten, vergleichen und erkennen, ob der Patient in der Lage ist:

- sein Becken abzuheben, wobei ein gestrecktes Bein mit der Ferse (oder dem Unterschenkel) auf dem Ball liegt und das andere Bein sich in der Luft beugt;
- seinen Rumpf und die Arme zu stabilisieren, während er die Beine bewegt und jedesmal das Becken anhebt, wenn das eine Bein gestreckt und das andere Bein gebeugt wird.

Bei manchen Patienten stellt die Therapeutin vielleicht Muskelschwächen fest, zusätzlich zu den Problemen, welche die Ausführung der Übung dem Patienten bereitet, auch wenn die Übung vorgeführt oder gut instruiert wurde. Es kann sein, daß der Patient auch auf der „nichtbetroffenen" Seite mangelnde Rumpfkontrolle aufweist und Schwierigkeiten hat, die Beinbewegungen zu koordinieren.

7.7.4 Bauchlage auf dem Ball

Der Patient kann auch in Bauchlage auf dem Ball getestet werden. „Der Salamander", „Die Schaukel" oder „Die Krabbe" (Kap. 9.9, 9.10, 9.12; Klein-Vogelbach 1990b, 1993; Carrière 1993) sind Übungen, die der Therapeutin helfen, die Koordination der Hände und Füße zu beobachten, während der Rumpf vom Ball unterstützt wird. Der Durchmesser des Balles sollte vorzugsweise 55 cm oder mehr betragen, je nach Länge des Rumpfes und der Extremitäten des Patienten. Der Patient muß bequem über dem Ball liegen.

Wenn der Patient auf dem Ball weder in Rückenlage noch in Bauchlage Probleme hat, können im Sitz auf dem Ball sowohl Koordination als auch Balance getestet werden.

7.8 Testen von Balance

7.8.1 Gleichgewichtsdefizite

> **Wichtig**
> Gutes Gleichgewicht setzt Haltungskontrolle (Kraft und Beweglichkeit), intaktes Seh- und Hörvermögen und gute Propriozeption voraus. Wachheit, Aufmerksamkeit und Erinnerungsvermögen können ebenfalls sehr wichtig sein, um das Gleichgewicht zu halten.

Erinnert sich z.B. eine Person daran, daß an einer bestimmten Stelle im Rasen ein Loch ist, und paßt auf, während sie über den Rasen geht, ist es weniger wahrscheinlich, daß sie das Gleichgewicht verliert oder fällt, wenn sie dennoch in das Loch tritt.

Das folgende Beispiel zeigt, wie wichtig Sehvermögen und Propriozeption sind.

> **Beispiel**
> Eine Patientin, die nach einem Schlaganfall auf ebener Fläche mit einem Spazierstock sicher gehen konnte, unternahm eine Kreuzfahrt. Sie genoß die Reise und fühlte sich wohl, bis ein Sturm aufkam. Das Schiff geriet ins Schwanken und große Wellen wurden durchs Fenster sichtbar. Die Patientin konnte sich nicht mehr auf ihr Sehvermögen, ihren vestibulären Gleichgewichtssinn und ihre Propriozeption verlassen, da sich die Welt um sie herum bewegte. „Ich konnte nicht mehr gehen und war überzeugt, ich hätte einen weiteren Schlaganfall", erzählte die Patientin. „Bis der Sturm vorüber war, mußte ich im Bett bleiben. Danach konnte ich wieder gehen und mir wurde klar, daß nichts passiert war".

Über den Zusammenhang zwischen Verlust der Balance und Stürzen bei Erwachsenen ist viel veröffentlicht worden (Duncan et al. 1993a; Lord et al. 1991; Tinetti u. Ginter 1988; Duncan et al. 1992; Gehlsen u. Whaley 1990; Weiner et al. 1992). Verminderte Kraft und Beweglichkeit, aber auch somatosensorische und sensomotorische, visuelle und vestibuläre Probleme werden dafür verantwortlich gemacht. Balance kann nicht mit einem einzigen Parameter gemessen werden, sondern ist multifaktoriell; Gleichgewichtsprobleme reflektieren eine Häufung von Defiziten in verschiedenen Bereichen (Duncan et al. 1993 b).

Studien über die Auswirkung von Übungen auf Balance, Kraft und Reaktionsgeschwindigkeit bei älteren Menschen haben gezeigt, daß diejenigen, die sich an einem Übungsprogramm beteiligten, signifikant bessere Kraft und Körperbeherrschung aufwiesen, als diejenigen, die nicht übten (Lord u. Castell 1994).

Sensomotorische Rezeptoren befinden sich in der Haut, den Gelenken, Sehnen, Bändern und Muskeln (Allison 1995). Neurologische Schädigungen, z.B. Multiple Sklerose, Guillain-Barré-Syndrom, Verletzungen des Rückenmarks und periphere Neuropathien, können *das sensomotorische System beeinträchtigen*. Auch orthopädische und chirurgische Verletzungen wie Frakturen, Verstauchungen und Amputationen können *die Propriozeption und die Wahrnehmung* stören. Patienten mit einem Diabetes können an peripheren *Sehstörungen und vermindertem Gefühl* leiden. Katarakte und Glaukome *beeinträchtigen das Sehvermögen* älterer Menschen. Die Menière-Krankheit und Akustikusneurinome können *das periphere vestibuläre System* beeinflussen und Gleichgewichtsprobleme verursachen.

> **Wichtig**
>
> **Die zentrale sensorische Perzeption spielt eine wichtige Rolle beim Vergleich der eintreffenden Informationen zwischen den beiden Körperseiten und den 3 primären sensorischen Systemen (Allison 1995).**

Die Unfähigkeit, die visuelle, vestibuläre und somatosensorische Information auf die eigene Mitte zu übertragen, wird von Allison (1995) mit dem Beispiel eines hemiplegischen Patienten mit „Pusher Syndrom" beschrieben. Gill-Body et al. (1994) stellen 2 Fallberichte über periphere vestibuläre Fehlfunktionen vor.

Die zentrale motorische Kontrolle (s. auch Kap. 2) plant und steuert auch Bewegungen. Desgleichen ist sie zuständig für die Fähigkeit, Bewegungen zu dosieren und unterbewußt die Muskulatur anzupassen, wenn z.B. nach einem leeren oder vollen Glas Wasser gegriffen wird. Diese Fähigkeit ist trainierbar. Ein gesunder Mensch weiß normalerweise, ob die Fläche, auf die er sich setzen möchte, beweglich oder stabil ist, und paßt seine Muskeln automatisch entsprechend an. Reflexe (z.B. vestibulookulare und vestibulospinale) und Anpassungsreaktionen werden bereits in der frühen kindlichen Entwicklung beobachtet (Allison 1995).

> **Wichtig**
>
> Automatische Haltungsreflexe helfen, das Zentrum der Schwerkraft über der Unterstützungsfläche einzustellen. Zusätzlich helfen antizipatorische Haltungsreaktionen und willkürliche Haltungsbewegungen, das Gleichgewicht zu bewahren.
>
> Es gibt zahlreiche, hilfreiche Tests, um Gleichgewichtsstörungen zu beurteilen (Allison 1995; und die Arbeiten der oben erwähnten Autoren). Einige beginnen im Stand, andere im Gehen. Manche Patienten können nicht gehen, sie müssen aber trotzdem ihr Gleichgewicht üben. Das Üben des Gleichgewichtes im Sitzen kann solche Patienten für das Stehen und Gehen vorbereiten. Leider können die meisten *Therapeutinnen* die empfohlenen Teste aus Zeit- und Platzmangel nicht durchführen.

Verschiedene Risikofaktoren prädisponieren ältere Menschen für Stürze. Dazu gehören schwache Muskulatur, schlechte Balance, Hinkmechanismen und verzögerte Reaktionen (McRae et al. 1992). Mit Ballübungen können alle diese Risikofaktoren therapiert werden.

7.8.2 Gleichgewichtstests

Der Ball kann eingesetzt werden, um Gleichgewichtsprobleme zu erfassen und genau zu befunden. Denn, „sobald ein Patient auf einem Gymnastikball sitzt, erfordert so gut wie jede Übung vestibuläres und propriozeptives Feedback, um die entsprechenden Anpassungen vorzunehmen" (Umphred 1995). Zusätzlich ist der Ball ein wertvolles Instrument, um Haltung und Kraft zu üben.

Biesinger et al. (1991) beschreiben eine funktionelle Behandlungsfolge für periphere und zentrale Gleichgewichtsstörungen. Die folgende Reihe von Ballübungen ist nützlich, sowohl zur Befunderhebung, als auch zur Behandlung von Patienten, bei denen man primäre zentrale/posturale Haltungsdefizite vermutet. Der Patient sieht, was er kann und hat die Möglichkeit, zu Hause seine Übungen fortzusetzen. Dies ist wichtig, da nicht jeder Patient den Luxus häufiger Behandlungen in einer Praxis für Physiotherapie genießen kann. Ob und wie häufig der Patient zur physiotherapeutischen Behandlung kommen kann, hängt vom jeweiligen Arzt und den Krankenkassen ab. Der Erfolg ist „meßbar", da die Übungen den Fähigkeiten des Patienten angepaßt werden können. Sie lassen sich mit zunehmender Geschicklichkeit des Patienten auch schwieriger gestalten.

> **Wichtig**
>
> Um die Lernfreude des Patienten zu wecken und ihn nicht zu entmutigen, sollte mit Übungen begonnen werden, die der Patient beherrscht. Danach kann der Schwierigkeitsgrad allmählich gesteigert werden.

Folgende Behandlungsfolge wird vorgeschlagen:
1. Rückenlage,
2. Sitzen auf stabiler Fläche,

3. Sitzen auf dem Ball (als labiler Fläche),
4. Sitzen auf dem Ball mit den Füßen auf einer labilen Fläche,
5. Hüpfen auf dem Ball,
6. Knien auf labiler Fläche, sich dabei an einem Ball haltend,
7. Stehen auf labiler Fläche.

Rückenlage. Die Rückenlage ist die stabilste Ausgangslage, um die Stabilität des Rumpfes zu testen. Der Patient kann sich in dieser Position an den Ball gewöhnen und die Angst vor Übungen mit dem Ball verlieren.

In dem Moment, in dem ein Patient mit den Füßen oder Unterschenkeln auf dem Ball eine „Brücke baut", kann der Ball wegen ungenügender Rumpfkontrolle zu einer Seite wegrollen (s. **Abb. 7.2 c**).

Bei anderen Patienten wird die unterschiedliche Stabilität der beiden Seiten des Rumpfes sichtbar, wenn man den Ball bewegt und der Patient versucht, dieser Bewegung zu widerstehen. Die Therapeutin kann den Patienten darauf vorbereiten, indem sie kurz das Bein auf der Seite berührt, die der Patient für den Widerstand aktivieren muß.

Sitzen auf stabiler Fläche. Bevor der Patient auf den Ball gesetzt wird, ist es vorteilhaft, seine statische und dynamische Balance auf einer stabilen Unterlage zu untersuchen. Während der Patient auf einem Stuhl oder einer Behandlungsbank sitzt, kann die Therapeutin statische und dynamische Rumpfkontrolle testen. Hierzu beobachtet sie, wie gut der Patient ohne Unterstützung sitzen kann. Anschließend fordert sie dann seinen Gleichgewichtssinn heraus, indem sie ihn sanft an den Schultern oder am Rumpf anstößt.

Sitzen auf labiler Fläche (Ball). Der Patient stellt die Füße weit auseinander und sorgt so für eine große Unterstützungsfläche. Die Therapeutin hat verschiedene Möglichkeiten, dem Patienten zusätzlichen Halt zu geben:
- Sie hält den Rumpf des Patienten fest.
- Sie läßt den Patienten zwischen 2 neben dem Ball aufgestellten Stühlen oder zwischen Gehbarren üben.
- Sie läßt den Patienten neben einer Behandlungsbank, an der er sich festhalten kann, üben.

Schließlich kann der Patient sich selbst mit den zur Seite ausgestreckten Armen ausbalancieren und eine große dreieckige Unterstützungsfläche wählen.

Während des Sitzens auf dem Ball können sich die Hände fassen, und die Unterstützungsfläche kann verkleinert werden (**Abb. 7.23**). Die Physiotherapeutin kann, soweit nötig, leichte Unterstützung von außen geben, verbal korrigieren oder auch die Balance des Patienten herausfordern.

Mit geschlossenen Augen wird die Übung für den Patienten schwieriger. Die Therapeutin muß dabei sehr sorgfältig darüber wachen, daß der Patient nicht

Abb. 7.23. Um den Effekt der Übung während des Sitzens auf dem Ball zu steigern, können sich die Hände fassen, und die USF verkleinert werden

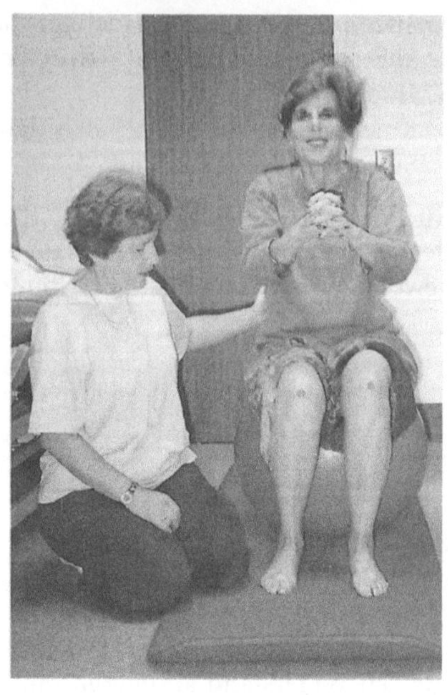

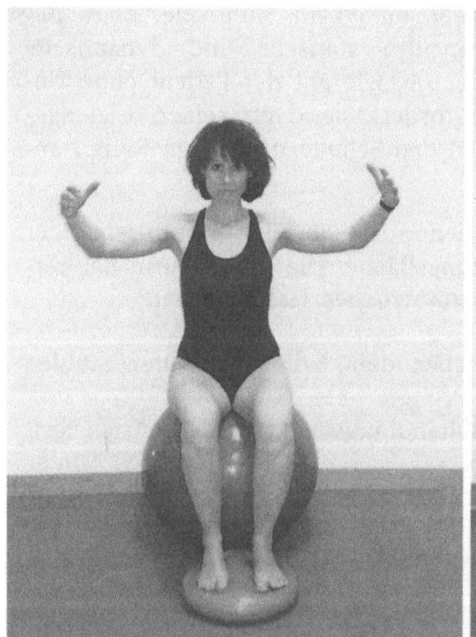

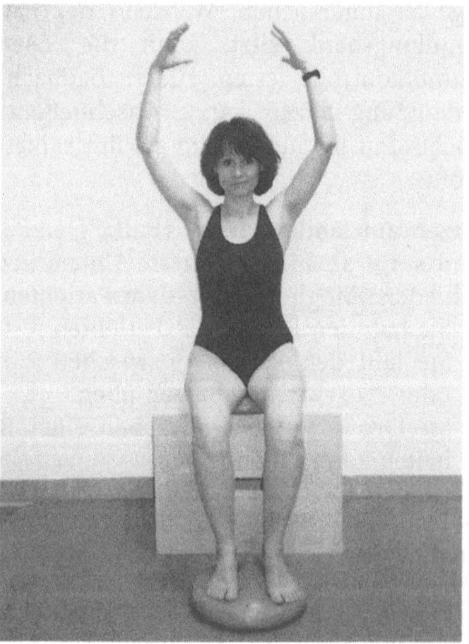

a   b

Abb. 7.24. a Sitz auf dem Ball mit dem Ballkissen unter den Füßen. **b** Als Alternative bietet sich der Sitz auf dem Ballkissen mit den Füßen auf einem weiteren Ballkissen an

das Gleichgewicht verliert oder zur Seite abgleitet. Als Steigerung können diese Übungen auch im Sitz auf einem Schaukelbrett durchgeführt werden.

Sitzen auf dem Ball mit einer labilen Unterlage unter den Füßen. Selbst für gesunde Personen ist es eine Herausforderung, auf einem Ball zu sitzen und die Füße auf einer labilen Unterlage zu haben. Diese Sitzposition erfordert eine hohe Konzentration und läßt Seitendifferenzen offensichtlich werden.

Während der Patient auf dem Ball sitzt, wird eine labile Unterlage unter die Füße gelegt (**Abb. 7.24 a**).

Anfangs ist es möglich, als Alternative zum Ball den Patienten auf ein Ballkissen zu setzen (**Abb. 7.24 b**) und die Füße auf ein zweites Ballkissen zu stellen (das Ballkissen ähnelt einem flachen Ball). Weitere Alternativen sind ein Stück Schaumstoff, eine Hartschaumstoffrolle oder ein kleines Schaukelbrett, kombiniert mit dem Ballkissen. Als Steigerung ist der Sitz auf einem harten Ball mit den Füßen auf einem Ballkissen oder einer anderen labilen Unterlage denkbar.

Ein Patient, der am rechten Unterschenkel an den Folgen einer Poliomyelitis leidet (**Abb. 7.25 a**) (sein rechter Fuß ist zwei Schuhnummern kleiner als der linke), balanciert bei geschlossenen Augen, mit dem rechten Fuß auf einer festen Unterlage.

Der Patient war nicht in der Lage, die gleiche Übung mit dem rechten Fuß auf einer labilen Unterlage auszuführen (**Abb. 7.25 b**).

Er kann sein Gleichgewicht hingegen halten, wenn er mit geschlossenen Augen mit seinem linken Fuß auf dem Ballkissen balanciert (**Abb. 7.25 c**).

Fünf Wochen später, nachdem der Patient zu Hause geübt hat, ist er fähig, auch mit geschlossenen Augen und nur mit dem rechten Fuß auf dem Ballkissen zu balancieren (**Abb. 7.25 d**).

Zur Steigerung des Schwierigkeitsgrades können bei fortgeschrittenen Patienten, z. B. solchen, die ohne Stock gehen können, zwei übereinander gestapelte Ballkissen unter die Füße gelegt werden (**Abb. 7.26**). Der Patient wird dann aufgefordert, mit fixiertem Blick diese Ballübungen durchzuführen. Er trainiert auf diese Weise Bewegungen, welche die vestibulookulären Reflexe beeinflussen.

Hüpfen auf dem Ball. Der Patient kann in aufrechter Haltung auf dem Ball sitzend hüpfen, mit großer oder kleiner Unterstützungsfläche, und sich mit beiden Füßen gleichzeitig oder abwechselnd abstoßen. Bleibt der Patient beim Hüpfen nicht im Kontakt mit dem Ball, müssen Vorsichtsmaßnahmen getroffen werden, um ein Wegrollen des Balles zu verhindern (z. B. eine Ballschale benutzen). Der Patient kann auf dem Ball sitzend in einem Kreis in beide Richtungen oder seitwärts hüpfen. Er kann aber auch versuchen, einen kleinen Ball zu fangen, während er auf einem Ball sitzt.

Knien auf stabiler/labiler Oberfläche. Da in dieser Ausgangsstellung das Fallen nach vorne vermieden werden muß, werden insbesondere die Rücken- und Hüftstreckmuskulatur beansprucht, die die weiterlaufende Bewegung des Fallens nach vorne verhindern.

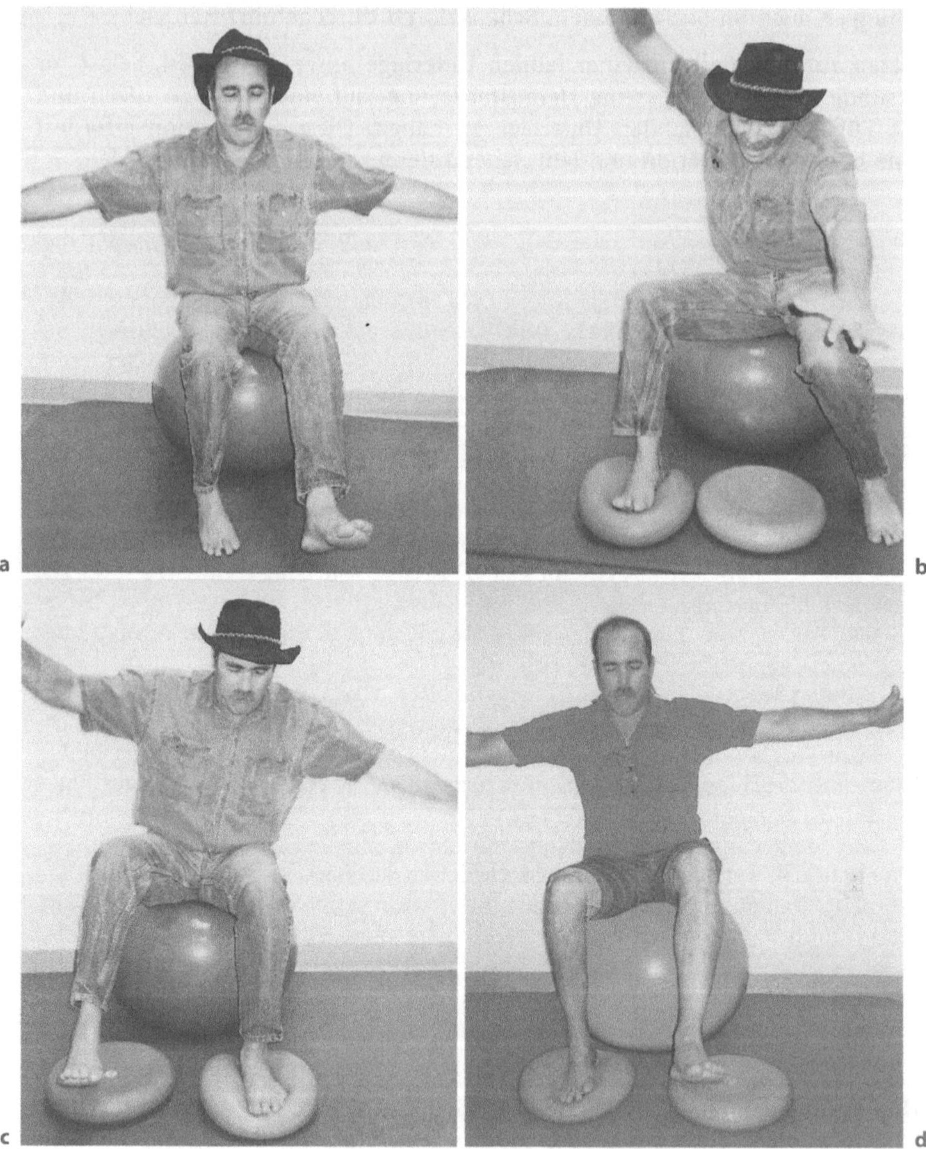

Abb. 7.25 a–d. Patient mit Poliomyelitis im rechten Unterschenkel. **a** Der Patient kann mit geschlossenen Augen auf dem Ball sitzen, den rechten Fuß auf der Matte. **b** Patient kann mit geschlossenen Augen und dem rechten Bein auf einer labilen Oberfläche das Gleichgewicht nicht halten. **c** Der Patient balanciert erfolgreich mit dem linken Bein auf einer labilen Oberfläche (Ballkissen). **d** Nachdem er zu Hause geübt hat, kann der Patient mit geschlossenen Augen und mit dem rechten Fuß auf dem Ballkissen das Gleichgewicht halten

Abb. 7.26. Für fortgeschrittene Patienten sind zwei übereinanderliegende Ballkissen unter den Füßen eine große Herausforderung

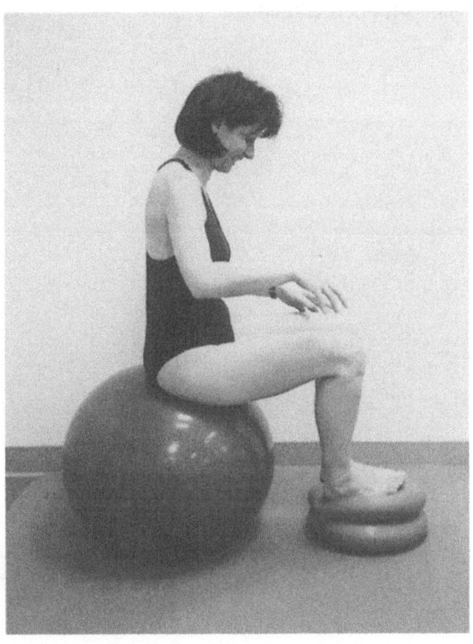

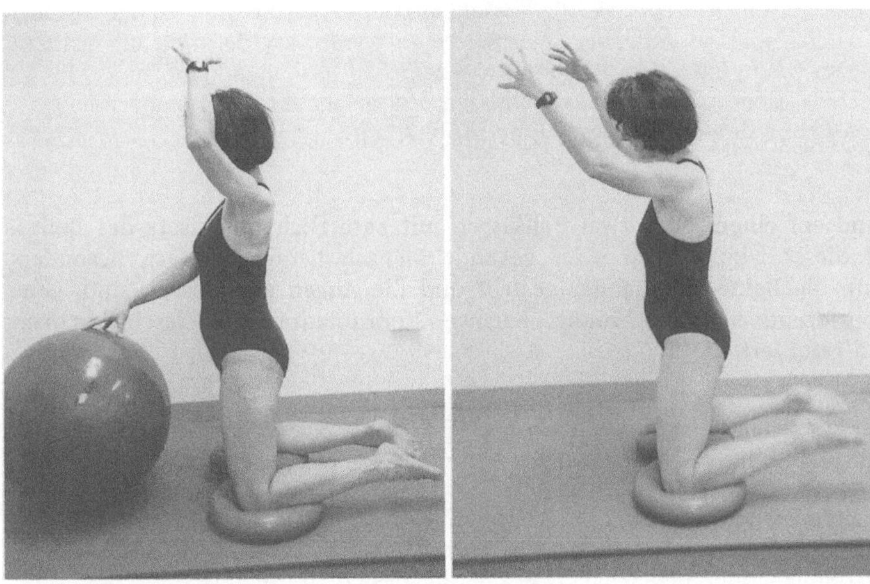

Abb. 7.27. a Auf zwei Ballkissen kniend, sich an einem Ball „abstützend" (labile Oberfläche). **b** Ohne Abstützung

Abb. 7.28. Auf zwei Ballkissen stehend,
einen Ball hochhaltend

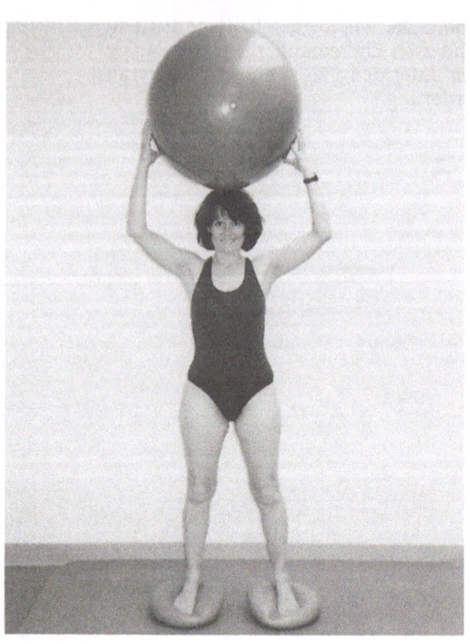

Knien auf einem oder zwei Ballkissen setzt dynamische Stabilisation voraus (**Abb. 7.27 a**). Die Aufgabe ist schwieriger, wenn sich der kniende Patient nur an einem labilen Gegenstand, wie dem Ball festhalten kann.

Der Patient kniet auf zwei Ballkissen und balanciert den Rumpf ohne Unterstützung der Zehen oder Hände (**Abb. 7.27 b**).

Stand auf einem oder zwei Ballkissen mit zusätzlichem Einsatz des Balles. Bei dieser Übung wird jeder gesunde Mensch herausgefordert, besonders wenn die Beine voreinander gestellt und die Augen geschlossen sind. Gute propriozeptive Wahrnehmung, Balance, Koordination und Geschicklichkeit sind gefordert.

Auf zwei Ballkissen zu stehen (**Abb. 7.28**), setzt gute Balance voraus, besonders wenn gleichzeitig ein großer Ball über den Kopf gehalten oder hin und her geworfen wird.

Tandemstand auf zwei Ballkissen mit offenen oder geschlossenen Augen (**Abb. 7.29**) setzt eine sehr gute Balance voraus. Es kann zu Hause in einem Türrahmen oder neben einer Wand (am besten in einer Ecke) geübt werden. Der Patient kann zusätzlich versuchen, einen großen Ball zu fangen.

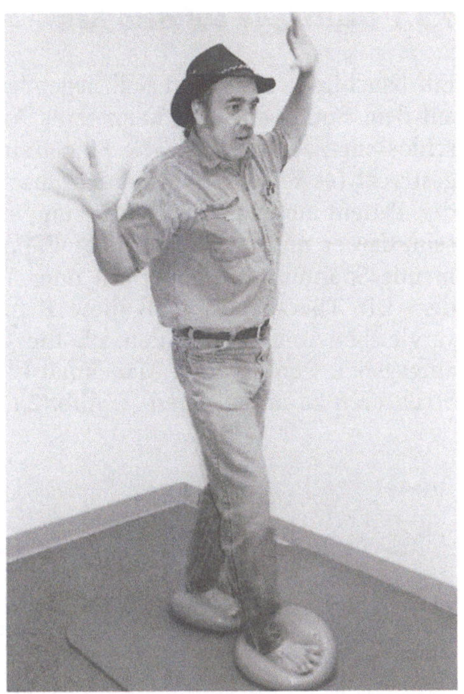

Abb. 7.29. Tandemstand auf 2 Ballkissen mit offenen Augen. Der Patient konnte einen großen Ball fangen

7.9 Erkennen und Behandlung von Nervenspannungsproblemen

Es ist sehr wichtig, Nervenspannungsprobleme zu erkennen und die Mobilisation des Nervensystems in die Behandlung miteinzubeziehen (z. B. Butler 1991). Davies (1994) integrierte Konzepte der Mobilisation des Nervensystems in die frühe Rehabilitationsphase von Patienten mit Kopftrauma und Schlaganfall. 1986 wurde von Maitland der „*Slump*"-Test vorgestellt. Dieser Test hilft festzustellen, ob das Nervensystem bei Patienten mit Rückenschmerzen betroffen ist. Zwei Jahre später beschrieben Kenneally et al. (1988) den „*upper limb tension test*" (ULTT) als den „straight leg raise test" (SLR) der oberen Extremität. Im folgenden Jahr entwickelten Butler u. Gifford (1989) das Konzept der mechanischen Spannung im Nervensystem („*adverse mechanical tension*"). Halle (1996) benutzt den ULTT als Teil der „Test"-Untersuchung der BWS.

> **Wichtig**
>
> Der Ball ist nicht das ideale Werkzeug, um Nervenspannungen zu untersuchen, aber er ist sehr wertvoll, um verspannte Nerven zu mobilisieren. *Die Therapeutin sollte* in der Lage sein, zu erkennen, wann eine gründlichere Untersuchung des Nervensystems angezeigt ist, und wann es sich um Symptome von ausstrahlenden Schmerzen handelt. *Sie muß* unterscheiden können, ob Schmerzen radikulär bedingt sind oder an einem anderen Ort entstehen, z. B. in Gelenken, Kapseln, Sehnen, Muskeln, Bändern oder Bursen (Cyriax 1982).

7.9.1 Bauchlage auf dem Ball

Ein bäuchlings über dem Ball liegender Patient, der sich mit seinen Händen auf dem Boden abstützt, kann seine Arme in etwa 90° Beugung in einer geschlossenen Kette halten. Die Finger sind normalerweise auf dem Boden ausgestreckt (es sei denn, sie werden über eine Rolle gelagert, s. Kap. 8.2). Wenn der Patient unter Nervenverkürzung der oberen Extremität leidet, kann es sein, daß er nicht bereit ist, seine Ellbogen zu strecken. Er klagt über zunehmende Spannung im Unterarm oder Taubheit und Kribbeln in seinen Händen. Die Therapeutin muß diese Befunde interpretieren, die beiden Seiten vergleichen und entscheiden, ob die Übung modifiziert werden kann oder aufgegeben werden muß. Manchmal kann die Übung helfen, die verspannten Strukturen zu mobilisieren (s. **Abb. 2.11 a, c** und **2.12 b**).

Beispiel

In **Abb. 2.6** und **7.11 c** wird die Lateralflexion (Seitbeuge) des Rumpfes mobilisiert.

Die Pfeile in **Abb. 2.6** und **8.20** zeigen, wohin die Hände gelegt und in welche Richtung die Weichteile mobilisiert werden müssen.

In **Abb. 2.11 c** wird eine Kombination von Rotation und Extension der WS gezeigt.

Die in **Abb. 2.12 a, b** übende Patientin litt unter ausstrahlenden Schmerzen 6 Monate nach einer Operation der LWS. Der Ball und die Physio-Roll wurden benutzt, um die BWS, die Weichteile und die nervalen Strukturen zu mobilisieren. Die Stellung *der Hände* der Therapeutin (**b**) zeigt, wie Weichteile mobilisiert werden können. Die Therapeutin kann auch mit Zug arbeiten, wobei sie ihre Hände direkt auf die Haut des Patienten auflegt und mit oder ohne Drehung der Hände in entgegengesetzte Richtungen arbeitet.

Die Streckung von den rechten Zehenspitzen bis zu den linken Fingerspitzen wird in Bauchlage mobilisiert (s. **Abb. 7.8**).

Der Patient mobilisiert seine Bauchstrukturen und die Wirbelsäule in Streckung in einer offenen Bewegungskette (s. **Abb. 7.14**).

Die Arme sind abgestützt, während die Wirbelsäule in Streckung mobilisiert wird (s. **Abb. 7.17**).

7.9.2 Rückenlage auf dem Ball

Die Rückenlage auf dem Ball ist eine weitere hilfreiche Ausgangsstellung für die Mobilisation verspannter Strukturen des Nervensystems und der Weichteile.

Wie in **Abb. 4.1 b** gezeigt, wird die gesamte Bauchkette gedehnt.

Einige Anpassungen, z. B. Kissen, können die Streckung/Dehnung der WS beschränken (s. **Abb. 4.4**). Der M. rectus femoris wird gedehnt, weil die Knie in 90° Flexion stehen und das Hüftgelenk gestreckt ist.

Dank Brückenkonstruktion und Zehenstand wird die WS noch mehr in Extension mobilisiert (s. **Abb. 6.4 b**). Die HWS ist gebeugt.

Bei gebeugten Hüften (s. **Abb. 6.5**) findet die Dehnung vorwiegend in der oberen BWS und in den Schultern/Armen statt, wobei auch Weichteile mobilisiert werden.

7.9.3 Rückenlage mit den Beinen auf dem Ball

Sanftes Dehnen wird in **Abb. 7.4 c** demonstriert, indem der Ball den Oberschenkel unterstützt und das Knie streckt. Mobilisation der WS in die Flexion findet statt, wenn in dieser Stellung der Ball mit den Händen gehalten und der Kopf abgehoben wird. Zusätzliche Dorsalflexion im Fuß steigert die Dehnung der Nervenstrukturen.

Zusätzlich zur Extension der WS findet Rotation der WS statt (s. **Abb. 7.13**).

Dieses Buch enthält zahlreiche weitere Ballübungen, die sich zur Mobilisation des Nervensystems eignen. Viele Standardübungen können entsprechend abgewandelt werden.

Literatur

Allison L (1995) Balance disorders. In: Umphred DA (ed) Neurological rehabilitation, 3rd edn. Mosby, St. Louis, pp 802–837

Biesinger E, Zimmermann R, Issing P, Scheinpflug B (1991) Krankengymnastisches Trainingsprogramm gegen Schwindel. Krankengymnastik 43:791–801

Bobath B (1978) Evaluation and treatment, 2nd edn. Heinemann, London

Bronner O (1992) Die untere Extremität. Pflaum, München

Butler DS (1995) Mobilisation des Nervensystems. (Rehabilitation und Prävention) Springer, Berlin Heidelberg New York

Butler DS, Gifford LS (1989) The concept of adverse mechanical tension in the nervous system. I. Testing for dural tension. Physiotherapy 75:622–629

Carrière B (1993) Swiss ball exercises. PT Magazine Phys Ther 9:92–100

Clarkson HM, Gilewich GB (1989) Musculoskeletal assessment joint range of motion and manual muscle strength. Williams & Wilkins, Baltimore

Cyriax J (1982) Textbook of orthopaedic medicine, 8th edn. Baillière Tindall & Cassell, London

Daniels L, Worthingham (1986) Muscle testing, 5th edn. Saunders, Philadelphia

Davies PM (1994) Starting again. Springer, Berlin Heidelberg New York

Duncan PW, Studenski SA, Chandler J, Prescott B (1992) Functional reach: predictive validity in a sample of elderly male veterans. J Gerontol Med Sci 47:M93–98

Duncan PW, Chandler J, Studenski S, Hughes M (1993a) How do physiological components of balance affect mobility in elderly men? Arch Phys Med Rehabil 74:1343–1349

Duncan PW, Shumway-Cook A, Whipple RH, Wolf S, Woollacott M (1993b) Is there one simple measure for balance? PT Magazine Phys Ther 1:74–81

Florence JM, Pandya S, King WM et al.(1992) Intrarater reliability of manual muscle test, (Medical Research Council scale) grades in Duchenne's muscular dystrophy. Phys Ther 72:115–126

Flynn TW (ed) (1996) The thoracic spine and ribcage. Butterworth-Heinemann, Newton

Gehlsen G, Whaley MH (1990) Falls in the elderly: balance, strength, and flexibility. Arch Phys Med Rehabil 71:739–741

Gill-Body KM, Drebs DE, Parker SW, Riley PO (1994) Physical therapy management of peripheral vestibular dysfunction: two clinical case reports. Phys Ther 74:129–142

Halle JS (1996) Neuromusculoskeletal scan examination with selected related topics. In: Flynn TW (ed) The thoracic spine and ribcage. Butterworth-Heinemann, Newton, pp 121–146

Inman VT, Ralstone HJ, Todd F (1984) Human walking. Williams & Wilkins, Baltimore

Janda V (1991) Muscle spasm – a proposed procedure for differential diagnosis. J Manual Med 6:136–139

Janda V (1994a) Manuelle Muskelfunktionsdiagnostik, 3. Aufl. Ullstein Mosby, Berlin

Janda V (1994b) Assessment of abnormal movement patterns in musculoskeletal disorders. Presented at the Workshop at Kaiser Permanente Hospital, Los Angeles, 16–17 June, 13–14 August

Kendall FP, McCreary EK, Provance PG (1993) Muscles: testing and function, 4th edn. Williams & Wilkins, Baltimore

Kenneally M, Rubenach H, Elvey R (1988) The upper limb tension test: the SLR test of the arm. In: Grant R (ed) Physical therapy of the cervical and thoracic spine. Churchill Livingstone, New York, pp 167–194

Klein-Vogelbach S (1990a) Funktionelle Bewegungslehre, 4. Aufl. (Rehabilitation und Prävention, Bd. 1). Springer, Berlin Heidelberg New York

Klein-Vogelbach S (1990b) Ballgymnastik zur funktionellen Bewegungslehre, 3. Aufl. (Rehabilitation und Prävention, Bd. 12). Springer, Berlin Heidelberg New York

Klein-Vogelbach S (1992) Funktionelle Bewegungslehre: Ballgymnastik, Videokassette. Springer, Berlin Heidelberg New York

Klein-Vogelbach S (1993) Therapeutische Übungen zur funktionellen Bewegungslehre (Rehabilitation und Prävention, Bd 16). Springer, Berlin Heidelberg New York

Klein-Vogelbach S (1995) Gangschulung zur funktionellen Bewegungslehre, 3. Aufl. (Rehabilitation und Prävention Bd 4). Springer, Berlin Heidelberg New York

Lord SR, Castell S (1994) Effect of exercise on balance, strength and reaction time in older people. Aust J Phys Ther 40:83–88

Lord SR, Clark RD, Webster IW (1991) Physiological factors associated with falls in an elderly population. JAGS 39:1194–1200

MacRae PG, Lacourse M, Moldavon R (1992) Physical performance measures that predict faller status in community-dwelling older adults. J Orthop Sports Phys Ther 16(3):123–128

Maitland GD (1992) Peripheral manipulation, 3rd edn. Butterworth-Heinemann, Oxford

Maitland GD (1994) Manipulation der Wirbelsäule, 2. Aufl. (Rehabilitation und Prävention Bd 24). Springer, Berlin Heidelberg New York

Medical Research Council (1978) Aids to examination of the peripheral nervous system. Memorandum no 45. Pedragon, Palo Alto

Perry JP (1992) Gait analysis. Slack, Thorofare

Tinetti ME, Ginter SF (1988) Identifying mobility dysfunction in elderly patients. JAMA 259:1190–1193

Travell JG, Simons DG (1983) Myofascial pain and dysfunction: the trigger point manual. Williams & Wilkins, Baltimore

Travell JG, Simons DG (1992) Myofascial pain and dysfunction: the trigger point manual, vol 2. Williams & Wilkins, Baltimore

Umphred DA (1995) Classification of treatment techniques based on primary input systems. In: Neurological rehabilitation, 3rd edn. Mosby, St. Louis, pp 118–178

Weiner DK, Duncan PW, Chandler J, Studenski SA (1992) Functional reach: a marker of physical frailty. J Am Geriatr Soc 40:203–207

Whittle MW (1991) Gait analysis. Butterworth-Heinemann, Oxford

Wu G (1994) A review of body segmental displacement, velocity, and acceleration in human gait. In: Craik RL, Oatis CA (eds) Gait analysis. Mosby, St. Louis, pp 205–222

8 Hilfsmittel

LERNZIELE

Nach der Lektüre dieses Kapitels kann der Leser:
- zusätzliche Hilfsmittel auswählen, wenn er mit dem Ball übt;
- mit Hilfsmitteln die Rumpfstabilität verbessern;
- mit Hilfsmitteln das Gleichgewicht herausfordern;
- mit Hilfsmitteln die Kraft steigern;
- den Ball als Hilfsmittel in der Manuellen Therapie einsetzen.

Um das propriozeptive Training zu fördern und das Gleichgewicht zu schulen, sind viele neue Hilfsmittel verfügbar, die in Kombination mit dem Ball eingesetzt werden können. Manche Hilfsmittel wie Hanteln und das Thera-Band, die es schon seit Jahren gibt, können mit dem Ball zusammen verwendet werden, um Übungen anspruchsvoller zu gestalten oder um die Stabilisation der Wirbelsäule und der Extremitäten zu verbessern.

> **Wichtig** Hilfsmittel können die Stabilisation und das propriozeptive Training verstärken, das Gleichgewicht schulen und die Körperwahrnehmung und die Kraft steigern.

In diesem Kapitel werden folgende Hilfsmittel beschrieben:
- Ballkissen,
- Hartschaumstoffrolle,
- Thera-Band und
- Hanteln.

8.1 Ballkissen

In Kap. 7 wurde die Verwendung des Ballkissens in Kombination mit dem Ball als Test und Stimulation für das Gleichgewicht beschrieben. Daneben gibt es zahlreiche weitere Verwendungsmöglichkeiten für das Ballkissen, sowohl in Kombination mit dem Ball als auch für sich alleine. Vermutlich wird es in den wenigsten Fällen nur zum Sitzen verwendet. Folgende Übung zeigt, wie anspruchsvoll die Arbeit mit dem Sitzkissen für den Patienten sein kann:

Lassen Sie den Patienten auf drei Ballkissen liegen, je eines unter Kopf, Schultergürtel/Brustkorb und Lendenwirbelsäule/Becken. Die Beine liegen auf einem Ball, während die Arme in die Luft gestreckt werden, so daß es keine fixen Kontaktpunkte mit der Umwelt gibt. Um auf dieser labilen Unterlage ruhig liegen zu können, ist erhebliche Rumpfstabilität nötig.

Die Muskulatur des Bauches, der Rückenstrecker und die ischiokrurale Muskulatur arbeitet reaktiv (wie auch die übrige Beinmuskulatur). Die Herausforderung für den Patienten ist groß. Da er aber nicht fallen kann, fühlt er sich beim Üben sicher.

Abbildung 8.1 a zeigt die Ausgangsstellung. Bevor der Patient diese Stellung einnimmt, könnte er, als Erleichterung, zuerst beide Arme und ein Bein auf den Boden legen. Anschließend hebt er ein Bein oder einen Arm und schließlich beide Arme ab, so daß nur ein Bein auf dem Boden liegt usw.

Die Extremitäten müssen vom Rumpf, der auf 3 Ballkissen liegt, gehalten werden (**Abb. 8.1 b**). Große Konzentration und schnelle Reaktionen der betroffenen Muskeln werden gefordert.

Weil das Gewicht von drei Extremitäten gegen Bewegungen in die Rotation und in die Lateralflexion stabilisiert werden muß, kann man davon ausgehen, daß die tiefe Rumpfmuskulatur wie der M. semispinalis, die M. multifidi, die Rotatoren- und die Intertransversariimuskulatur ebenso aktiviert werden wie die Bauchmuskulatur.

Während der Patient diese Übung ausführt, vergleicht die Therapeutin beide Seiten im Hinblick auf Kraft und Geschicklichkeit. Manche Patienten haben größere Schwierigkeiten mit der konzentrischen Aktivität der Hüftmuskulatur, die nötig ist, um das Bein vom Ball abzuheben, als mit der exzentrischen Aktivität beim Absenken des Beines auf den Ball.

Diese Übung macht Spaß und trainiert die Körperwahrnehmung sowohl bei Kindern als auch bei Erwachsenen. Für Kinder unter 5 Jahren ist diese Übung allerdings zu schwierig.

Das Gewicht der Beine, Arme und des Balles hängt an den Bauchmuskeln, die bereits aktiv den Rumpf auf den 3 Ballkissen stabilisieren (**Abb. 8.1 c**). Die Aktivität der ischiokruralen Muskulatur an ihrer proximalen Fixierung verursacht eine Beckenbewegung nach hinten, so daß die Lendenwirbelsäule flach bleibt und auf diese Weise eine Ausweichbewegung in die Lendenlordose verhindert.

Viele weitere Möglichkeiten bieten sich an, um das Ballkissen unter dem Rumpf, den Händen und den Knien zu benutzen. Einige davon werden im folgenden Abschnitt über die Hartschaumstoffrolle beschrieben. Die Übungen können durch manuellen Widerstand der Therapeutin, die z. B. mit einem Finger sanft gegen die Arme oder ein Bein stößt, erschwert werden.

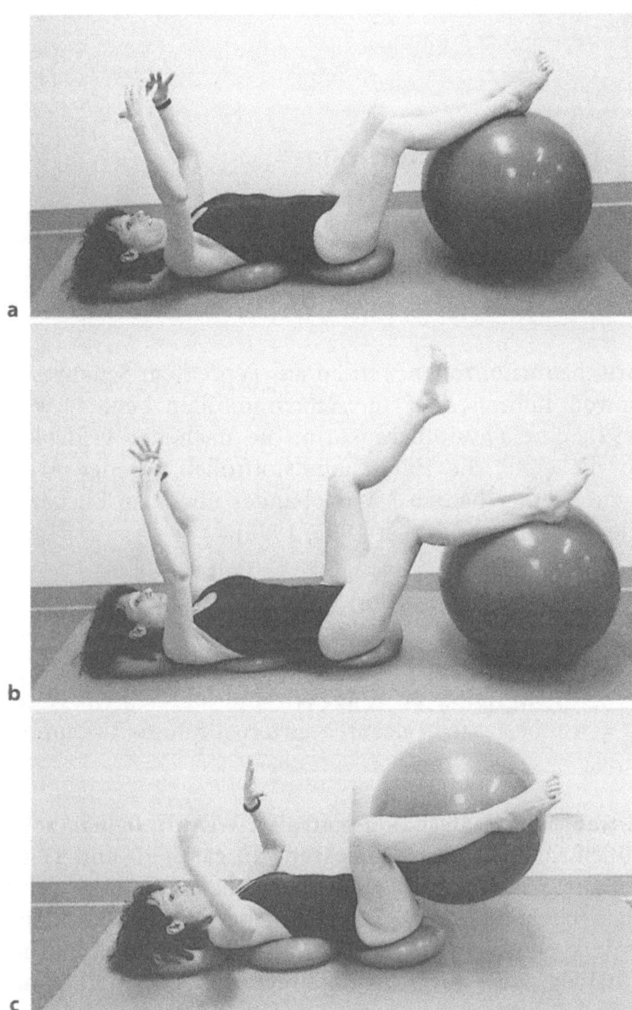

Abb. 8.1. a Ausgangsstellung für Übungen auf drei Ballkissen mit den Beinen auf dem Ball.
b In Rückenlage auf drei Ballkissen mit hochgestreckten Armen wird ein Bein vom Ball abgehoben. **c** Hochheben des Balles mit beiden Beinen, während sich der Rumpf und der Kopf auf den drei Ballkissen stabilisiert

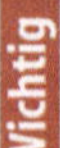

> **Wichtig**
>
> Der Ball verlangt sofortige automatische Reaktionen, damit der Patient seine Balance halten kann.

8.2 Hartschaumstoffrolle

> **Wichtig**
>
> Hartschaumstoffrollen werden in der Physiotherapie eingesetzt, um Rumpfstabilität zu trainieren, das Gleichgewicht zu üben und die Wirbelsäule zu mobilisieren.

Hartschaumstoffrollen werden aus gepreßtem Schaumstoff, wie er zum Isolieren von Rohren oder für Schwimmhilfen benutzt wird, hergestellt. Parker (1992), eine Physiotherapeutin, die nach der Feldenkrais-Methode arbeitet, war die erste, die Hartschaumstoffrollen bei der Arbeit mit Patienten benutzte. Seither hat sie 2 Videobänder über den Einsatz von Hartschaumstoffrollen produziert (Parker 1993, 1995).

> **!**
>
> Die Therapeutin muß sich darüber im klaren sein, daß Aktivitäten in der Horizontalen ein anderes Programmieren des ZNS voraussetzen als Aktivitäten in der Vertikalen. Deshalb ist es wichtig, zu einer funktionellen Aktivität überzugehen und diese zu trainieren, sobald Beweglichkeit und Kraft in der begrenzten Übungssituation erreicht worden sind.

Auswahl der Hartschaumstoffrolle. Wenn möglich, sollten drei verschiedene Größen mit einem Durchmesser von ca. 8, 10 und 12 cm zur Verfügung stehen. Die Rollen schneidet man in Stücke, die etwa der Länge eines Rumpfes entsprechen (ca. 1 m). Das Schneiden der Hartschaumstoffrolle ist einfach, somit lassen sich problemlos mit einem Messer nach Bedarf Scheiben abschneiden, z. B. auch als Kopfunterlage. Die Rolle kann ebenfalls der Länge nach durchtrennt werden. Für den Patienten wird es stabiler (und bequemer), wenn er sich mit dem Rücken auf die flache Seite der Halbrolle legt oder seine Füße auf die so entstandene größere Fläche legt.

Kopf, Rumpf und Becken des Patienten liegen auf einer Hartschaumstoffrolle, beide Arme stabilisieren, ein Fuß liegt auf dem Ball (**Abb. 8.2 a**). Das Gewicht des anderen, hochgestreckten Beines muß vom Rumpf stabilisiert werden.

Der Patient hebt das rechte Bein und den linken Arm (**Abb. 8.2 b**), eine Bewegung, die seine Unterstützungsfläche verkleinert. Durch die größere Instabilität dieser Stellung wird eine erhöhte reaktive Rumpfkontrolle herausgefordert.

Nur ein Fuß steht auf dem Boden, während beide Arme den Ball halten (**Abb. 8.2 c**). Das Gewicht des rechten Beines, des Balles und beider Arme muß vom Becken und Rumpf gehalten werden, die ihrerseits auf der labilen Hartschaumstoffrolle liegen.

Der Einsatz der mittelgroßen Hartschaumstoffrolle destabilisiert die Unterstützungsfläche unter den Händen, so daß der Schultergürtel stabilisieren muß, während die Muskulatur des Bauches und der Hüftbeuger die gestreckten Beine unter den Rumpf ziehen (**Abb. 8.3**). Es gibt keinen stabilen Kontaktpunkt mit der Umwelt. Hierbei handelt es sich um eine Anpassung der Übung „Der Seeigel" (s. Kap. 9.14; Klein-Vogelbach 1990, 1992).

Diese Übung erfordert Konzentration, Geschicklichkeit, Koordination, Gleichgewicht und gute Kraft der Muskulatur des Rumpfes und der Extremitäten. Es gibt keinen stabilen Kontakt mit der Umwelt (**Abb. 8.4**). Die Übung ist schwieriger als die in **Abb. 8.3**, weil sich der Ball unter den Unterarmen befindet und der Ball leichter rollt als die Hartschaumstoffrolle unter den Knien. Der Ball muß daran gehindert werden, wegzurollen, und die Brücke zwischen Ellbogen und Knien ist ziemlich groß. Damit die Übung einfacher wird, kann der Patient mit einer kleineren Brückenkonstruktion beginnen.

Ein Patient mit schlecht beweglicher Wirbelsäule benutzt die Hartschaumstoffrolle zusammen mit dem Ball (**Abb. 8.5**), um die Bewegung der Arme in entgegengesetzte Richtungen zu erleichtern. Gleichzeitig mobilisiert er die WS in Extension und Lateralflexion.

Ball, Ballkissen und Hartschaumstoffrolle werden gleichzeitig benutzt (**Abb. 8.6**). Große Konzentration ist Voraussetzung, wenn man auf dem Ball sitzend eine Hartschaumstoffrolle zwischen den Händen und Knien hält, während die Füße auf einem Ballkissen balancieren. Der Rumpf muß seine Stabilität bewahren, gleichzeitig müssen sich die Beine auf einem instabilen Kontaktpunkt stabilisieren. Wenn die Übung für den Patienten zu einfach ist, kann die Therapeutin mit den Fingerspitzen an den Schultern, am Kopf oder an der Hartschaumstoffrolle Druck geben. Sie kann den Patienten auch auffordern, die Augen zu schließen (wobei sie ihn sehr aufmerksam beaufsichtigen muß).

Eine durchgeschnittene Hartschaumstoffrolle wird neben den Ball gelegt, damit dieser nicht zur Seite wegrollen kann (s. **Abb. 8.20**).

Eine Hartschaumstoffrolle mit kleinem Durchmesser ist für die Selbstmobilisation der Wirbelsäule sehr nützlich (Adams 1995; Parker 1995; Carrière 1996). Alle Größen von Hartschaumstoffrollen können in Verbindung mit dem Ball benutzt werden (s. **Abb. 8.21 a, b**).

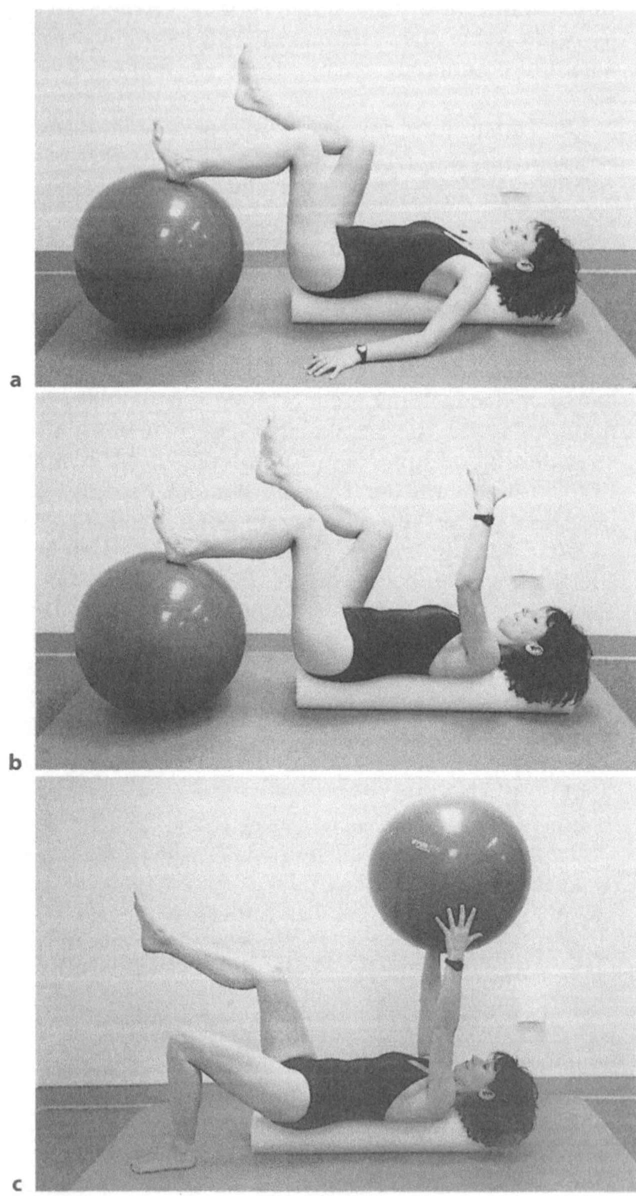

Abb. 8.2. a Stabilisieren des Rumpfes und des Kopfes auf einer großen Hartschaumstoffrolle (Durchmesser: ungefähr 10 cm) mit einem Bein in der Luft und beiden Armen auf dem Boden. **b** Gleiche Übung wie in **a**, aber mit rechtem Bein und linkem Arm in der Luft. **c** Beide Arme halten den Ball, ein Bein ist in der Luft, während der Rumpf auf der Hartschaumstoffrolle balanciert

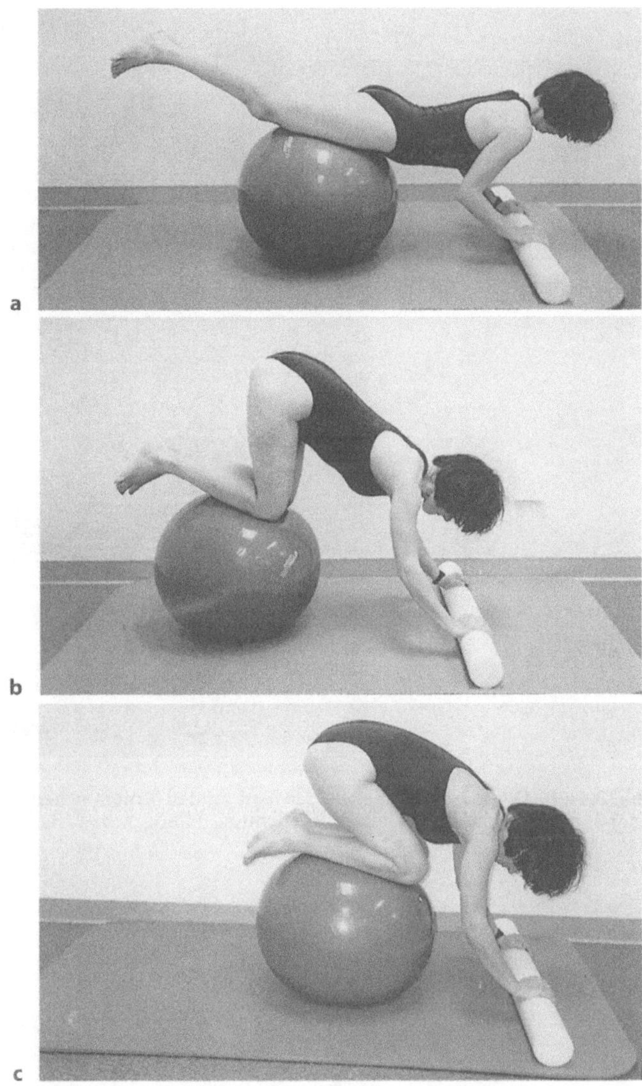

Abb. 8.3 a–c. Die Knie ziehen den Ball unter den Rumpf, während die Hände auf der Hartschaumstoffrolle balancieren

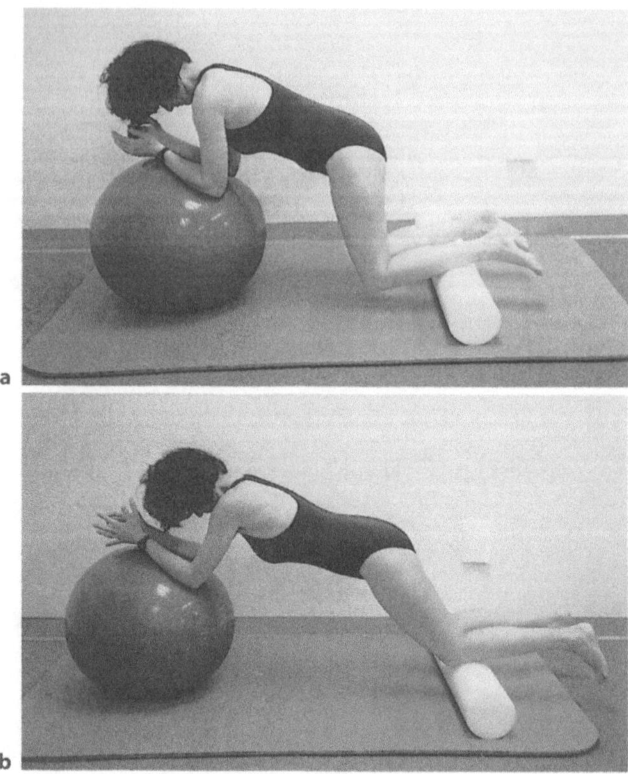

Abb. 8.4 a, b. Die Ellbogen müssen den Ball zu den Knien ziehen, während die Knie, die auf einer Hartschaumstoffrolle liegen, in Richtung Ellbogen bzw. Ball ziehen

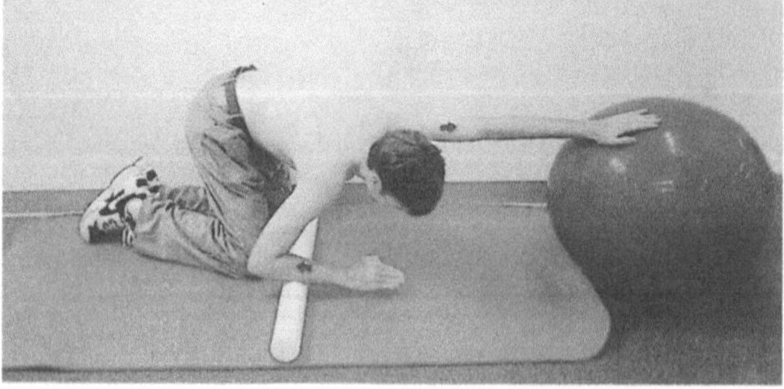

Abb. 8.5. Ein Patient bewegt seine Arme mit Hilfe einer Hartschaumstoffrolle und eines Balles in entgegengesetzte Richtungen

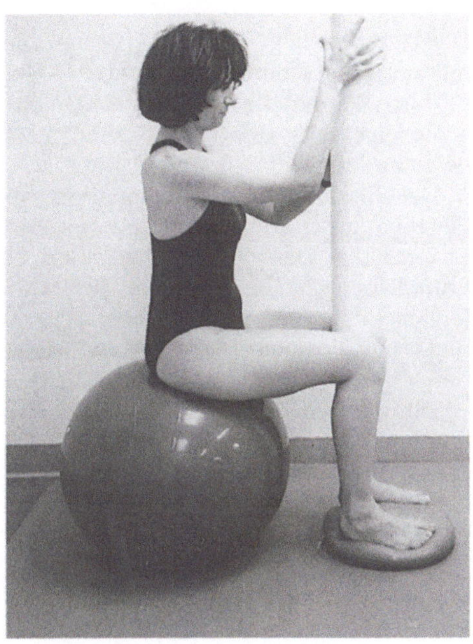

Abb. 8.6. Große Konzentration ist erforderlich beim Sitz auf einem Ball mit einer senkrecht stehenden Hartschaumstoffrolle zwischen Händen und Knien und den Füßen auf einem Ballkissen

8.3 Thera-Band

Das Thera-Band ist ein elastisches etwa 10 cm breites Band, das – je nach Elastizitätsgrad – in verschiedenen Farben erhältlich ist. Es wird für viele Übungen zur Kräftigung und Stabilisation verwendet. Patienten finden den Widerstand, den ihnen das Thera-Band gibt, angenehm. Sogar bettlägerige Patienten können damit üben, weil das Band sehr einfach am Rahmen eines Krankenhausbettes zu befestigen ist. Zu diesem Zweck werden etwa 1–2 m lange Stücke abgeschnitten.

> **Wichtig**
> In Kombination mit dem Ball fördert das Thera-Band die Stabilität, und es eignet sich gut für Widerstandsübungen (s. auch Kap. 14).

Die folgenden Beispiele sollen der Therapeutin als Anregung dienen, mit weiteren Übungen für den Patienten zu „experimentieren".

Die Patientin liegt in Bauchlage auf dem Ball und zieht mit gestreckten Armen ein Thera-Band auseinander (**Abb. 8.7a**). Dabei kräftigt sie den M. trapezius, während sie den gestreckten Rumpf auf dem Ball stabilisiert. Zu beachten ist die große Unterstützungsfläche der Füße. Wenn die Füße näher beieinanderstehen, wird die Übung sehr schwierig.

Das Thera-Band wird diagonal gezogen (**Abb. 8.7b**). Der linke Arm zieht in Flexion, Außenrotation und Abduktion der Schulter und in Supination des Unterarmes. Der rechte Arm sollte neben dem Körper in der mittleren Frontalebene in Extension, Innenrotation und Adduktion sein, mit dem Unterarm in Pronation (und heruntergezogener Schulter). Für diese Übung ist nicht nur normale bis sehr gute Muskelkraft der Rückenstrecker und der Beine Voraussetzung, sondern auch Geschicklichkeit und Koordination.

Die deutsche Krankengymnastin Brunkow arbeitete schon mit Übungen dieser Art, nur kannte Brunkow das Thera-Band noch nicht. Sie entwickelte ein Übungskonzept, das als „Stemmübungen" (Bold u. Grossmann 1983) bekannt ist und auf neurophysiologischer Grundlage beruht. Bei Stemmübungen stellt man sich vor, gegen eine unsichtbare Wand zu stemmen.

Die Patientin rollt den Ball über das Thera-Band. Der Körper der Patientin und die linke Hand stabilisieren den Ball, während der rechte Arm das Thera-Band in Flexion und Abduktion schiebt (**Abb. 8.7c**).

Ein Patient, der am rechten Unterschenkel an den Folgen einer Poliomyelitis leidet, kräftigt sein Bein mit der „Valerie"-Übung (**Abb. 8.8**).

Diese Übung wurde nach einem Mädchen benannt. Valerie litt an einem schweren Patella-Femoral-Problem, das durch einen sehr schwachen M. vastus medialis des M. quadriceps und durch schlechte axiale Einordnung der unteren Extremität verstärkt wurde.

Anfangs hatte Valerie große Schwierigkeiten, die für sie „erfundene" Übung auszuführen. „Meine Muskeln haben noch nie so hart gearbeitet" rief sie oft aus. Sie mußte ein Blatt Papier (um sie zu motivieren, sprachen wir von einer Hundert Dollar-Note) unter dem Grundgelenk des großen Zehs festhalten, so daß der Vorfuß in Pronation aktiviert wurde. Durch Abheben der Fersen wurde die Unterstützungsfläche verkleinert und die Wadenmuskulatur gekräftigt. Das Thera-Band zwang die Patientin, die Knie auseinanderzudrücken. Wenn anstelle des Balles eine Schnur benutzt wurde, durfte sie diese nicht herunterfallen lassen.

„Valerie" wurde zur Standardübung für Patienten, die eine Korrektur der axialen Einstellung der unteren Extremität und Kräftigung des M. vastus medialis des Quadrizepsmuskels benötigen, ebenso für Patienten mit schwachen Muskeln der unteren Extremität.

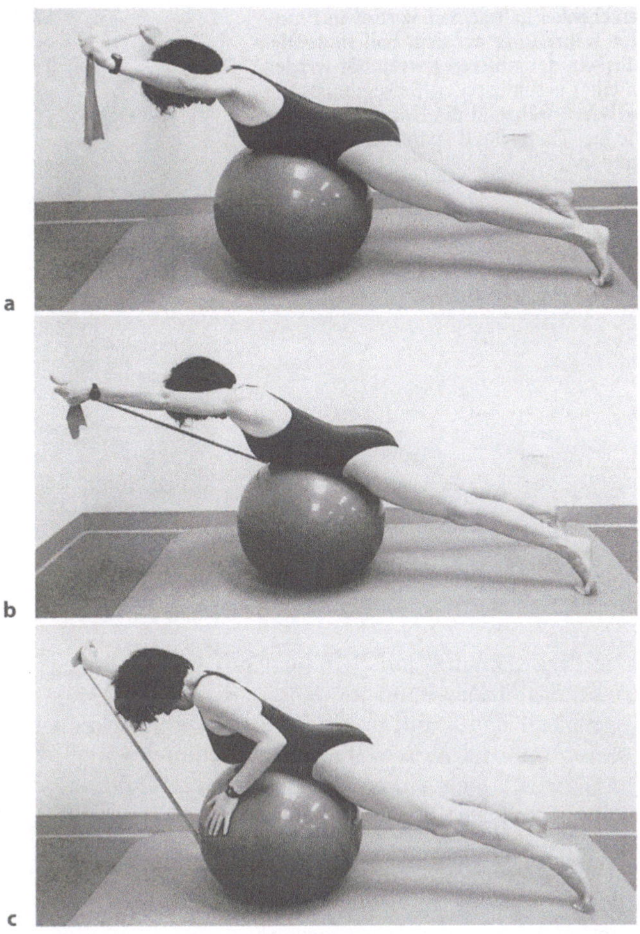

Abb. 8.7. a Der Ball und das Thera-Band fordern in Bauchlage auf dem Ball die Muskulatur der Rückenstrecker und den M. trapezius. **b** Der Patient zieht in die Diagonale. Der linke Arm bewegt sich in Flexion und Abduktion, der rechte in Extension und Adduktion der Schulter. **c** Das Gewicht des Rumpfes auf dem Ball hält das Thera-Band fest, so daß der rechte Arm in Flexion und Abduktion der Schulter ziehen kann. Der linke Arm stabilisiert den Ball

> **Wichtig**
> Gleichgültig, ob der Patient ruhig auf dem Ball sitzt, oder ob er wippt, der Vorfuß muß fest auf dem Boden bleiben.

Die beiden folgenden Übungen dienen als Beispiel, wie man den Ball in Kombination mit dem Thera-Band und dem Ballkissen benutzen kann. Selbstverständlich stellen sie eine Steigerung dar, verglichen mit den Übungen im Sitz auf dem Ball mit beiden Füßen fest auf dem Boden.

Abb. 8.8. Ein Patient mit verminderter Kraft und Propriozeption im rechten Unterschenkel hält seinen Vorfuß in Pronation während er auf dem Ball sitzt. Die Muskeln der unteren Extremität werden in einer geschlossenen Bewegungskette aktiviert, während die Hüftabduktoren, die das Thera-Band spannen, gekräftigt werden

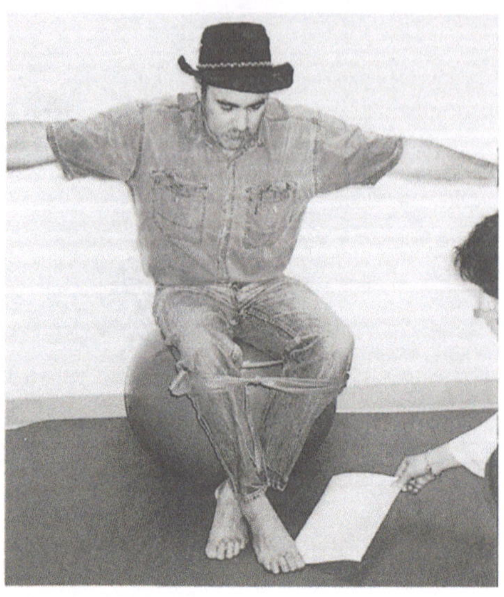

Die Patientin sitzt auf dem Ball mit beiden Füßen auf dem Ballkissen und zieht das Thera-Band in einem diagonalen Muster (**Abb. 8.9**). Die linke Hand hält das Band an einem Ende fest, während die rechte es in Flexion, Abduktion und Außenrotation der Schulter schiebt.

Jeder Fuß steht auf einem Ballkissen, und der auf dem Ball sitzende Patient zieht das Thera-Band symmetrisch über seinem Kopf auseinander (**Abb. 8.10**).

Diese Übungen verlangen ganz offensichtlich größte Aktivität, sowohl von den Beinen, als auch von Rumpf und Armen. Alle Muskelaktivitäten müssen geschickt koordiniert werden.

Zur Steigerung der Schwierigkeit kann der beaufsichtigte Patient die Augen schließen.

Weitere mögliche Varianten:
- Das Thera-Band kann auch an einer Sprossenwand befestigt und benutzt werden, während der Patient entweder auf dem Ball sitzt oder bäuchlings darüber liegt. Beide Hände können je ein Ende des festgebundenen Thera-Bandes aus der Flexion der Arme in die Extension stemmen, usw.
- Wandflaschenzüge können ähnlich wie das Thera-Band in Kombination mit dem Ball eingesetzt werden.
- Expander funktionieren nach dem gleichen Prinzip wie das Thera-Band und können in der gleichen Weise wie das Thera-Band benutzt werden.

Abb. 8.9. Kombinationsübung mit Ballkissen, Thera-Band und dem Ball, um
Kraft, Gleichgewicht und Propriozeption
zu üben

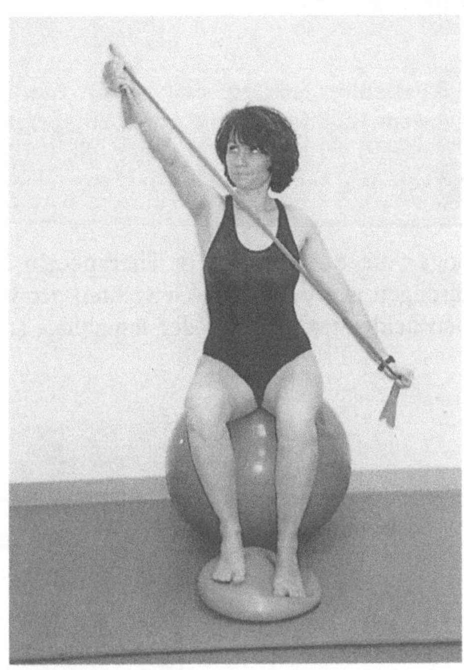

Abb. 8.10. Sitz auf dem Ball mit 2 Ballkissen unter den Füßen. Beide hochgestreckten Arme ziehen ein Thera-Band auseinander. Der Patient übt Propriozeption,
Kraft und Gleichgewicht

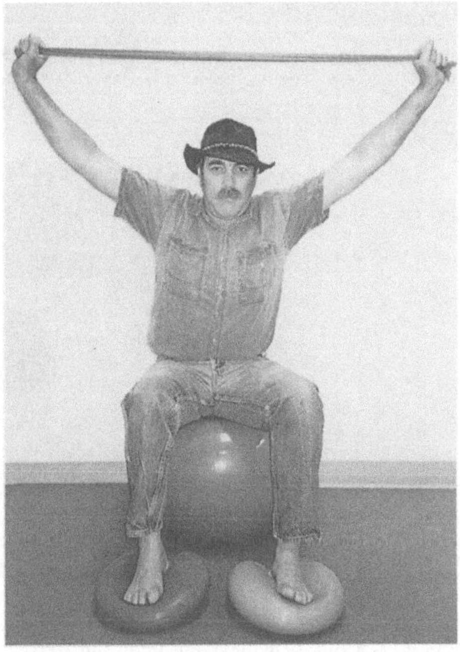

8.4 Hanteln

> **Wichtig** Patienten sollten erst dann Hanteln bei ihren Übungen einsetzen, wenn sie fähig sind, den entsprechenden Körperteil (z. B. Arm oder Arme) zu heben und gegen die Schwerkraft zu halten. Es ist sehr wichtig, daß keine zu schweren Hantelgewichte verwendet werden.

Sogar die durchtrainierte Therapeutin hatte bei den nachfolgenden Hantelübungen mit den 500-g-Gewichten große Probleme, besonders beim Hochheben beider Hanteln aus der Bauchlage (**Abb. 8.11 a**).

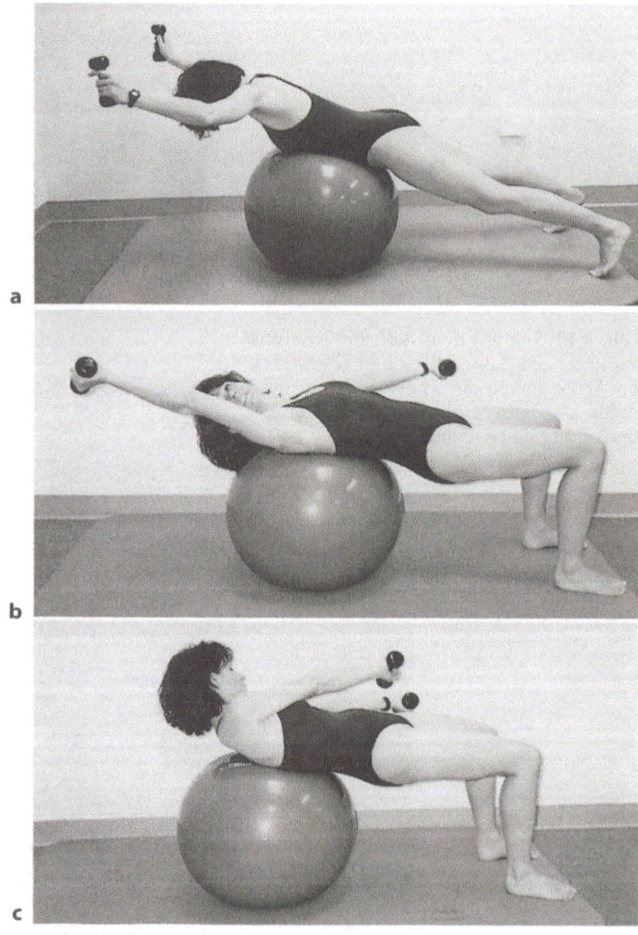

Abb. 8.11. a Aus Bauchlage auf dem Ball werden 500-g-Hanteln gegen die Schwerkraft gehoben. **b** In Rückenlage auf dem Ball werden diagonale Armmuster (mit Hanteln) ausgeführt. Der linke Arm ist in Extension, der rechte in Flexion, Abduktion und Außenrotation. **c** Aus Rückenlage auf dem Ball werden die Hanteln in einem ähnlichen Muster zur linken Seite bewegt

Die Übung wird in Bauchlage über dem Ball durchgeführt (**Abb. 8.11 a**). Die Unterstützungsfläche ist dreieckig, die Füße stehen weit auseinander. Der Patient sollte beide Arme in der mittleren Frontalebene hochhalten können, bevor die Hände mit Gewichten belastet werden. Die Anweisung, die Schulterblätter aktiv nach medial und kaudal zu ziehen, hilft bei der Stabilisierung des Schultergürtels.

Hanteln werden in Rückenlage auf dem Ball benutzt (**Abb. 8.11 b, c**). Die Unterstützungsfläche ist groß und die Arme bewegen sich in diagonalen Mustern. Der linke Arm ist in Extension, Adduktion und Innenrotation der Schulter stabilisiert, der rechte Arm bewegt sich aus Flexion, Abduktion und Außenrotation diagonal in Adduktion und Pronation zur linken Hüfte.

Die Übung kann auch so ausgeführt werden, daß ein Gewicht (500 g) zur Stabilisation eines Armes neben dem Rumpf gehalten wird, während der andere Arm sich in die Flexion, Abduktion und Außenrotation bewegt. Dieses Bewegungsmuster wurde von der propriozeptiven neuromuskulären Fazilitation übernommen (Knott u. Voss 1968; Buck et al. 1996).

Abb. 8.12 a–c. In Rückenlage auf dem Ball, beidseitiges Armmuster mit Hanteln. Die Bewegungsrichtung der Arme geht aus Flexion, Abduktion und Außenrotation in Extension, Adduktion und Innenrotation

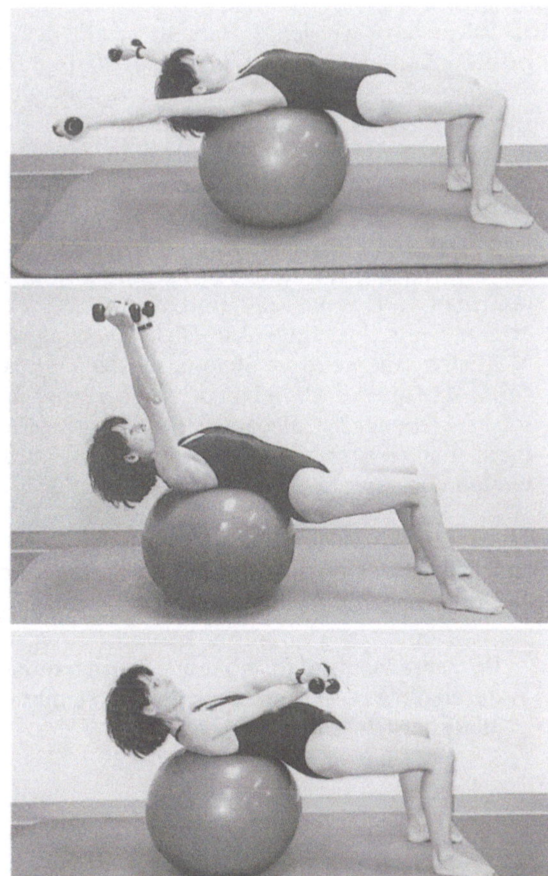

Um den Hebelarm zu verkürzen, können Ausweichbewegungen erfolgen. Dabei beugen sich die obere BWS und der Kopf, die Schultern werden hochgezogen, die Arme abduziert und die Ellbogen gebeugt. Um diese Ausweichbewegungen zu vermeiden, kann der Patient versuchen, die Gewichte mit einem kürzeren Hebelarm zu bewegen, z. B. mit supiniertem Unterarm, in der mittleren Frontalebene an den Rumpf adduzierten und gebeugten Oberarmen sowie zurückgezogenen Schultern. Wenn sich weiterhin Ausweichbewegungen einschleichen, müssen die Gewichte weggelassen werden. Ausweichbewegungen trainieren nicht die richtigen Muskeln. Sie sind leicht zu erkennen, weil die Bewegung unharmonisch wird.

Die Therapeutin sollte bedenken, daß beide Arme in einer offenen Bewegungskette in Spielfunktion arbeiten (s. Kap. 6). Die Aktivität der Muskeln ist vorwiegend auf der Oberseite des Armes und wechselt deshalb ununterbrochen von der Ausgangsstellung in **Abb. 8.11 a** bis zur Endstellung in **Abb. 8.11 b**. Der Rumpf muß sowohl das Gewicht des sich kontinuierlich verändernden Hebels des rechten Armes als auch das Gewicht des linken Armes stabilisieren. Die Muskulatur der Hüftstrecker ist gegen die Schwerkraft in Brückenaktivität innerviert.

In Rückenlage werden 2 Hanteln in einem diagonalen Muster aus der propriozeptiven neuromuskulären Fazilitation bewegt (**Abb. 8.12**). Ziel dieser Übung ist die Kräftigung der Bauch- und der vorderen Nackenmuskulatur, während das Becken und die untere BWS axial eingeordnet bleiben. In der Ausgangsstellung sind beide Arme in der mittleren Frontalebene in Flexion, leichter Abduktion und Außenrotation über den Kopf angehoben. Die Unterarme sind in Supination, der Kopf ist zur rechten Hand gewendet.

Die Arme bewegen sich dann in etwa 90° Flexion der Schultern, bevor sie die Endstellung mit adduzierten, innenrotierten Armen und pronierten Unterarmen erreichen. Kopf und obere BWS bewegen sich in Beugung. Dies erklärt die geringfügige Ausweichbewegung in **Abb. 8.12 c**.

Anstatt eine neutrale Stellung in der LWS zu halten, wird diese extendiert (**Abb. 8.12 c**). Der Unterbauch ist eher verlängert als verkürzt. Der Kopf ist stärker gebeugt als die obere BWS. Im großen und ganzen sieht die Bewegung nicht harmonisch aus. Die Übung muß so auf die Fähigkeit des Patienten abgestimmt sein, daß sie korrekt ausgeführt werden kann.

Natürlich gibt es noch viele weitere Übungen, die ein Patient mit Hanteln sitzend oder liegend, in Rücken- oder Bauchlage auf dem Ball ausführen kann.

Um herauszufinden, ob eine Übung ohne Risiko von einem Patienten durchgeführt werden kann, probiert man sie am besten selbst aus und analysiert die Muskelaktivität.

8.5 Der Ball als Hilfsmittel in der Manuellen Therapie

Therapeutinnen, die in der Manuellen Therapie ausgebildet sind, wissen, wie schwierig es ist, die richtige Ausgangsstellung zu finden, um Traktion oder Kompression im richtigen Maß auszuüben.

Zahlreiche Techniken werden empfohlen (Cyriax 1982; Greenman 1989; Kaltenborn 1989; Maitland 1994, 1992; Frisch 1995; Lewit 1992), die alle die Mobilisation der verspannten Strukturen eines in seiner Bewegung eingeschränkten Gelenkes zum Ziel haben. Manche Manualtherapeuten benutzen einen Gurt, um einen Körperabschnitt zu fixieren (Kaltenborn 1989).

Eine Schwierigkeit, mit der sich Therapeutinnen häufig konfrontiert sehen, ist die Diskrepanz zwischen den Körperproportionen des Patienten und den eigenen, wenn z. B. eine kleine Therapeutin einen großen Patienten behandelt, der Mobilisation, Traktion oder Kompression eines Gelenkes benötigt.

In solchen Fällen bietet die Verwendung des Balles folgende Vorteile:
- Die Therapeutin kann auf dem Ball sitzen.
- Der Ball kann das Gewicht des Körpers oder von Körperteilen des Patienten abnehmen.
- Der Patient kann mit Hilfe des Balles seine Wirbelsäule selbst strecken.

> **Wichtig**
>
> **Während der Patient in Rücken- oder Bauchlage auf der Behandlungsbank oder auf dem Boden liegt, sitzt die Therapeutin auf einem Ball mit einem Durchmesser von 55 oder 65 cm (abhängig von der Beinlänge des Patienten und der Beweglichkeit der Therapeutin). Die Therapeutin sollte ungefähr in Kniehöhe des Patienten sitzen und dessen Bein auf ihren Oberschenkeln lagern.**

Die folgenden Beispiele sollen als Anregung dienen, den Ball in der Manuellen Therapie einzusetzen.

Verschiedene Ausgangsstellungen sind möglich:
- Die Therapeutin kann einen Fuß neben dem Rumpf des Patienten und den anderen Fuß im rechten Winkel unter die Knie oder die Unterschenkel des Patienten stellen.

> **Beispiel**
>
> Die Therapeutin kann sich in mindestens 4 Richtungen bewegen (**Abb. 8.13**), während der Patient beide Beine in Flexion und Rotation zieht. Die Hände der Therapeutin sind frei für Mobilisation, Kompression und Traktion, weil das Gewicht der Beine auf ihren Oberschenkeln ruht (diese Ausgangsstellung ist auch praktisch für PNF-Muster der unteren Extremität).

- Als weitere Möglichkeit bietet sich an, daß die Therapeutin auf einem größeren Ball sitzt, wobei sie das eine Bein in Hüfte und Knie etwa $90°$ gebeugt vor den Ball stellt und das andere in der Hüfte gestreckte Bein mit dem Fuß hinter dem Ball abstützt. Diese Stellung ist praktisch, wenn die Therapeutin das Sprunggelenk des Patienten in Dorsalflexion mobilisieren möchte und sie zu diesem Zweck den Fuß an der Seite des Balles abstützt (**Abb. 8.14**).

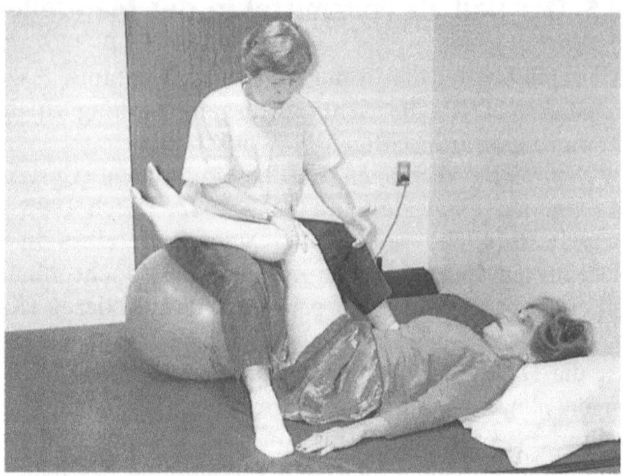

Abb. 8.13. Wenn die Beine des Patienten auf dem Oberschenkel der Therapeutin liegen, hat diese ihre Hände für Übungen und Mobilisation frei. Diese Ausgangsstellung gibt der Therapeutin Bewegungsfreiheit in mindestens vier Richtungen

Abb. 8.14. Demonstration des Dorsalgleitens des linken Talus des Patienten, um die Dorsalflexion des Sprunggelenks zu verbessern

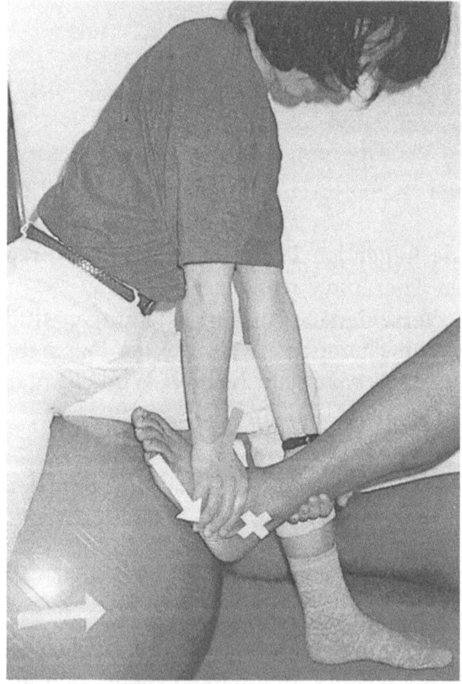

Die Therapeutin mobilisiert den Talus des linken Fußes, indem sie mit ihrer rechten Hand Druck in dorsaler Richtung ausübt (**Abb. 8.14**).

- **Die Therapeutin sitzt auf dem Ball in Höhe der Füße, der Knie oder der Hüften des Patienten.**

Die Hände der Therapeutin sind frei, um am Knie Traktionen, kombiniert mit Rotationen, auszuführen (**Abb. 8.15 a**).

Die Therapeutin demonstriert an einem auf dem Bauch liegenden Patienten Kompression und Rotation der ca. 90° gebeugten Knie (**Abb. 8.15 b**). Diese Mobilisation kann angezeigt sein, wenn Flexion, Extension oder Rotation des Knies eingeschränkt sind.

An einem Patienten in Rückenlage mobilisiert die Therapeutin die Tibia oder Fibula in dorsaler Richtung (**Abb. 8.15 c**). Die Unterschenkel des Patienten ruhen bequem auf den Oberschenkeln der Therapeutin. Diese Mobilisation kann ebenfalls bei Patienten mit eingeschränkter Flexion oder Extension der Knie sowie bei mangelhafter Dorsalflexion des Sprunggelenkes sinnvoll sein. Die Therapeutin kann diese Stellung auch für ventrales und dorsales Gleiten des Femurs im Hüftgelenk einsetzen.

Die Therapeutin umschlingt mit ihren Armen den Unterschenkel des Patienten unterhalb des Knies, so daß die Hände ihren jeweils anderen Unterarm umfassen (**Abb. 8.15 d**). Wenn sie nun ihre an den Oberschenkeln stabilisierten Ellbogen als Drehpunkt benutzt, kann sie Traktion im Hüftgelenk des Patienten ausüben. Eine leichte anteriore Bewegung der Tibia im Kniegelenk ist hierbei auch möglich, obwohl der Femur im Kniegelenk nicht stabilisiert ist.

Wenn der Femur stabilisiert wird, können die in **Abb. 8.15 c** und **d** gezeigten Positionen eingesetzt werden, um die Lockerheit der Kreuzbänder im Kniegelenk zu testen. Die Therapeutin kann auch beide Beine des Patienten auf ihren Oberschenkeln lagern und mit ihren Armen die Unterschenkel umfassen. So ist es ihr möglich, mit ihren Ellbogen Zug auf die Lendenwirbelsäule auszuüben. Für intensiven manuellen Zug stemmt die Therapeutin beide Füße gegen den Boden, während sie mit ihren Armen die Beine des Patienten festhält.

Die Therapeutin sitzt auf dem Ball und lagert beide Beine des Patienten auf ihren Oberschenkeln (**Abb. 8.16 a**). Diese Position eignet sich für Kompression oder dorsales Gleiten des Femur im etwa 80° gebeugten Hüftgelenk.

Die Therapeutin demonstriert Traktion des Hüft- und Kniegelenkes (**Abb. 8.16 b**), der Patient befindet sich in Rückenlage. Wenn sich die Therapeutin mit ihren Füßen vom Patienten wegstößt, rollt der Ball nach kaudal. Diese Traktion kann hilfreich sein bei eingeschränkter Flexion und Extension des Knie- oder Hüftgelenkes oder bei einseitigen Problemen der LWS und des Iliosakralgelenkes.

Die Hände der Therapeutin umfassen den Oberschenkel des auf dem Bauch liegenden Patienten (**Abb. 8.16 c**), so daß nur minimale Traktion im Kniegelenk stattfinden kann. Der Fuß des Patienten ruht auf dem Oberschenkel der Therapeutin. Wiederum übt die Therapeutin Traktion mit Hilfe des Balles aus, diesesmal im Hüftgelenk des Patienten. Mit dieser Traktion kann sich die Beweglichkeit des Hüftgelenkes verbessern.

Der Patient sitzt im Schneidersitz auf dem Boden (**Abb. 8.17**) oder auf einer Behandlungsbank, die Therapeutin dem Patienten zugewendet auf dem Ball und mobilisiert die rechte Schulter.

Während die Therapeutin mit ihrer linken Hand das rechte Schulterblatt des Patienten stabilisiert (**Abb. 8.17 a**), übt sie mit der rechten Hand Druck aus, um mit dem Humeruskopf eine Gleitbewegung in dorsaler Richtung auszuführen. Der rechte Arm des Patienten ruht auf dem Oberschenkel der Therapeutin, so daß sie das Gewicht des Armes nicht heben muß.

Die Therapeutin demonstriert kaudales Gleiten des Humeruskopfes am Patienten (**Abb. 8.17 b**), kombiniert mit Rotation nach anterior. Wiederum stabilisiert die linke Hand der Therapeutin das Schulterblatt, während die rechte Hand den rechten Oberarm bewegt. Beide Mobilisationen können die Beweglichkeit eines versteiften Schultergelenkes verbessern.

Die Therapeutin kann in der gleichen Stellung (s. **Abb. 8.17 b**) oder auch hinter dem Patienten kniend, eine Hand auf das Schulterblatt und die andere auf die vordere Seite des Oberarmes des Patienten legen und die Schulter mobilisieren. Dessen Unterarm liegt dabei auf einem kleinen Ball (45 cm). Neben dem Patienten auf einem Ball sitzend, kann sie mit den Füßen den Ball wegdrücken, während sie mit ihren Händen das Schulterblatt stabilisiert oder in Richtung WS bewegt. Den auf ihren Oberschenkeln liegenden Arm des Patienten bewegt sie in die Rollrichtung des Balles. Daraus resultiert eine widerlagernde Aktivität mit Zug in Abduktion des Humeruskopfes im Humeroskapulargelenk. Eine Ausweichbewegung des Schulterblattes wird dadurch verhindert.

Die gleiche Stellung gibt der Therapeutin freie Hände für Weichteilmobilisation auf der vorderen und hinteren Seite des Schultergelenkes und erlaubt gleichzeitige Mobilisation des Humeroskapulargelenkes durch Ab- und Adduktionsbewegungen des Humerus in der Frontalebene.

Zahlreiche Möglichkeiten bieten sich an, um mit dem Ball die Mobilisation der Wirbelsäule zu erleichtern. Bei einigen wird der Ball mit der Hartschaumstoffrolle kombiniert. Beispiele können an vielen Stellen in diesem Buch gefunden werden; einige werden im folgenden vorgestellt.

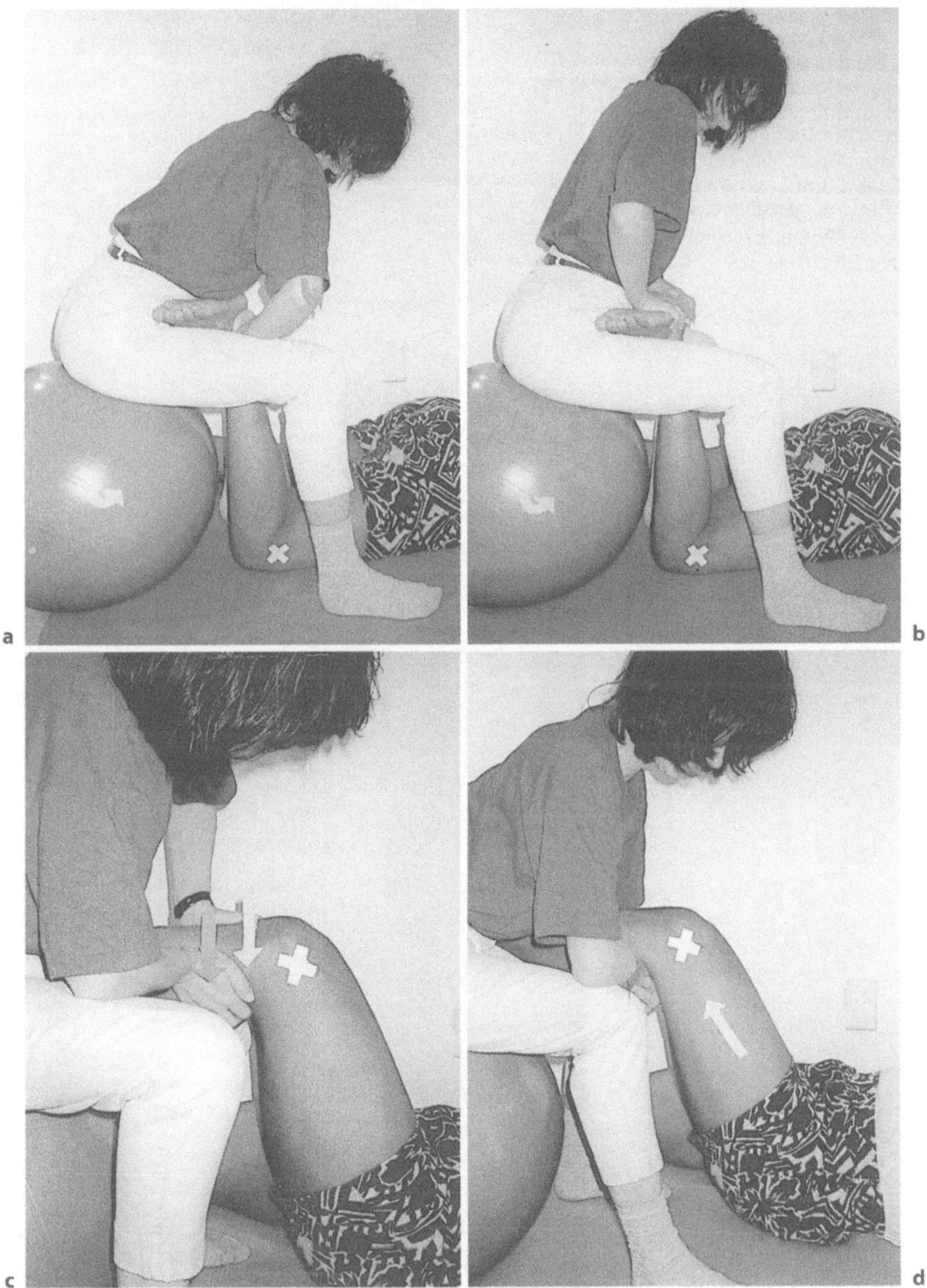

Abb. 8.15. a Die Therapeutin hat ihre Hände frei für Zug und Rotation des Kniegelenkes. **b** Die Therapeutin führt Kompression und Rotation des Kniegelenkes aus. **c** Die Therapeutin mobilisiert die Fibula nach dorsal. **d** Während die Arme der Therapeutin die Unterschenkel des Patienten umfassen, benützt sie ihre Ellbogen als Drehpunkt, um im Hüftgelenk Zug auszuführen

Abb. 8.16. a Die Therapeutin demonstriert Kompression und Dorsalgleiten des Femur im Hüftgelenk. **b** Wenn der Patient auf dem Rücken liegt, kann im Knie- und Hüftgelenk Traktion ausgeführt werden. **c** Die Hand der Therapeutin umfaßt den Oberschenkel, um Traktion im Hüftgelenk auszuüben, wobei der Patient auf dem Bauch liegt

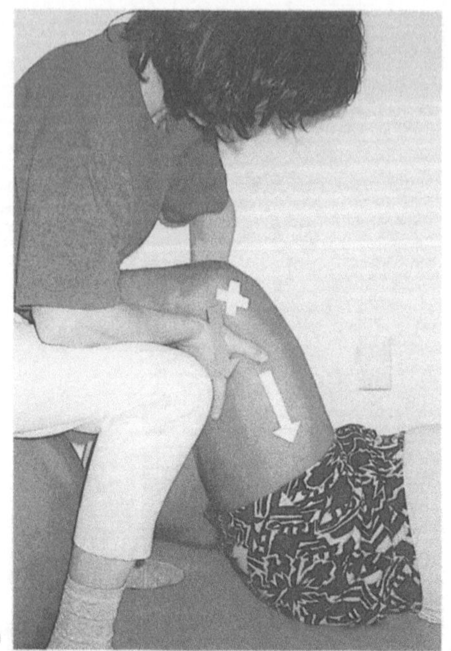

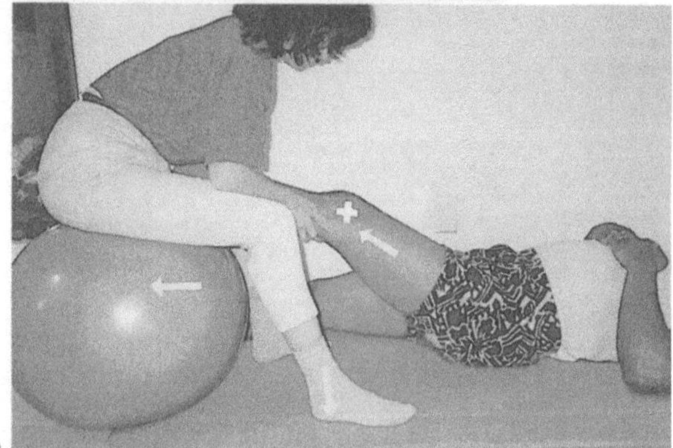

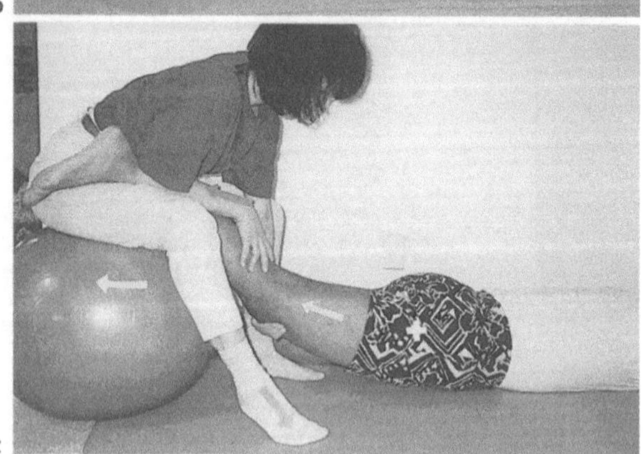

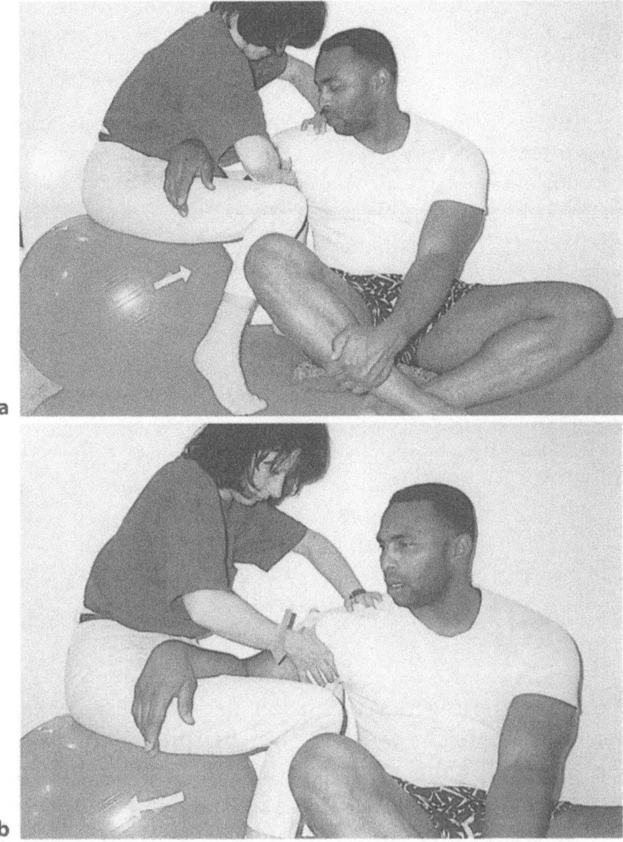

Abb. 8.17. a Die Therapeutin sitzt seitlich zum Patienten auf dem Ball. Während sie mit der linken Hand das Schulterblatt stabilisiert, führt die rechte Hand Dorsalgleiten des Humeruskopfes aus. **b** Die Therapeutin zeigt Kaudalgleiten des Humeruskopfes kombiniert mit Rotation nach vorne

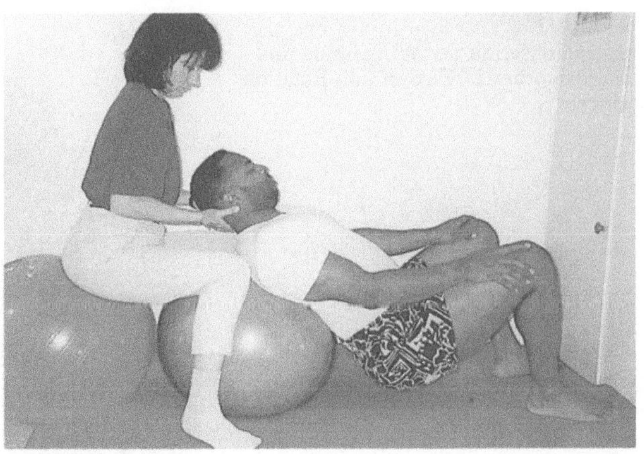

Abb. 8.18. Die Therapeutin stabilisiert den Nacken des Patienten, während dieser den Ball rollt, um die Wirbelsäule zu strecken

Die Therapeutin stabilisiert Kopf und die obere HWS des Patienten (**Abb. 8.18**), der sein Gesäß zu den Fersen zieht, und auf diese Weise seine zervikale Wirbelsäule streckt. Da der Ball den Rücken stützt, wird die Traktionsbewegung erleichtert. Hier muß erwähnt werden, daß manche Therapeutinnen Schwierigkeiten haben, sich selbst auf dem Ball zu stabilisieren. In diesem Fall ist es besser, wenn sich die Therapeutin hinter dem Patienten auf einem oder auf beiden Knien abstützt.

In **Abb. 8.19** demonstriert die Therapeutin an sich selbst, wie Mobilisation der rechten Lateralflexion und Rotation der BWS und des Brustkorbes selbst geübt werden können.

In **Abb. 8.20** zeigt die Therapeutin Mobilisation der linken Lateralflexion der Brustwirbelsäule, kombiniert mit Weichteilmobilisation der rechten Seite. Diese Behandlung ist am einfachsten auf der Physio-Roll, weil diese nicht seitwärts wegrollen kann. Auf der Abbildung wird mit einer halbierten Hartschaumstoffrolle verhindert, daß der Ball wegrollt. Wenn die Übung ohne die Hilfe einer anderen Person ausgeführt wird, kann zusätzlich die Wand benutzt werden, um den Ball am Wegrollen zu hindern.

Ein Patient mit eingeschränkter Beweglichkeit der Rückenextension lagert seine Unterschenkel auf dem Ball (**Abb. 8.21**). In dieser Stellung kann der Patient seinen Rücken über eine Hartschaumstoffrolle strecken. Die Rolle kann nacheinander unter verschiedene Abschnitte des Rückens gelegt werden.

Die Mobilisierung der Extension der Wirbelsäule kann auf die verschiedensten Arten erreicht werden. Drei Beispiele dafür werden weiter unten gegeben: Der Ball kann zwischen den Rücken des stehenden Patienten und eine Wand gelegt werden (s. **Abb. 12.1 h**), die Therapeutin kann hinter dem Patienten sitzen, wie in der Übung „Die Möwe" (s. **Abb. 9.6, 11.27 b, c** und **13.21**), oder der Patient kann in Bauchlage über dem Ball liegen, wie in der Übung „Die Galionsfigur" (s. **Abb. 9.18**; Klein-Vogelbach 1990, 1992).

Abb. 8.19. Die Therapeutin demonstriert Selbstmobilisation der Wirbelsäule und des Brustkorbes in Flexion und Rotation nach rechts

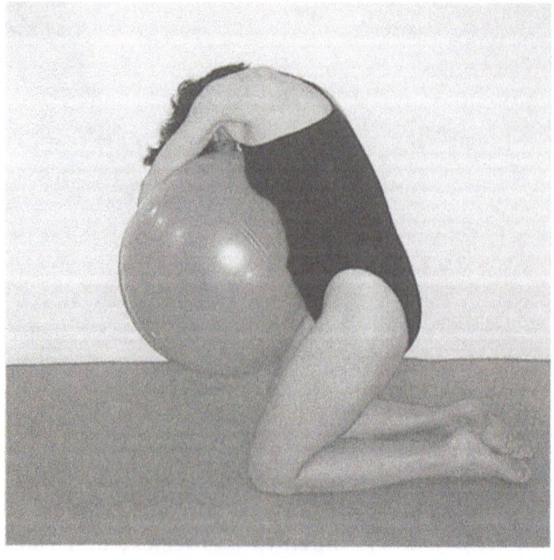

Abb. 8.20. Demonstration der linken Lateralflexion der BWS, kombiniert mit Weichteilmobilisation der rechten Seite

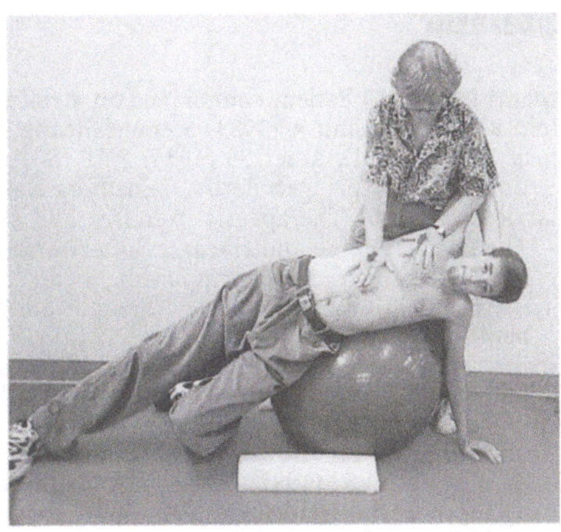

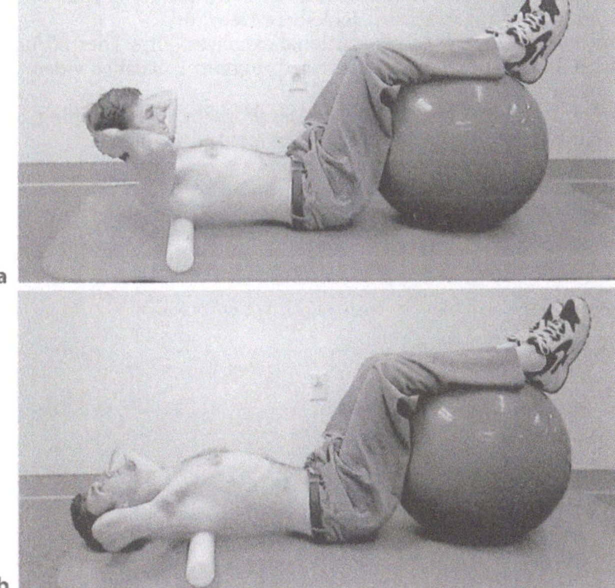

Abb. 8.21 a, b. Selbstmobilisation der Flexion und Extension der BWS mit Hilfe der Hartschaumstoffrolle und des Balles

> **Wichtig**
>
> Hinter allen diesen Beispielen, bei denen der Ball für die Mobilisation verwendet wird, stehen immer die gleichen Überlegungen:
> - Der Ball hilft dem Patienten, sich selbst zu mobilisieren.
> - Er hilft der Therapeutin, Bewegungen zu erleichtern und ihre Hände frei zu machen.
> - Er verringert das Gewicht von Körperteilen, die andernfalls gehoben werden müßten.

Literatur

Adams RC (1995) Patient compliance on a roll with foam. Adv Phys Ther 6:20–21
Bold RM, Grossmann A (1983) Stemmführung nach R. Brunkow. Enke, Stuttgart
Buck M, Beckers D, Adler SS (1996) PNF in der Praxis, 3. Aufl. (Rehabilitation und Prävention, Bd 22). Springer, Berlin Heidelberg New York
Carrière B (1996) Therapeutic exercises and self-correction programs. In: Flynn TW (ed) The thoracic spine and ribcage. Butterworth-Heinemann, Newton, pp 287–307
Cyriax J (1982) Textbook of orthopaedic medicine, 8th edn. Baillière Tindall & Cassell, London
Frisch H (1995) Programmierte Therapie am Bewegungsapparat. Springer, Berlin Heidelberg New York
Greenman PE (1989) Principles of manual medicine. William & Wilkins, Baltimore
Kaltenborn FM (1989) Manual mobilization of the extremity joints, 4th edn. Norlis, Oslo
Klein-Vogelbach S (1990) Ballgymnastik zur funktionellen Bewegungslehre, 3. Aufl. (Rehabilitation und Prävention, Bd 12). Springer, Berlin Heidelberg New York
Klein-Vogelbach S (1992) Funktionelle Bewegungslehre: Ballgymnastik, Videokassette. Springer, Berlin Heidelberg New York
Knott M, Voss DE (1968) Proprioceptive neuromuscular facilitation patterns and techniques. Harper & Row, New York
Lewit K (1992) Manuelle Medizin, 6th edn. Urban und Schwarzenberg, München
Maitland GD (1992) Peripheral manipulation, 3rd edn. Butterworth-Heinemann. Oxford
Maitland GD (1994) Manipulation der Wirbelsäule, 2. Aufl. (Rehabilitation und Prävention, Bd 24). Springer, Berlin Heidelberg New York
Parker I (1992) Beyond conventional exercises. Phys Ther Forum 7:4–7
Parker I (1993) Functional exercise program. I. Balance video. Ilana Parker Physical Therapy Service, San Francisco
Parker I (1995) Functional exercise program. II. Stretching and self mobilization Video. Ilana Parker Physical Therapy Service, San Francisco

9 Beschreibung der Übungen

Die meisten der in diesem Kapitel beschriebenen Übungen wurden von Klein-Vogelbach (1990a) entwickelt und beruhen auf ihrem Konzept der „Funktionellen Bewegungslehre" (Klein-Vogelbach 1990b). Von Klein-Vogelbach liegen sowohl eine gründliche Analyse und detaillierte Beschreibung jeder einzelnen Übung (1990b) als auch ein Videoband (Klein-Vogelbach 1992) vor.

Auf den ersten Blick mögen die Übungen von Klein-Vogelbach für Patienten mit einem medizinischen Problem zu schwierig erscheinen. Meistens entstehen jedoch Schwierigkeiten nur dort, wo die Therapeutin die Übungen und ihre Zielsetzung nicht gut genug versteht und sie deshalb nicht dem Zustand des einzelnen Patienten anpassen kann. Alle Übungen von Klein-Vogelbach sollten als *Modelle* betrachtet werden, *die individuell angepaßt werden müssen*. Die nachfolgenden Beschreibungen sollen den Leser mit den Originalübungen von Klein-Vogelbach vertraut machen. Sie betonen die wichtigen Aspekte dieser Übungen und geben zusätzliche und weiterführende Erklärungen (Carrière 1993).

Einige der Übungen wurden von der Autorin bei der praktischen Arbeit mit Patienten im Krankenhaus entwickelt: „Streck' mich" (Kap. 9.5), „Möwe" (Kap. 9.6), „Auf den Händen gehen" (Kap. 9.16), „Stoß' mich – zieh' mich" (Kap. 9.17), „Rock'n' Roll" (Kap. 9.24), und „Beweg' mein Bein" (Kap. 9.25).

Wie bei allen anderen Ballübungen gelten für die Übungen in diesem Kapitel die gleichen grundlegenden Überlegungen, die in den Kap. 4–7 bereits beschrieben wurden. Um das bestmögliche Ergebnis nach den Ballübungen zu erreichen, sollte im Anschluß daran eine Funktion ohne Ball geübt werden.

LERNZIELE

Nach der Lektüre dieses Kapitels kann der Leser geeignete Übungen auswählen für:

- die Stabilisation der Wirbelsäule;
- die Mobilisation der Wirbelsäule;
- das Haltungstraining;
- das Bauchmuskeltraining;
- die Mobilisation und Stabilisation der Hüfte;
- die Vorbereitung des Gehens;
- das Beinachsentraining;
- die reaktiven Schritte;
- das Bodenbeckentraining.

Ballübungen nach dem Konzept der Funktionellen Bewegungslehre sind entweder standortkonstant, wenn der Ball und der Patient die Unterstützungsfläche völlig oder annähernd beibehalten, oder sie sind standortverändernd, wenn sowohl der Ball als auch der Patient am Ende der Übung eine neue Unterstützungsfläche einnehmen.

Standortkonstant: Beispiele sind „Die Waage" (s. Kap. 9.2), bei der man sich auf dem Ball sitzend rückwärts und vorwärts neigt, oder die Übung „Die Schaukel" (s. Kap. 9.10), bei der man auf dem Bauch über dem Ball liegend das Gewicht von den Händen zu den Füßen verlagert. Es handelt sich hierbei um standortkonstante Übungen, auch wenn sich der Körperschwerpunkt dabei im Raum bewegen kann (bei einer „reinen" standortkonstanten Übung müßte der Körperschwerpunkt am Ort bleiben).

Standortverändernd: Zu Beginn der Übung „Der Seeigel" (s. Kap. 9.14) sitzt der Patient auf seinen Fersen auf dem Boden, am Ende kauert er auf dem Ball und stützt sich mit seinen Händen auf dem Boden ab. Die Unterstützungsfläche hat sich verändert.

In den folgenden Beispielen wird zunächst das *Übungsziel* und die *Ballgröße* definiert. Anschließend erfolgt eine Beschreibung der *Ausgangsstellung*, der *Primärbewegung* und der *Reaktion*. Die *Primärbewegung* ist die Initialbewegung, mit welcher die Übung eingeleitet wird. Sie kann langsam oder schnell sein (s. auch Kap. 6). Auf die Actio folgt die *Reaktion* als spontane Reaktion des Patienten, die ihm hilft, sein Gleichgewicht wiederzufinden und nicht vom Ball herunterzufallen. Manchmal muß der Patient eine neue Unterstützungsfläche finden. Als nächstes werden die Bedingungen beschrieben. Die Bedingungen dienen der Differenzierung des Bewegungsablaufes und sind für eine korrekte Ausführung der Übung wichtig, z. B. Tempo, Rollrichtung oder Angaben über einzuhaltende Körperabstände. Der Abschnitt *Tempo* wird separat aufgelistet, er gibt der Therapeutin einen Anhaltspunkt, mit welcher Geschwindigkeit die Übung durchgeführt werden sollte. Unter *Vorsichtsmaßnahmen und Bemerkungen* werden schließlich Hinweise für die Therapeutin gegeben, welche es ihr im Einzelfall erleichtern sollen, dem Patienten eine optimale Anleitung zu geben.

Die Therapeutin sollte mögliche Kontraindikationen kennen und ihren gesunden Menschenverstand benutzen, um zu verhindern, daß der Patient fällt oder sich verletzt. Unter keinen Umständen dürfen diese Übungen irgendwelche Schmerzen verursachen.

Die folgenden Übungen beginnen mit dem Sitz auf dem Ball. „Der Cowboy" ist eine gute Übung für den Anfang und hilft dem Patienten, sich mit dem Ball vertraut zu machen.

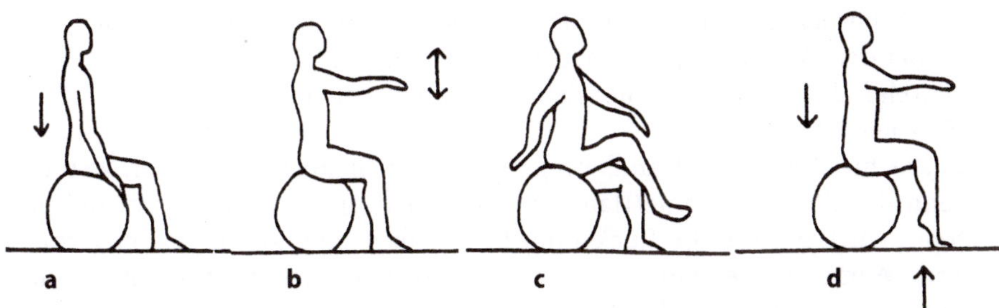

Abb. 9.1 a–d. „Der Cowboy"

9.1 „Der Cowboy"

Standortkonstante Übung (**Abb. 9.1**).

Übungsziele.
- Trainieren einer guten, aufrechten und ökonomischen Haltung,
- Kräftigen von Quadrizeps- und Wadenmuskulatur,
- Vorbereiten des Patienten für das Gehen,
- Üben des asymmetrischen Armschwungs,
- Vorübung für die Beckenbodenübung „Kick und Kick" (s. **Abb. 14.11**).

Ballgröße. Der Durchmesser des Balles sollte etwas größer sein als der Abstand Knie – Boden. Meistens genügt ein Durchmesser von 55 oder 65 cm. Der Durchmesser muß größer sein, wenn der Patient Schwierigkeiten hat, mit einem Winkel von ca. 90° in Hüft-, Knie- und Fußgelenken zu sitzen.

Ausgangsstellung. Aufrechter Sitz auf dem Ball mit beiden Füßen auf dem Boden. Hüft-, Knie- und Fußgelenke in 90° Flexion. Knie und Füße stehen hüftbreit auseinander. Das Gewicht liegt zentrisch auf dem Ball (s. **Abb. 9.1**).

Primärbewegung. Als Primärbewegung drückt sich der Patient mit den Füßen vom Boden ab.

Reaktion. Die Quadrizepsmuskulatur wird aktiviert, der Rumpf bewegt sich auf und ab hüpfend in der Senkrechten. Der Körper muß dieser Beschleunigung entgegenwirken.

Bedingungen. Der Abstand zwischen Symphyse und Incisura jugularis sollte sich während des Hüpfens nicht verändern.

Tempo. 120 Hüpfer pro Minute sind ideal, um eine gute dynamische Stabilisation der Wirbelsäule im normalen Gangtempo zu erreichen.

Vorsichtsmaßnahmen, Bemerkungen.
- Ein unsicherer Patient kann auf einem etwas größeren Ball oder auf einer Physio-Roll beginnen.
- Während der Ball vom Körper zusammengedrückt wird, darf die Ausatmung nicht blockiert werden.
- Hyperaktivität der Bauchmuskulatur kann die Atmung behindern.

- Aus Sicherheitsgründen sollte der Patient die Füße am Boden lassen, außer bei der Variante mit den abgehobenen Fersen.
- Während des Hüpfens sollte sich der Patient nicht vorwärts oder rückwärts neigen.
- Senkrechte Arm- und Handbewegungen können hinzugenommen werden. Wenn der Stoß der Arme/Hände primär nach unten gerichtet ist und gestoppt wird, müssen die Rückenmuskeln reaktiv eine Rumpfflexion verhindern. Wenn die Betonung der Arme/Händebewegung nach oben ist und begrenzt wird, müssen die Bauchmuskeln die Rückenstreckung verhindern (**Abb. 9.1 b**).
- Der Patient kann die Schultern heben und fallenlassen, um die Stabilisation der Wirbelsäule zu stimulieren. Der Schultergürtel muß auf den stabilisierten Rumpf „fallen". Dies kann auch durch die Therapeutin ausgeführt werden, indem sie den Schultergürtel passiv anhebt und ihn dann auf den Rumpf des Patienten „fallen" läßt.
- Die Therapeutin kann mit sanftem Druck auf den Kopf oder das Sternum und C 7 die aufrechte Haltung der Wirbelsäule stimulieren.
- Der Patient kann an Ort und Stelle Schritte üben und dabei zusätzlich denjenigen Arm vorschwingen, der entgegengesetzt ist zu dem Bein, das den Schritt macht (**Abb. 9.1 c**).
- Die Gastrocnemius- und Soleusmuskulatur kann konzentrisch stimuliert werden, indem das Hüpfen durch energisches Abheben der Fersen ausgelöst wird. Die Muskelaktivität ist exzentrisch, wenn die angehobenen Fersen kräftig nach unten bewegt werden und die Bewegung, kurz bevor die Fersen den Boden berühren, gestoppt wird (**Abb. 9.1 d**).
- Um einen taktilen Reiz für die axiale Beinstellung zu geben, können Münzen auf den Boden unter einen oder beide Füße des Patienten geklebt werden. Sie erinnern ihn an den korrekten Fuß/Bodenkontakt.
- Mobilisation des Schultergelenkes in Richtung kranial/kaudal ist möglich, wenn die Therapeutin den in 0-Stellung hängenden Arm am Oberarm leicht anhebt und stabilisiert. Während der Patient auf dem Ball hüpft, bewegt er seinen Rumpf in senkrechter Richtung gegen den stabilisierten Arm.
- Die Übung kann für die Kräftigung der Muskulatur des Beckenbodens modifiziert werden (s. „Kick und Kick", Kap. 14.11).

Beispiele.
- Eine Patientin mit Multipler Sklerose übt nicht nur die Stabilisation des Rumpfes und die axiale Einordnung, sondern trainiert auch ihre unteren Extremitäten und ihr Gleichgewicht (s. **Abb. 7.23**).
- Ein Junge mit muskulärer Dystrophie kräftigt seine unteren Extremitäten, während er in guter axialer Einordnung auf dem Ball hüpft (s. **Abb. 7.19 b**).
- Ein Patient mit propriozeptiven Defiziten als Folge einer Kinderlähmung nützt die Ausgangsstellung des „Cowboy" für propriozeptives Training (s. **Abb. 7.25**).

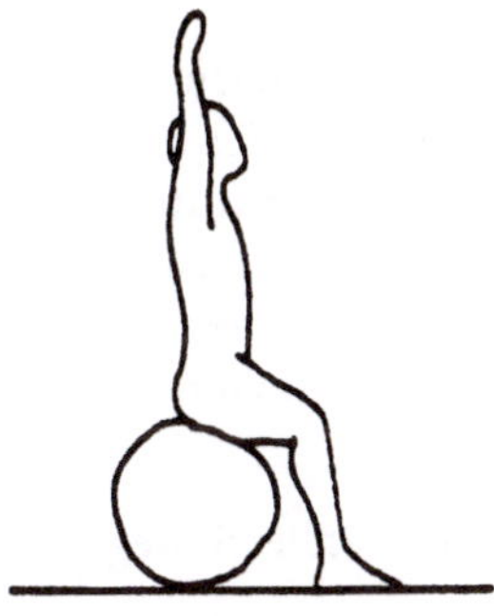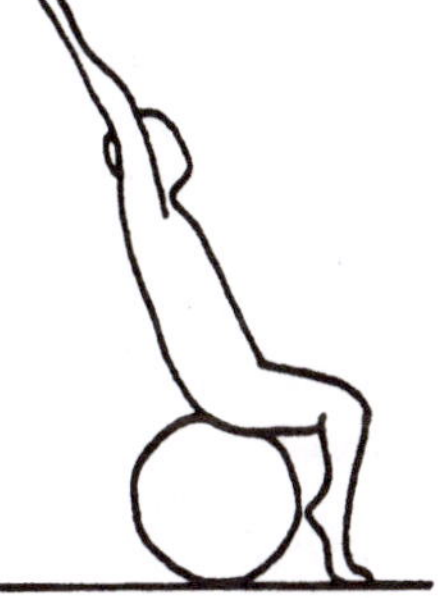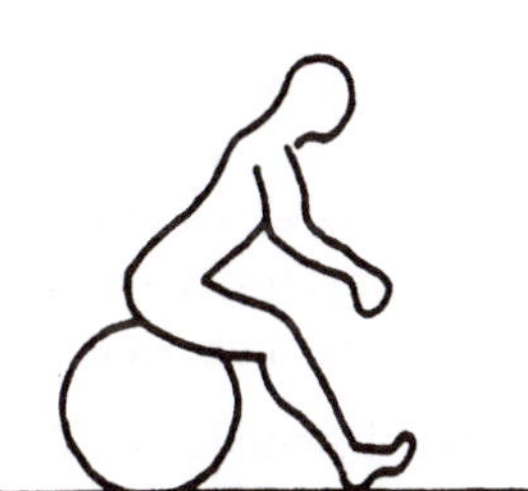

Abb. 9.2. „Die Waage"

9.2 „Die Waage"

Standortkonstante Übung mit minimaler Ortsveränderung des Balles (**Abb. 9.2**).

Übungsziele.
- Erlernen, den aufgerichteten Rumpf im Raum vorwärts und rückwärts zu neigen,
- Trainieren der ökonomischen Aktivität der Bauch- und Rückenmuskulatur, während der Rumpf stabilisiert wird,
- Üben des symmetrischen Armschwunges in der Sagittalebene,
- Stimulieren der korrekten Stellung der unteren Extremität mit gutem Abdruck der Zehen und Fersen.

Ballgröße. Gleiche Größe wie bei der Übung „Der Cowboy". Der Patient soll genügend Bewegungstoleranz in den Hüftgelenken haben, um die Ausgangsstellung bequem einnehmen zu können. Der Ball muß hart aufgeblasen sein, damit er leicht rollt.

Ausgangsstellung. Gleich wie bei der Übung „Der Cowboy", die Arme bilden ein Oval über dem Kopf in der mittleren Frontalebene.

Erste Primärbewegung. Der Ball rollt zu den Füßen, die Fersen werden abgehoben, um mehr Bewegung zuzulassen.

Erste Reaktion. Kopf, Rumpf und Arme sind in die Körperlängsachse eingeordnet und neigen sich nach hinten; die Bauchmuskulatur wird aktiviert.

Zweite Primärbewegung. Der Ball wird zurückgestoßen; die Fersen bleiben in Kontakt mit dem Boden; der Vorfuß wird abgehoben.

Zweite Reaktion. Kopf und Rumpf sind in die Körperlängsachse eingeordnet und neigen sich nach vorne, die Arme werden auf Schulterhöhe gesenkt. Bis zur aufrechten Haltung werden die Bauchmuskeln aktiviert. Bei Beginn der Vorwärtsneigung halten die aktivierten Rückenmuskeln den dynamisch stabilisierten Rumpf gegen die Schwerkraft.

Bedingungen.
- Während der ersten Primärbewegung, wenn sich der Rumpf nach hinten neigt, darf sich der Druck unter den Füßen nicht verstärken. Während der 2. Primärbewegung sollte sich der Druck unter den Füßen nur leicht steigern.
- Die Abstände Symphyse – Bauchnabel, Bauchnabel – Processus ensiformis und Processus ensiformis – Incisura jugularis dürfen sich nicht verändern, der Abstand der Spina iliaca anterior superior des Beckens zum Oberschenkel muß sich hingegen verändern.

Tempo. Ungefähr 40 Rollbewegungen pro Minute, wenn die erste Bewegung in der Brücke beginnt.

Vorsichtsmaßnahmen, Bemerkungen.
- Wenn ein Patient einen langen Oberkörper, schwere Arme und einen schweren Schultergürtel hat, kann es nötig werden, die Ausgangsstellung zu verändern. Der Patient sollte dann am Anfang etwas vor dem Großkreis des Balles sitzen, so daß sich eine bessere Gewichtsverteilung in bezug auf die Trennebene bei der Neigung nach hinten ergibt.
- Lange Unterschenkel ergeben einen längeren Rollweg des Balles nach hinten.
- Mit längeren Füßen ist der Rollweg vorwärts größer als mit kürzeren.
- Patienten mit sehr schwacher Bauchmuskulatur sollten ihre Arme auf die Oberschenkel legen.
- Eine gute Haltung wird stimuliert, wenn beide Hände auf den Kopf gelegt werden.
- Asymmetrische Armbewegung beschleunigt die Vor- und Rückwärtsbewegung.
- Asymmetrische diagonale Armbewegungen verstärken die Aktivität der M. obliquii abdomini, wenn sich der Arm nach oben und außen bewegt, während der Rumpf stabil bleibt.
- Die Primärbewegung kann auch hervorgerufen werden, indem sich der Rumpf (das Tentakel) nach hinten neigt. Das Bewegungstempo ist dann etwas schneller; als Reaktion rollt der Ball zu den Füßen.
- Die Rück- und Vorwärtsneigung des dynamisch stabilisierten Rumpfes kann zuerst im Sitz auf einer stabilen Fläche geübt werden.
- Die Übung kann für das Training der Beckenbodenmuskulatur angepaßt werden (s. **Abb. 14.9**).

Beispiele.
- Ein Patient soll lernen, seinen Rumpf aufrecht zu halten. Nachdem er die Übung „Der Cowboy" mit eingeordnetem Rumpf meistert, kann er die Übung „Die Waage" in Angriff nehmen, bei der die in sich stabilisierten Körperabschnitte Becken, Brustkorb und Kopf der Schwerkraft ausgesetzt sind.
- Ein Patient, der Schwierigkeiten hat, beim Gehen seine Beine axial eingeordnet zu bewegen, kann „Die Waage" üben. Visueller und taktiler Feedback erleichtert die korrekte Einordnung von Fuß, Unterschenkel und Oberschenkel. Punkte und Münzen können an den Stellen auf den Boden geklebt werden, an denen der Fuß den ersten und letzten Kontakt mit dem Boden haben soll. Außerdem kann der Patient vor einem Spiegel üben.

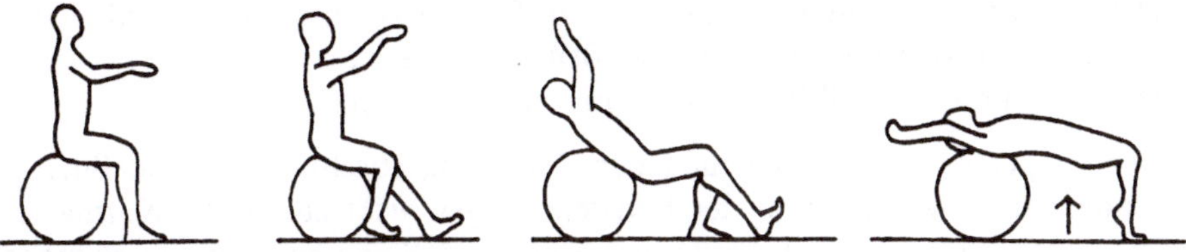

Abb. 9.3. „Das Bett des Fakirs"

9.3 „Das Bett des Fakirs"

Standortverändernde Übung (**Abb. 9.3**).
  Siehe auch Hinweis in Kap. 9.4.

Übungsziele.
- Ökonomisches Training der Bauch- und Rückenstreckermuskulatur,
- Schwäche der Bauchmuskulatur aufzeigen,
- dem Patienten beibringen, wie er den eingeordneten Rumpf und Kopf aus der vertikalen in die horizontale Position und zurück in die Ausgangsstellung neigen kann,
- reaktive Schritte ausführen,
- Üben der axialen Einstellung der unteren Extremität,
- Kräftigung und Stabilisierung der Muskulatur der Rückenstrecker in Brückenaktivität.

Ballgröße. Gleiche Größe wie für die Übungen „Der Cowboy" und „Die Waage". Mit einem etwas größeren Ball ist die Übung leichter.

Ausgangsstellung. Zentrischer Sitz auf dem Ball wie bei der Übung „Der Cowboy". Die Arme bilden in 90° Flexion ein Oval in der Transversalebene.

Erste Primärbewegung. Während sich der Kopf und der Rumpf nach hinten neigen, bewegen sich die Arme nach oben und hinten.

Erste Reaktion. Wenn der Ball zu rollen anfängt, ermöglichen (reaktive) Vorwärtsschritte weiteres Rollen des Balles. Je mehr der Ball nach kranial rollt, desto geringer wird die Belastung für die Bauchmuskulatur und desto stärker nimmt die Aktivität der Muskulatur der Hüft- und Rückenstrecker unter der Brücke zu.

Zweite Primärbewegung (Rückweg). Die Arme, die über dem Kopf gestreckt sind, leiten die Bewegung mit einem Schwung in Richtung ventral/kaudal ein, wobei sie den Rumpf mitbewegen.

Zweite Reaktion (Rückweg). Reaktive Schritte und Rumpfbewegung aus der Horizontalen zurück in die vertikale Stellung. Entsprechend der Rollbewegung des Balles nach kaudal nimmt die Aktivität der Rücken- und Hüftstrecker ab, und die Belastung der Bauchmuskulatur wird größer.

Bedingungen.
- Der Körperabstand zwischen der Symphyse und der Incisura jugularis bleibt unverändert, bis die Rückenlage erreicht ist.

- Der Abstand zwischen Symphyse und Processus ensiformis wird etwas länger, wenn sich die Hüften in der Brücke strecken.
- Die Füße und der Ball bewegen sich in einer geraden Linie.

Tempo. Ungefähr 4 Sekunden für jeden Bewegungsabschnitt, einschließlich 4 Sekunden, um die Hüften in der Endstellung gestreckt zu halten. Normalerweise macht ein Patient 4 Schritte, wenn er lange Beine hat, können es mehr sein.

Vorsichtsmaßnahmen, Bemerkungen.
- Ein sehr hart aufgepumpter Ball macht die Übung schwieriger.
- Die Übung kann nicht korrekt ausgeführt werden, wenn die Füße rutschen.
- Ein Patient mit einem langen Rumpf braucht länger, um die horizontale Stellung zu erreichen.
- Patienten mit breiten Hüften haben mehr Schwierigkeiten, das Becken in der Endstellung der ersten Primärbewegung zu stabilisieren.
- Patienten mit schwacher Bauchmuskulatur neigen dazu, die Bewegung in der Phase, in der die Muskeln am schwächsten sind, zu beschleunigen. Die Therapeutin sollte dann vor allem in dieser Bewegungsphase üben lassen.
- Die Unterstützungsfläche kann verkleinert werden, wenn der Patient in der Endstellung der ersten Primärbewegung die Fersen abhebt. Dadurch wird die Übung schwieriger.
- Unsichere Patienten können zuerst auf einer Physio-Roll üben.
- Während der Übung können die Arme in einer sagittalen Ebene bewegt werden. Auf diese Weise muß der Rumpf noch mehr stabilisieren.

Beispiele.
- Ein Patient, der bei den Übungen „Der Cowboy" und „Die Waage" die Rumpfstabilität halten kann, kann zur Übung „Das Bett des Fakirs" übergehen (s. **Abb. 8.12**, hier werden Hanteln benutzt).
- Für einen Patienten, der seine Füße und Beine während der Übung „Die Waage" axial eingeordnet halten kann, ist „Das Bett des Fakirs" eine Steigerung. Wenn er vor einem Spiegel übt, kann er seine Beine nur am Anfang der Übung sehen. Sobald er sich nach hinten neigt, muß er Schritte machen und die Füße, Unterschenkel und Oberschenkel, ohne sie zu sehen, eingeordnet halten.

9.4 „Eslein streck' Dich"

Standortverändernde Übung (**Abb. 9.4**).

Der wesentliche äußere Unterschied zwischen dieser und der vorhergehenden Übung „Das Bett des Fakirs" besteht darin, daß sich die Hüften beugen, während der Patient sich nach hinten neigt. Zu Beginn sitzt der Patient auf dem Ball, dann lehnt er sich zurück an den Ball, und schließlich liegt er auf dem Ball.

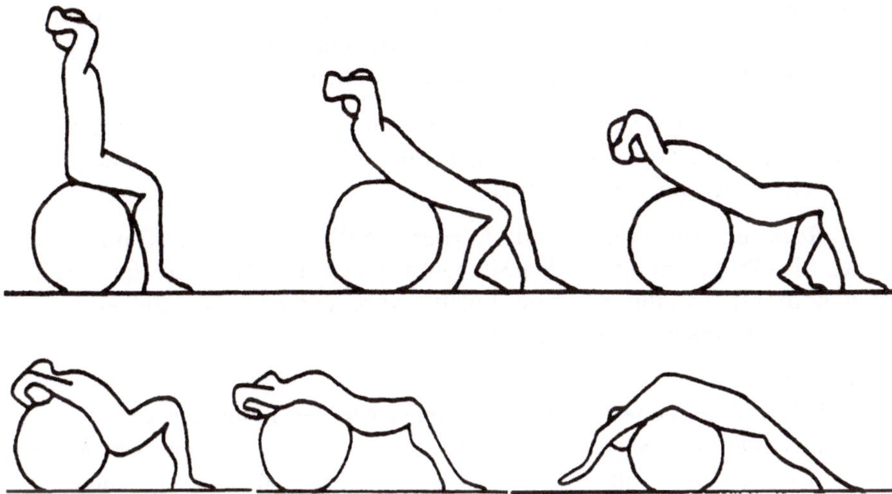

Abb. 9.4. „Eslein streck' Dich"

Übungsziele.
- Mobilisation der Wirbelsäule mit Hilfe der Schwerkraft in Extension,
- Dehnung der ventralen Rumpfmuskulatur,
- Mobilisation der Wirbelsäule gegen die Schwerkraft,
- Mobilisation der Flexion und Extension in den Hüft- und Kniegelenken,
- Kräftigung der unteren Extremitäten,
- Üben der axialen Einordnung der unteren Extremität,
- Üben von reaktiven Schritten,
- Dehnung der Pektoralismuskulatur.

Ballgröße. Der Ball sollte ziemlich groß sein, um den gestreckten Rücken unterstützen zu können. Die Übung muß eventuell leicht abgeändert werden, wenn der Ball zu klein ist oder wenn die Streckung der Wirbelsäule eingeschränkt ist (s. **Abb. 4.4**).

Ausgangsstellung. Sitz auf dem Ball mit den Händen am Hinterkopf.

Erste Primärbewegung. Die erste Bewegung ist in der Brücke, der Ball rollt zu den Füßen, die Füße machen Schritte vorwärts, damit der Ball Platz hat.

Erste Reaktion. Die Kontaktstelle Körper – Ball wechselt von den Sitzhökkern über das Kreuzbein, die Lendenwirbelsäule zur Brustwirbelsäule. Die Unterstützungsfläche wird größer.

Zweite Primärbewegung. Die Bewegung beginnt in der Brücke, der Patient stößt den Ball von den Füßen weg.

Zweite Reaktion. Der Patient liegt mit dem Rücken auf dem Ball und streckt Knie, Hüften und Rücken. Mit den über dem Kopf gestreckten Armen wird die Muskulatur des Pektoralis und der ventralen Bauchkette gedehnt. Die Streckung findet mit der Schwerkraft statt.

Dritte Primärbewegung. Der Patient zieht den Ball wieder zu den Füßen.

Dritte Reaktion. Sowohl die ischiokrurale Muskulatur als auch die proximale Muskulatur der Gastrocnemien wird aktiviert, wenn die Füße den Ball so zu sich ziehen, daß sich der Rumpf an den Ball lehnen kann.

Vierte Primärbewegung. Der Patient kehrt in die Ausgangsstellung zurück, indem er den Ball von den Füßen wegstößt, Schritte rückwärts macht und schließlich wieder auf dem Ball sitzt.

Vierte Reaktion. Die Kontaktstelle Körper – Ball wechselt von kranial nach kaudal, bis der Patient auf beiden Sitzhöckern sitzt. Der M. rectus femoris arbeitet konzentrisch, die Bauchmuskulatur wird aktiviert, um die aufrechte Haltung des Rumpfes zu gewährleisten.

Bedingungen.
- Der Ball und die Füße sollten sich in einer geraden Linie bewegen.
- Anfangs sollte der Kopf in den Händen des Patienten liegen oder auf einem Kissen ruhen, um die Streckung der Wirbelsäule zu erleichtern (s. **Abb. 2.11 b, 10.5 d** und **15.6 a**). Die Extension der Wirbelsäule wird erleichtert, wenn das Gewicht des Kopfes nicht von den Flexoren des Kopfes und der Bauchmuskulatur gehalten werden muß.
- Die Beine sollten axial gut eingeordnet sein.
- Um die Pektoralismuskulatur zu dehnen, sollten die Arme im Schultergelenk gestreckt und leicht abduziert, die Ellbogen gestreckt sein.
- Um eine intensivere Dehnung der Pektoralismuskulatur zu erreichen, könnten an den Handgelenken des Patienten Gewichte angebracht werden.

Tempo. Das Tempo sollte ruhig sein, vor allem beim Wechsel vom Liegen auf dem Ball zum Anlehnen an den Ball. Es sollten keine ungewollten Beschleunigungen während der verschiedenen Übungsphasen stattfinden.

Vorsichtsmaßnahmen, Bemerkungen.
- Der Kopf kann auf einem Kissen liegen, um die Belastung der ventralen Bauchmuskelkette zu verringern.
- Unter die LWS kann ein Kissen gelegt werden, um Überstreckung der WS zu vermeiden.
- Die Übung bietet sich zur Wirbelsäulenmobilisation an. Der oberste Punkt des Balles dient als Drehpunkt für den Abschnitt der Wirbelsäule, der aktiv mobilisiert werden soll.
- Mobilisation der aktiven Flexion gegen die Schwerkraft kann mit Rotation der Brustwirbelsäule kombiniert werden.
- Die Physio-Roll gewährleistet bei dieser Übung mehr Stabilität.
- Die Übung eignet sich zum Beckenbodentraining, wenn bei der 2. Primärbewegung der Beckenboden angespannt und gleichzeitig ausgeatmet wird.

Beispiele.
- Ein Patient, der seine Brustwirbelsäule ungefähr auf dem Bewegungsniveau des 7. Brustwirbels in Flexion mobilisieren möchte, bewegt sein Becken weg vom Ball in Brückenaktivität, um die Flexionsbewegung gegen die Schwerkraft, die durch den Kopf, die Arme und die obere Brustwirbelsäule ausgelöst wurde, zu widerlagern. Der Patient benutzt den Ball als Drehpunkt ungefähr im Bewegungsniveau des 7. Brustwirbels (oder jedes

beliebigen anderen Wirbels, der auf dem höchsten Punkt des Balles liegt), während er gleichzeitig die Bauchmuskulatur verkürzt. Der Patient kann dann Kopf, Arme, Brustwirbelsäule und Lendenwirbelsäule zurück in Extension bewegen.

- Ein Patient, der an Morbus Bechterew mit Bewegungseinschränkungen in der Wirbelsäule und in den Hüften leidet, kann gleichzeitig die Beweglichkeit der Wirbelsäule und der Hüften verbessern und die Beine kräftigen. Außerdem kann er die axiale Einordnung der Beine trainieren, wie in **Abb. 11.13** gezeigt wird.
- Die Therapeutin hilft einer Patientin mit Multipler Sklerose, die ihr Gleichgewicht während der Übergangsphase vom Sitz auf dem Ball zum Lehnen an den Ball trainiert (s. **Abb. 7.22**).

9.5 „Streck' mich"

Standortkonstante Übung (**Abb. 9.5**).

Die Übungen „Streck' mich" und „Die Möwe" (s. Kap. 9.6) werden erläutert, weil sie sich in der Praxis der Physiotherapie sehr bewährt haben. Die in diesem Kapitel beschriebene Übung wurde „Streck' mich" genannt, da der Patient das Ausmaß der Streckung selbst kontrollieren kann (s. auch **Abb. 8.18**, welche die zervikale Streckung demonstriert).

Übungsziele.
- Beidseitige Dehnung der Pektoralismuskulatur.
- Einseitige diagonale Dehnung des Pektoralis und des Rumpfes.
- Streckung der Wirbelsäule in dem Ausmaß, wie es der Patient bestimmt.
- Mobilisation der Weichteile und der neuralen Strukturen ermöglichen.

Ballgröße. Gleich wie in der Übung „Der Cowboy", größeren Ball wählen, wenn der Patient unter eingeschränkter Beweglichkeit der Wirbelsäule leidet.

Ausgangsstellung. Auf dem Rücken über dem Ball, wie in „Eslein streck' Dich". Die Arme des Patienten sind über den Kopf gestreckt, die Therapeutin stabilisiert die Arme des Patienten, indem sie die Handgelenke oder Oberarme, eventuell sogar den Thorax oder den Kopf des Patienten umfaßt.

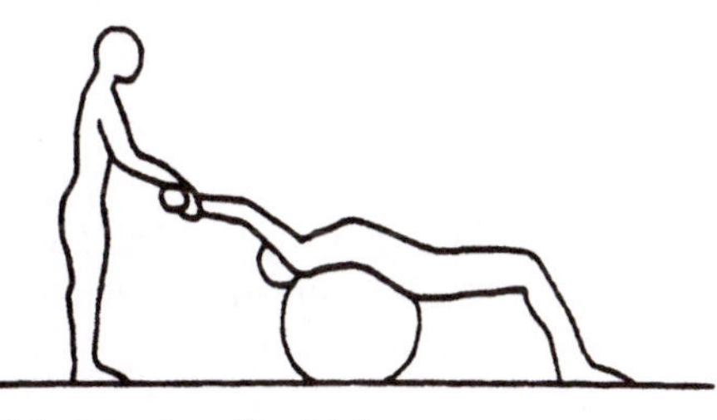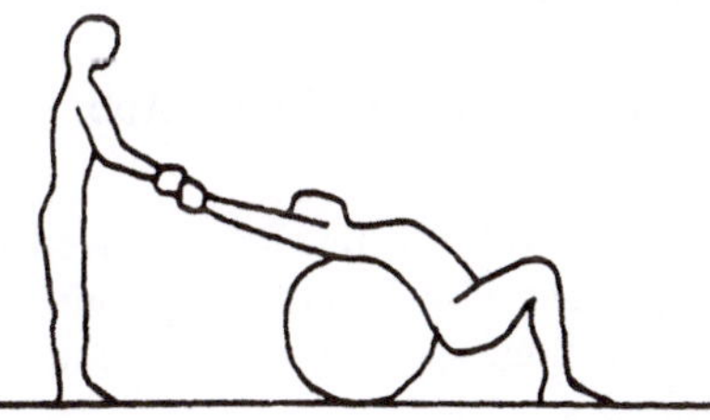

Abb. 9.5. „Streck' mich"

Primärbewegung. Der Patient zieht sein Gesäß zu den Füßen.

Reaktion. Eigendehnung des Pektoralismuskels, Weichteilmobilisation des vorderen Brustkorbes.

Bedingungen.
- Die Therapeutin sollte an den Handgelenken, den Oberarmen, dem Rumpf oder am Kopf vorwiegend stabilisieren, aber nicht ziehen.
- Der Patient sollte nur bis zur Schmerzgrenze dehnen, um eine Überdehnung zu vermeiden.

Tempo. Langsam, damit sanft gedehnt werden kann; in der Endstellung 6–10 Sekunden halten.

Vorsichtsmaßnahmen, Bemerkungen.
- Hyperextension der zervikalen oder lumbalen Wirbelsäule in der Ausgangsstellung kann durch Unterlegen eines Kissens unter dem Kopf oder dem Becken vermieden werden.
- Wenn diagonal gezogen werden soll, zieht der Patient sein linkes (rechtes) Gesäß in Richtung rechte (linke) Ferse.
- Wenn vorwiegend die Lendenwirbelsäule gestreckt werden soll, ist es wichtig, daß die Therapeutin den Rumpf mit beiden Händen stabilisiert.
- Manche Patienten vertragen Stabilisation an den Oberarmen besser als an den Handgelenken.
- Symmetrische Pektoralis- und Rumpfdehnung kann auf einer Physio-Roll ausgeführt werden.
- Der Patient kann neurale Strukturen der oberen Extremitäten dehnen, wenn er sich an einer Sprossenwand festhält und daran diagonal zieht.

Beispiele.
- Ein Patient mit schlechter Haltung und einem „müden" Rücken empfindet, nachdem er den ganzen Tag gearbeitet hat, Erleichterung, wenn er seinen Rücken mit Hilfe eines Partners strecken kann.
- Ein Patient mit eingeschränkter Beweglichkeit des Pektoralismuskels oder Verspannungen der neuralen Strukturen der oberen Extremität hat das Bedürfnis, sich sanft diagonal zu dehnen, um die neuralen Strukturen zu mobilisieren, ähnlich wie mit dem „Upper Limb Tension Test" (ULTT), wie er von Kenneally et al. (1988) beschrieben wird.

9.6 „Die Möwe"

Standortkonstante Übung (**Abb. 9.6**).

„Die Möwe" (so bezeichnet, weil die auf 2 Bällen liegenden Arme den Flügeln eines Vogels ähnlich sehen) ist hilfreich, um den Rücken mit reduziertem Armgewicht in Streckung zu mobilisieren. Siehe auch Hinweis in Kap. 9.5.

Abb. 9.6. „Die Möwe"

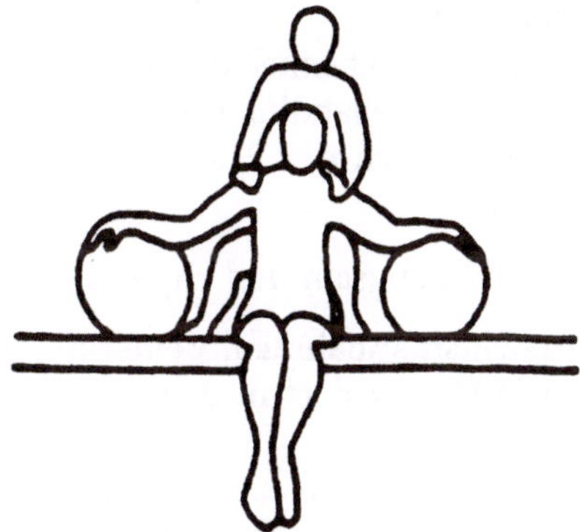

Übungsziele.
- Mobilisation der Wirbelsäule in Extension,
- Fazilitieren der Gewichtsverlagerung von einer Seite zur anderen mit dem extendierten Rücken,
- Training von Balance und Gleichgewichtsreaktionen,
- Reduktion der Armgewichte.

Ballgröße. Die Therapeutin sitzt auf einem Ball, dessen Durchmesser ungefähr der Länge ihrer Unterschenkel entspricht. Die Bälle unter den Armen des Patienten haben je nach Länge des Rumpfes und der Oberarme einen Durchmesser von ungefähr 45–55 cm.

Ausgangsstellung. Der Patient sitzt auf der Behandlungsbank mit beiden Oberschenkeln auf der Bank, die Unterschenkel hängen über den Rand. Die Arme ruhen auf 2 neben dem Patienten liegenden Bällen. Ist das Bewegungsausmaß in einer oder beiden Schultern eingeschränkt, ruhen die Unterarme etwas vor dem Großkreis des Balles mit geringerer Abduktion der Schulter. Die Therapeutin neigt den Rumpf des Patienten nach vorne, um den großen Ball nahe an seinen Rücken zu legen. Sie setzt sich auf diesen Ball und hält ihre Unterschenkel neben dem Rumpf des Patienten. Ihre Hände liegen auf der Vorderseite der Achseln oder der Schultern.

Primärbewegung bei der Vorwärtsbewegung. Während die Therapeutin den Patienten an den Schultern oder den Achseln stützt, bewegt sie mit ihrem Gesäß den Ball näher zum Rücken des Patienten und zieht sanft die Schultern und den oberen Rumpf nach oben und hinten.

Reaktion beim Vorwärtsrollen. Extension und Streckung der Wirbelsäule, Neigung des Beckens nach vorne.

Primärbewegung beim Seitwärtsrollen. Die Therapeutin bewegt den Ball und den Rücken des Patienten nach rechts (links).

Reaktion beim Seitwärtsrollen. Verlängerung der rechten (linken) Rumpfseite und gesteigerte Gewichtsbelastung der rechten (linken) Gesäßhälfte. Vermehrte Abduktion in der rechten (linken) Schulter.

Bedingungen.
- Die Oberschenkel des Patienten bleiben während der Übung in Kontakt mit der Behandlungsbank.
- Der Rücken des Patienten bleibt während der Übung in Kontakt mit dem Ball.

Tempo. Langsam und rhythmisch.

Vorsichtsmaßnahmen, Bemerkungen.
- Die Übung darf in den Schultern des Patienten keine Schmerzen verursachen.
- Hat die Therapeutin lange Unterschenkel, muß sie die Beine etwas vorstrecken, damit ihre Unterschenkel unter den Achseln des Patienten liegen (s. **Abb. 11.27 c** und **13.21**).
- Die gleiche Übung kann auch mit den Füßen des Patienten auf dem Boden ausgeführt werden. Dadurch wird die Unterstützungsfläche größer; allerdings mindert dies die Gleichgewichtsreaktionen der unteren Extremitäten.
- In derselben Ausgangsstellung kann der Patient den oberen Rumpf und Schultergürtel drehen, während die Therapeutin den Kopf des Patienten stabilisiert. Diese Variante ist vorteilhaft für Patienten, die Angst haben, ihren Kopf zu drehen.
- Als weitere Variante kann der Patient versuchen, selektive Bewegungen mit dem schwachen, auf dem Ball liegenden Arm auszuführen (s. **Abb. 7.15 d** und **10.2 f, g**). Punkte, als visuelle Reize auf den Ball geklebt, können manchmal vom Patienten beobachtet und bewegt werden, bevor er mit den Armen aktive Streck- und Beugebewegungen ausführen kann.

Beispiele.
- Ein Patient hat nach einem Schleudertrauma Angst, seinen Kopf zu bewegen. Setzen Sie ihn an den Rand einer Behandlungsbank, und sitzen Sie hinter ihm auf einem Ball. Legen Sie seine Arme auf 2 kleinere Bälle und stützen Sie sanft seinen Kopf. Während sich seine Arme kreisförmig auf und mit dem Ball in einer transversalen Ebene bewegen, dreht er vorsichtig seinen Rumpf in die entgegengesetzte Richtung. Danach kann der Patient seine Hände auf das Brustbein legen und den Rumpf drehen, während er den Kopf ruhig hält.
- Patienten, die einen Schlaganfall erlitten haben, hilft „Die Möwe", die Wirbelsäule zu strecken, Gewichtsverlagerung zu üben und den Rumpf zu verlängern, während die Arme auf dem Ball ruhen. Oft ist bei Patienten, deren Arme auf dem Ball liegen, eine Abnahme des Muskeltonus zu bemerken.
- Legt ein Patient mit „Pusher Syndrom" den „Pusher Arm" auf einen kleinen Ball, ist das „pushen" wirkungslos. Die Therapeutin kann nun funktionell üben, um den Körper in Mittelstellung zu bringen und den gelähmten Arm zu bewegen.

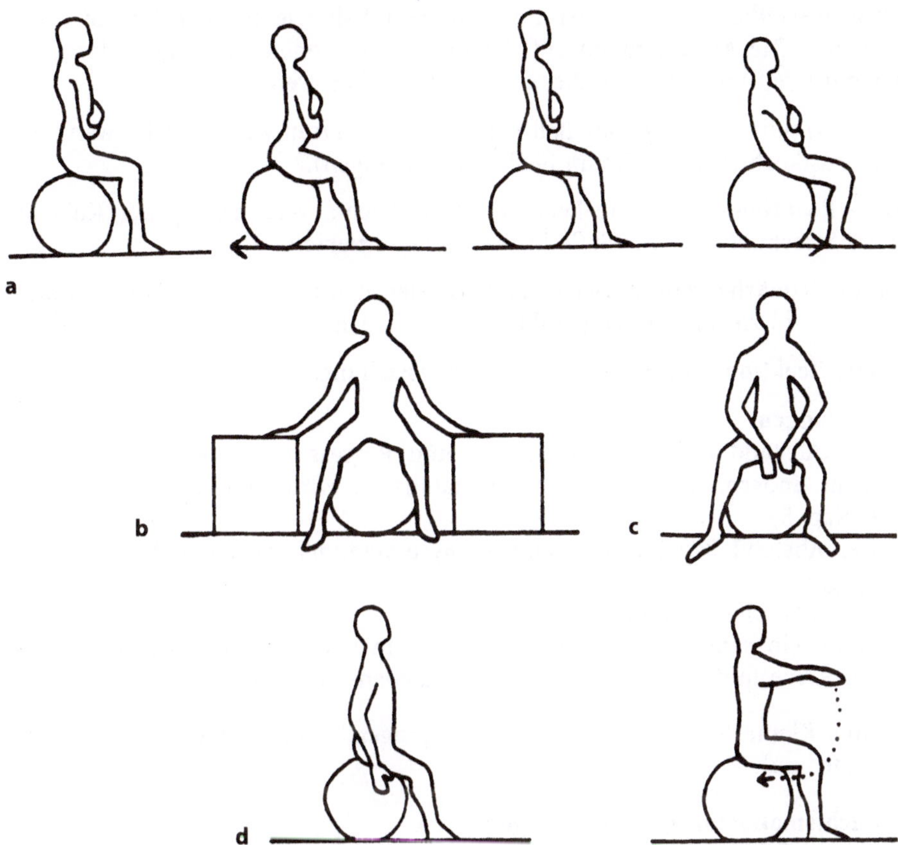

Abb. 9.7 a–d. „Hula-Hula, vor – rück"

9.7 „Hula-Hula, vor – rück"

Standortkonstante Übung (**Abb. 9.7**).

> Diese Übung, die aussieht wie ein Hula-Tanz, übt kleine Vor- und Rückwärtsbewegungen des Beckens und der LWS, während der Brustkorb räumlich stabil bleibt.

Übungsziele.
- Mobilisation der Lendenwirbelsäule sowie der Flexion und Extension des Beckens,
- Hervorrufen von automatischen, gangtypischen Bewegungen der Lendenwirbelsäule und des Beckens,
- Training der reaktiven Stabilisation der Brustwirbelsäule,
- Fazilitieren des symmetrischen Armschwungs.

Ballgröße. Wie bei der Übung „Der Cowboy", gut aufgepumpt, damit der Ball leicht rollt.

Ausgangsstellung. Zentrischer Sitz auf dem Ball wie bei der Übung „Der Cowboy". Die Arme können auf die Brust gelegt oder, ein Oval bildend, in der mittleren Frontalebene über den Kopf gehalten werden.

Erste Primärbewegung. Der Ball wird von den Fersen weggedrückt, während der Brustkorb stabil im Raum bleibt (Bedingungen).

Erste Reaktion. Vermehrte Lendenlordose, leichte Veränderung der Knie in etwas Streckung und der Füße in etwas Plantarflexion.

Zweite Primärbewegung. Der Patient läßt den Ball zu den Fersen rollen, ohne ihn aktiv zu ziehen (um Hyperaktivität der Bauchmuskulatur zu vermeiden).

Zweite Reaktion. Rückkehr in die Ausgangsstellung.

Bedingungen.
- Der Abstand zwischen Bauchnabel und Processus ensiformis sollte sich nicht ändern, damit der Rumpf stabilisiert wird (aktives Widerlagern, s. Kap. 5).
- Der Abstand Bauchnabel und Symphyse verändert sich mit der Rollrichtung.
- Die Füße bleiben auf dem Boden.
- Wenn ein symmetrischer Armschwung hinzukommt, muß die Bewegung der Arme in der entsprechenden Sagittalebene stattfinden (**Abb. 9.7 d**).

Tempo. Kleine Vorwärts-/Rückwärtsbewegungen, etwa 120mal in der Minute (Gangtempo).

Vorsichtsmaßnahmen, Bemerkungen.
- Es empfiehlt sich, mit der Extension der Lendenwirbelsäule zu beginnen, um eine Überaktivität der Bauchmuskulatur zu vermeiden (**Abb. 9.7 a**).
- Die Atmung darf nicht blockiert werden.
- Die hinter dem Patienten stehende Therapeutin kann mit beiden Händen den Brustkorb des Patienten umfassen und ihn anheben.
- Der Patient kann seinen Schultergürtel fixieren, indem er die Hände auf Stühle rechts und links neben dem Rumpf abstützt. Dadurch wird das Gewicht des Rumpfes auf dem Ball geringer und die Vor-/Rückbewegung des Beckens auf dem Ball erleichtert (**Abb. 9.7 b**).
- Werden die Füße näher zusammengestellt, wird die Unterstützungsfläche kleiner und die Gleichgewichtsreaktionen von Hüfte und Becken anspruchsvoller. Dadurch wird die Übung schwieriger.
- Der Patient kann beide Hände zwischen seinen Oberschenkeln auf den Ball legen und der Vor-/Rückbewegung des Balles Widerstand leisten, während er den Ball von den Fersen wegstößt (**Abb. 9.7 c**).
- Patienten mit einem Schlaganfall können auf einem größeren Ball oder auf einer Physio-Roll sitzen und die oberen Extremitäten mit den Händen neben die Oberschenkel auf den Ball legen, um eine gute Gewichtsverteilung und ulnare/radiale Bewegungen der Hände während der Vor-/Rückbewegung des Balles zu fördern.
- Für bessere Stabilität kann diese Übung auf der Physio-Roll ausgeführt werden.

- Die Übung kann als Beckenbodenübung abgewandelt werden. Dabei erfolgt die Anspannung der Muskeln beim Vorwärtsrollen bei gleichzeitiger Ausatmung.

Beispiele.
- Ängstliche Patienten, die sich nach einer Operation oder Fraktur der Lendenwirbelsäule bewegen dürfen, können die Vor-/Rückbewegung leicht ausführen und fühlen sich dabei wohl, wenn sie sich selbst mit ihren Armen auf 2 Stühlen abstützen.
- Patienten nach einem Schlaganfall, deren Rehabilitation gute Fortschritte macht, können lernen, ihr Becken selektiv zu bewegen.
- Patienten mit Fehlfunktionen des Beckenbodens können lernen, die Lendenwirbelsäule und das Becken in Kombination mit der Atmung zu bewegen und den Brustkorb räumlich am Ort zu halten.

9.8 „Hula-Hula, rechts – links"

Standortkonstante Übung (**Abb. 9.8**).

Übungsziele.
- Fazilitieren der Lateralflexion der Wirbelsäule im Gangtempo,
- Fazilitieren von automatischen Gleichgewichtsreaktionen,
- Steigerung der Beweglichkeit von Becken und Hüften in der Frontalebene,
- Hervorrufen von automatischen, gangtypischen Bewegungen von Becken und Hüften in der Frontalebene,
- Vortraining für Beckenbodenübung „Rechts stop – Links stop" (s. **Abb. 14.6**).

Ballgröße. Wie in der Übung „Der Cowboy"; ein größerer Ball ist nötig, wenn der Patient seine Hüfte weniger als 90° beugen kann. Der Ball sollte fest aufgeblasen sein.

Ausgangsstellung. Zentrischer Sitz auf dem Ball wie in der Übung „Der Cowboy". Die Arme werden in der mittleren Frontalebene über den Kopf gehalten und bilden ein Oval. Je näher die Füße zusammenstehen, desto bessere Gleichgewichtsreaktionen sind notwendig. Sie werden auf diese Weise trainiert.

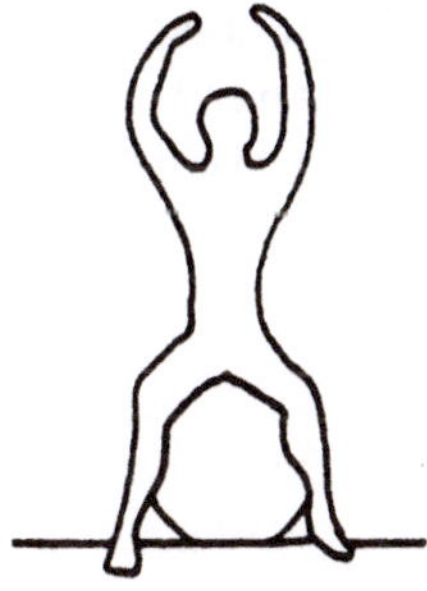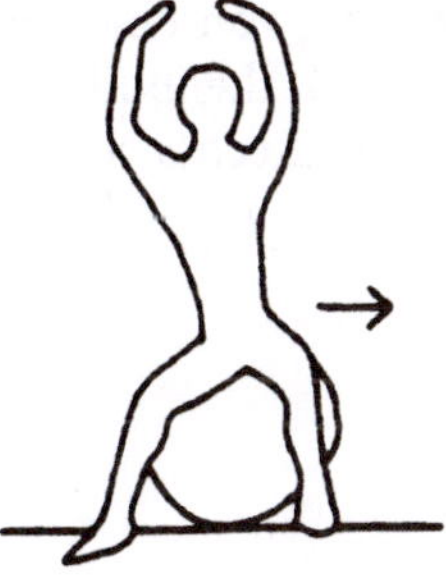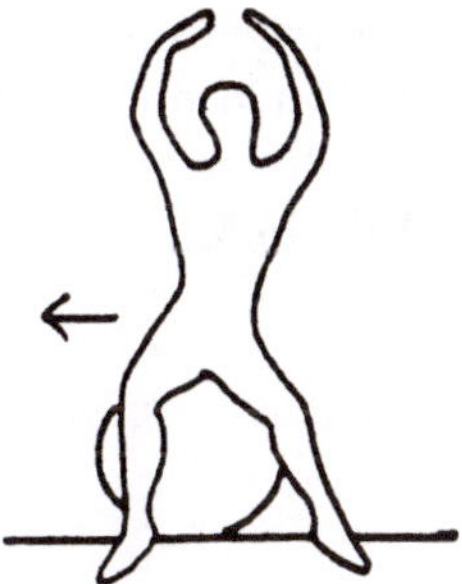

Abb. 9.8. „Hula-Hula, rechts – links"

Primärbewegung. Der Ball rollt von einer Seite zur anderen.

Reaktion. Die Kontaktstelle zwischen Körper und Ball wechselt vom Sitz auf beiden Sitzhöckern zum Sitz auf dem einen (linken) oder dem anderen (rechten) Sitzhöcker.

Bedingungen.
- Der Brustkorb bleibt „am Ort" (ein räumlicher Fixpunkt mit nur minimaler Bewegung nach unten und oben).
- Der Abstand zwischen dem Processus ensiformis und dem Bauchnabel verändert sich nicht.
- Die Knie bleiben „am Ort" (räumliche Fixpunkte, wobei der Abstand zwischen den Knien und den Füßen immer gleich bleibt).
- Der Ball sollte in einer geraden Linie von einer Seite zur anderen rollen.

Tempo. Ungefähr 120mal pro Minute (Gangtempo).

Vorsichtsmaßnahmen, Bemerkungen.
- Ein gut aufgepumpter Ball erleichtert das Rollen.
- Die Therapeutin kann den Rumpf des Patienten halten und leicht anheben, um das Gewicht des Rumpfes auf dem Ball zu verringern und die Seitwärtsbewegungen des Beckens zu erleichtern.
- Der Patient kann seinen Schultergürtel selbst fixieren, indem er sich mit beiden Händen auf 2 Stühle rechts und links neben den Hüften abstützt. Dadurch wird das Gewicht des Rumpfes auf dem Ball verringert und die Bewegung des Beckens von einer Seite zur anderen erleichtert (s. **Abb. 11.22 d**).
- Der Patient kann gegen die Seitwärtsbewegung des Balles Widerstand leisten, indem er mit den Händen seitlich neben den Oberschenkeln auf den Ball drückt.
- Die Übung kann zur Beckenbodenübung abgewandelt werden.

Beispiele.
- Manche Patienten, die sich nach einer Operation oder Fraktur des unteren Rückens oder der Hüften in der Rehabilitationsphase befinden, haben Angst, diese Lateralflexion auszuführen, obwohl es ihnen erlaubt ist. Für diese Patienten ist diese Übung ein guter Anfang, die Lendenwirbelsäule wieder zu bewegen, vor allem, wenn ein Teil des Rumpfgewichtes über die abstützenden Hände abgenommen wird.
- Patienten nach einem Schlaganfall können mit dieser Übung selektive Bewegungen und Gewichtsverlagerung von einer Seite zur anderen üben.
- Patienten mit Fehlfunktionen des Beckenbodens können von dieser Übung profitieren und dann zur Übung „Rechts Stop-Links Stop" übergehen (s. **Abb. 14.6**).

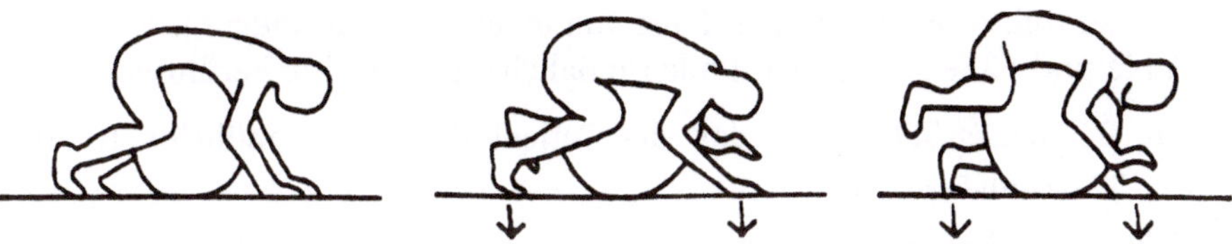

Abb. 9.9. „Salamander"

9.9 „Der Salamander"

Entweder standortkonstant oder standortverändernd (**Abb. 9.9**).

Die folgenden 5 Übungen („Der Salamander", „Die Schaukel" s. Kap. 9.10, „Die Ente" s. Kap. 9.11, „Die Krabbe" s. Kap. 9.12 und „Trab" s. Kap. 9.13) haben die gleiche Ausgangsstellung, aber jede Übung dient einem anderen Zweck. Diese Übungen sind kontraindiziert, wenn der Patient nicht auf dem Bauch liegen kann, oder wenn er es nicht verträgt, seinen Kopf nach unten hängen zu lassen.

Übungsziele.
- Mobilisation der Lateralflexion,
- Stimulierung der Gewichtsverlagerung von einer Seite zur anderen,
- Üben der wechselweisen Gewichtsverlagerung von Hand und Fuß der einen Seite auf Hand und Fuß der anderen Seite,
- Wechseln zwischen offener und geschlossener Muskelaktivität der Arme und Beine beider Seiten.

Ballgröße. Der Durchmesser des Balles sollte ungefähr der Länge des Rumpfes entsprechen. Ein nicht allzu harter Druck im Ball ist für den Magen des Patienten angenehmer.

Ausgangsstellung. In Bauchlage über dem Ball, die Hände und Füße „ruhen" (nur mit ihrem eigenen Gewicht) auf dem Boden. Die Arme und Oberschenkel „umarmen" den Ball. Der Rumpf bleibt während der ganzen Übung im Kontakt mit dem Ball.

Primärbewegung. Der Arm und der Fuß der einen Seite drücken sich so ab, daß das Gewicht zum Arm und Fuß der anderen Seite verlagert wird.

Reaktion. Wenn der Abdruck vom linken Arm und Bein initiiert wird, ist die Reaktion eine geschlossene kinetische Kette (Brückenaktivität) des rechten Armes und Beines, während sich der linke Arm und das linke Bein in einer offenen kinetischen Kette befinden (Spielfunktion). Außerdem findet eine Lateralflexion der linken Seite (Seitbeugung) des Rumpfes statt, bei der die Wirbelsäule nach links konkav und nach rechts konvex gebeugt ist.

Bedingungen.
- Der Rumpf behält zu jeder Zeit Kontakt mit dem Ball.

- Der Ball rollt in einer geraden Linie von einer Seite zur anderen.
- Hände und Füße sollten den Boden möglichst gleichzeitig berühren.

Tempo. Bequemes Tempo, so daß der Patient die Übung mühelos 10- bis 15mal wiederholen kann.

Vorsichtsmaßnahmen, Bemerkungen.
- Die Übung kann auch so ausgeführt werden, daß der Patient auf dem Unterarm und dem Knie der gleichen Seite „landet". Auf diese Weise bewegt sich der Ball mehr zur Seite, und die Lateralflexion wird größer.
- Die Gewichtsverlagerung kann mit größerem Tempo geübt werden.
- Patienten mit eingeschränkter Beweglichkeit der Wirbelsäule oder langen Extremitäten benötigen einen größeren Ball.
- Der Patient kann die Lateralflexion des Rumpfes und der HWS steigern, indem er auf der konkaven Seite zu den Knien schaut.

Beispiele.
- Als Steigerung der vorhergehenden Übungen.
- Ein Patient, der eine Seite mehr belastet als die andere, kann die Gewichtsverlagerung von einer Seite zur anderen üben. Außerdem können Punkte auf den Boden geklebt werden, die der Patient bei jeder Gewichtsverlagerung berühren sollte.

9.10 „Die Schaukel"

Standortkonstante Übung, die aber auch standortverändernd ausgeführt werden kann (**Abb. 9.10**).
Siehe auch Hinweis in Kap. 9.9.

Übungsziele.
- Üben der physiologischen Kompression und Traktion der Wirbelsäule,
- Üben der wechselweisen Gewichtsverlagerung von beiden Händen auf beide Füße,
- Kräftigung vor allem des M. triceps brachii (aber auch Muskeln der Schultern, der Arme und der Hände) in einer geschlossenen Bewegungskette. Der M. biceps brachii sowie weitere Muskeln der Schultern, der Arme und der Hände werden in einer offenen Bewegungskette trainiert, wenn die Hände den Boden nicht berühren.

Ballgröße. Gleich wie in der Übung „Der Salamander".

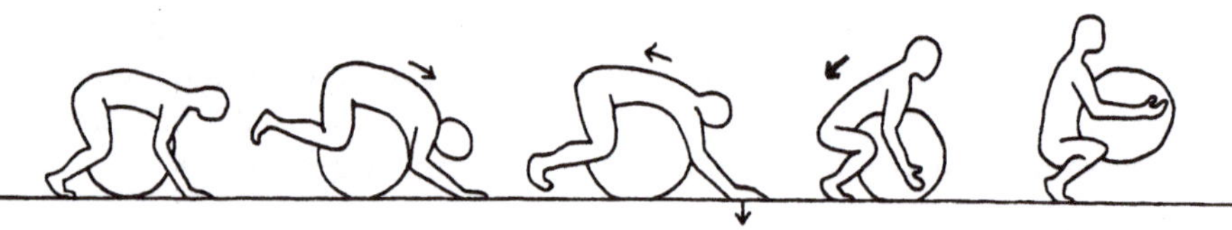

Abb. 9.10. „Die Schaukel"

Ausgangsstellung. Bauchlage über dem Ball wie in der Übung „Der Salamander" mit gleichmäßiger Gewichtsverteilung auf Händen und Füßen (Parkierfunktion). Mit Kindern sollte man einen kleineren Ball benutzen.

Primärbewegung (vorwärts). Der primäre Bewegungsimpuls kommt von der hinteren Brücke; beide Füße drücken sich ab.

Reaktion. Während der Ball vorwärts rollt, sind für einen kurzen Moment weder Arme noch Beine im Kontakt mit dem Boden. Bevor beide Hände auf dem Boden landen, findet eine milde Distraktion der Wirbelsäule statt. Danach kommt es zu einer (physiologischen) „Kompression", die Arme übernehmen das Gewicht des Rumpfes.

Primärbewegung (rückwärts). Der primäre Bewegungsimpuls kommt von der vorderen Brücke. Die Hände drücken sich vom Boden weg und verursachen ein Rückwärtsrollen von Körper und Ball.

Reaktion (rückwärts). Leichte Traktion der Wirbelsäule, wenn keine Extremität mit dem Boden in Kontakt ist. Darauf folgt eine kaudale (physiologische) „Kompression" der Wirbelsäule, wenn das Rumpfgewicht von den unteren Extremitäten übernommen wird.

Bedingungen.
- Beide Oberschenkel und beide Oberarme sind in Kontakt mit dem Ball, die Unterarme sind in Pronation.
- Die Hände und die Füße sollten bei jeder Wiederholung auf dem gleichen Punkt landen.

Tempo. Ungefähr 30mal pro Minute. Sowohl die Größe des Patienten als auch die Größe und der Druck des Balles beeinflussen das Tempo.

Vorsichtsmaßnahmen, Bemerkungen.
- Ein unsicherer Patient kann anfangs mit den Füßen auf dem Boden bleiben, wenn er auf den Händen landet.
- Ein unsicherer Patient kann die Bewegung zuerst auf einer Physio-Roll üben.
- Als Übungsvariante kann der Patient, sobald sich beim Rückwärtsrollen das Gewicht auf die Füße verlagert, aufstehen, sich umdrehen und für die nächste Rollbewegung die Richtung wechseln.

Beispiele.
- Bei einem 8jährigen athetotischen Kind, das auf dem Bauch über dem Ball liegt, kann die Therapeutin in der Ausgangsstellung propriozeptive Reize setzen (Kinder machen diese Übung gern). Das Kind kann sich dann sanft abdrücken und die Vor- und Rückwärtsbewegung spüren. Da der Rumpf unterstützt ist, kann sich das Kind besser auf die Aufgaben der Extremitäten konzentrieren (s. **Abb. 13.23 b, c**).
- Patienten mit Rückenschmerzen empfinden das Vor- und Rückwärtsschaukeln bäuchlings über dem Ball als sehr entspannend und oft auch als schmerzlindernd.

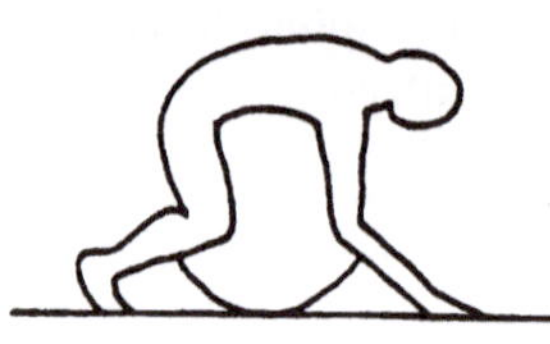 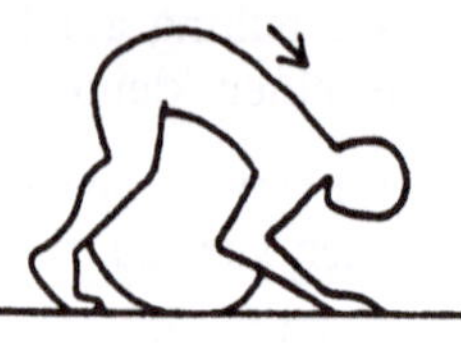 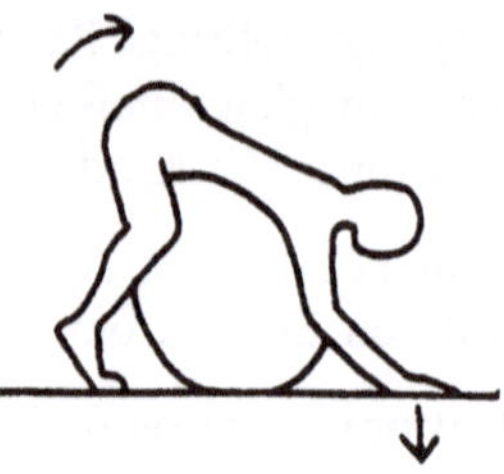

Abb. 9.11. Die Übung „Die Ente"

9.11 „Die Ente"

Standortkonstante Übung (**Abb. 9.11**).
  Siehe auch Hinweis in Kap. 9.9.

Übungsziele.
- Mobilisation und Stabilisation des lumbosakralen Übergangs,
- Stabilisation der oberen Extremitäten in einer geschlossenen Bewegungskette,
- Stimulation der Beckenbewegungen in der Sagittalebene.

Ballgröße. Gleich wie in der Übung „Der Salamander" und „Die Schaukel".

Ausgangsstellung. Die gleiche wie in der Übung „Der Salamander", aber die Oberarme bleiben nicht im Kontakt mit dem Ball.

Primärbewegung (vorwärts). Abstoßen von den Füßen, die Hände drücken fest in den Boden.

Reaktion (vorwärts). Der Ball rollt nach kaudal, und das Gesäß wird angehoben; es entsteht eine Streckung der Lendenwirbelsäule mit verstärkter Lordose.

Primärbewegung (rückwärts). Der Druck der Hände und Füße nimmt ab.

Reaktion (rückwärts). Der Ball rollt nach kranial, das Gesäß senkt sich, die Lendenwirbelsäule wird gebeugt. Der Patient kehrt in die Ausgangsstellung zurück.

Bedingungen.
- Wenn der lumbosakrale Übergang mobilisiert werden soll, bleiben Hände und Füße am Boden.
- Der Ball rollt in der Sagittalebene in einer geraden Linie.
- Wenn der lumbosakrale Übergang stabilisiert werden soll, verlassen die Füße den Boden.

Tempo. Ungefähr 5 Sekunden pro Bewegung oder in ruhigem Atemtempo. Der Bewegungsrhythmus kann mit dem Atemrhythmus synchronisiert werden.

Vorsichtsmaßnahmen, Bemerkungen.
- Die Übung darf keine Schmerzen verursachen.
- Die Therapeutin kann den Ball oder die Beckenbewegung manipulieren.

- Wenn mobilisiert werden soll, haben die Füße während der ganzen Übung Bodenkontakt.
- Wenn stabilisiert werden soll, muß der untere Rücken das Gewicht der Beine und des Beckens übernehmen und halten, sobald die Füße den Kontakt mit dem Boden verlieren.
- Die Therapeutin kann manuellen Widerstand geben, dabei legt sie eine Hand auf das Kreuzbein und die andere auf den unteren Rücken des Patienten.
- Die Therapeutin kann die oben beschriebene Stellung für Weichteilmobilisation nutzen, indem sie ihre Hände überkreuz auf das Kreuzbein und die Lendenwirbelsäule legt. Mit den Handwurzeln übt sie milden Druck und sanfte Dehnung, kombiniert mit Rotation aus.
- Diese Übung kann auch gut zur Kräftigung der Beckenbodenmuskulatur angepaßt werden.

Beispiele.
- Alle Patienten, die lernen müssen, ihr Becken vorwärts und rückwärts zu bewegen.
- Patienten, die Schwierigkeiten haben, ihren unteren Rücken beim Heben zu stabilisieren. Zur Steigerung kann am Kreuzbein Widerstand gegeben werden, sobald der Patient mit abgehobenen Füßen das Becken nach vorne neigen kann.
- Ein 9jähriges Mädchen mit schlaffer Lähmung der Blase infolge eines Kaudasyndroms kombiniert die Übung „Die Ente" mit dem Atemrhythmus und der Kräftigung der Rückenstrecker (Anheben der Arme gegen die Schwerkraft), während es gleichzeitig die Muskulatur des Beckenbodens aktiviert. Die Primärbewegung/Reaktion erfolgt gleichzeitig mit der Einatmung und Entspannung, die Primärbewegung/Reaktion (rückwärts) gleichzeitig mit Ausatmung und Anspannen der Muskulatur des Beckenbodens.

9.12 „Die Krabbe"

Standortkonstante Übung (**Abb. 9.12**).
  Siehe auch Hinweis in Kap. 9.9.

Übungsziele.
- Aktivierung der Rotatorenmuskulatur der Wirbelsäule,
- Üben der Koordination von Händen und Füßen,
- Üben der abwechselnden Gewichtsverlagerung zwischen den 4 Extremitäten.

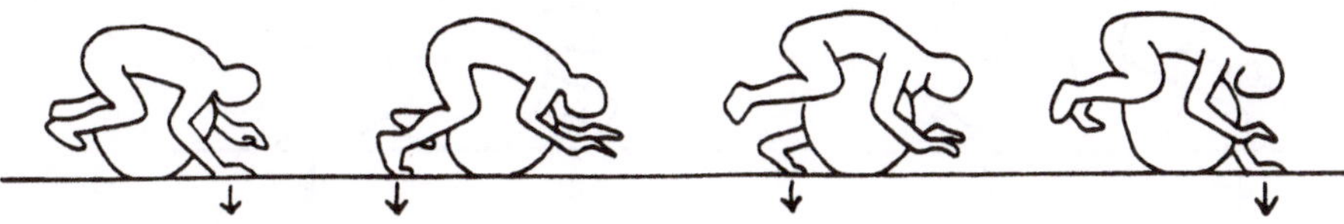

Abb. 9.12. „Die Krabbe"

Ballgröße. Gleich wie in der Übung „Der Salamander", aber nicht so stark aufgepumpt (macht die Übung angenehmer).

Ausgangsstellung. Wie in der Übung „Der Salamander".

Primärbewegung. Abdrücken von einem Bodenkontakt zum nächsten in folgender Reihenfolge: von der linken Hand zur rechten Hand, von der rechten Hand zum rechten Fuß, vom rechten Fuß zum linken Fuß, vom linken Fuß zurück zur linken Hand. Dann erfolgt ein Richtungswechsel.

Reaktion. Aufeinanderfolgende Gewichtsverlagerung von jeweils einer Extremität zur nächsten, im Uhrzeigersinn oder gegen den Uhrzeigersinn (drei Extremitäten müssen jeweils gleichzeitig von der Wirbelsäule gehalten und stabilisiert werden).

Bedingung. Der Rumpf und die Oberarme bleiben während der ganzen Übung im Kontakt mit dem Ball.

Tempo. Ziemlich schnell. Wenn die Übung zu langsam ausgeführt wird und der Patient zu viel Zeit zum Denken hat, gelingt die Übung meistens nicht.

Vorsichtsmaßnahmen, Bemerkungen.
- Patienten mit Rückenschmerzen haben normalerweise keine Schmerzen bei dieser Übung, weil der Rücken unterstützt ist.
- Der Patient muß es vertragen können, daß der Kopf nach unten hängt.

Beispiele.
- Für neurologische Patienten (z.B. nach einem Schädel-Hirn-Trauma oder einem Schlaganfall), deren Wiederherstellung gut fortgeschritten ist, stellt sowohl die Übung „Die Krabbe" als auch „Der Trab" eine Herausforderung dar, um Gewichtsverlagerung und Koordination wieder zu erlernen.
- Ältere Kinder, deren Balance und Koordination verbessert werden müssen.

9.13 „Trab"

Standortkonstante Übung (**Abb. 9.13**).
    Siehe auch Hinweis in Kap. 9.9.

Übungsziele.
- Üben der diagonalen Gewichtsbelastung auf einer Hand und dem gegenüberliegenden Fuß,

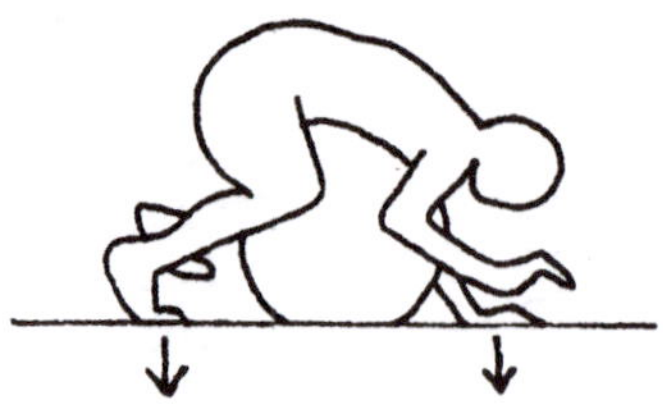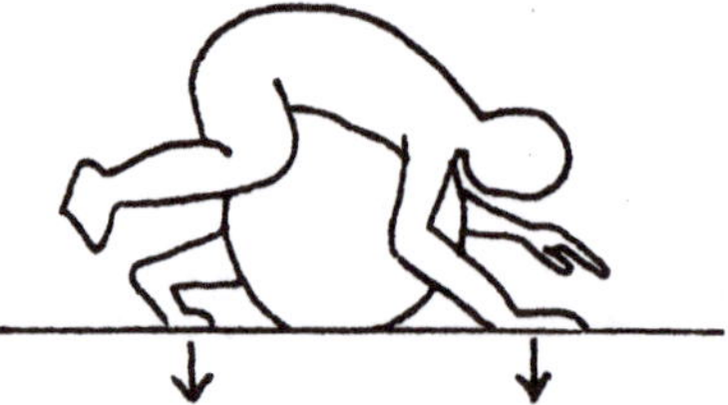

Abb. 9.13. „Trab"

- Stabilisation der Rotation,
- Verbesserung der Koordination von Händen und Füßen.

Ballgröße. Gleich wie in der Übung „Der Salamander".

Ausgangsstellung. Die gleiche wie in der Übung „Der Salamander".

Primärbewegung. Vertikales Abdrücken von der linken Hand und dem rechten Fuß, danach von der rechten Hand und dem linken Fuß.

Reaktion. Bei jedem Gewichtswechsel muß das Gewicht des jeweils anderen Beines und Armes vom Rumpf stabilisiert werden.

Bedingungen.
- Rumpf, Oberarme und Oberschenkel bleiben während der ganzen Übung im Ballkontakt.
- Hand und Fuß sollten immer an der gleichen Stelle auf dem Boden landen.
- Der Ball sollte sich nur in vertikaler Richtung bewegen, weder vorwärts noch rückwärts.

Tempo. Ungefähr 120mal pro Minute (Gangtempo).

Vorsichtsmaßnahmen, Bemerkungen.
- Wenn der Patient die Übung nicht gut verträgt (z.B. Übelkeit), muß sie abgebrochen werden.
- Um eine gute Koordination der Hände und der Füße zu erreichen, kann die Übung zuerst ohne den Ball auf allen Vieren ausprobiert werden.
- Wenn die Knie nah zusammen stehen, findet beim Abdruck nach oben weniger Gewichtsverlagerung von einer Seite zur anderen statt.
- Wenn die Knie auseinander stehen, ist das Gewicht des Beines und des Beckens, das beim Abdruck stabilisiert werden muß, wegen des längeren Hebelarmes größer. Dies kann auch zu vermehrter und unerwünschter Gewichtsverlagerung von einer Seite zur anderen führen.

Beispiele. Siehe Kap. 9.12.

9.14 „Der Seeigel"

Standortverändernde Übung (**Abb. 9.14**).
 Siehe auch Hinweis in Kap. 9.15.

Übungsziele.
- Mobilisation der Wirbelsäule in Flexion,
- Totale Flexion der Knie, der Hüften und der WS,

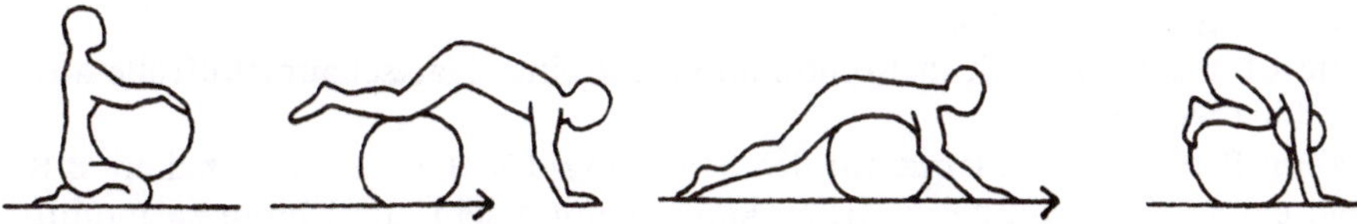

Abb. 9.14. „Der Seeigel"

- Üben der Gewichtsübernahme von den beiden oberen Extremitäten,
- Üben der Flexion der oberen Extremität in geschlossener Bewegungskette,
- Kräftigung der Bauchmuskulatur,
- Üben der Koordination und der Geschicklichkeit der Bauchmuskulatur.

Ballgröße. Der Durchmesser des Balles sollte ungefähr der Länge des Rumpfes des Patienten entsprechen.

Ausgangsstellung. Sitz auf den Fersen, den Ball auf den Oberschenkeln haltend.

Primärbewegung. Der Rumpf bleibt in Kontakt mit dem Ball, während sich der Patient zuerst etwas nach hinten neigt, um sich dann in Bauchlage mit Beschleunigung auf den Ball zu legen und mit diesem vorwärts zu rollen. Diese Vorwärtsbewegung wird erst gestoppt, wenn die Hände den Boden berühren.

Reaktion. Wenn die Hände den Boden berühren, und das Gewicht des Schultergürtels unterstützt wird, beugen sich Knie und Hüften und ziehen dabei den Ball unter den Rumpf bis die Unterschenkel auf dem Ball liegen (s. **Abb. 11.12**).

Bedingungen.
- Der Ball rollt in einer geraden Linie vorwärts.
- In der Endstellung kniet der Patient auf dem Ball, mit beiden Händen flach auf dem Boden (s. **Abb. 11.12**).

Tempo. Das ideale Tempo ist erreicht, wenn der Patient, nachdem er die Bewegung beschleunigt hat, nicht über die Endstellung „hinausschießt". Die Übung sollte zuerst sehr langsam geübt werden, bevor das Tempo beschleunigt wird.

Vorsichtsmaßnahmen, Bemerkungen.
- Ein Patient mit Flexionskontrakturen im Knie- oder Hüftgelenk kann diese Übung nicht korrekt ausführen.
- Die Übung kann gefährlich sein, wenn der Patient die Beine zu früh in die Beugung zieht. Es besteht die Gefahr, daß er über den Ball rollt.
- Wenn die Beine zu spät gebeugt werden, landet der Patient nicht auf dem Großkreis des Balles.
- Bei dieser Übung wechseln alle Kontaktstellen.
- Ein Patient mit schlechter Balance der Rumpfmuskulatur vergrößert seine Unterstützungsfläche, indem er Knie und Füße weit abspreizt.
- Die Übung wird schwieriger, wenn Füße und Knie nah zusammen gehalten werden.
- In der Endstellung bleiben beide Hände flach auf dem Boden.
- Wenn eine bessere Stabilität nötig ist, kann diese Übung auf einer Physio-Roll ausgeführt werden.
- Die Übung kann auch in Kombination mit einer Hartschaumstoffrolle ausgeführt werden.
- Wenn Patienten Probleme mit der Streckung des Handgelenkes haben, z.B. bei einem Karpaltunnelsyndrom, kann es nötig sein, die Übung zu modifizieren. Bei anderen Patienten kann diese Übung dazu dienen, die neuralen

Strukturen zu dehnen. Die Therapeutin muß aber wissen, wie intensiv und wie lang die Beugemuskulatur des Handgelenkes gedehnt werden darf.

- In der Endstellung können die Knie den Ball von einer Seite zur anderen bewegen, dadurch entsteht Rotation der WS unterhalb des stabilisierten Schultergürtels. Diese Variante wird „Der betrunkene Seeigel" genannt (s. **Abb. 12.1 i**). Dazu braucht es Geschicklichkeit und Koordination (gutes Timing) der Bauchmuskulatur. Diese Variante bewirkt auch eine horizontale Ab- und Adduktion in den Schultergelenken in einer geschlossenen Bewegungskette, wobei sich der Rumpf gegen den stabilen Schultergürtel (als räumlichen Fixpunkt) bewegt.

Beispiele.
Sowohl Kinder als auch Erwachsene lieben diese Übung wie auch den nachfolgenden „Goldfisch", weil sie Spaß machten. Physiotherapeuten lieben die Übungen, weil so viele Probleme damit behandelt werden können. Beide Übungen sind eine Herausforderung für Patienten mit Schulter- und Rückenproblemen oder mit Flexions- und Extensionseinschränkungen der Knie- oder Hüftgelenke. Sie sind auch gut für Patienten, die eine Kräftigung der Muskulatur des Bauches, der Rückenstrecker, der Hüftbeuger und Strecker benötigen. Außerdem trainierten sie Koordination und Geschicklichkeit und mobilisierten neurale Strukturen (s. auch **Abb. 8.3** und **Abb. 11.21 d**; hier wird „Der Seeigel" mit der Hartschaumstoffrolle kombiniert).

9.15 „Der Goldfisch"

Standortverändernde Übung (**Abb. 9.15**).

> Diese Übung wird normalerweise mit der Übung „Der Seeigel" kombiniert. Während „Der Seeigel" den Körper in eine totale Flexion führt, bewegt „Der Goldfisch" die WS, Schultern, Hüften und Knie in volle Extension (s. **Abb. 11.20 a, b**).

Übungsziele.
- Üben der totalen Extension von WS, Hüften und Knien,

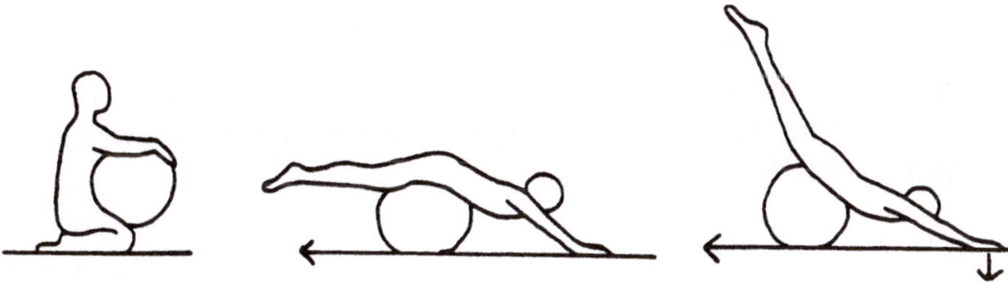

Abb. 9.15. „Der Goldfisch"

- Hervorrufen einer totalen Flexion der Schultergelenke in einer geschlossenen Bewegungskette,
- Kräftigung der Rücken- und Hüftstrecker.

Ballgröße. Gleich wie bei der Übung „Der Seeigel".

Ausgangsstellung. Die gleiche wie bei der Übung „Der Seeigel". Sobald die Hände den Boden berühren, beginnt die folgende Primärbewegung.

Primärbewegung. Die Hände bleiben fest am Boden; die Arme strecken sich und drücken den Ball nach hinten.

Reaktion. Die Arme strecken sich, der Rumpf bewegt sich nach hinten, Hüfte und Knie strecken sich ebenfalls, und die Beine werden in die Luft hochgehoben. Das Gewicht der Beine muß von der Muskulatur des Rückens und der Hüften stabilisiert werden.

Bedingungen.
- Die Hände bleiben in Bodenkontakt, wenn die Beine hochgestreckt werden.
- Der Ball rollt in einer geraden Linie.
- Der untere Rücken sollte nicht überstreckt werden (es ist wichtig, den Abstand zwischen Incisura jugularis und Symphyse zu beobachten. Je nach Länge des Rumpfes und der Extremitäten werden die notwendigen Anweisungen gegeben).

Tempo. Langsam genug, daß die Übung gut ausgeführt und in der Endstellung gehalten werden kann.

Vorsichtsmaßnahmen, Bemerkungen.
- Die Übung setzt gute Beweglichkeit der Extension in Hüften und Knien voraus.
- Der Patient darf die Lendenwirbelsäule nicht überstrecken.
- Die Übung kann nicht korrekt ausgeführt werden, wenn die Hände auf dem Boden rutschen.
- Die Übung kann so angepaßt werden, daß die Schulterflexion mobilisiert wird. In diesem Fall können die Füße auf dem Boden bleiben.
- Wenn mehr Sicherheit gewünscht wird, kann die Übung auf einer Physio-Roll liegend ausgeführt werden.
- Um mehr Stabilität zu erreichen, kann an den Füßen Widerstand gegeben werden.
- Die Endstellung des „Seeigels" kann die Ausgangsstellung für den „Goldfisch" sein.
- Aus dieser Übung kann „Die Seejungfrau" (s. **Abb. 9.20**) entwickelt werden.

Beispiele. Diese Übung kann auf dem Ball oder auf der Physio-Roll ausgeführt werden, um die Muskulatur der Hüftstrecker zu untersuchen und zu kräftigen (s. **Abb. 7.9**).

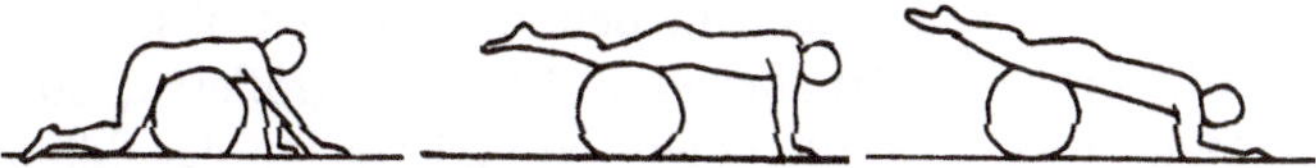

Abb. 9.16. „Auf den Händen gehen"

9.16 „Auf den Händen gehen"

Standortverändernde Übung (**Abb. 9.16**).

Die Übung beginnt als „Seeigel" oder „Goldfisch". Sie ist ein guter Test für Rumpfbalance und Kraft der oberen Extremität.

Übungsziele.
- Vorbereitung des Patienten für die Übungen „Der Seeigel" und „Der Goldfisch",
- Stabilisation des Rumpfes,
- Untersuchung der Rumpfbalance,
- Kräftigung der oberen Extremitäten, besonders des M. triceps brachii in einer geschlossenen Bewegungskette.

Ballgröße. Gleich wie in „Der Seeigel".

Ausgangsstellung. In Bauchlage über dem Ball. Arme und Füße befinden sich in Parkierfunktion, wie in der Übung „Die Schaukel".

Primärbewegung. Der Patient geht auf seinen Händen vorwärts.

Reaktion. Die Füße verlassen den Boden, die Beine balancieren in der Luft. Die Bauchmuskulatur arbeitet in Brückenaktivität.

Bedingungen.
- Die Hände zeigen nach vorne. Die Ellbogen sind leicht gebeugt und zeigen nach hinten in Richtung Ball.
- Kopf und Rücken sind axial eingeordnet. Der Abstand zwischen der Symphyse und der Incisura jugularis sollte sich nicht verändern.
- Der Ball bewegt sich in einer geraden Linie.

Tempo. Ziemlich langsam, damit der Patient Zeit hat, sich darauf zu konzentrieren, die Beine auf dem Ball zu halten.

Vorsichtsmaßnahmen, Bemerkungen.
- Die Hände des Patienten dürfen nicht rutschen.
- Die Übung ist leichter, wenn die Hände räumlich vor den Schultern bleiben.
- Der M. triceps brachii wird stärker beansprucht, wenn die Schultern räumlich vor den Händen stehen (**Abb. 11.16 b**).
- Der Patient kann Liegestützen machen, die um so schwieriger sind, je größer die Brücke ist.
- Wechselseitige Gewichtsbelastung kann geübt werden, wenn beide Hände an Ort und Stelle gehen (s. **Abb. 11.17 b**).

- Der Patient kann sich auf den Unterarmen abstützen und den Ball vorwärts und rückwärts bewegen. Dabei vergrößert er sowohl die Flexion der Schultern als auch die Extension und Flexion der Ellbogen (s. **Abb. 12.1 j**).
- Patienten mit schlechter Balance des Rumpfes (z. B. bei einer Skoliose) haben Schwierigkeiten, die Beine auf dem Ball zu halten.
- Wenn nur noch die Füße auf dem Ball liegen, ist die Übung für die in Brückenaktivität arbeitende Bauchmuskulatur sehr anspruchsvoll.
- Die Übung ist viel leichter und setzt weniger Geschicklichkeit und Gleichgewicht voraus, wenn sie auf einer Physio-Roll ausgeführt wird. Die Unterstützungsfläche ist größer, und der Ball kann nur vor- oder rückwärts rollen (s. **Abb. 11.17 b**).

Beispiele.
- Patienten mit Skoliose, für welche diese Übung allerdings eine große Herausforderung ist.
- Zur Kräftigung der oberen Extremitäten, vor allem des M. triceps brachii.
- Zur Kräftigung der Bauchmuskulatur.

9.17 „Stoß' mich – zieh' mich"

Standortkonstante Übung (**Abb. 9.17**).

Übungsziele.
- Konzentrische und exzentrische Kräftigung der Muskulatur des Schultergürtels und der Arme,
- Vergrößerung des Bewegungsausmaßes im Schultergelenk,
- Üben mit vermindertem Armgewicht.

Ballgröße. Gleich wie in der Übung „Der Seeigel".

Ausgangsstellung 1 (Variante 1). Patient und Therapeutin (oder ein 2. Patient) wenden sich einander zu, halbkniend und mit aufgerichtetem Rumpf. Die Hände ruhen auf dem zwischen ihnen liegenden Ball, der in die verschiedensten Stellungen relativ zum Patienten gebracht werden kann (**Abb. 9.17 a**; für weitere Varianten s. **Abb. 13.2, 13.3**).

Primärbewegung. Die Therapeutin bewegt den Ball (konzentrisch) vorwärts und rückwärts oder von einer Seite zur anderen, der Patient hat den Auftrag, diese Bewegung zu verhindern, ohne die Stellung seiner Hände zu verändern.

Reaktion. Der Patient bremst die Bewegung exzentrisch.

Bedingungen.
- Der Rumpf des Patienten sollte stabil bleiben.
- Die Hand bewegt sich nicht auf dem Ball, sondern mit dem Ball.

Tempo. Kontrolliert und langsam. Wenn die Therapeutin den Ball unerwartet und schnell bewegt, wird die Reaktionsfähigkeit des Patienten trainiert.

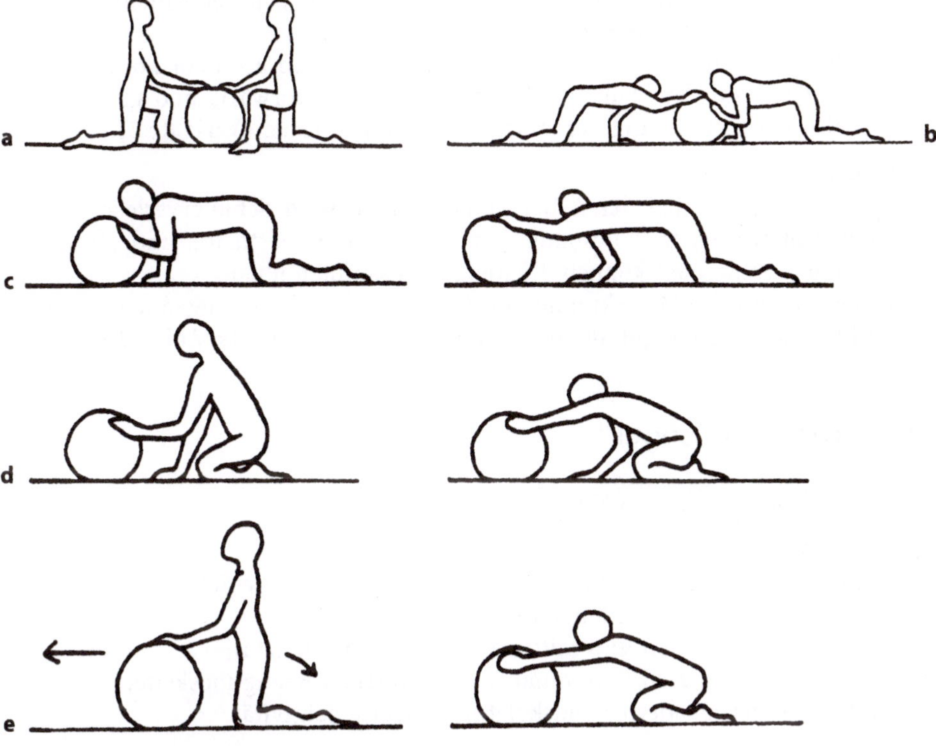

Abb. 9.17 a–e. „Stoß' mich – zieh' mich"

Vorsichtsmaßnahmen, Bemerkungen.
- Die Übung kann auch aus dem Vierfüßlerstand mit einem Arm auf dem Ball ausgeführt werden. Der andere Arm in ca. 90° Flexion auf dem Boden (**Abb. 9.17 b, c**) unterstützt den Rumpf, der horizontal im Raum ist.
- Wenn das Bewegungsausmaß der Flexion in der Schulter vergrößert werden soll, kann der Patient die Übung auch alleine ausführen.

Ausgangsstellung 2 (Variante 2). Der Patient beginnt im Kniestand, auf beiden Knien, mit aufgerichtetem Rumpf (**Abb. 9.17 d, e**).

Primärbewegung. Der Patient bewegt den Ball nach vorne und gleichzeitig das Gesäß nach hinten, bis er auf den Fersen sitzt (s. **Abb. 12.1 b, c**).

Reaktion. Schulterflexion vom proximalen und distalen Hebelarm mit Bewegung des Drehpunktes (Humeroskapulargelenk) nach unten (s. **Abb. 9.17 e**).

Bedingungen.
- Arme und Becken/Rumpf bewegen sich in entgegengesetzten Richtungen.
- Die Bewegung darf nicht erzwungen werden.

Tempo. Kontrolliert, eher langsam, um gut dehnen zu können.

Vorsichtsmaßnahmen, Bemerkungen.
- Eine 2. Person kann Widerstand geben oder den Ball bremsen.

- Um die Dehnung und Rotation zu verstärken, kann sich der Patient neben die Fersen setzen (s. **Abb. 12.1 d**).
- Der Patient kann aus dem Fersensitz mit einer Hand auf dem Boden und der anderen auf dem Ball den Ball vorwärts oder vorwärts und gleichzeitig seitwärts in Richtung der stützenden Hand drücken (Variante 3).

Beispiele.
- Diese Übung, die bei der Arbeit mit Patienten nach Schulterverletzungen entwickelt wurde, hilft besonders Patienten mit Periarthritis und „frozen shoulder". Außerdem können 2 Patienten zusammen üben.
- Patientinnen nach Mastektomie mit Bewegungseinschränkungen der Schulter hilft diese Übung gut, um die Bewegung zu verbessern (s. **Abb. 12.1 a–d**).

9.18 „Die Galionsfigur"

Standortkonstante Übung (**Abb. 9.18**).

Übungsziele.
- Aktive Mobilisation der Wirbelsäulenstreckung gegen die Schwerkraft,
- Stabilisation der gestreckten Wirbelsäule,
- Kräftigung der oberen und mittleren Trapeziusmuskulatur,
- Kräftigung der oberen Extremität in einer offenen Bewegungskette,
- Kräftigung der Quadrizepsmuskulatur in Brückenaktivität.

Ballgröße. Wie in der Übung „Der Seeigel"; größer, wenn die Beweglichkeit der Wirbelsäule eingeschränkt ist oder wenn der Patient lange Extremitäten hat.

Ausgangsstellung. Kniend hinter dem Ball mit dem vorderen Rumpf am Ball. Die Hände stützen mit angewinkelten Armen vor den Schultern auf den Ball.

Primärbewegung. Die Primärbewegung kommt von den Händen, die den Ball nach vorne und unten schieben, so daß dieser vorwärts rollt, bis die Arme gestreckt sind und das Becken in Kontakt mit dem Ball kommt (**Abb. 9.18 a**).

Reaktion. Streckung der Wirbelsäule gegen die Schwerkraft. Die Knie strecken sich in Brückenaktivität.

Bedingungen.
- Die Füße bleiben mit gestreckten Zehen fest am Boden.
- Der Ball rollt in einer geraden Linie.
- Die Lendenwirbelsäule darf nicht überstreckt werden.

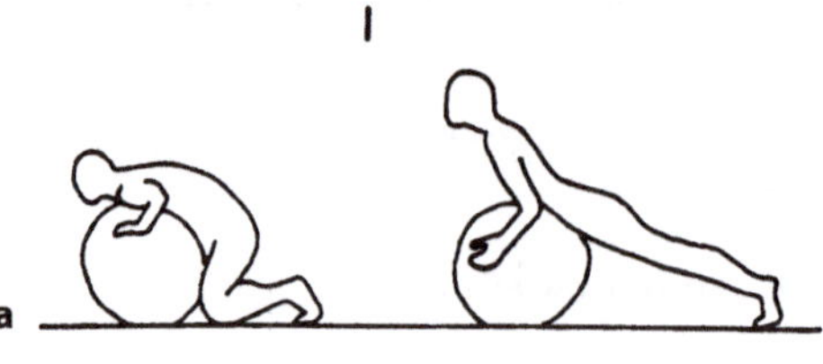
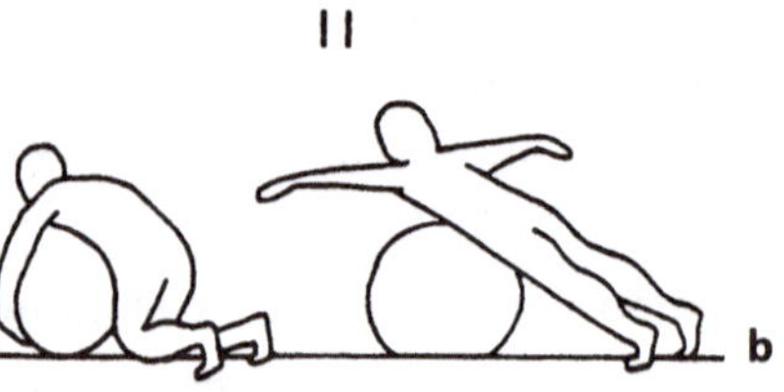

Abb. 9.18 a, b. „Die Galionsfigur"

Tempo. Hängt von der gewünschten Mobilisation ab. Wenn nur kleine Bewegungen in einigen Segmenten der Wirbelsäule stattfinden sollen, ist Schritttempo am besten. Die Bewegung ist langsamer, wenn der Patient die gesamte Wirbelsäule strecken soll.

Vorsichtsmaßnahmen, Bemerkungen.
- Die Primärbewegung kann auch so ausgeführt werden, daß sich die Füße gegen eine Wand stützen und von ihr abdrücken (s. **Abb. 11.11**).
- Der Patient kann sich anfangs auch mit seitlich frei hängenden Armen mit dem Brustbein gegen den Ball abstützen. Beim Abdrücken mit den Füßen streckt sich der Rumpf. Die Arme können in Abduktion und Extension in den Schultergelenken oder in Flexion der Schultern bewegt werden (**Abb. 9.18 b**).
- Unsichere Patienten können diese Übung auf der Physio-Roll ausprobieren.
- Unsichere Patienten, die auf einem Ball üben, neigen dazu, ihre Füße auseinanderzustellen und die Knie nicht zu strecken, um die Unterstützungsfläche zu vergrößern.
- Um die Stabilität zu erhöhen, kann die Therapeutin sanften Widerstand an den abduzierten oder hochgestreckten Armen oder am Kopf geben.
- Die Übung wird schwieriger, wenn die Füße und Knie nah beieinander oder ein Fuß vor den anderen gestellt wird.

Beispiele.
- Allgemein geschwächte Patienten mit schlechter Einordnung des Rumpfes und wenig Kraft im oberen und mittleren Trapeziusmuskel können ihre Muskeln in einer abgewandelten Form dieser Übung trainieren (s. **Abb. 7.14**, ein Patient nach einem Autounfall).
- Diese Übung eignet sich auch für Patienten mit schlechter Haltung, deren Pektoralismuskulatur verkürzt und bei denen die Muskulatur der Rückenstrecker und des oberen und mittleren Trapezius geschwächt sind (s. **Abb. 11.21 c**).

9.19 „Die Schere"

Standortkonstante Übung (**Abb. 9.19**).

Übungsziele.
- Fazilitieren der Rumpfrotation unter einem stabilen Schultergürtel,
- Kräftigung des Schultergürtels in geschlossener Bewegungskette,
- Kräftigung der Adduktoren und der Abduktoren der Hüfte in einer offenen Bewegungskette,
- Stabilisation der Muskulatur, die den Rumpf streckt und rotiert.

Ballgröße. Gleich wie in der Übung „Der Seeigel".

Ausgangsstellung. Bauchlage auf dem Ball. Der Abstand zwischen den Händen entspricht etwa der doppelten Schulterbreite.

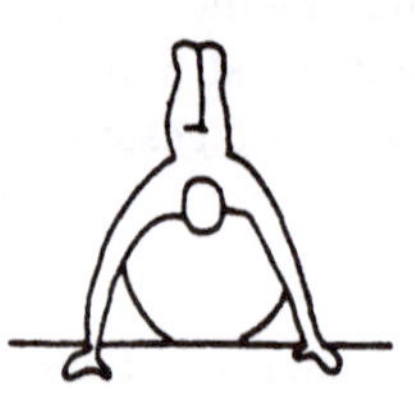
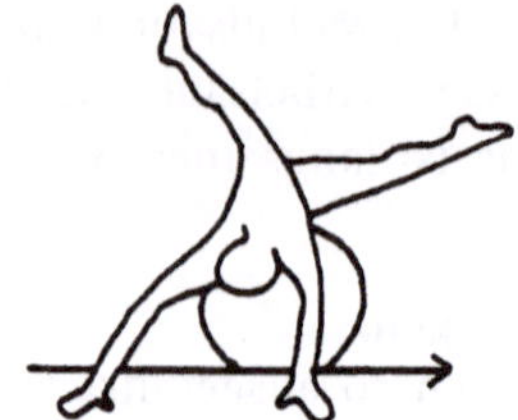
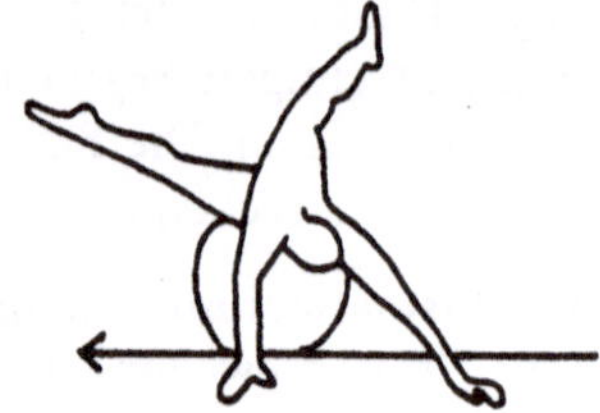

Abb. 9.19. „Die Schere"

Primärbewegung. Die Primärbewegung ist der stets auf den Boden gerichtete Blick, von einer Hand zur anderen, wie beim Lesen einer Zeile auf einer unsichtbaren Linie zwischen den Händen.

Reaktion. Wenn der Patient den Blick von der rechten zur linken Hand gleiten läßt, dann verliert die linke Hälfte des Beckens den Ballkontakt und muß sich gegen den Uhrzeigersinn drehen, damit der Patient nicht vom Ball fällt. Die gestreckten Beine öffnen sich zur Schrittstellung, wobei das obere (linke) Bein plantarflektiert nach oben und hinten, das untere (rechte) Bein dorsalflektiert nach vorne schaut.

Bedingungen.
- Die Augen halten immer den gleichen Abstand zum Boden.
- Die Hände bleiben in festem Kontakt mit dem Boden.
- Der Ball rollt in einer geraden Linie von einer Seite zur anderen.

Tempo.
Ruhige Geschwindigkeit, so daß der Patient die Bewegung kontrollieren kann und keine unerwünschte Beschleunigung stattfindet. Nach einiger Übungserfahrung kann das Tempo erhöht werden, was vermehrte Gleichgewichtsreaktionen, gute Kraft, Koordination und gutes Timing voraussetzt.

Vorsichtsmaßnahmen, Bemerkungen.
- Wenn die Hände rutschen, kann die Übung nicht korrekt ausgeführt werden.
- Patienten mit einem schweren Becken haben mehr Schwierigkeiten, das Becken aus der horizontalen in die vertikale Stellung im Raum zu drehen.
- Patienten mit sehr guter Rumpfrotation drehen ihr Becken später als Patienten mit schlechter Rumpfrotation.
- Die Übung muß harmonisch aussehen. Eine Überstreckung der Lendenwirbelsäule muß korrigiert werden.
- Um mehr Stabilisation und Kräftigung zu erreichen, kann an den Seiten der Beine oder gleichzeitig an der Ferse des oberen Fußes oder am Fußrücken des unteren Beines Widerstand gegeben werden.
- Aus der Endstellung dieser Übung kann „Die Seejungfrau" entwickelt werden.

Beispiele.
- Patienten können 6 Wochen nach Rekonstruktion des vorderen Kreuzbandes (s. Kap. 11) Geschicklichkeit und Koordination der Muskulatur der

Hüftstrecker und der Hüftabduktoren und Hüftadduktoren trainieren (s. **Abb. 11.10**).

- Junge Patienten können nach der Heilung einer Wirbelsäulenfraktur die Rotation der Brustwirbelsäule verbessern.

9.20 „Die Seejungfrau"

Standortverändernde Übung (**Abb. 9.20**).

Übungsziele.
- Üben der Lateralflexion des Rumpfes gegen die Schwerkraft,
- Kräftigung der Muskulatur der Hüftabduktoren des oberen Beines gegen die Schwerkraft,
- Stabilisation des Schultergürtels in geschlossener Bewegungskette,
- Fazilitieren der Außenrotation des unteren Beines gegen die Schwerkraft.

Ballgröße. Der Durchmesser des Balles sollte ungefähr der Länge des Oberschenkels und des Beckens entsprechen (beim knienden Patienten reicht der Ball ungefähr zum Beckenkamm).

Ausgangsstellung. Kniestand links, das rechte Bein in 90 Flexion von Hüfte, Knie und Fuß neben dem Ball. Die rechte Hand liegt auf dem Großkreis des Balles, die linke auf dem rechten Oberschenkel. Der Körper steht in einem rechten Winkel zur Ballbewegung.

Primärbewegung. Als Primärbewegung drückt der Patient mit der rechten Hand den Ball in einer geraden Linie nach rechts. Rumpf und Kopf neigen sich in einem kontrollierten Fall zur rechten Seite, bis der Rumpf Kontakt mit dem Ball hat. Jetzt stößt sich der rechte Fuß ab und bewegt sich nach oben.

Reaktion. Der Ball rollt weiter nach rechts, bis die Hände die Bewegung stoppen und eine vordere Brücke bilden. Das (linke) obere Bein streckt sich (als Tentakel) in Abduktion der Hüfte; das (rechte) untere Bein bleibt gebeugt und dreht sich nach außen, um mit seinem Fuß auf dem Knie des linken Beines dieses zu stabilisieren.

Primärbewegung des Rückweges. Der Ball wird zu den Armen gezogen, bevor die Hände und Arme den Ball wegdrücken.

Reaktion des Rückweges. Der Ball bewegt sich in die entgegengesetzte (linke) Richtung bis der Patient die Ausgangsstellung wieder erreicht.

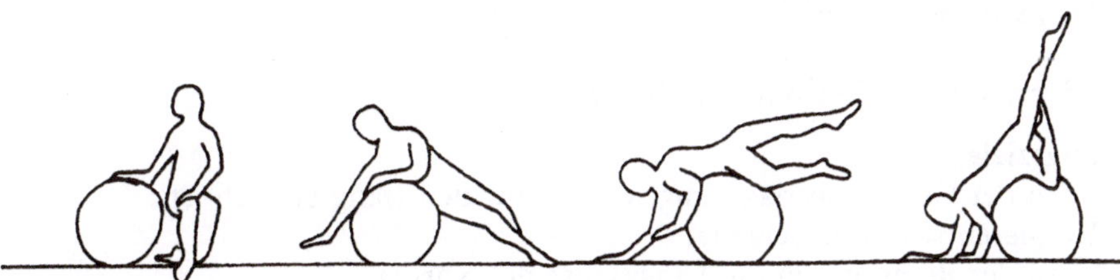

Abb. 9.20. „Die Seejungfrau"

Bedingungen.
- Die Frontalebene des Beckens bleibt während der ganzen Übung vertikal im Raum.
- Der Ball rollt in einer geraden Linie.
- Zu viel Abduktion im oberen Bein sollte vermieden werden.
- Die Brust- und Lendenwirbelsäule bleiben in neutraler Stellung eingeordnet.
- Bei der Vorwärtsrollung landet der rechte Arm mit dem Unterarm, der linke Arm mit der Hand auf dem Boden.

Tempo. Langsam, so lange die Übung noch nicht beherrscht wird, da das Timing kritisch ist.

Vorsichtsmaßnahmen, Bemerkungen.
- Wenn der Patient zu früh mit dem Becken auf dem Ball liegt, kann er über den Ball rollen (was gefährlich sein kann!).
- Wenn der Patient zögert und sich zu spät auf den Ball legt, landet das Becken nicht auf dem Großkreis des Balles.
- Mit langen, schweren Beinen wird das Balancieren schwieriger, so bald die Beine zum Tentakel werden (s. **Abb. 2.11 c**).
- Mit einem schweren Becken und breiten Hüften ist es schwieriger, das Becken vertikal im Raum zu halten.
- Die Übung ist kontraindiziert, wenn Kontrakturen in der Hüfte eine neutrale Streckung und mehr als 90° Flexion verhindern.
- Die Übung kann aus den Übungen „Der Goldfisch" und „Die Schere" entwickelt werden.
- Die Übung ist schwierig. Gutes Timing und gute Koordination sind Voraussetzung. Sie sollte deshalb nicht mit einem „Ballanfänger" probiert werden.

Beispiele.
- Ein junger Patient (nach einer ausgeheilten Azetabulumfraktur) hat schwache Hüftabduktoren und wünscht sich eine anspruchsvolle Übung. In diesem Fall steht die Therapeutin hinter dem Patienten und führt mit ihren Händen am Becken des Patienten die Bewegung, bis dieser die Übung sicher beherrscht.
- Patienten, die Kräftigung der seitlichen Rumpfmuskulatur gegen die Schwerkraft benötigen.

9.21 „Das Karussell"

Standortverändernde Übung (**Abb. 9.21**).

Übungsziele.
- Üben der Gewichtsverlagerung, wie sie für den Gang typisch ist,
- Trainieren reaktiver Schritte,
- Üben der Rotation um die Längsachse des Körpers,
- Trainieren von Geschicklichkeit und Koordination.

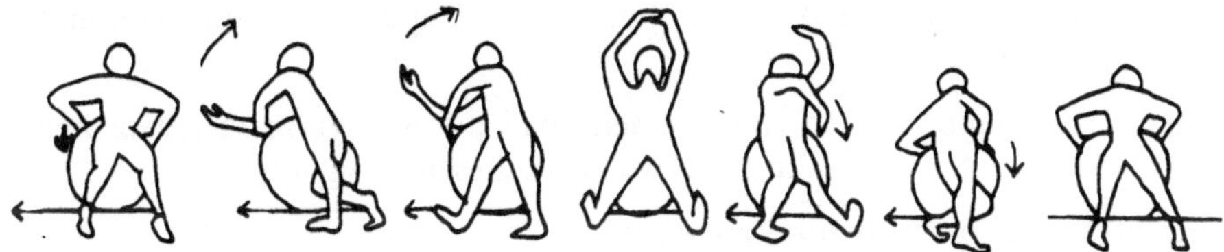

Abb. 9.21. „Das Karussell"

Ballgröße. Der Durchmesser des Balles sollte, wie in der Übung „Der Cowboy", mindestens der halben Beinlänge entsprechen. Mit einem etwas größeren Ball wird die Übung einfacher, weil die Unterstützungsfläche größer ist. Damit wird es leichter, das eine Bein unter dem anderen hindurchzuführen, vor allem wenn die Beine lang und schwer sind.

Ausgangsstellung. Bauchlage auf dem Ball mit den Händen schulterbreit auf dem Ball. Rumpf und Kopf sind das Tentakel, die gestreckten Beine bilden eine Brücke. Die Füße stehen hüftbreit fest am Boden, die Zehen sind gestreckt.

Erste Primärbewegung (aus Bauchlage auf die rechte Seite). Die linke Hand drückt so nach unten, daß der Ball nach links rollt.

Erste Reaktion (aus Bauchlage auf die rechte Seite). Der Ball rollt nach links, die linke Schulter bewegt sich nach hinten und oben, das Becken rotiert gleichzeitig im Gegenuhrzeigersinn. Die rechte Hand verliert den Kontakt mit dem Ball und bewegt sich nach vorne und oben.

Zweite Primärbewegung (aus der Seitlage in die Bauchlage). Der linke Arm verliert den Ballkontakt und bewegt sich in einer Transversalebene nach hinten.

Zweite Reaktion (aus der Seitlage in die Bauchlage). Das rechte Bein macht einen Schritt und fädelt sich unter dem linken Bein durch. Der Körper liegt mit dem Rücken auf dem Ball.

Dritte Primärbewegung (aus der Rückenlage auf die linke Seite). Die Arme bewegen sich weiterhin in der Transversalebene. Bevor der Körper auf der linken Seite liegt, bewegt sich der linke Arm nach oben (in Flexion).

Dritte Reaktion (aus der Rückenlage auf die linke Seite). Der rechte Arm bewegt sich über die Körpermitte, landet in Schulterhöhe auf dem Ball und stoppt die Rollbewegung des Balles.

Vierte Primärbewegung (aus der linken Seitlage in die Bauchlage). Das linke Bein macht einen Schritt rückwärts und fädelt sich unter dem rechten Bein hindurch.

Vierte Reaktion (aus der linken Seitlage in die Bauchlage). Die rechte Hand verlangsamt die Seitbewegung des Balles, während sich die linke Hand unter der linken Schulter auf den Ball stützt. Rumpf und Becken drehen gegen den Uhrzeigersinn bis sie die Bauchlage wieder erreichen.

Bedingungen.
- Der Ball sollte in einer geraden Linie rollen.

- Die Übung sollte in einem gleichmäßigen Tempo ohne Beschleunigung durchgeführt werden.

Tempo. Das Tempo muß so langsam sein, daß die Bewegung zu jedem Zeitpunkt kontrolliert erfolgt, ohne unerwünschte Beschleunigung.

Vorsichtsmaßnahmen, Bemerkungen.
- Mit breiten Hüften oder einem schmalen Thorax ist das Drehen des Körpers auf dem Ball schwieriger.
- Wenn der Ball mehr kranial liegt, wird das Drehen für Patienten mit breiten Hüften leichter.
- Ist die Schrittlänge nicht korrekt, bewegt sich der Ball eher im Kreis als auf einer geraden Linie.
- Jede Übungssequenz kann einzeln geübt werden.
- Die Übung kann in beide Richtungen ausgeführt werden.

Beispiele.
- Für Patienten mit Haltungsproblemen ist diese Übung eine Herausforderung.
- Ein Patient, der sich nach einem Kopftrauma sehr gut erholt hat, aber noch mehr Training braucht, um die obere und untere Extremität zu koordinieren, während er seinen Rumpf im Raum dreht.

Bei den folgenden Übungen von Klein-Vogelbach befindet sich der Patient in Rückenlage. Sie sind sehr wertvoll für die Untersuchung von Kraft, Beweglichkeit und Koordination (s. Kap. 7). Normalerweise wird ein Ball mit einem Durchmesser von 45 oder 55 cm benutzt, da man Bälle dieser Größe gut umhertragen kann.

Obwohl der Ball besser rollt, wenn die Übungen auf einer festen Unterlage ausgeführt werden, sind sie auch im Bett des Patienten möglich.

9.22 „Perpetuum mobile"

Standortkonstante Übung (**Abb. 9.22**).

Übungsziele.
- Üben sowohl der Flexion und Abduktion der Hüfte, als auch deren Extension und Adduktion,
- Üben der Beugung und Streckung der Hüfte und Knie in guter axialer Einstellung von Oberschenkel, Unterschenkel und Fuß,
- Trainieren der wechselweisen Beinbewegung, wie sie für den Gang Voraussetzung ist,
- Testen der Balance, der Koordination und der Fähigkeit, die Beine getrennt zu bewegen,
- Verringerung des Gewichtes bei Flexion und Extension der Beine,
- Kräftigen der Streckermuskulatur des Rumpfes und der Hüfte,
- Muskeltest für die Hüftstrecker,
- exzentrisches Kräftigen des Quadrizepsmuskels,
- wechselweises Bewegen der Beine im Gangtempo.

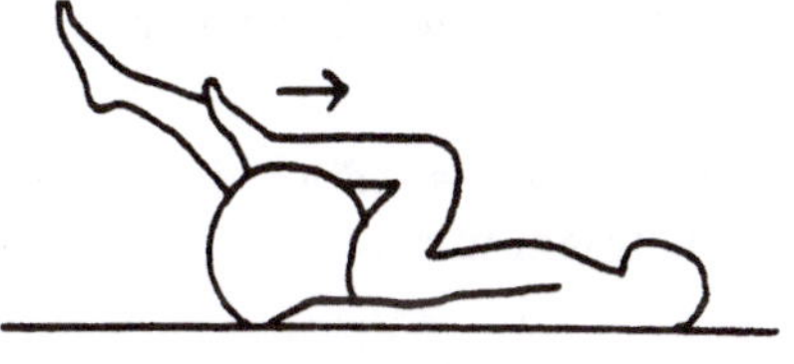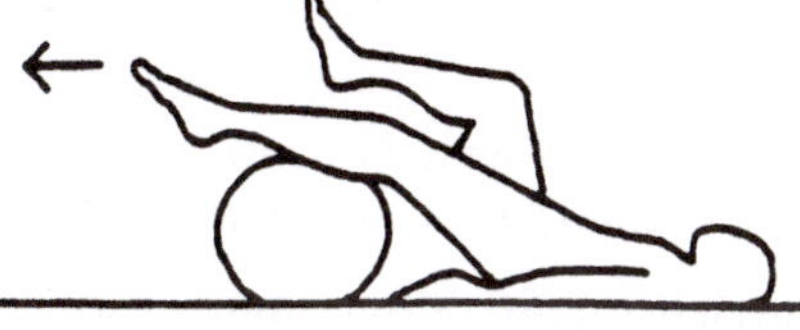

Abb. 9.22. „Perpetuum mobile"

Ballgröße. Der Durchmesser des Balles sollte ungefähr der Länge des Oberschenkels entsprechen.

Ausgangsstellung. Rückenlage auf dem Boden, einer Matte oder im Bett. Das eine Bein liegt gestreckt mit dem Unterschenkel oder mit der Ferse auf dem Großkreis des Balles, das andere ist in Hüfte und Knie etwa 90° gebeugt. Die gestreckten Arme liegen mit den Handflächen nach unten neben dem Becken.

Primärbewegung. Zwei Primärbewegungen erfolgen gleichzeitig:
- Das linke (rechte) Bein zieht den Ball in Beugung des Knies und der Hüfte und vielleicht in etwas Abduktion (plus Außenrotation der Hüfte und Innenrotation des Knies).
- Die rechte (linke) Ferse stößt nach oben und vorne, bis das Bein (Tentakel) gestreckt ist.

Reaktion. Zwei Reaktionen finden gleichzeitig statt:
- Mobilisation des linken (rechten) Beines in Hüft- und Kniebeugung (konzentrische Aktivität der ischiokruralen Muskulatur und der Muskulatur der Hüftbeuger).
- Mobilisation der Streckung des rechten (linken) Knies, (konzentrische Aktivität des Quadrizepsmuskels, exzentrische Aktivität der Hüftbeugermuskeln und stabilisierende Aktivität der Bauch- und Rumpfstreckermuskeln).

Primärbewegung des Rückwegs. Auf dem Rückweg finden 2 Primärbewegungen gleichzeitig statt:
- Das linke (rechte) Bein stößt den Ball bis zur Streckung mit leichter Hüftadduktion unter Innenrotation des Oberschenkels und Außenrotation im Knie.
- Das rechte (linke) Bein beugt in Hüfte und Knie.

Reaktion des Rückweges. Auf dem Rückweg finden 2 Primärbewegungen gleichzeitig statt:
- Mobilisation der Streckung von linker (rechter) Hüfte und Knie, exzentrische Muskelaktivität der Hüftbeuger und der ischiokruralen Muskulatur,
- Mobilisation der Beugung von rechter (linker) Hüfte und Knie, konzentrische Muskelaktivität der Hüftbeuger, exzentrische Muskelaktivität des Quadrizeps.

Bedingungen.
- Beide Beine bewegen sich in den Sagittalebenen der Hüftgelenke.
- Der Ball rollt in einer geraden Linie.
- Rumpf, Kopf und Arme bleiben mit dem Ball in Kontakt.
- Während der Primärbewegung des Rückwegs darf die rechte (linke) Ferse nicht unter Kniehöhe absinken.

- Es darf sich keine unbeabsichtigte Beschleunigung der Bewegung einschleichen.

Tempo. Die ideale Geschwindigkeit ist das Gangtempo. Bis jedoch der Bewegungsablauf beherrscht wird, sollte der Patient langsam üben.

Vorsichtsmaßnahmen, Bemerkungen.
- Es kann nötig sein, die Übung zu modifizieren, um Vorsichtsmaßnahmen für Hüfte und Knie zu berücksichtigen (z. B. wenn die Adduktion eines Beines oder eine Hüftflexion um mehr als 90° nicht erlaubt sind).
- Stabilisation kann erreicht werden, indem das Becken angehoben wird, wenn sich das Bein auf dem Ball streckt (s. **Abb. 13.20**).
- Die Übung wird anspruchsvoller, wenn die Ellbogen gebeugt werden, um die Unterstützungsfläche zu verkleinern. Danach können die Arme in etwa 90° Schulterflexion angehoben werden.
- Die Übung kann auf einer Physio-Roll ausgeführt werden.
- Zu Beginn können beide Beine auf den Ball gelegt werden, um beidseitig Hüftflexion und -Hüftextension zu üben.
- Die Übung kann auch als Ausgangsstellung für die Manuelle Therapie der unteren Extremitäten dienen. Die Therapeutin sitzt dabei auf dem Ball (s. Kap. 8).
- Kinder unter 5 Jahren können mit der Koordination der Beinbewegung Schwierigkeiten haben.
- Die Therapeutin kann an dem Bewegungsablauf beobachten, wie gut der Patient die Bewegung seiner Beine im Gangtempo koordinieren kann, wie gut er sie gleichzeitig dissoziiert bewegen kann und wie kräftig die Muskeln der Hüftstrecker sind.
- Die Übung unterstützt den venösen Rückfluß, was sich bei Lymphödemen der Beine günstig auswirkt.
- Auf dem distalen Ende des Oberschenkels und auf dem Fuß können Punkte angebracht werden, welche die Wahrnehmung für die axiale Einordnung unterstützen (s. **Abb. 11.6**).
- Die stabile Variante kann zur Beckenbodenübung abgewandelt werden.

Beispiele.
- An Morbus Parkinson erkrankte Patienten, die Schwierigkeiten haben, die Beine wechselweise im Gangtempo zu bewegen.
- Ein Patient nach einem Schlaganfall mit milder Spastizität, der selektive Hüftbeugung und Hüftstreckung üben muß.
- Die stabilisierende Variante des Perpetuum mobile ist gut für Patienten mit degenerativen Hüfterkrankungen.

Die stabilisierende Variante trägt zur Kräftigung der Hüftstrecker bei, die mobilisierende Variante zur Verbesserung der Beweglichkeit, ohne die Hüften mit viel Körpergewicht zu belasten.

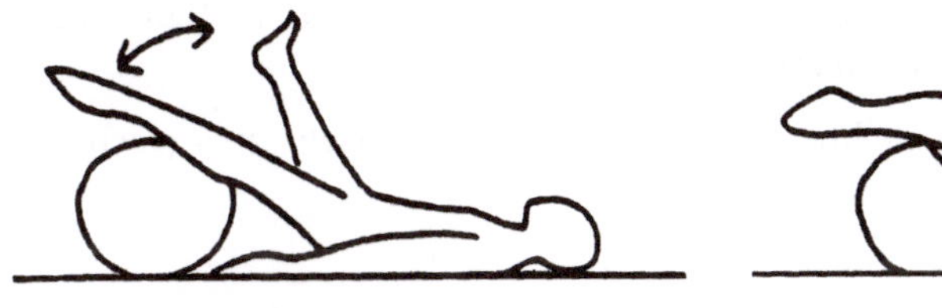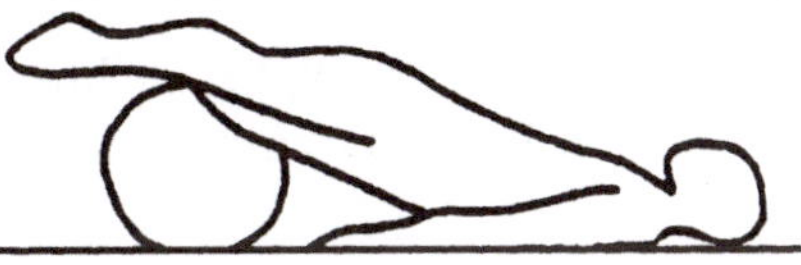

Abb. 9.23. „Die Unruh"

9.23 „Die Unruh"

Standortkonstante Übung (**Abb. 9.23**).

> Für die Übung „Die Unruh" gibt es eine mobilisierende und eine stabilisierende Variante. Die mobilisierende Variante kann für Patienten hilfreich sein, die an degenerativen Hüfterkrankungen leiden. Nach der mobilisierenden Variante kann die stabilisierende Variante der Übung zur Kräftigung der Muskulatur der Hüftabduktoren und -adduktoren beitragen.

Übungsziele.
- Mobilisierung der Abduktion und Adduktion der Hüfte,
- Kräftigen der Muskulatur der Hüftabduktoren und der Hüftadduktoren in offener und geschlossener Bewegungskette,
- Kräftigen der „Rotatorenmanschette" des Hüftgürtels,
- Testen der Muskelkraft der Hüftabduktoren und Hüftadduktoren,
- Trainieren des „Timings" sowie der Geschicklichkeit der Hüftabduktoren und der -adduktoren, wie auch der Rotatorenmanschette des Beckengürtels,
- Kräftigen der Bauchmuskulatur,
- Kräftigen der Rückenmuskulatur,
- Fazilitieren der Rotation der unteren BWS.

Ballgröße. Gleich wie in der Übung „Perpetuum mobile". Mit einem etwas größeren Ball ist es einfacher, ein Bein unter dem anderen „durchzufädeln".

Ausgangsstellung. Rückenlage mit gestreckten, leicht abduzierten Armen. Die nach unten gedrehten Handflächen sind neben dem Becken. Das linke (rechte) Bein liegt mit der Ferse und dem unteren Teil des Unterschenkels auf dem höchsten Punkt des Balles. Das rechte (linke) Bein ist ungefähr 90° in der Hüfte gebeugt, bei voll extendiertem Knie (es sei denn, die verspannten ischiokruralen Muskeln verhindern eine volle Streckung).

Mobilisierende Variante

Erste Primärbewegung. Das rechte (linke) Bein bewegt sich als Tentakel in der Transversalebene nach links (rechts) (s. **Abb. 7.10 a, b**).

Erste Reaktion. Das linke (rechte) auf dem Ball liegende Bein bewegt den Ball nach rechts (links), um das Gleichgewicht zu halten.

Zweite Primärbewegung. Das rechte (linke) Bein bewegt den Ball in einer Transversalebene nach rechts (links).

Zweite Reaktion. Das linke (rechte) Bein bewegt den Ball nach links (rechts), um das Gleichgewicht zu halten.

Stabilisierende Variante

Ausgangsstellung. Die gleiche wie oben, außer, daß das linke (rechte) Bein näher am Knie auf dem Ball liegt, um, wenn nötig, die Brücke zu verkleinern (s. **Abb. 7.13 a, b** und **11.8**).

Erste Primärbewegung. Das Becken wird abgehoben, und die Hüften strecken sich in dem Moment, in dem das rechte (linke) im Hüftgelenk gebeugte Bein sich in der Transversalebene nach links (rechts) bewegt.

Erste Reaktion. Das linke (rechte) Bein rollt auf dem Ball auf seine laterale Seite, wobei es eine kontrollierte Rollbewegung des Balles auslöst. Im Becken findet eine Drehung gegen den Uhrzeigersinn statt, die in die untere BWS weiterläuft. Die Muskulatur der linken (rechten) Hüftabduktoren arbeitet in Brückenaktivität in einer geschlossenen Bewegungskette. Das rechte (linke) Bein überkreuzt das linke (rechte), die Muskeln der rechten (linken) Hüftabduktoren befinden sich in Spielbeinfunktion in einer offenen Bewegungskette. Kopf, oberer Rumpf, Schultergürtel und Arme stabilisieren reaktiv und bleiben in Bodenkontakt.

Zweite Primärbewegung. Das rechte (linke) Bein bewegt sich in der Transversalebene nach rechts; das rechte (linke) Knie beugt sich und schiebt sich unter dem linken (rechten) Bein hindurch. Das Becken bleibt angehoben und die linke (rechte) Hüfte gestreckt.

Zweite Reaktion. Das linke (rechte) Bein rollt auf dem Ball auf seine mediale Seite, die Ballbewegung kontrollierend. Die Rotation des Beckens im Uhrzeigersinn setzt sich in die untere Brustwirbelsäule fort. Die linken (rechten) Adduktormuskeln arbeiten in Brückenaktivität in einer geschlossenen Bewegungskette. Das rechte (linke) Bein ist im Knie gebeugt unter dem linken (rechten) Bein, die Adduktormuskeln arbeiten in einer offenen Bewegungskette in Spielfunktion. Kopf, oberer Rumpf, Schultergürtel und Arme stabilisieren reaktiv.

Bedingungen.
- Kopf, Schultergürtel und Arme bleiben im Bodenkontakt, es sei denn es wird eine Übungsvariante durchgeführt.
- Bei der mobilisierenden Variante bleibt das Becken in Neutralstellung auf dem Boden.

Tempo. Bequemes Tempo, bei den Richtungswechseln darf keine unkontrollierte Beschleunigung erfolgen.

Vorsichtsmaßnahmen, Bemerkungen.
- Vorsichtsmaßnahmen für die Hüfte müssen beachtet werden. Ein Sandsack, ein aufgerolltes Handtuch oder eine halbe Hartschaumstoffrolle kön-

nen in die Mitte gelegt werden, um zu verhindern, daß der Ball wegrollt und eine Adduktion entsteht.

- Der Patient sollte die mobilisierende Variante beherrschen, bevor er sich an die stabilisierende wagt.
- Die Übung ist sehr schwierig, wenn die Arme gebeugt sind, eine asymmetrische Stellung hinzukommt (z.B. ein Arm hinter dem Kopf) oder wenn die Arme angehoben werden.
- Bei verspannten ischiokruralen Muskeln müssen zum Ausgleich die Knie gebeugt werden (und nicht die Hüften gestreckt!), wenn sich das Bein in der Transversalebene bewegt.
- Beide Varianten liefern Informationen über die Geschicklichkeit, die Koordination und das „Timing" des Patienten.
- Die 2. Variante liefert vor allem Informationen über Kraft, Beweglichkeit und Geschicklichkeit.

Beispiele.
- Ein Patient, der sein operiertes Bein ohne Gewichtsbelastung in allen Ebenen bewegen darf. Das nicht operierte, belastbare Bein wird auf den Ball gelegt, das nicht belastbare Bein bewegt sich als Pendel, damit es in allen Ebenen gekräftigt wird.
- Eine Patientin mit Multipler Sklerose kräftigt und koordiniert ihre Beine mit Hilfe der Therapeutin (s. **Abb. 7.10**).

9.24 „Rock'n' Roll"

Standortkonstante Übung (**Abb. 9.24**).

Die folgenden Übungen – „Rock'n' Roll" und „Beweg' mein Bein" (s. Kap. 9.25) – wurden als Hilfe für die Therapeutin aus den vorhergehenden beiden Übungen entwickelt. Bei der Arbeit auf der Intensivstation oder mit großen Patienten, die eine starke Spastizität aufweisen, benötigte ich oft eine 2. Therapeutin. In vielen Fällen hätte ich „mehr" Arme brauchen können, um Patienten mit hohem Muskeltonus zu behandeln. Auch war ich nicht groß genug, um spastische, gelähmte oder schwache Beine zu heben und zu bewegen. Die beiden Übungen waren die Lösung für meine Probleme.

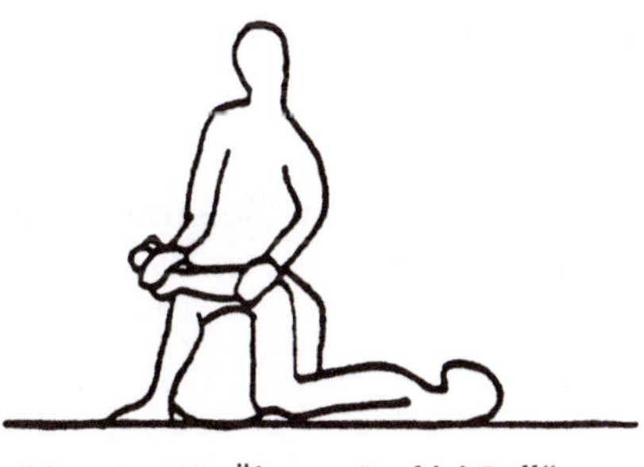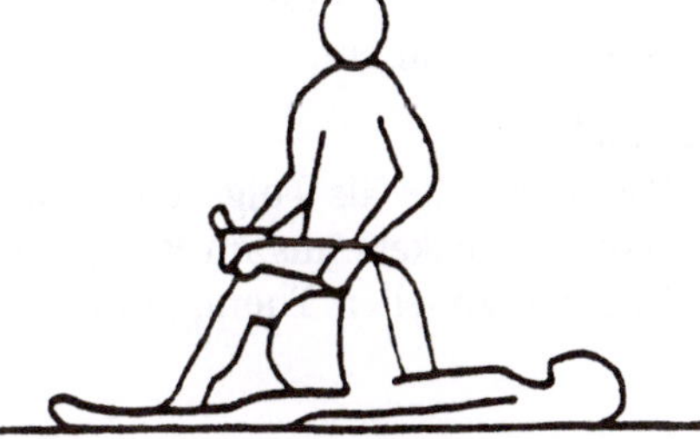

Abb. 9.24. Die Übung „Rock'n' Roll"

Übungsziele.
- Fazilitieren der Rotation im Rumpf, der Hüftflexion und Extension bei Patienten mit hohem Muskeltonus (Spastizität),
- Setzen von propriozeptiven Reizen,
- Verringern des Gewichtes, das ein schwacher Patient anheben oder bewegen muß,
- passives Durchbewegen von Hüften und Knien sowohl in Flexion und Extension als auch in Ab- und Adduktion.

Ballgröße. Der Durchmesser des Balles sollte ungefähr der Länge der Unterschenkel der Therapeutin entsprechen, er muß größer sein, wenn der Patient sehr lange Beine hat.

Ausgangsstellung. Der Patient liegt in Rückenlage auf der Matte oder auf einem doppelt breiten Behandlungstisch mit ca. 90° Flexion in Hüfte und Knie. Die Therapeutin sitzt etwa in Höhe der Hüften des Patienten auf dem Ball. Eines ihrer Beine steht neben dem Rumpf, das andere unter dem Unterschenkel des Patienten (s. **Abb. 8.13**).

Primärbewegung. Die Therapeutin bewegt den Ball mit ihren Beinen in die gewünschte Richtung, so daß die auf dem Schoß der Therapeutin liegenden Beine des Patienten in Flexion/Extension, Abduktion/Adduktion bewegt oder eine Rotation des Beckens bewirkt werden.

Reaktion. Die Therapeutin hat ihre Hände frei, um die Gelenke zu streichen, zu klopfen, unter Zug zu setzen oder zu komprimieren. Sie kann ihre Hände auch zur Stabilisation benutzen, während Beine und Becken des Patienten bewegt werden. Bei einem Patienten mit Spastizität kann dies zur Verringerung des Muskeltonus führen (s. **Abb. 13.19**).

Bedingungen. Der Rumpf des Patienten behält bei der Übung Kontakt mit dem Boden oder dem Behandlungstisch.

Tempo. Langsam und rhythmisch.

Vorsichtsmaßnahmen, Bemerkungen.
- Vorsicht walten lassen, keine Bewegungen erzwingen.
- Bewegungen können mit einem oder beiden Beinen in PNF-Mustern ausgeführt werden (s. **Abb. 8.13**).
- Die Ausgangsstellung kann für Manuelle Therapie der unteren Extremität eingesetzt werden (s. **Abb. 8.14–8.16**).
- Die Therapeutin kann zwischen den gebeugten Beinen des Patienten auf dem Ball sitzen, dessen Oberschenkel umfassen und sein Becken sanft wiegen und schütteln.

Beispiele.
- Patienten, die als Folge eines Schlaganfalls oder Multipler Sklerose einen starken Muskeltonus im Beuge- oder Streckmuster haben.
- In der Manuellen Therapie (s. Kap. 8).

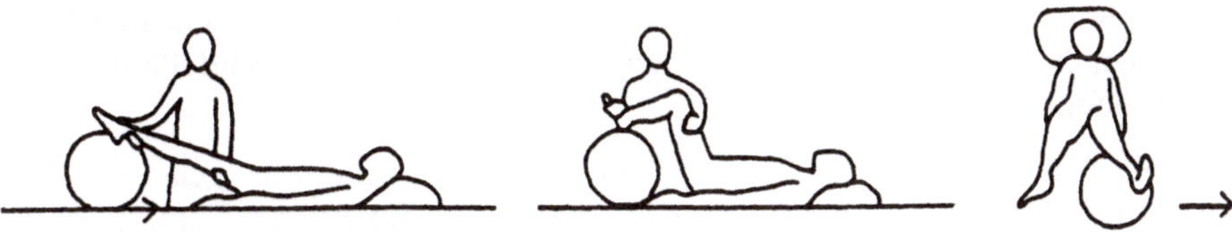

Abb. 9.25. „Beweg' mein Bein"

9.25 „Beweg' mein Bein"

Standortkonstante Übung (**Abb. 9.25**).
  Siehe auch Hinweis in Kap. 9.24.

Übungsziele.
- Erleichtern des passiven Durchbewegens bei bettlägerigen und schwachen Patienten (s. **Abb. 11.3**).
- Patienten, die sich fast nicht oder gar nicht bewegen können, die Möglichkeit zu geben, ihr Bein zu sehen und auf diese Weise Feedbackmechanismen zu fördern (s. **Abb. 7.21**).
- Der Therapeutin oder der Familie die Möglichkeit zu geben, das Bein zu bewegen, ohne es heben zu müssen (s. **Abb. 7.21, 10.1 a, b, 10.3 c, 10.4 c**).
- Anregen des venösen Rückstroms bei Patienten mit Ödemen oder Schwellungen eines oder beider Beine (s. **Abb. 11.1 a**).

Ballgröße. Ein Durchmesser von 45 oder 55 cm ist normalerweise ausreichend.

Ausgangsstellung. Rückenlage, ein oder beide Beine liegen auf dem Ball.

Primärbewegung. Ist abhängig vom Ziel der Übung und der Kraft des Patienten. Die Therapeutin oder die Familie können beim passiven Durchbewegen helfen; ein schwacher Patient kann sein Bein bewegen, ohne es heben zu müssen. Sowohl Flexion und Extension von Hüfte und Knie, als auch Ab- und Adduktion der Hüfte sind möglich.

Reaktion. Ist abhängig vom Zustand des Patienten, dem Übungsziel und der Bewegungsrichtung.

Bedingungen. Die Beinbewegung sollte von der Therapeutin oder der Familie unterstützt werden, damit das Bein nicht vom Ball „fällt".

Tempo. Langsam, so daß der Patient die Bewegung gut verfolgen kann.

Vorsichtsmaßnahmen, Bemerkungen.
- Punkte können auf Fuß und Knie geklebt werden, um die Wahrnehmung des Patienten zu verbessern (s. **Abb. 7.21**).
- Die Bewegungen können aktiv unterstützt werden (s. **Abb. 10.3**).
- Bei Patienten mit milder Spastizität kann die Übung helfen, selektive Bewegungen auszuführen.
- Schwache Patienten finden es angenehm, wenn beim Dehnen ihrer ischiokruralen Muskulatur der Ball unter das Knie gelegt wird (s. **Abb. 7.4 c, 10.6 a, b**).

- Auf der Bettkante oder auf einem Stuhl sitzend, kann der Patient den Ball auf den Boden legen und im Sprunggelenk aktiv Dorsal- und Plantarflexion üben (s. **Abb. 7.20 c**).

Beispiele. Patienten auf der Intensivstation und schwache oder gelähmte Patienten (s. **Abb. 7.6** – Variation in Seitlage des Patienten – sowie **Abb. 10.1 a, b, 10.2 b** und **10.3 c**).

9.26 „Der Osterhase"

Standortkonstante Übung (**Abb. 9.26**).

> Die Übungen „Der Osterhase" und „Die Brunnenfigur" (s. Kap. 9.27) sind Übungen von Klein-Vogelbach. Sie rufen eine reaktive Hüftstreckung hervor.

Übungsziele.
- Mobilisation der Hüftstreckung in labiler Stellung,
- Mobilisation der Hüftstreckung, wie sie für den Gang typisch ist,
- exzentrisches und konzentrisches Quadrizepstraining,
- Einüben guter Einordnung von Kopf, Rumpf und Becken während der Vorwärtsbewegung.

Ballgröße. Der Durchmesser des Balles sollte der Länge des Oberschenkels des Patienten entsprechen.

Ausgangsstellung. Der Patient kniet hinter dem Ball auf dem rechten (linken) Knie mit leicht gebeugter Hüfte. Das linke (rechte) Bein liegt auf dem Großkreis des Balles. Der Rumpf ist axial eingeordnet und leicht nach hinten geneigt. Die Zehen des rechten (linken) Fußes sind gestreckt und stehen in der Sagittalebene hinter dem linken (rechten) Hüftgelenk. Die Arme bilden ein Oval in der Transversalebene des Schultergelenkes.

Primärbewegung. Der rechte (linke) Fuß drückt sich mit den Zehen in Pronation des Vorfußes und Streckung von Knie und Hüfte ab.

Reaktion. Ball und Körper werden beschleunigt und nach vorwärts bewegt. Das rechte (linke) Bein arbeitet in Brückenaktivität, der linke (rechte) Fuß

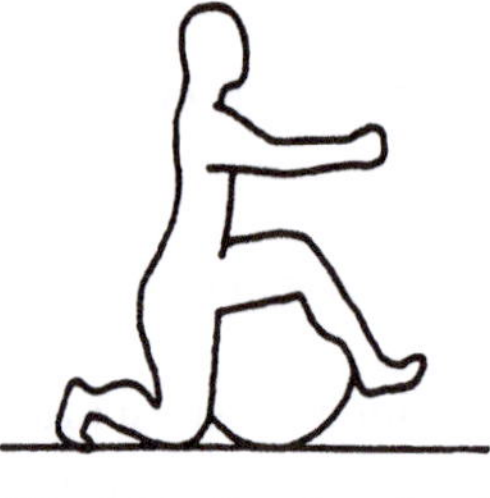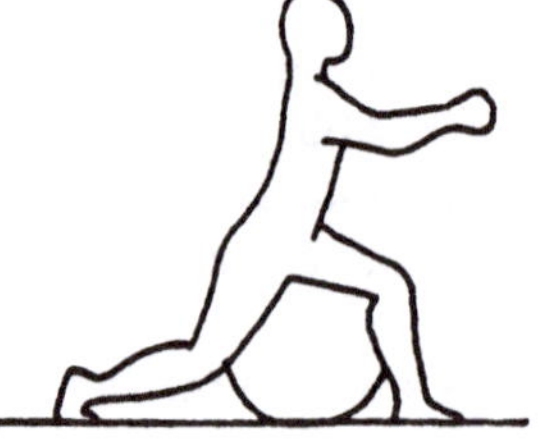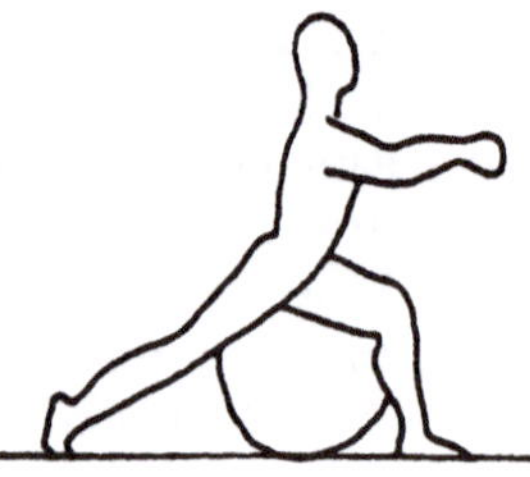

Abb. 9.26. „Der Osterhase"

erreicht den Boden, das vordere Bein ist gebeugt und leicht nach außen rotiert. Die rechte (linke) Hüfte streckt sich vom distalen Hebelarm. Wegen der Stellung des rechten (linken) Fußes ergibt sich eine leichte Innenrotation des rechten (linken) Beines im Hüftgelenk.

Bedingungen.
- Das Becken bleibt während der ganzen Bewegung in der Frontalebene.
- Der Rumpf bleibt eingeordnet, kann sich aber etwas nach vorne neigen, um eine Überstreckung der LWS zu vermeiden.

Tempo. Ruhiges Tempo, abhängig von der Kraft des abdrückenden Beines. Es darf keine unkontrollierte Beschleunigung stattfinden.

Vorsichtsmaßnahmen, Bemerkungen.
- Da sich der Rumpf am Anfang leicht nach hinten neigt, wird der Quadrizepsmuskel exzentrisch belastet.
- Langsam in die Ausgangsstellung zurückzukehren, setzt sehr gute exzentrische Muskelaktivität des Quadrizeps des rechten (linken) Beines voraus.
- Die Übung kann zwischen 2 Stühlen geübt werden. Wenn der Schultergürtel mit Hilfe der Stühle stabilisiert wird, ist die Übung leichter zu erlernen.
- Um die Übung zu erleichtern, kann man einen kleineren Ball wählen und den linken (rechten) vorderen Fuß während der Vorwärtsbewegung auf dem Boden lassen.
- Um die Übung zu erschweren, kann die Ferse des vorderen Beines abgehoben werden, damit die Unterstützungsfläche kleiner wird.
- Mit einem schweren breiten Becken wird das Balancieren schwieriger. In diesem Fall kann es nötig werden, zwischen 2 Stühlen zu üben.
- Ein langer Rumpf und schwere Arme erschweren das Balancieren. Wenn dies der Fall ist, dürfen die Hände auf den Ball gelegt werden, um Rumpf und Arme besser stabilisieren zu können.
- Unter ein empfindliches Knie kann ein Polster gelegt werden (ein Ballkissen erschwert die Übung).
- Zur Erleichterung kann am Anfang auf einer kleinen Physio-Roll geübt werden.
- In der Endstellung kann der Patient die Muskulatur seines Beckenbodens aktivieren, indem er die Sitzhöcker (Tuber ischii) in Richtung Knie zieht. Das Knie steht vor dem Ball und bildet einen räumlichen Fixpunkt.

Beispiele.
- Patienten mit Sportverletzungen der unteren Extremitäten, die Geschicklichkeits- und Krafttraining für den Quadrizeps benötigen.
- Patienten mit schlechter Hüftstreckung, die Haltungstraining für den Rumpf brauchen.
- Patienten mit schwacher Muskulatur des Beckenbodens (s. **Abb. 11.30 a, b**).

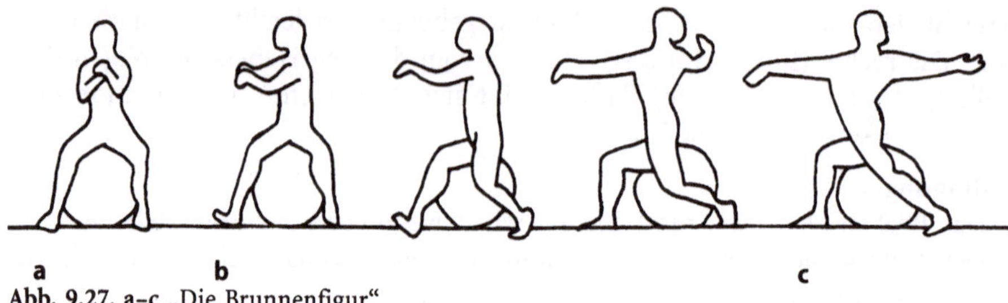

Abb. 9.27. a–c „Die Brunnenfigur"

9.27 „Die Brunnenfigur"

Standortkonstante Übung (**Abb. 9.27**).
    Siehe auch Hinweis in Kap. 9.26.

Übungsziele.
- Mobilisation der Hüftstreckung,
- Erreichen der Hüftstreckung vom distalen Hebelarm, wie sie für den Gang typisch ist,
- Üben der Rotation von Rumpf und Becken auf einem stabilen Bein,
- Koordination von Beckenboden bei Extension des Beckens im Hüftgelenk und gleichzeitiger Rotation der WS.

Ballgröße. Gleiche Größe wie bei der Übung „Der Cowboy", d. h. etwas größer als der Abstand zwischen Knie und Boden.

Ausgangsstellung. Die Übung setzt sich aus drei Phasen zusammen. In der Ausgangsstellung der ersten Phase sitzt der Patient auf dem Ball wie beim „Cowboy", die Füße stehen jedoch weiter auseinander. Knie und Füße schauen nach vorne. Die Arme sind gebeugt, die Hände liegen auf dem Brustbein.

Phase I

Siehe **Abb. 9.27 a**.

Erste Primärbewegung. Die Primärbewegung kommt von den oberen Extremitäten. Die Arme strecken sich in der Transversalebene nach vorne.

Erste Reaktion. Aus der von den Beinen und dem Ball gebildeten Brücke rollt der Ball in gerader Linie nach hinten, so daß eine leichte Knieextension und Plantarflexion in den Füßen entsteht.

Phase II

Siehe **Abb. 9.27 b**.

Zweite Primärbewegung. Die Primärbewegung kommt vom Rumpf (Tentakel). Der stabilisierte Rumpf dreht sich mit den Armen im Uhrzeigersinn (gegen den Uhrzeigersinn). Diese bilden dann ein horizontales Oval über dem rechten (linken) Oberschenkel.

Zweite Reaktion. Die linke (rechte) Spina iliaca anterior superior bewegt sich horizontal im Uhrzeigersinn (gegen den Uhrzeigersinn). Während sich der rechte (linke) Fuß auf der Ferse im Uhrzeigersinn (gegen den Uhrzeigersinn) dreht, dreht sich der linke (rechte) Fuß in dieselbe Richtung auf den Zehen. Ebenso dreht sich der Ball mit leichtem Drall im Uhrzeigersinn (gegen den Uhrzeigersinn). Das linke (rechte) Knie bewegt sich nach medial und unten, wobei sich die Kontaktstelle Ball/Körper verändert. Schließlich berührt nur noch die dorsale/laterale Seite des rechten (linken) Oberschenkels und des Gesäßes den Ball.

Phase III

Siehe **Abb. 9.27 c.**

Dritte Primärbewegung. Die Primärbewegung erfolgt im Tentakel. Der rechte (linke) Arm bewegt sich weiterhin im Uhrzeigersinn (gegen den Uhrzeigersinn) in der Transversalebene des Schultergürtels. Der linke (rechte) Arm bewegt sich gegen den Uhrzeigersinn (Uhrzeigersinn) in derselben Ebene, bis sich beide Arme neben dem Rumpf befinden, mit der rechten (linken) Handfläche nach oben und der linken (rechten) Handfläche nach unten. Der Kopf setzt die Drehung im Uhrzeigersinn (gegen den Uhrzeigersinn) fort.

Dritte Reaktion. Der Ball rollt in Richtung rechter (linker) Ferse. Die linke (rechte) Ferse streckt sich in Richtung Boden. Das linke (rechte) Knie streckt sich. Die Gewichtsbelastung der unteren Extremitäten wechselt aus der Parkierfunktion in Stützfunktion. Der linke (rechte) Quadrizepsmuskel arbeitet in Brückenaktivität. Die ischiokrurale Muskulatur des rechten (linken) Beines muß den Ball stabilisieren und nach vorne ziehen.

Bedingungen.
- Während der ersten beiden Phasen bleiben die Beine an Ort und Stelle.
- Der Abstände zwischen Incisura jugularis, Processus ensiformis und Bauchnabel bleiben gleich.
- Das Becken bleibt während der 3. Phase in der Frontalebene und steht im rechten Winkel zur Bewegungsrichtung.

Tempo. Ruhiges Tempo, damit der Patient jede Phase der Übung erlernen kann.

Vorsichtsmaßnahmen, Bemerkungen.
- Einzelne Übungsabschnitte können zuvor auf einem Stuhl geübt werden.
- Jede Übungsphase kann getrennt geübt werden.
- Die Beine sollten axial gut eingeordnet sein.
- Der Rumpf sollte während der ganzen Übung gut eingeordnet sein.
- Die letzte Phase der Übung kann benutzt werden, um die Muskulatur des Beckenbodens zu kräftigen. Der Patient muß dann instruiert werden, seine Sitzhöcker in Richtung Beine, d. h. vor den Ball zu ziehen, die Knie müssen als räumliche Fixpunkte betrachtet werden.

Beispiele. Wie bei der vorhergehenden Übung.
Bei Patienten mit Inkontinenz während der Drehbewegungen kann diese Koordination wieder trainiert werden.

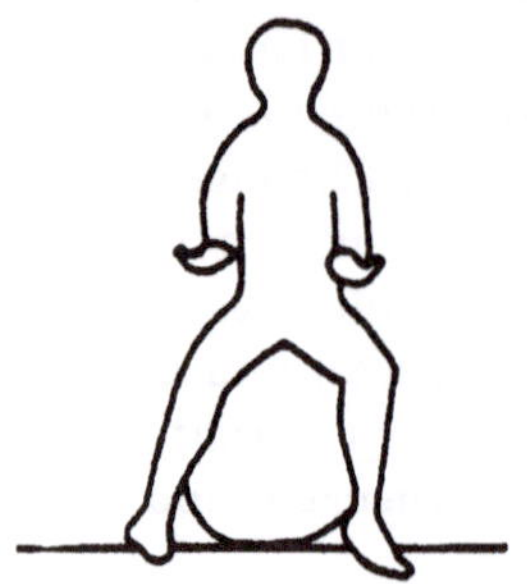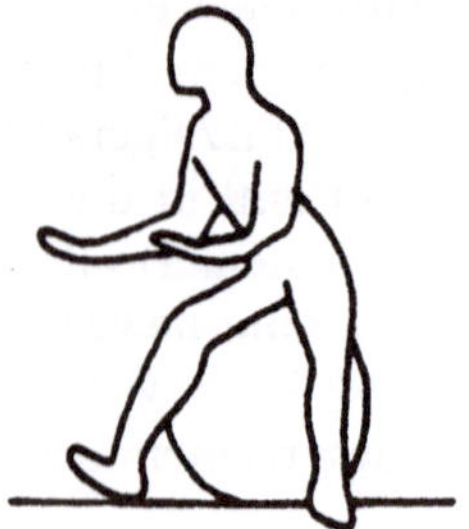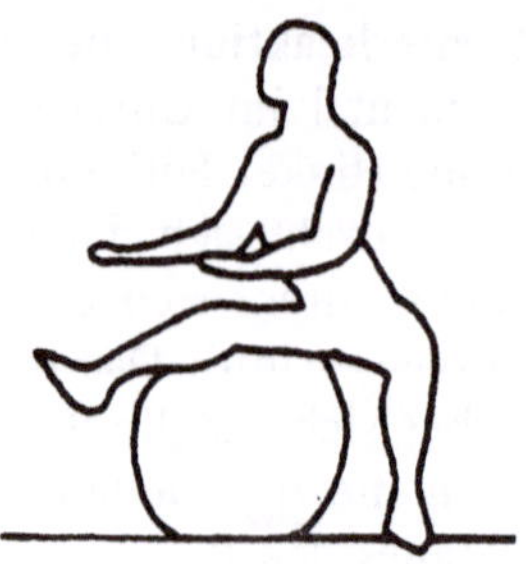

Abb. 9.28. „Die Cocktailparty"

9.28 „Die Cocktailparty"

Sowohl standortkonstante als auch standortverändernde Übung (**Abb. 9.28**).

> Die beiden Übungen „Die Cocktailparty" und „Der Delphin" (s. Kap. 9.29) sind besonders bei Patienten mit schwachen unteren Extremitäten beliebt. Sie eignen sich ideal für das Training des M. vastus medialis des Quadrizepsmuskels, als Übungen in offener und geschlossener Bewegungskette und für das Üben korrekter Belastung.

Übungsziele.
- Erreichen der automatischen Gewichtsübernahme eines Beines in geschlossener Bewegungskette,
- Trainieren des M. vastus medialis des Quadrizepsmuskels in geschlossener Bewegungskette,
- Dehnen der ischiokruralen Muskeln durch Kräftigung des Quadrizepsmuskels in einer geschlossenen Bewegungskette,
- Wechsel von offener zu geschlossener Bewegungskette beim Kräftigen der unteren Extremitäten,
- Trainieren der Geschicklichkeit und Koordination der unteren Extremität, während gleichzeitig der Rumpf stabilisiert wird.

Ballgröße. Gleich wie in der Übung „Der Cowboy". Hat der Patient Bewegungseinschränkungen in den Hüften oder Knien, muß der Ball größer sein. Der Patient muß aufrecht auf dem Ball sitzen können.

Ausgangsstellung. Wie beim „Cowboy", die Beine stehen jedoch etwas mehr in Abduktion. Füße und Knie schauen nach vorne. Die Arme sind mit gebeugten Ellbogen angehoben, die Handflächen schauen nach oben, wie um ein Tablett zu tragen. Kopf, Rumpf und Arme sind das Tentakel.

Primärbewegung. Die Primärbewegung liegt im Tentakel. Der Rumpf und der Kopf neigen sich nach vorne und nach rechts (links), während der linke (rechte) Fuß sich so auf den Zehen dreht, daß sich die linke (rechte) Ferse nach links (rechts) bewegt.

Reaktion. Der Ball bewegt sich in diagonaler Richtung hinter das linke (rechte) Bein. Das rechte (linke) Bein verliert den Bodenkontakt. Der rechte (linke) Unterschenkel streckt sich reaktiv als Gegengewicht zum Rumpfgewicht. Der rechte (linke) Quadrizepsmuskel wird reaktiv in offener Bewegungskette angespannt und dehnt die ischiokruralen Muskeln dieses Beines. Der Quadrizepsmuskel des linken (rechten) Beines stabilisiert das linke (rechte) Bein. Der M. vastus medialis des linken (rechten) Quadrizepsmuskels ist eingeordnet und aktiviert. Die linke (rechte) Gesäßhälfte verliert den Ballkontakt (s. **Abb. 6.3**).

Bedingungen.
- Der Abstand zwischen Symphyse und Incisura jugularis bleibt unverändert.
- Das Bein, das in der geschlossenen Kette arbeitet, muß sehr gut axial eingeordnet sein.
- Die Unterarme bleiben horizontal im Raum.

Tempo. Am Anfang langsam, bis der Patient die Übung beherrscht. Im Idealfall bewegt sich das Tentakel ungefähr 40mal in der Minute vorwärts und rückwärts.

Vorsichtsmaßnahmen, Bemerkungen.
- Der Patient muß beide Beine belasten dürfen.
- Die Übung kann zwischen 2 Stühlen ausgeführt werden.
- Für schwere und für sehr geschickte Patienten ist es besser, wenn der Ball hart aufgepumpt ist.
- Für Patienten mit breiten Hüften ist ein weicher Ball besser geeignet.
- Die Übung kann standortverändernd ausgeführt werden. Der Patient fängt dann mit enger stehenden Füßen an. Während der Primärbewegung drückt er sich mit dem linken (rechten) Bein ab und macht 2 Schritte rückwärts in diagonaler Richtung. Der erste Schritt geht nach links (rechts), der 2. Schritt nach hinten, wobei ein Wechsel von einer gleichmäßigen Belastung beider Beine zu einer einseitigen Belastung des linken Beines erfolgt. In der Endstellung liegt das rechte (linke) Bein oben auf dem Ball. Diese Übung setzt Geschicklichkeit, Koordination und gutes „Timing" voraus.

Beispiele.
- Patienten, die 3–6 Wochen nach Rekonstruktion des vorderen Kreuzbandes Kraft, Geschicklichkeit und Koordination der Muskeln der unteren Extremität auftrainieren müssen (s. **Abb. 11.7 und 11.9**).
- Ein Kind mit Haltungsdefiziten lernt, den stabilisierten Rumpf bei gleichzeitiger Gewichtsbelastung der Beine nach vorne zu neigen (s. **Abb. 11.21 g**). Diese Teilübung ist eine gute Vorbereitung, um anschließend die Übung „Die Cocktailparty" zu lernen.
- Als Steigerung der Übung „Die Waage" (s. **Abb. 9.2**).

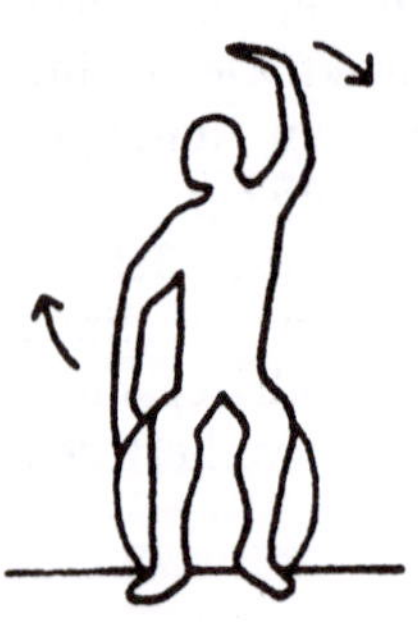
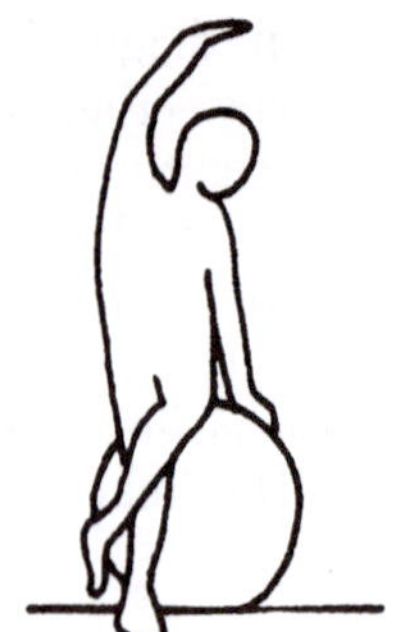
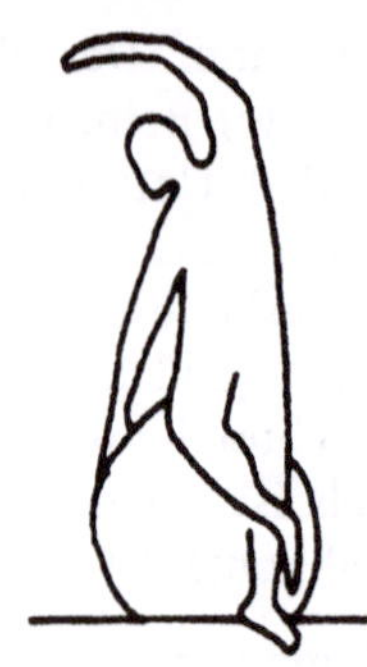

Abb. 9.29. „Der Delphin"

9.29 „Der Delphin"

Sowohl standortkonstante als auch standortverändernde Übung (**Abb. 9.29**).
Siehe auch Hinweis in Kap. 9.28.

Übungsziele.
- Üben reaktiver Schritte von einer Seite zur anderen,
- Trainieren der wechselweisen Gewichtsverlagerung,
- Üben des Armschwungs in einer Frontalebene,
- Trainieren der automatischen axialen Einordnung der unteren Extremitäten.

Ballgröße. Gleich wie beim „Cowboy", der Durchmesser entspricht ungefähr der Hälfte der Beinlänge. Patienten mit langen Oberschenkeln benötigen einen größeren Ball. Der Ball sollte hart aufgepumpt sein.

Ausgangsstellung. Sitz auf dem Ball wie beim „Cowboy". Der linke (rechte) Arm ist über den Kopf angehoben in einer mittleren Frontalebene, die Handinnenseite schaut zum Kopf. Die rechte (linke) Hand liegt in der mittleren Frontalebene mit der Handinnenseite am Ball.

Primärbewegung. Die Primärbewegung wird vom linken (rechten) Arm initiiert, indem er in einer halbkreisförmigen Bewegung in der mittleren Frontalebene nach unten fällt. Um diese Aktion zu steigern, bewegt sich der rechte (linke) Arm gleichzeitig in derselben Ebene in einer halbkreisförmigen Bewegung nach oben.

Reaktion. Der Ball rollt in einer geraden Linie nach rechts, wobei die Bewegung durch den nach oben geführten Arm beschleunigt wird. Der rechte (linke) Tuber ischii verliert den Ballkontakt und das rechte (linke) Bein macht einen reaktiven Schritt, um eine neue Unterstützungsfläche zu finden. Das linke (rechte) Bein verliert den Bodenkontakt und bewegt sich nach rechts, das rechte Bein vorne überkreuzend. Die linke (rechte) Hand liegt auf dem Ball, der rechte (linke) Arm befindet sich über dem Kopf in der mittleren Frontalebene.

Bedingungen.
- Die Arme bewegen sich in der mittleren Frontalebene.
- Der Ball rollt in einer geraden Linie von einer Seite zur anderen.
- Der Fuß, Unterschenkel und Oberschenkel müssen axial eingeordnet sein.

Tempo. Am Anfang langsam; schneller, sobald der Patient die Übung beherrscht. Das ideale Tempo liegt bei etwa 40 Rollbewegungen in der Minute.

Vorsichtsmaßnahmen, Bemerkungen.
- Der Patient muß beide Beine belasten können.
- Der Patient kann zunächst die Seitwärtsbewegung der Füße üben, indem er ungefähr fünf schnelle, wechselweise Schritte zu einer Seite und dann zur anderen Seite macht.
- Die Hand am Ball kontrolliert die Ballbewegung.
- Patienten mit einem schweren, breiten Becken haben größere Schwierigkeiten, auf einem Bein zu landen, wenn das Becken den Ballkontakt verliert.
- Um die Übung standortverändernd auszuführen, werden die Seitwärtsschritte vergrößert und der Patient verliert den Ballkontakt außer mit der Hand, die dem gewichttragenden Bein gegenüberliegt und die Bewegung bremst.
- Die Übung kann für Beckenbodentraining angepaßt werden.

Beispiele.
- Patienten mit Sportverletzungen der unteren Extremitäten, deren Wiederherstellung schon fortgeschritten ist.
- Patienten, die Schwierigkeiten haben, wechselweise die unteren Extremitäten zu belasten, z.B. nach Sportverletzungen (s. **Abb. 11.14**).
- Als Training zur zeitlichen Koordination von Atmung und Beckenbodenanspannung bei Patienten, die z.B. bei Bewegung (Tennisspielen) Beckenbodenschwäche aufweisen.

Neben diesen Beispielen gibt es noch viele weitere Möglichkeiten, Patienten mit Hilfe des Balles zu behandeln oder zu trainieren. Die folgenden Kapitel liefern Beispiele aus der klinischen Praxis.

9.30 Übersicht über die beschriebenen Übungen und ihre Anwendungen

Übungen für die Stabilisation der Wirbelsäule

- 9.1 Cowboy,
- 9.2 Waage,
- 9.3 Das Bett des Fakirs,
- 9.7 Hula-Hula, vor – rück (BWS),
- 9.8 Hula-Hula, rechts – links (BWS),
- 9.10 Schaukel,
- 9.13 Trab (Rotation),
- 9.16 Auf Händen laufen,
- 9.18 Galionsfigur,
- 9.19 Schere,
- 9.21 Karussell,
- 9.26 Osterhase,

- 9.27 Brunnenfigur,
- 9.28 Cocktailparty.

Übungen für die Mobilisation der Wirbelsäule

- 9.4 Eslein streck' Dich,
- 9.6 Möwe (Extension),
- 9.7 Hula Hula, vor – rück (Flexion/Extension der LWS),
- 9.8 Hula Hula, rechts – links (Lateralflexion der LWS),
- 9.9 Salamander (Lateralflexion),
- 9.11 Ente (Extension der LWS),
- 9.14 Seeigel (Flexion),
- 9.15 Goldfisch (Extension),
- 9.18 Galionsfigur (Extension),
- 9.19 Schere (Rotation),
- 9.20 Seejungfrau (Lateralflexion),
- 9.27 Brunnenfigur (Rotation),
- 9.29 Delphin (Lateralflexion).

Übungen für das Haltungstraining

- 9.1 Cowboy,
- 9.2 Waage,
- 9.3 Das Bett des Fakirs,
- 9.7 Hula-Hula, vor – rück,
- 9.8 Hula-Hula, rechts – links,
- 9.26 Osterhase,
- 9.27 Brunnenfigur,
- 9.28 Cocktailparty.

Übungen für das Bauchmuskeltraining

- 9.1 Cowboy,
- 9.2 Waage,
- 9.3 Das Bett des Fakirs,
- 9.14 Seeigel,
- 9.16 Auf Händen laufen,
- 9.22 Perpetuum mobile,
- 9.23 Unruh.

Übungen, die für das Training der Beckenbodenmuskulatur angepaßt werden können (s. auch Kap. 14)

- 9.1 Cowboy,
- 9.2 Waage,
- 9.4 Eslein streck' Dich,
- 9.7 Hula-Hula, vor – rück,

- 9.8 Hula-Hula, rechts – links,
- 9.11 Ente,
- 9.26 Osterhase,
- 9.27 Brunnenfigur,
- 9.29 Delphin.

Übungen für die Kräftigung der Rückenstrecker

- 9.1 Cowboy,
- 9.2 Waage,
- 9.3 Das Bett des Fakirs,
- 9.21 Karussell,
- 9.22 Perpetuum mobile,
- 9.23 Unruh.

Übungen für die Mobilisation und Kräftigung der Schulter

- 9.2 Waage (Variante mit Armbewegungen),
- 9.9 Salamander (alle oben erwähnten Übungen arbeiten in geschlossener Bewegungskette oder Stützfunktion),
- 9.10 Schaukel,
- 9.12 Krabbe,
- 9.13 Trab,
- 9.14 Seeigel (Betrunkener Seeigel für die horizontale Ab- und Adduktion der Schulter vom proximalen Hebelarm),
- 9.15 Goldfisch,
- 9.16 Auf Händen laufen,
- 9.17 Stoß' mich – zieh mich,
- 9.18 Galionsfigur (und Waage und Delphin arbeiten in offener Bewegungskette und Spielfunktion),
- 9.19 Schere (horizontale Ab- und Adduktion der Schulter vom proximalen Hebelarm),
- 9.29 Delphin.

Übungen für die Mobilisation und Kräftigung der Hüften

- 9.2 Waage,
- 9.3 Das Bett des Fakirs,
- 9.4 Eslein streck' Dich,
- 9.5 Streck' mich,
- 9.7 Hula-Hula vor – rück,
- 9.8 Hula-Hula rechts – links,
- 9.14 Seeigel,
- 9.15 Goldfisch,
- 9.22 Perpetuum mobile,
- 9.23 Unruh,
- 9.27 Brunnenfigur.

Übungen für die Vorbereitung zur Gangschule

- 9.1 Cowboy,
- 9.2 Waage,
- 9.3 Das Bett des Fakirs,
- 9.4 Eslein streck' Dich,
- 9.22 Perpetuum mobile,
- 9.26 Osterhase,
- 9.27 Brunnenfigur.

Übungen für die axiale Einordnung der unteren Extremitäten

- 9.1 Cowboy,
- 9.2 Waage,
- 9.3 Das Bett des Fakirs,
- 9.4 Eslein streck' Dich,
- 9.5 Streck' mich,
- 9.7 Hula-Hula vor – rück,
- 9.22 Perpetuum mobile,
- 9.28 Cocktailparty,
- 9.29 Delphin.

Übungen für reaktive Schritte

- 9.3 Das Bett des Fakirs,
- 9.4 Eslein streck' Dich,
- 9.21 Karussell,
- 9.28 Cocktailparty,
- 9.29 Delphin.

Literatur

Carrière B (1993) Swiss ball exercises. PT Magazine Phys Ther 9:92–100
Kenneally M, Rubenach H, Elvey R (1988) Assessment of abnormal movement patterns in musculoskeletal disorders. In: Grant R (ed) Physical therapy of the cervical and thoracic spine. Churchill Livingstone, New York, pp 167–194
Klein-Vogelbach S (1990a) Ballgymnastik zur Funktionellen Bewegungslehre, 3. Aufl. 1990 (Rehabilitation und Prävention, Bd 12). Springer, Berlin Heidelberg New York
Klein-Vogelbach S (1990b) Funktionelle Bewegungslehre, 4. Aufl. (Rehabilitation und Prävention, Bd 1). Springer, Berlin Heidelberg New York
Klein-Vogelbach S (1992) Funktionelle Bewegungslehre: Ballgymnastik, Videokassette. Springer, Berlin Heidelberg New York

10 Stationäre Behandlung und Intensivstation

LERNZIELE

Nach der Lektüre dieses Kapitels weiß der Leser,
- wie der Ball auf der Intensivstation eingesetzt werden kann;
- welche Vorsichtsmaßnahmen auf der Intensivstation getroffen werden müssen;
- welche Patienten vom Einsatz des Balles profitieren;
- wie die Familie instruiert werden muß, wenn sie mit dem Patienten üben soll.

10.1 Einführung

Sowohl die Arbeit auf der Intensivstation als auch die Arbeit mit schwerkranken Patienten ist ein oft vernachlässigter Bereich der Physiotherapie. Vor allem Therapeutinnen, die noch nicht über Berufserfahrung verfügen, fühlen sich oft schlecht auf eine Umgebung vorbereitet, die von einschüchternden Apparaturen, Überwachungsgeräten und einer allgemein beängstigenden Atmosphäre beherrscht wird. Manche meiden diese Umgebung, weil sie über keinerlei Erfahrung verfügen, keine klaren Vorstellungen über die Zielsetzung der Behandlung haben oder einfach weil sie ängstlich sind. Junge Physiotherapeutinnen brauchen Anregung, Hilfe und Unterstützung, um sich im Labyrinth der Intensivstation und des Krankenhausbetriebes zurechtzufinden.

Die Physiotherapie auf der Intensivstation hat sich im Laufe der Jahre sehr stark verändert. Insbesondere in den USA bitten heutzutage Ärzte Therapeutinnen, den Patienten zu begutachten und ihre Meinung über die geeignete Behandlung zu äußern. Sie beschränken sich nicht mehr darauf, nur Durchbewegen und Aufsetzen des Patienten zu verordnen. Die Physiotherapeutinnen helfen aktiv bei der Versorgung des kritisch kranken Patienten mit. Sie gehören zum Team aus Ärzten, Krankenschwestern, Atemtherapeutin und Familie, das vom ersten Tag an beginnt, den Patienten zu rehabilitieren. Dabei ist es gleichgültig, ob der Patient an ein Atemgerät angeschlossen ist, im Koma liegt oder sich von einer Operation erholen muß.

Damit die physiotherapeutischen Übungen zum Erfolg führen, muß sich die Therapeutin immer wieder vor Augen halten, daß das Üben die Eigeninitiative des Patienten anregen soll. Sie selbst hilft nur gerade so viel, daß bei der gewünschten Aktivität kein Fehltonus entsteht oder überkompensiert wird, um eine Bewegung ausführen zu können.

> **Wichtig**
> Wie jedes andere Mitglied im Team, hat auch die Physiotherapeutin die Aufgabe, dem Patienten zu helfen, seine Homöostase wiederherzustellen.

Die Therapeutin kann durch ihre Entscheidungen den Weg zu diesem Ziel stark beeinflussen. Auf der Intensivstation verbringt sie häufig mehr zusammenhängende Zeit (bis zu 30–45 min täglich) mit dem Patienten als jedes andere Mitglied des Teams.

Physiotherapeutinnen beschäftigen sich schon in einem früheren Stadium mit dem Patienten als Sprach- und Ergotherapeutinnen. Sie arbeiten mit den Schwestern und den Atemtherapeutinnen eng zusammen, falls sie nicht selbst für die Atemtherapie zuständig sind (Carrière 1993).

> **Wichtig**
> Die Aufenthaltsdauer des Patienten im Krankenhaus kann von dem frühen Eingreifen der Physiotherapie auf der Intensivstation beeinflußt werden (Welch u. Anastasas 1996).

Fortschritte in der Wiederherstellung (z.B.. Aufwachen aus dem Koma, Rückkehr der Muskelfunktionen) werden häufig zuerst von der Therapeutin beobachtet und sind auch oft ihrer frühen Intervention zu verdanken. Außerdem können Physiotherapeutinnen dazu beitragen, erste Anzeichen von Komplikationen zu erkennen (z.B.. tiefe Venenthrombosen oder heterotope Knochenbildung). Deshalb sind ihre Beobachtungen wichtige Informationsquellen für den Arzt und die Krankenschwestern. Physiotherapeutinnen unterweisen auch die Familie und die Schwestern über die korrekte Lagerung des Patienten. Sie erklären der Familie, wie diese mit dem Patienten üben kann und was sie über den Verlauf des Heilungsprozesses wissen muß (Carrière 1993).

> **Wichtig**
> Vor allem bei der Behandlung von Patienten, die im Koma liegen, müssen Therapeutin und Familie ihre eigenen Ängste überwinden und einen Dialog mit dem Patienten entwickeln. Die Reaktionen auf die Behandlung sind bei solchen Patienten sehr subtil, sie äußern sich z.B.. in Veränderungen der Atmung oder der Herzfrequenz, in motorischen Reaktionen wie Lippenschmatzen, Kaubewegungen, Veränderung des Gesichtsausdruckes und *Synergien bei Flexion und Extension* (Ziegler 1996).

Die *Glasgow Coma Scale* (Teasdale u. Jennett 1974; Jennett u. Teasdale 1981) wurde entwickelt, um die Tiefe und Dauer von beeinträchtigtem Bewußtsein und Koma zu erfassen. Mit ihrer Hilfe kann die Therapeutin den Patienten beurteilen und Veränderungen erkennen. Die Glasgow Coma Scale beurteilt das Öffnen der Augen sowie die besten motorischen und verbalen Reaktionen. Die höchste Wertung ist 15. Sie wird erreicht, wenn ein Patient die Augen spontan öffnen kann, auf motorische Anweisungen reagiert und orientiert ist.

Die Physiotherapie hat sich die neuesten Erkenntnisse in der Neurophysiologie, in der Physiologie (s. Kap. 2) und über das motorische Lernen (s. Kap. 3) zu eigen gemacht und in die Behandlungen integriert. Davies (1994) entwickelte innovative Konzepte über die frühe Rehabilitation nach traumatischen und anderen schweren Hirnläsionen. Viele neuere Publikationen bieten Anregungen für Therapeutinnen, die in Krankenhäusern arbeiten. Z.B. beschreibt Mauritz (1994) die Rehabilitation nach einem Schlaganfall, einschließlich der ersten Phase der Behandlung. Buck u. Beckers (1993) diskutieren die Rehabilitation nach Verletzungen des Rückenmarks. Erwähnt sei auch die Veröffentlichung von Umphred (1995), die eine ausgezeichnete Quelle für das Verständnis der medizinischen Probleme des neurologisch erkrankten Patienten ist.

Zahlreiche Artikel und Veröffentlichungen bieten den Therapeutinnen Hilfe an für die Schwierigkeiten, denen sie auf der Intensivstation gegenüberstehen. Das *Journal of the American Physical Therapy Association* widmete seine Mai- und Juninummern 1996 der Physiotherapie bei Herz-Lungen-Problemen. Zu den bemerkenswerten Beiträgen dieser Spezialserie gehört ein hervorragender Überblick über Herztransplantationen von Sadowsky (1996) und ein Beitrag von Ciccone (1996) über die derzeitigen Trends in der medikamentösen Behandlung von Herz-Kreislauf-Erkrankungen, der den Therapeutinnen das nötige Verständnis über die Medikation und deren Wirkung auf den Patienten vermitteln kann. Peel (1996) beschreibt das Herz-Lungen-System und seine Bewegungsfehlfunktionen und erläutert Anzeichen von Atemnot, inadäquatem Ausstoßvolumen des Herzens, usw. Cahalin (1996) diskutiert das Herzversagen und die Vorteile physiotherapeutischer Behandlung. In einer Zusammenfassung von Resultaten in der Herz-Lungen-Rehabilitation legt Pashkow (1996) Daten vor, welche deutlich machen, daß alle Patienten, die unter Herz-Lungen-Fehlfunktionen leiden, von physiotherapeutischen Übungen profitieren. Downs (1996) behandelt die Physiotherapie nach Lungentransplantationen. In einem anderen Beitrag beschreibt Cooper (1995) Übungen für Patienten mit chronischen Lungenleiden. Alle diese Artikel sind für Therapeutinnen, die mit akut kranken Patienten arbeiten, sehr hilfreich.

> **Wichtig**
>
> Das Übungsprogramm für Patienten nach einer Knochenmarktransplantation sollte zum Ziel haben, die Auswirkungen der Immobilität und der langen Bettruhe zu reduzieren sowie die Herz-Lungen-Ausdauer und Muskelkraft zu erhalten (Sayre u. Marcoux 1992; Adams 1995).

Simionato et al. (1988) beschreiben die Zeichen von Nervenspannungen bei Patienten, die an einem Guillain-Barré-Syndrom leiden und betonen, wie wichtig es ist, die Symptome und Veränderungen des Patienten während der Befunderhebung und der Behandlung sorgfältig zu beobachten. Klinische Beispiele und Fallberichte, wie der oben erwähnte, helfen Therapeutinnen, die vielen Probleme zu verstehen, denen sie auf der Intensivstation und im normalen Krankenhausbetrieb begegnen.

Am wenigsten problematisch sind Patienten, die eine Hüft- oder Knietotalendoprothese erhalten, vorausgesetzt, daß keine weiteren medizinischen Komplikationen bestehen.

Nach Konsultation mit dem Arzt oder dem zuständigen Team (vor allem Krankenschwestern und Atemtherapeutinnen) wird ein Befund erhoben, sein Ergebnis ausgewertet und ein Behandlungsplan erstellt.

Die folgenden Beispiele zeigen, wie der Ball eingesetzt werden kann, welche Vorsichtsmaßnahmen zu beachten sind, nach welchen Kriterien die Übungen ausgewählt werden und wie mit dem Patienten geübt wird.

10.2 Anwendungen des Balls

Der Ball kann in jeder Phase des Krankenhausaufenthaltes eingesetzt werden, um:
- passiv durchzubewegen oder aktive Bewegungen zu unterstützen;
- die entsprechenden Muskeln zu kräftigen und zu dehnen;
- Herz bzw. Lunge zu trainieren;
- neurale Strukturen zu mobilisieren;
- den Muskeltonus zu beeinflussen;
- zu lagern;
- der Familie das Üben mit dem Patienten zu erleichtern.

Vorsichtsmaßnahmen

Bei der Arbeit mit dem Ball am Krankenbett sind folgende Vorsichtsmaßnahmen zu beachten:
- Der Ball muß sauber bleiben.
- Der Ball sollte nicht auf den Boden gelegt werden und muß vor dem Benutzen gewaschen werden. Wenn möglich, sollte jeder Patient seinen eigenen Ball haben.
- Auf Infusionen, Schläuche und Monitore ist mit größter Sorgfalt zu achten.

Vorbereiten des Patienten und der Familie auf die Übungen

Nur wenn die Familie versteht, weshalb und wie die Übungen ausgeführt werden, kann sie zu einem Verbündeten für die Therapeutin werden und mithelfen. Patient, Familie und Therapeutin sollten dasselbe Ziel gemeinsam verfolgen.

> **Wichtig** Dem Patienten und seiner Familie muß die Therapeutin ausführlich erklären, was sie vor hat und warum. Dies hilft dem Patienten Angstgefühle abzubauen, denn er befindet sich in einer streßvollen Situation. Es ist auch sehr wichtig, mit einem im Koma liegenden Patienten zu sprechen. Selbst wenn er darauf nicht reagiert, kann er fähig sein zu hören. Gleiches gilt für fühlen und riechen.

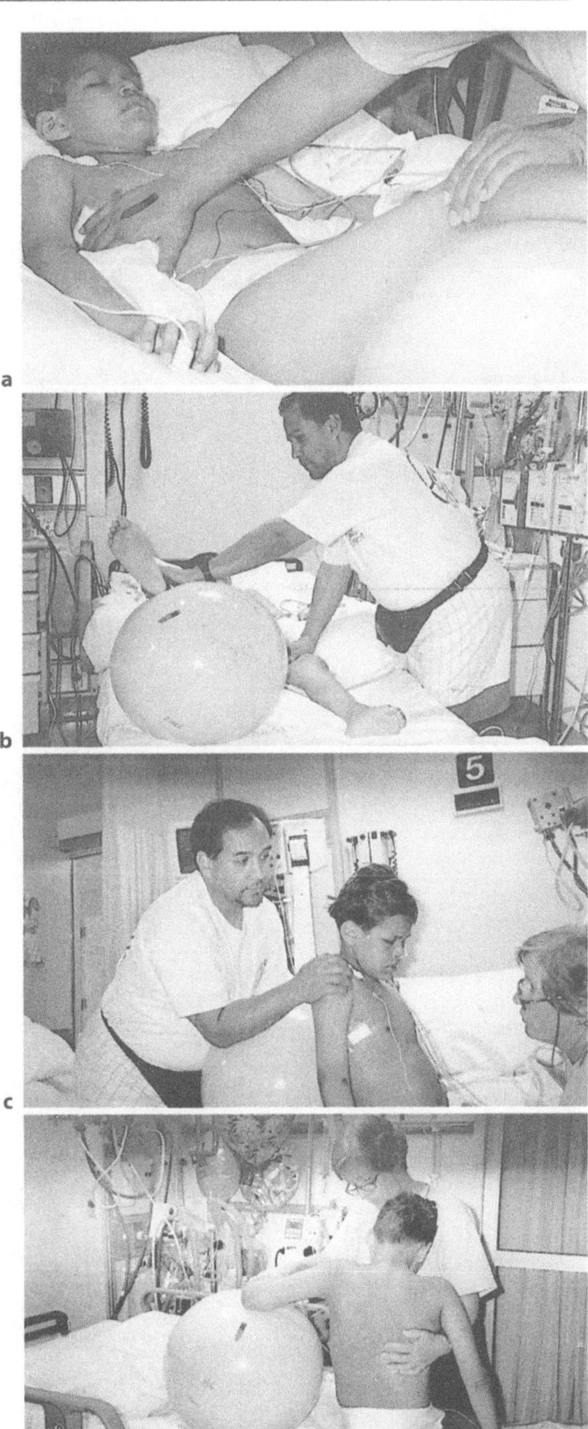

Abb. 10.1 a–d. Ein 11jähriges Kind in komatösem Zustand. **a** Der Rumpf des Kindes wird in Rotation mobilisiert, die Beine liegen auf dem Ball. **b** Der Vater des Kindes bewegt die Beine in Hüftabduktion und -adduktion. **c** Das Kind sitzt am Bettrand, sein Rumpf wird vom Ball unterstützt und sanft in Wirbelsäulenextension mobilisiert. **d** Mit dem Ball unter dem Arm wird die seitliche Dehnung des Rumpfes und die Mobilisation der linken Schulter unterstützt

Abb. 10.2 a–d

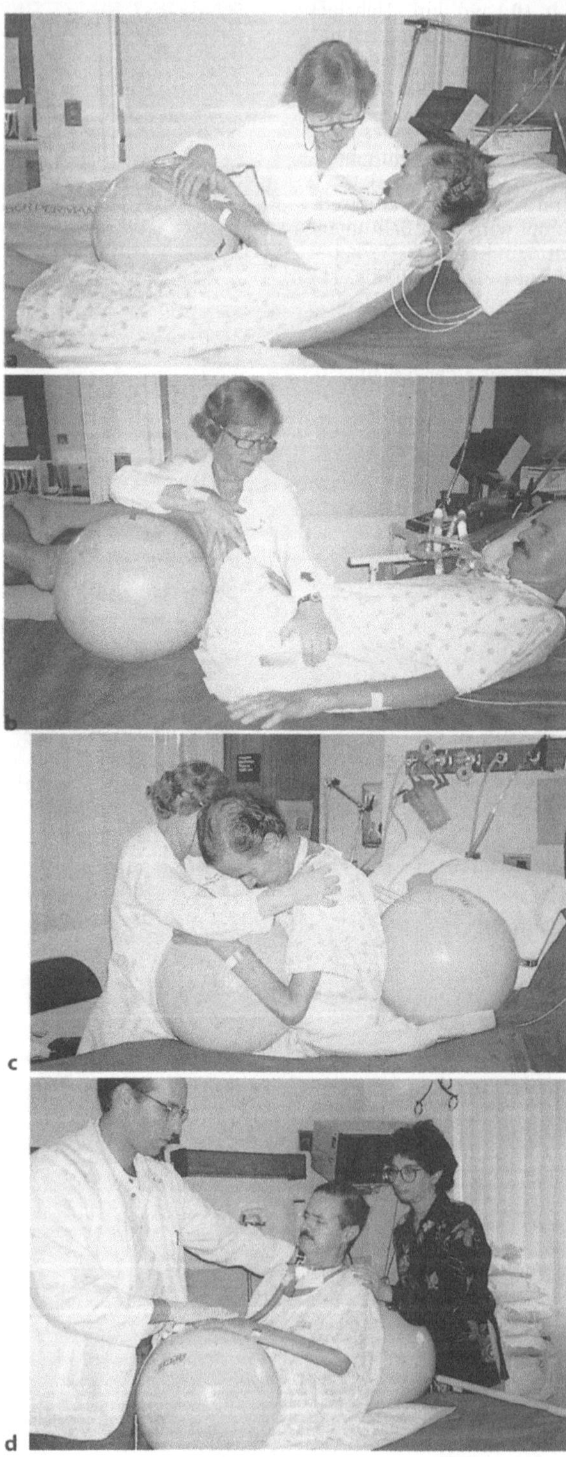

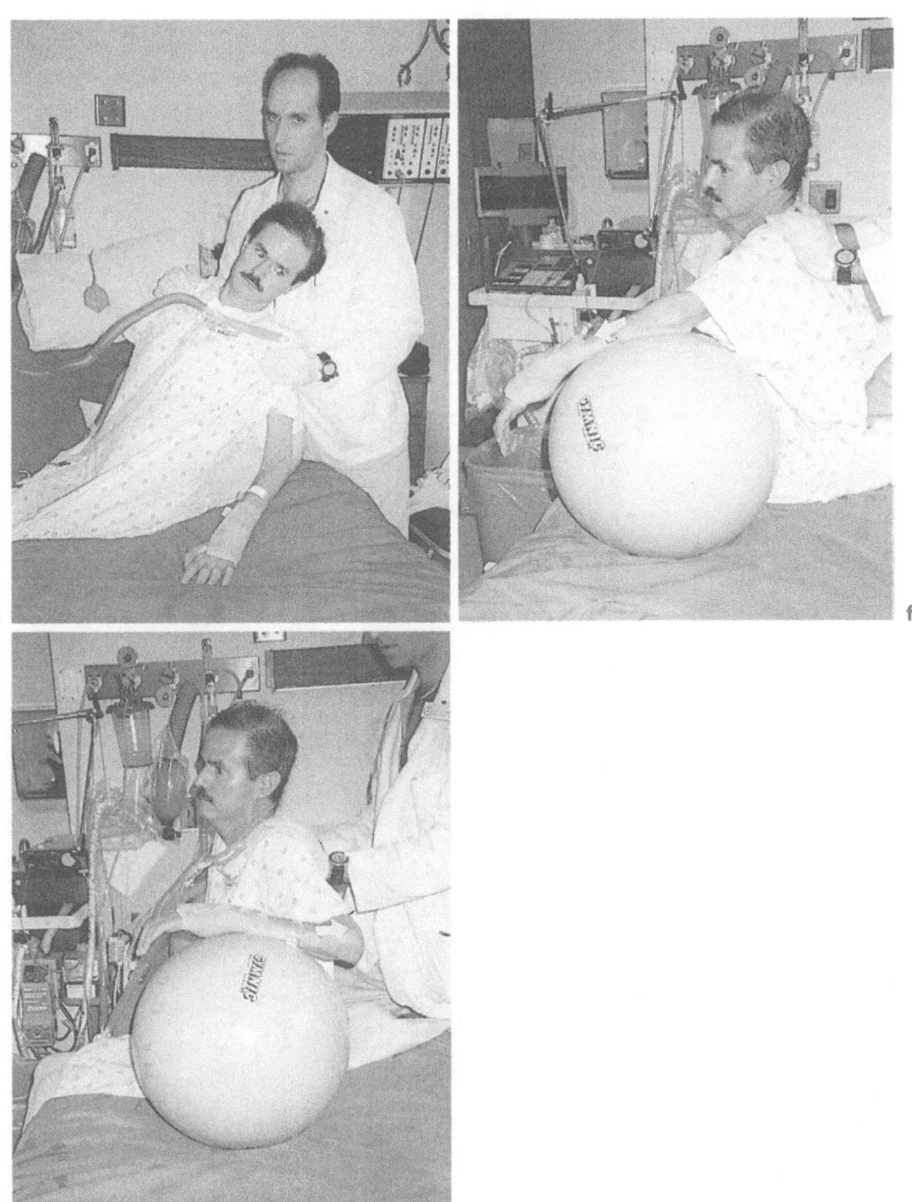

Abb. 10.2 e–g

Abb. 10.2 a–g. Ein am Guillain-Barré-Syndrom leidender Patient, 104 Tage nach Ausbruch der Krankheit. **a** Mobilisation in die Rotation der Wirbelsäule, des oberen Brustkorbes und des Schultergürtels. **b** Mobilisation des unteren Rumpfes und der Hüften. **c** Mobilisation der Wirbelsäule in Flexion und Extension beim sitzenden Patienten. **d** Sitzend werden die Arme von einem 2. Ball unterstützt. **e** Rotation und Lateralflexion der WS werden im Sitz kombiniert mobilisiert. **f, g** 153 Tage nach Ausbruch der Krankheit kann der Patient seine Schultern aktiv in Flexion und Extension bewegen, wenn der Arm von einem Ball unterstützt wird

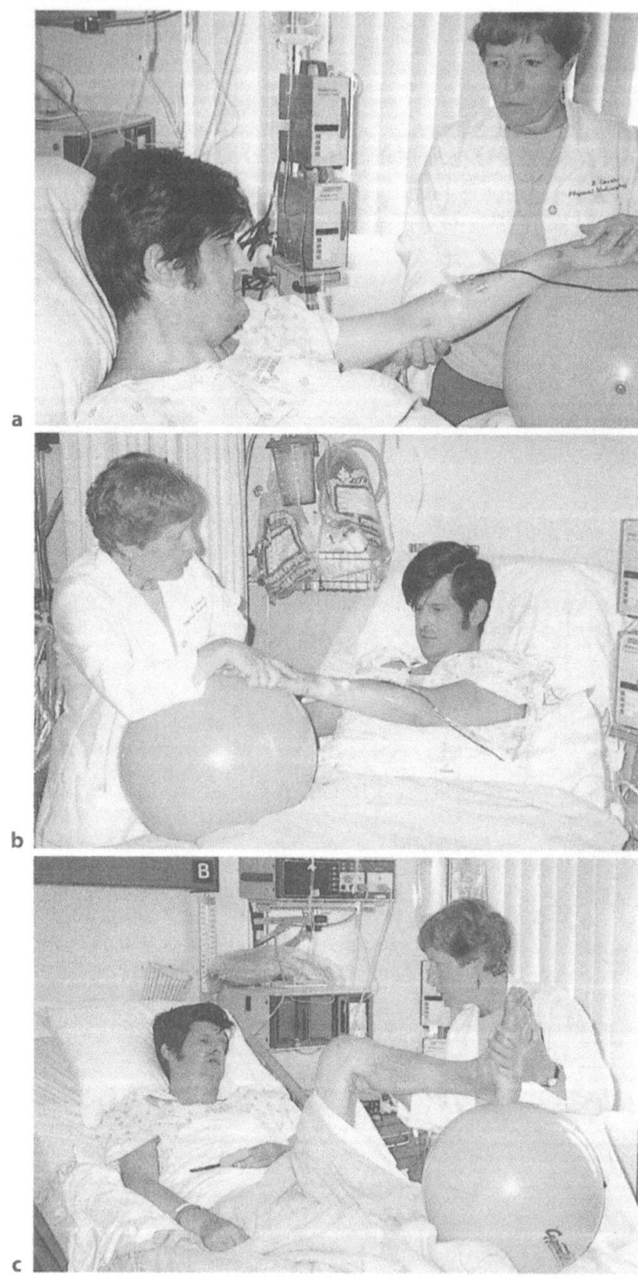

Abb. 10.3. a Ein Patient mit einem Schlaganfall beobachtet die Bewegungen seines gelähmten Armes. **b** Den gelähmten Arm diagonal vor dem Körper zu bewegen und gleichzeitig den Kopf anzuheben, aktiviert die geschwächten Bauchmuskeln. **c** Der Patient kann die Bewegungen des gelähmten Beines beobachten, wenn es auf den Ball gelegt wird

Die folgenden Beispiele illustrieren, wie wichtig diese Dinge im Umgang mit den Patienten sind:

Nachdem mir die Mutter eines komatösen, jungen Mädchens erklärt hatte, daß ihre Tochter gerne Parfum möge, versprach ich der Patientin, Parfum mitzubringen. Während der Behandlung tat ich etwas Parfum auf die Hände der Patientin und bat sie, daran zu riechen, während ich die oberen Extremitäten in Richtung Nase durchbewegte.

Wochen später begegnete ich der Patientin, die wieder soweit gesund war, daß sie im Krankenhaus spazieren ging. Als ich sie fragte, ob sie sich an irgendetwas erinnere, was in der Zeit ihres Komas geschah, sagte sie: „Ja, das Parfum." Es war ihre einzige Erinnerung.

Von einer Kollegin wurde mir berichtet, daß eine Bekannte von ihr lange im Koma war, und ihr hinterher erzählte: „Das schlimmste war, daß nie jemand mit mir geredet hat."

10.3 Auswahl der Patienten

Der Ball kann in allen Bereichen der Physiotherapie eingesetzt werden, vor allem mit schwachen und übergewichtigen Patienten.

10.3.1 Neurologie

Bei der Behandlung neurologischer Patienten wird der Ball eingesetzt, um zu lagern, durchzubewegen, das Gewicht eines gelähmten Körperteiles abzunehmen, den Tonus zu beeinflussen und neurale Strukturen zu mobilisieren.

Ein 11jähriges Kind befand sich nach einem Atemstillstand infolge eines Asthmaanfalls im Koma (Glasgow Coma Scale 4–5) in dezerebrierter Haltung (**Abb. 10.1**). Es reagierte auf Schmerz, gab aber keine verbalen Antworten.

Der Vater des Kindes bewegt 9 Tage nach dem Atemstillstand die unteren Extremitäten des Kindes mit Hilfe des Balles passiv durch. Er mobilisiert die Wirbelsäule sanft in Rotation (**Abb. 10.1 a**) und bewegt die Beine in Flexion/Extension und in Hüftabduktion und Hüftadduktion (**Abb. 10.1 b**). Diese Übungen erfolgen nach Anweisung der Therapeutin.

Vier Tage später wird das Kind extubiert und mit Hilfe des Vaters und der Therapeutin aufgesetzt (häufig beginnt die Therapie früher; sobald sich die Situation stabilisiert hat, kann das Sitzen, so wie auf den Bildern dargestellt, geübt werden). Der Ball wird benutzt, um das Kind in eine aufrechte Sitzstellung zu bringen, die Wirbelsäule sanft in Extension zu mobilisieren

(**Abb. 10.1 c**), die obere Extremität zu belasten, Schultern und Arme zu mobilisieren und den Rumpf seitlich zu dehnen (**Abb. 10.1 d**). Der Vater bewegte das Kind weiterhin täglich 2- bis 3mal durch. Nach Aussagen der Familie war das Kind in weniger als einem Jahr wieder völlig gesund.

Ein etwa 40 Jahre alter Patient, der an einem schweren Guillain-Barré-Syndrom erkrankt war (**Abb. 10.2**), verbrachte ungefähr 6 Monate auf der Intensivstation am Beatmungsgerät. Der Ball wurde eingesetzt, um die untere Extremität in Flexion/Extension der Sprunggelenke, der Knie und der Hüfte sowie in die Hüftabduktion und Hüftadduktion zu bewegen, aber auch um die Wirbelsäule zu mobilisieren. Das Beispiel zeigt den Patienten 104 und 153 Tage nach Ausbruch der Krankheit. Er kann seine Beine noch nicht aktiv bewegen, hat Schmerzen und verträgt nur wenig Bewegung.

Er freut sich, sitzen zu können und aktiv seine Wirbelsäule zu mobilisieren (**Abb. 10.2 a–e**). Seine Arme kann er aktiv in Beugung und Streckung bewegen, wenn ihre Gewichte vom Ball getragen werden (**Abb. 10.2 f, g**). Die Handgelenke sind mit einer Schiene unterstützt, um Überdehnung zu vermeiden.

Ein 43jähriger Patient, der einen Schlaganfall mit Lähmung der linken Seite erlitten hat (**Abb. 10.3**), fängt auf der Intensivstation mit Ballübungen an. Auf Hand, Knie und Fuß sind Punkte geklebt, um die Wahrnehmung der linken Seite zu verbessern und visuelle Bahnen zu stimulieren, während die Therapeutin passive Bewegungen ausführt (**Abb. 10.3 a, b**). Durch Auflegen des Beins auf den Ball ist die Muskulatur entlastet, und die Bewegung kann vom Patienten besser beobachtet werden (**Abb. 10.3 c**).

Bei Patienten, die an Hemiplegie leiden, ist die Kraft der Bauchmuskulatur wichtig, um den Rumpf zu stabilisieren. Sie dient ebenfalls als solide Basis für die Muskulatur der Schulter und des Schulterblattes (Klein-Vogelbach 1963; Davies 1990). Die Bauchmuskulatur kann frühzeitig mittels diagonalen Kopf- und Armbewegungen in Richtung der vom Schlaganfall „nicht betroffenen" Seite (**Abb. 10.3 b**) stimuliert werden.

10.3.2 Kardiologie

Auch in der Kardiologie, insbesondere auf der Intensivstation, ist es wichtig, dem schwerkranken Patienten das Sitzen am Bettrand zu erleichtern und die körpereigenen Gewichte zu verringern. Im folgenden werden einige Beispiele genannt, wie der Ball dem Patienten, aber auch seiner Familie, bestimmte Handlungen erleichtern kann:

Eine 76jährige Patientin war 6 Wochen nach einem Myokardinfarkt und Operation am offenen Herzen (**Abb. 10.4**) noch am Atemgerät. Komplikationen verzögerten die Rekonvaleszenz. Die Frau war sehr schwach und „steif", weil sie sich nicht bewegen konnte. Als sie mit Hilfe des Balles saß, öffnete sie zum ersten Mal ihre Augen und ihr Muskeltonus verbesserte sich. Die Tochter und der Ehemann der Patientin übten täglich mit ihr mit Hilfe des Balles. Spontan kommentierte die Tochter: „Dieser Ball ist die Rettung für meinen Rücken! Vorher mußte ich das Bein meiner Mutter heben.“

Wenn die Patientin am Bettrand sitzt, wird der Ball als Unterstützung für den Rücken benutzt (**Abb. 10.4 a**) sowie zur sanften Mobilisation des Rückens in Extension. Er wird auch eingesetzt, um den Arm und das Handgelenk mit den verschiedenen Schläuchen zu lagern (**Abb. 10.4 b**), damit die Abduktion des Armes in der Schulter geübt werden kann.

In **Abb. 10.4 c** bewegt der Ehemann das linke Sprunggelenk der Patientin in Dorsalflexion.

Weitere Beispiele. Der Ball eignet sich auch für Patienten vor und nach einer Herztransplantation. Infolge der langen Wartezeit auf ein Spenderherz leiden die Patienten unter starker Muskelschwäche. Während der Wartezeit vor einer Transplantation oder in der Rehabilitationsphase danach kann der Ball dazu benutzt werden, das Gewicht der Glieder beim aktiven Muskeltraining zu reduzieren.

10.3.3 Innere Medizin/Chirurgie

Patienten, die an *chronisch obstruktiven Erkrankungen der Lunge* leiden, sind zumindest zeitweilig vom Ventilator abhängig. Während der Abgewöhnungsphase vom Atemgerät kann es für den Patienten wichtig sein, mit einer Physiotherapeutin zu üben. Diese Übungen dürfen nicht anstrengen, sie sollen aber vom Patienten aktiv ausgeführt werden. Casaburi et al. (1991) begründen den physiologischen Nutzen von Übungsprogrammen bei Patienten mit chronisch obstruktiven Lungenerkrankungen. Beispielsweise wird durch aktives Üben der Stoffwechsel verbessert und der Anteil von Laktose im Blut verringert. Dies kann dazu beitragen, daß der Patient weniger kurzatmig ist (s. Kap. 2).

Mit Hilfe von Übungen können Säurereize, welche die Atmung beeinflussen, abgebaut werden. Auf diese Weise wird die Abhängigkeit vom Beatmungsgerät verringert.

Der Ball macht es dem Patienten möglich zu üben, ohne sich anzustrengen, weil das Gewicht der Extremität beim Üben verringert wird. Übungen können mit Hilfe der Therapeutin, wie in **Abb. 10.3 c** dargestellt, oder aktiv, wie in **Abb. 10.2 f** und **g**, ausgeführt werden. Hier übt der Patient aktiv mit seinem Arm, während der Therapeut ihn am Rücken abstützt.

An *Leukämie leidende Patienten* verbringen oft Monate in Isolation, manchmal auf Intensivabteilungen. Um den Effekt der Immobilisation und der ausgedehnten Bettruhe zu mindern und den momentanen Zustand der Herz-Lungen-Leistungsfähigkeit und Muskelkraft zu verbessern oder zumindest zu erhalten, bedarf es geeigneter Übungsprogramme (Sayre u. Marcoux 1992). Dem Patienten beizubringen, mit seiner Energie sparsam umzugehen, ist ein anderer wichtiger Aspekt, weil sich die Verfassung des Patienten stän-

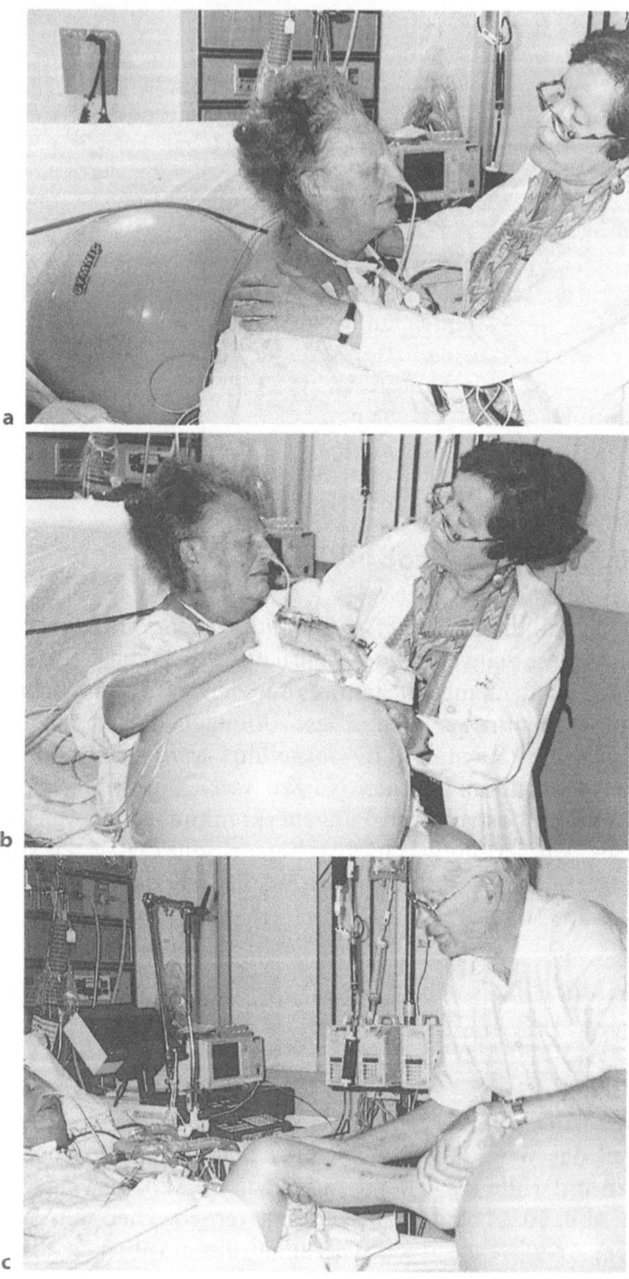

Abb. 10.4. a Der Ball wird eingesetzt, um eine Herzpatientin beim Sitzen nach einer komplizierten Wiederherstellungsphase zu unterstützen. **b** Der Ball unterstützt und lagert den Arm, an dem verschiedene Schläuche fixiert sind. Ebenso wird der Arm durch den Ball erhöht, wodurch das Bewegungsausmaß in der Schulter vergrößert wird. **c** Der Ehemann der Patientin hilft beim Bewegen des Sprunggelenkes in Dorsalflexion

dig ändern kann, wenn er sich von einer Knochenmarktransplantation und nach Chemotherapie erholt (Adam 1995). Auf den folgenden Seiten wird anhand von Beispielen gezeigt, wie der Ball bei Patienten nach Knochenmarktransplantation und/oder Chemotherapie eingesetzt werden kann.

> **!** Bei den Übungen ist strengste Hygiene äußerst wichtig. Am besten überläßt man dem Patienten einen neuen Ball, der immer in seinem Zimmer bleibt und vor jeder Behandlung gereinigt wird.

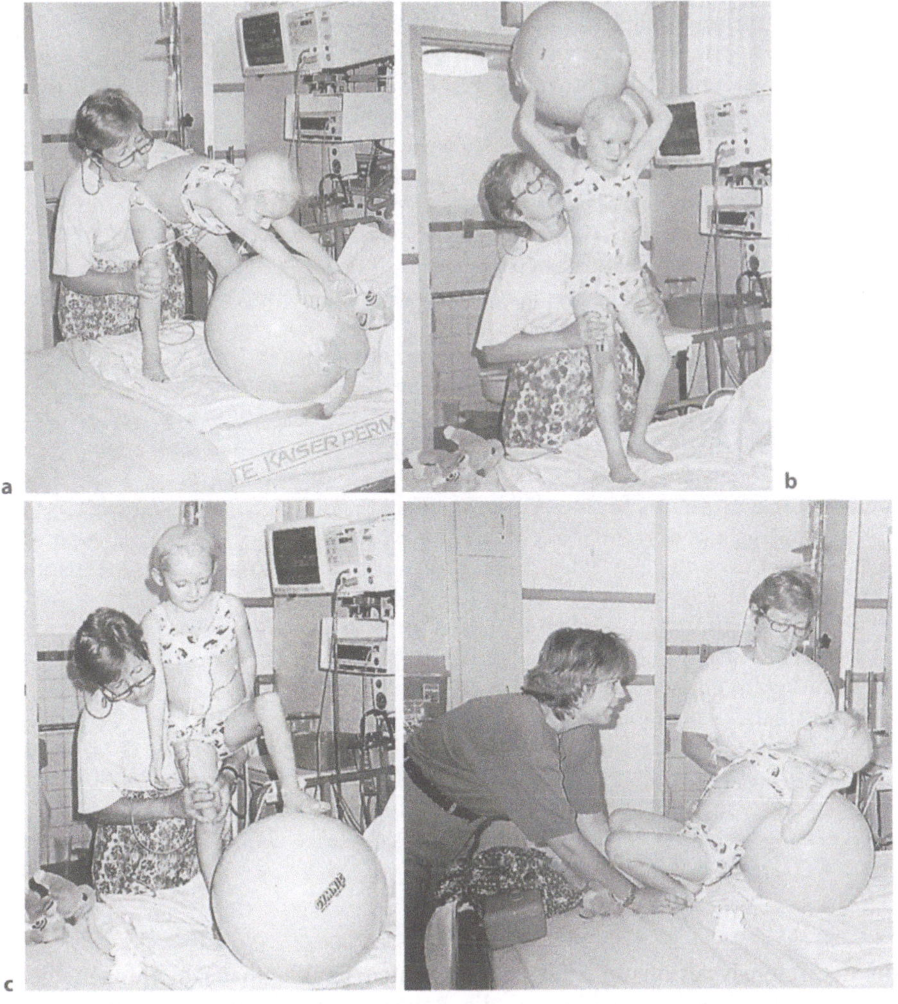

Abb. 10.5 a–d. Ein 5jähriges an Leukämie erkranktes Kind kräftigt und mobilisiert spielerisch seinen Rumpf und seine Extremitäten mit dem Ball

Ein 5jähriges, an Leukämie erkranktes Mädchen (**Abb. 10.5**), erlitt nach chemotherapeutischer Behandlung ihrer Erkrankung eine Lungenentzündung mit Atemstillstand und mußte intubiert werden. Nach der Extubation begann die Physiotherapie auf der Intensivstation mit Kräftigung und Mobilisation des sehr geschwächten Kindes. Seine Kraft lag allgemein in einem mäßigen Bereich (3/5), es konnte nur mit Unterstützung laufen und hatte geringe Ausdauer.

Der Ball erlaubt es, die sonst als unangenehm empfundene Therapie lustig und spielerisch zu gestalten. Im Krankenhausbett wird der Ball benutzt, um darauf zu sitzen oder zu liegen, um ihn zu kicken oder zu werfen. Die kleine Patientin kann aber auch mit ihrem eigenen Lieblingsstofftier „Balltherapeutin" spielen und dabei, ohne es zu merken, selber üben.

Das Kind macht mit seinem Stofftier Übungen, während es seine eigenen Beine kräftigt und Schultern und Rücken mobilisiert (**Abb. 10.5 a**).

Das Körpergewicht wird von einem Bein auf das andere verlagert und der Ball über den Kopf gehalten (**Abb. 10.5 b**), anschließend wirft das Kind den Ball der Mutter zu.

Nur auf dem rechten Bein stehend, kräftigt das Kind dies Bein (**Abb. 10.5 c**).

Beide Beine werden gekräftigt, Rücken und Arme mobilisiert, wenn sich das Kind von den Füßen abdrückt (**Abb. 10.5 d**). Das Kind sitzt auch auf dem Ball und hüpft. Dadurch wird nicht nur sein Gleichgewicht geübt, sondern es entstehen auch propriozeptiven Reize für die afferenten Bahnen des ZNS.

Ein 35jähriger Mann entwickelte nach einer allogenen Knochenmarktransplantation eine Transplantat-Wirt-Reaktion (**Abb. 10.6**), die eine Operation im Bauchraum ca. 60 Tage nach der Transplantation nötig machte. Er war sehr schwach (mäßige Muskelkraft), hatte geringe Ausdauer und war nach 5 Wiederholungen einer Übung erschöpft. Wenn es ihm gut ging, konnte er eine Stunde in einem Stuhl sitzen. Er erhielt viele Infusionen und lag isoliert. Vor Ausbruch seiner Krankheit hatte der Patient Sport getrieben und war sehr athletisch. Die Therapie begann erst 5 Tage nach der Operation, um die Bauchdecke nicht zu überlasten.

Die ersten Übungen mit dem Ball (**Abb. 10.6 a**) geben dem Patienten die Möglichkeit, seine ischiokrurale Muskulatur zu dehnen und den M. quadriceps zu kräftigen, ohne dabei die Bauchdecke zu belasten.

Nach mehreren Monaten im Krankenhaus führt er mit dem Ball Übungen aus, die seine gesamte hintere Muskelkette dehnen und Rumpf und Arme in Extension und Rotation mobilisieren (**Abb. 10.6 b–c**). Schließlich darf der Patient sein Zimmer verlassen und im Gymnastiksaal Geräte benutzen, z. B.. das Ergometer und das Laufband, so daß er seine Kraft wieder aufbauen kann.

Auf der Intensivstation und auf den normalen Krankenhausabteilungen bieten sich zahlreiche Möglichkeiten, die Behandlung schwerkranker Patienten mit Hilfe des Balles zu erleichtern und zu verbessern. Der Ball erlaubt es, schon sehr frühzeitig aktiv zu üben, und die Gewichtsbelastung ganz allmäh-

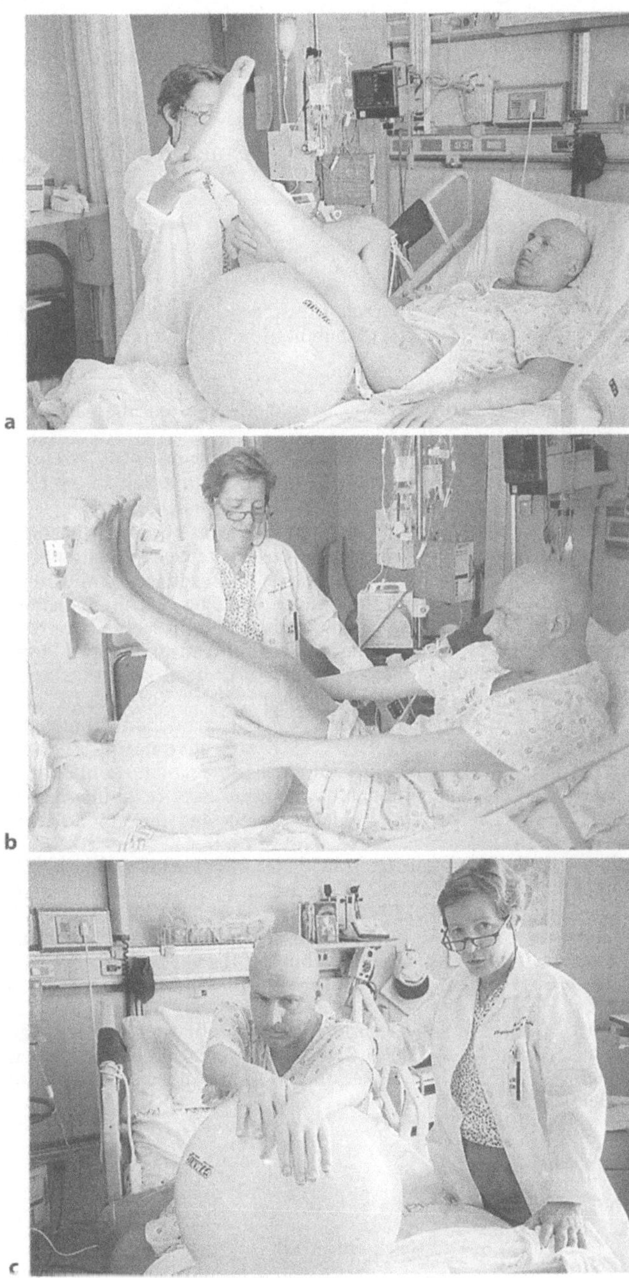

Abb. 10.6 a–c. Ein an Leukämie erkrankter Patient. **a** Sieben Tage nach einer Operation im Bauchraum beginnt er, seine ischiokrurale Muskulatur zu dehnen, ohne die Bauchdecke zu belasten. **b** Der Patient dehnt die posteriore Kette, indem er Kopf, Rumpf und Hüfte mit gestreckten Knien (und zusätzlicher Dorsalflexion der Füße) beugt, wobei der Ball als Unterstützung für die Beine dient. **c** Die Arme liegen auf dem Ball, während der Patient, am Bettrand sitzend, Rumpfrotation ausführt

lich zu steigern. Der Einsatz des Balles schließt konventionelles Üben oder Üben gegen Widerstand nicht aus, denn auch bei vielen Ballübungen kann Widerstand gegeben werden. Wenn der Patient schließlich kräftig genug ist, um in den Gymnastiksaal zu gehen, können die in Kap. 9. beschriebenen Übungen ausgeführt werden.

Die folgenden Kapitel geben Beispiele aus der ambulanten Physiotherapie.

Literatur

Adams RC (1995) Bone marrow transplants. Adv Phys Ther 6(44):20, 21, 25

Buck M, Beckers D (1993) Rehabilitation bei Querschnittlähmungen. Springer, Berlin Heidelberg New York

Cahalin LP (1996) Heart failure. Phys Ther 76:516-533

Carrière B (1993) Die Rolle der Krankengymnasten im Team der Neurotraumatologie. Krankengymnastik 7:820-827

Casaburi R, Patessio A, Ioli F, Zanaboni S, Donner CF, Wasserman K (1991) Reduction in exercise lactic acidosis and ventilation as a result of exercise training in patients with obstructive lung disease. Am Rev Respir Dis 143:9-18

Ciccone CD (1996) Current trends in cardiovascular pharmacology. Phys Ther 76:481-497

Cooper CB (1995) Determining the role of exercises in patients with chronic pulmonary disease. Medicine and science in sports and exercise. J Am Coll Sports Med, June:147-157

Davies PM (1990) Right in the middle. Springer, Berlin Heidelberg New York

Davies PM (1994) Starting again. Springer, Berlin Heidelberg New York

Downs AM (1996) Physical therapy in lung transplantation. Phys Ther 76:626-642

Jennett B, Teasdale G (1981) Management of head injuries. Davis, Philadelphia

Klein-Vogelbach S (1963) Die Stabilisation der Körpermitte und die aktive Widerlagerbildung als Ausgangspunkt einer Bewegungserziehung (unter besonderer Berücksichtigung der Probleme des Hemiplegikers). Krankengymnastik 5:1-9

Mauritz K-H (1994) Rehabilitation nach Schlaganfall. Kohlhammer, Stuttgart

Pashkow P (1996) Outcomes in cardiopulmonary rehabilitation. Phys Ther 76:643-656

Peel C (1996) The cardiopulmonary system and movement dysfunction. Phys Ther 76:448-468

Sadowsky HS (1996) Cardiac transplant: a review. Phys Ther 76:498-515

Sayre RS, Marcoux BC (1992) Exercise and autologous bone marrow transplants. Clin Manage Phys Ther 12(4):78-82

Simionato R, Stiller K, Butler D (1988) Neural tension signs in Guillain-Barré syndrome: two case reports. Aust J Phys Ther 34(4):257-259

Teasdale G, Jennett B (1974) Assessment of coma and impaired consciousness. Lancet 7:81-83

Umphred DA (ed) (1995) Neurological rehabilitation, 3rd edn. Mosby, St. Louis

Welch E, Anastasas M (1996) Critical care, critical choice. PT Magazine Phys Ther 3:75-77

Ziegler A (1996) Kommunikation mit Bewußtlosen. Vereinigung der Bobath-Therapeuten Deutschlands 30/7:2-19

11 Orthopädie und Sportmedizin

LERNZIELE

Nach der Lektüre dieses Kapitels kann der Leser den Ball bei folgenden Krankheiten einsetzen:
- nach Rekonstruktionen des *vorderen Kreuzbandes* (VKB) und nach anderen Verletzungen oder Operationen der unteren Extremität,
- bei Patienten mit akuten und chronischen Schulterproblemen,
- bei Patienten, die unter instabilem Rücken und Haltungsstörungen leiden,
- bei Patienten mit Skoliose,
- zum Training der Propriozeption und der Balance bei orthopädischen Patienten.

11.1 Einführung

Die Therapeutin kann den Ball nur dann effizient bei orthopädischen Patienten einsetzen, wenn sie die Pathologie des orthopädischen Problems kennt und versteht. Sie muß genau wissen, wie eine Verletzung entstanden ist und welche Bewegungen und Stellungen (Ruhe- und Arbeitsstellungen) Schmerzen verursachen. Auf dieser „Situationsanalyse" kann sie die Behandlung aufbauen und ein individuelles Übungsprogramm entwerfen, das den jeweiligen Krankheitsumständen anzupassen ist.

Weil der Ball ein dynamisches Übungsgerät ist, profitieren von den Ballübungen vor allem die Patienten mit Rückenproblemen, die weniger unter Schmerzen leiden, wenn sie sich bewegen (z. B. laufen, Skifahren, turnen, usw.), deren Schmerzen aber zunehmen, wenn sie sitzen oder stehen.

> **Wichtig**
>
> Bei einem orthopädischen Problem muß die Therapeutin alle gebotenen Vorsichtsmaßnahmen und Kontraindikationen kennen.

Die nötigen Vorsichtsmaßnahmen müssen individuell je nach Patient variiert werden. Sie haben sich nicht nur nach dem betroffenen Gelenk zu richten, sondern ebenso nach der Art der erlittenen Verletzung und der ausgeführten Operation. Für welche Behandlungstechnik man sich entscheidet, hängt zudem vom operierenden Arzt ab, seinen Überzeugungen und seiner Erfahrung. Therapeutinnen müssen sich oft an ein vom Arzt vorgeschlagenes Behandlungsschema halten. Leider sind solche Schemata häufig ungenügend ausgearbeitet und berücksichtigen die neuesten Erkenntnisse über Heilungsprozesse nach Verletzungen und nach Operationen in vielen Fällen nur unzureichend. Besonders häufig wird das Training von Propriozeption und Geschicklichkeit vernachlässigt, und oft sind die Übungen für den Patienten langweilig und zu wenig motivierend.

Deshalb sind die Ergebnisse von Fallstudien über die Rekonstruktion des vorderen Kreuzbandes nicht überraschend: Sie haben gezeigt, daß Patienten, *die nicht einem vorgeschriebenen Behandlungsschema folgten, schnellere Erfolge aufwiesen, als die Patienten, die sich daran hielten.* Diese Erkenntnis hat zu wesentlichen Verbesserungen der Behandlungsschemata für die Rekonstruktionen des vorderen Kreuzbandes geführt (De Carlo et al. 1992; Shelbourne u. Nitz 1990; Shelbourne et al. 1992). Das neue Behandlungskonzept ist allgemein als die beschleunigte Rehabilitation nach Rekonstruktion des vorderen Kreuzbandes bekannt geworden.

Neuere Studien beschäftigen sich mit der Beeinträchtigung der Propriozeption nach Verletzungen und Operationen der oberen und unteren Extremitäten (Lephart et al. 1992, 1994; Corrigan et al. 1992; Smith u. Brunolli 1989). Lephart et al. (1994) beschreiben die Propriozeption als einen sensorischen, afferenten Feedbackmechanismus, der die Wahrnehmung für die Gelenkbewegung (Kinästhesie) und für die Gelenkstellung einschließt. Die Unterbrechung des propriozeptiven Mechanismus (z.B. in der Schulter) hat eine Störung der normalen, neuromuskulären, reflexmäßigen Gelenkstabilisation zur Folge, die zu einer übermäßigen Belastung der Kapsel sowie der Bänder führen kann und damit zu einem zusätzlichen Verletzungsrisiko wird. Alvemalm et al. (1996) fanden bei einer vergleichenden Messung der Kinästhesie des Schultergelenkes signifikante Unterschiede zwischen gesunden Personen und Personen, die schon einfache vordere Luxationen hatten. Glencross u. Thornton (1981) untersuchten den Lagesinn (die Stellung des Fußes im Raum) nach Knöchelverletzungen und kamen zu dem Schluß, daß als Folge der Verzerrung der propriozeptiven Signale bei Geschicklichkeitsübungen nur unzureichende Gelenkfunktionen möglich sind.

Auch Janda (1996) betont, wie wichtig die Wiederherstellung der Propriozeption nach Verletzungen ist. Er stellt fest, daß Gelenkverletzungen typischerweise gegen Ende der sportlichen Aktivität auftreten, wenn Müdigkeit einsetzt und das Abrufen motorischer Einheiten beeinträchtigt ist. Gesteigerte propriozeptive Reize aktivieren afferente Bahnen zum zentralen Nervensystem (ZNS) und verbessern den efferenten Output (die Bewegungsqualität), so daß auf diese Weise weiteren Verletzungen vorgebeugt wird. Interessant ist auch die Feststellung, daß das Schienen eines Gelenkes mit einer elastischen Bandage die Propriozeption verbessert (McNair et al. 1996). Damit erklärt sich auch, warum viele Patienten nach Verletzungen gerne elastische Bandagen tragen oder sich nach Verstauchungen oft über lange Zeit bandagieren. Neutrale Wärme kann ebenfalls die Schmerzempfindung senken, dadurch den Schmerz lindern und die Stabilität im Gelenk erhöhen.

Kraft und Ausdauerleistung der Muskulatur werden vom veränderten Input der sensorischen Neurone beeinflußt (Lee 1994). Ein milder Erguß im

Kniegelenk kann Mechanorezeptoren der Kapsel, der Gelenkinnenhaut oder der Bänder stimulieren und dadurch die Muskelaktivität des M. vastus medialis obliquus bei asymptomatischen Personen behindern. Janda (1996) bestätigt diese Überlegungen. Nach seinen Beobachtungen hat eine Veränderung des Informationsflusses von der Peripherie an das ZNS auch eine Veränderung des Informationsflusses vom ZNS an die Peripherie zur Folge, auch wenn dabei keine Schmerzen empfunden werden. Die dadurch hervorgerufenen Veränderungen von Tonus und Trophik der Muskulatur folgen einem vorhersehbaren, nicht zufälligen Muster von gestörtem Muskelgleichgewicht.

> **!** Bei der Behandlung von Patienten mit orthopädischen Problemen sollte immer bedacht werden, daß nicht nur das Gelenk, die Muskulatur und die Faszie, sondern auch der Einfluß, den das ZNS auf den Muskeltonus hat, Ursache für die Einschränkung des Bewegungsausmaßes sein kann. Das ZNS wird z.B. dann die Beweglichkeit beeinträchtigen, wenn der Patient Angst vor der Therapie hat oder ungenügend informiert wird (wenn der Arzt, nachdem er das Röntgenbild gesehen hat, zum Patienten sagt: „Ihnen fehlt nichts", obwohl der Patient unter Schmerzen leidet). Im Gespräch kann die Therapeutin zeigen, daß sie die Sorgen des Patienten ernst nimmt. Indem sie verständnisvoll auf seine Bedenken eingeht, hilft sie ihm, sich zu entspannen. Dadurch wird sich seine Beweglichkeit verbessern.

Therapeutinnen müssen bei der Auswahl der Übungen ebenfalls berücksichtigen, daß die Wiederherstellung der Muskelkraft bei orthopädischen Problemen, die ohne Beteiligung des ZNS entstanden, ausschließlich ein Problem der Kraft ist. Sobald das ZNS beteiligt ist, hilft eine Steigerung der Kraft nur dann, wenn die Kraft vom ZNS gesteuert werden kann.

> **Wichtig** Das ZNS erkennt nicht individuelle Muskeln, sondern nur bekannte Bewegungsmuster der Muskulatur. Deshalb hängt die erfolgreiche Ausführung einer Kraftübertragung vom Erkennen funktioneller Bewegungsmuster ab. Je besser die von der Therapeutin ausgewählten Bewegungen den Bewegungsmustern gleichen, die im ZNS gespeichert sind, desto größer ist die Wahrscheinlichkeit, daß die Kraftübertragung funktioniert (Umphred 1997, persönliche Mitteilung).

Das ZNS des Patienten wird von den verschiedensten Faktoren beeinflußt, die sich in Form von verbesserten Funktionen auswirken können. Dazu gehören z.B. eine angenehme Umgebung mit ausgeglichener Temperatur, aber auch eine Therapeutin, die sich ohne Zeitdruck dem Patienten voll widmet und so eine vertrauensvolle Atmosphäre entstehen läßt (Umphred 1995; persönliche Kommunikation).

Janda (1996) schlägt 3 weitere Schritte vor, um die Leistung des ZNS zu steigern:
- Verbesserung des afferenten Inputs (Propriozeption),

- Erhaltung einer guten Haltung und eines guten Gleichgewichtes (Aktivierung des Zerebellums, des vestibulären Systems und der Spinalbahnen),
- Aktivierung der tiefen autochthonen Rumpfmuskulatur über phylogenetisch alte Bewegungsmuster, z. B. Reflexkriechen und Reflexumdrehen (Vojta 1981), und über bestimmte Körperdruckpunkte, die reflektorische Bewegungen auslösen.

Für Patienten, die an Rückenschmerzen leiden, ist der 3. Punkt besonders wichtig, da die tiefe autochthone Muskulatur stabilisierend arbeitet und nicht willentlich aktiviert werden kann (Janda 1996). Reaktives Muskeltraining mit dem Ball hilft, die autochthone Rückenmuskulatur zu aktivieren, denn beim Stabilisieren und Balancieren mit dem Ball sind ganze Muskelketten beteiligt. Wenn die Rumpfmuskulatur trainiert werden soll (z. B. in Bauchlage auf dem Ball), muß die Therapeutin die Bewegungen genau beobachten und präzise Instruktionen geben, um den zu kräftigenden Bereich einzugrenzen und zu verhindern, daß die Bewegung weiterläuft oder sich eine Ausweichbewegung einschleicht. Aktive Widerlagerung (s. Kap. 5.8) und gute Conditios (s. Kap. 6.4) sind besonders hilfreich bei Stabilisationsübungen für den Rücken mit oder ohne Ball (Oehl 1996). Aktive Widerlagerung erfolgt z. B. bei den Übungen „Die Waage" (Kap. 9.2) und „Die Galionsfigur" (Kap. 9.18).

Alle diese Erkenntnisse verdeutlichen, wie wichtig es ist, bei Patienten mit orthopädischen Problemen den Ball in die Behandlung einzubeziehen. Der Einsatz des Balles ist vor allem auch deshalb so funktionell, weil er dem Patienten erlaubt, etwas zu tun, was ihm Spaß macht und ihm gleichzeitig nützt. Z. B. können bei einem Patient, der gerne fernsieht, Übungen im Sitzen auf dem Ball eine funktionelle Übertragung auf das Sitzen allgemein bewirken. Das Sitzen auf dem Ball kann auch genutzt werden, um aus der „Aktivität Fernsehen" über kognitive Ablenkung prozedurale/automatische Programme einzuschleichen.

> **Wichtig**
>
> **Mit dem Ball kann der Patient zu Hause im Wohn- oder Schlafzimmer üben. Er muß sich dafür nicht in ein Gymnastikstudio begeben.**

> **!**
>
> Wenn während des Fernsehens mit dem Ball wechselweise Beinbewegungen im Gangtempo in Rückenlage geübt werden, muß der Patient danach aufstehen und gehen, damit eine funktionelle Übertragung erreicht werden kann.

Der Ball kann bei orthopädischen Patienten eingesetzt werden, um:
- eine allgemeine Beurteilung der orthopädischen Probleme durchzuführen;
- das Bewegungsausmaß des Rumpfes und der Extremitäten zu verbessern;
- Rumpf und Extremitäten zu kräftigen. Der Ball ist für Übungen in geschlossener Bewegungskette sehr geeignet;
- Propriozeption zu trainieren;
- Muskelgeschicklichkeit und Gleichgewicht zu üben;

- die betroffene Extremität zu lagern;
- axiale Einordnung zu üben;
- das Gewicht eines Körperabschnittes oder von Teilen davon zu verringern;
- reaktives Muskeltraining zu ermöglichen;
- den Patienten zu motivieren;
- Manuelle Therapie auszuführen.

In Kap. 7 wird anhand einiger Beispiele gezeigt, wie sich der Ball einsetzen läßt, um das Bewegungsausmaß, die Kraft, das Gleichgewicht und die axiale Einordnung zu überprüfen und zu verbessern. Kapitel 6 beschreibt die verschiedenen Zustände der Muskelaktivität und das reaktive Training (Prinzip: Actio – Reactio). In Kap. 5 werden die wichtigsten Beobachtungskriterien besprochen und in Kap. 8.5 werden Beispiele für die Manuelle Therapie beschrieben.

Im folgenden Abschnitt wird am Beispiel der Rekonstruktion und der Rehabilitation des vorderen Kreuzbandes gezeigt, welche Vorteile der Ball für Übungen der unteren Extremität bietet. Einige dieser Übungen können leicht auf Patienten mit Hüft- oder Knietotalendoprothese übertragen werden (s. auch Kap. 7.3), wenn gewisse Vorsichtsmaßnahmen beachtet werden. Ganz allgemein lassen sich für viele Diagnosen der unteren Extremität Ballübungen entwickeln. Kürzlich meinte eine Patientin, die an einem schweren patella-femoralen Problem litt: „Die Übungen, die mir die Therapeutin als Hausaufgabe auftrug, habe ich ungern gemacht, aber seit ich mit dem Ball übe, macht es mir Spaß, und es geht mir besser".

11.2 Rekonstruktion des vorderen Kreuzbandes

Stanish u. Lai (1993) haben in einer Übersicht über die Rehabilitation des vorderen Kreuzbandes eine wissenschaftliche Basis für das Rehabilitationsprogramm nach Rekonstruktion des gerissenen vorderen Kreuzbandes gegeben. Die Autoren halten fest, daß in der Initialphase (0–2 Wochen postoperativ) die Behandlung der Schmerzen im Vordergrund stehen muß. Das chirurgische Trauma und der durch die Schwellung hervorgerufene Druck reizen sensorische Schmerzfasern. Andere Autoren vertreten ebenfalls die Meinung, daß dem Abschwellen des Gelenkes in der frühen Rehabilitationsphase erste Priorität zukommt, gleichgültig, ob es sich um die Rekonstruktion aus patellarem Eigengewebe (Autograft) oder um Fremdgewebe (Allograft) handelt (Shelbourne et al. 1992; Mangine u. Noyes 1992). Alle genannten Autoren stimmen mit Wilk u. Andrew (1992) überein, daß der Patient während der ersten 7–10 Tage passive Knieextension erhalten und in der Lage sein sollte, sichtbare Quadrizepsanspannungen auszuführen (dies mobilisiert die Patella und vermeidet infrapatellare Narbenbildung). In dieser Zeitspanne lernt der Patient auch mit einer Knieschiene, die in 0 Extension fixiert ist, an Gehhilfen sicher laufen.

Zwei Wochen nach der Operation sollten mindestens 90° Knieflexion und volle Knieextension erreicht werden. Shelbourne et al. (1992) beschreiben *volle Knieextension als die Fähigkeit, das Knie genau so weit überstrecken zu können, wie das gesunde Knie.* Sie empfehlen dem Patienten, das Gehen während der ersten 2 Wochen einzuschränken und das Bein hochzulagern. Die

Wunde muß abgeheilt sein, bevor die nächste Phase beginnt. Bis zum 7. Tag läuft der Patient mit ruhig gestelltem Knie und erhält dann eine Knieschiene mit Doppelscharnier (Shelbourne et al. 1992). Keiner der Autoren erwähnt Übungen für die Propriozeption und die axiale Einstellung oder den Einsatz des Balles in der ersten Phase der Genesung.

> **Wichtig**
>
> Der frühzeitige Einsatz des Balles hat folgende Vorteile:
> - Der Patient wird angeregt, auf die axiale Einordnung des Beines zu achten, während er es bewegt.
> - Der Patient hat die Bewegung unter *seiner* Kontrolle. Zu Beginn kann das gesunde Bein beim Bewegen des Balles helfen, später übt der Patient selbständig Flexions-/Extensionsbewegungen des operierten Beines in guter axialer Einstellung.
> - Der Patient erhält Feedback, indem er beobachten kann, wie er das Bein in gerader Linie aus der Flexion in die Extension bewegt.
> - Er ist motiviert, weil das Bewegen des operierten Beines mit reduziertem Gewicht häufig die Schmerzen lindert.
> - Im Gegensatz zur Motorschiene kann der Ball leicht transportiert werden, wohin auch immer der Patient es wünscht.
> - Das „Gerät" ist sehr preisgünstig.
> - Der Ball kann sofort nach der Operation zum Hochlagern des Beines eingesetzt werden.

11.2.1 Behandlungsbeispiele

1–3 Wochen nach Rekonstruktion des vorderen Kreuzbandes

Die folgenden Beispiele zeigen, wie der Ball in der Phase der Rehabilitation eingesetzt werden kann, um Propriozeption und Wahrnehmung sowie achsengerechtes Bewegen zu schulen.

> **Beispiel**
>
> Eine 16jährige Patientin (**Abb. 11.1a**) hat 7 Tage nach Rekonstruktion des vorderen Kreuzbandes am rechten Knie ihr Bein auf dem Ball hochgelagert und streckt es dabei passiv. Punkte wurden auf Knie und Fuß geklebt, um ihre Wahrnehmung für die axiale Einstellung zu erhöhen.

Diese Stellung ist sehr hilfreich, denn die Schwerkraft unterstützt den venösen und lymphatischen Rückfluß. Weil der Ball mehr proximal oder distal gelegt werden kann (**Abb. 11.1b**), hat der Patient die Möglichkeit, ihn so zu lagern, daß es für ihn angenehm ist. Liegt der Ball weiter weg, ist der Effekt für die passive Knieextension ähnlich wie bei der Handtuchextension (De Carlo et al. 1992), mit dem Vorteil, daß das Bein gleichzeitig hochgelagert wird. Der Patient kann außerdem aktive Fußbewegungen am hochgelagerten Bein ausführen.

Man kann dem Patienten zusätzlich zeigen, wie er mit einigen Griffen aus der Lymphdrainage sein Lymphsystem manuell an der Innenseite des Ober-

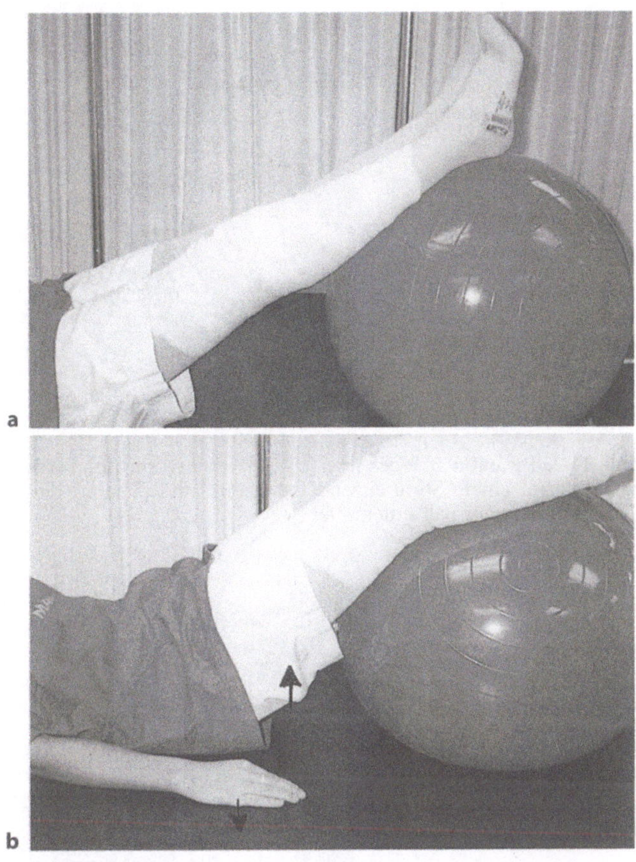

Abb. 11.1 a, b. Beinlagerung zum Abschwellen und für die passive Extension, 7 Tage nach Rekonstruktion des vorderen Kreuzbandes des rechten Knies

schenkels anregen kann (Carrière 1988). Natürlich kann auch Eis auf das Knie gelegt werden, wie es die oben erwähnten Autoren empfehlen. Eine Studie von Albrecht et al. (1996) bestätigt die Vorteile der Eisanwendung.

In **Abb. 11.2** zeigt eine Patientin 3 Wochen nach Rekonstruktion des vorderen Kreuzbandes, wie man auf einem Sofa oder einem Stuhl sitzend (z. B. beim Fernsehen zu Hause) die passive Knieextension üben kann. Auf die axiale Einordnung von Knie und Fuß soll geachtet werden. Punkte auf Knie und 2. Zeh liefern einen visuellen Feedback. Eine frühzeitige Beachtung der axialen Einstellung ist wichtig, um patella-femorale Probleme nach der Operation zu vermeiden.

Die Stellungen in **Abb. 11.1** und **11.2** sind auch die Ausgangsstellung für aktive Kniebeugung (**Abb. 11.3**). Der Ball trägt das Gewicht des betroffenen Beines, das gesunde Bein dient als Beweger des Balles. Aktive Flexion und Extension können in guter axialer Einstellung geübt werden.

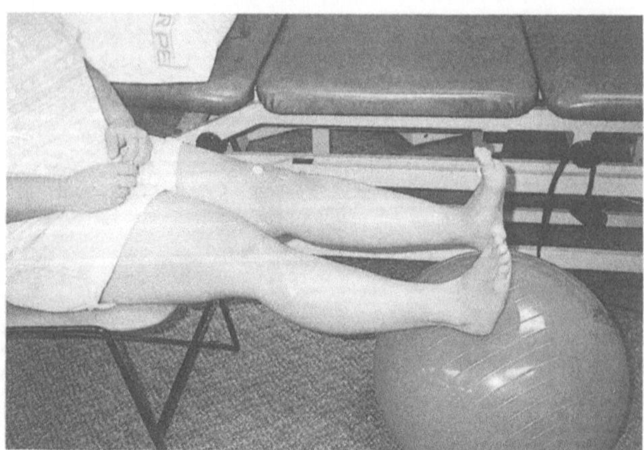

Abb. 11.2. Patientin 3 Wochen nach Rekonstruktion des vorderen Kreuzbandes am linken Knie übt auf einem Stuhl sitzend Extension (und Flexion) des Knies und der Hüfte. Beide Beine werden vom Ball unterstützt

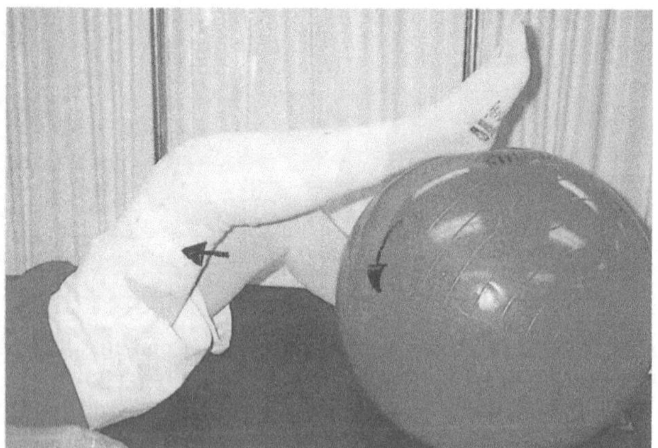

Abb. 11.3. Eine Patientin beugt ihr Knie mit Hilfe des Balles 7 Tage postoperativ

Die Therapeutin kann sanften Widerstand gegen den Ball in Richtung Ferse des Patienten geben, um die ischiokrurale Muskulatur zu aktivieren. Die Mobilisation läßt sich auch mit Hilfe einer Motorschiene, d. h. einem elektrischen Apparat, durchführen. Allerdings wird damit das Gelenk nur passiv bewegt, die axiale Einordnung dagegen nicht korrigiert. Die Motorschiene führt nur die Bewegung aus, die man ihr vorgibt. Folgende Begebenheit unterstreicht den Nachteil, den eine Bewegungsschiene mit sich bringen kann: Das Bein einer Patientin wurde nach der operativen Versorgung einer Tibiaplateaufraktur auf einer Motorschiene mit der Einstellung 0–30° passiv mobilisiert. Stunden später wurde festgestellt, daß während der ganzen Bewegungszeit die am Bein befestigte Knieschiene versehentlich in Knieextension fixiert war, während die Bewegungsmaschine das Knie „beugte".

Der Ball kann benutzt werden, um die Knie in Flexion zu unterlagern, während die Muskulatur der Hüftextensoren in Brückenaktivität arbeitet. Eine kräftige Muskulatur der Hüftstrecker (und der Hüftabduktoren) ist für den normalen Gang wichtig. Wenn das Becken angehoben wird, muß die Muskulatur der Hüftabduktoren helfen, das Gleichgewicht zu halten. Ebenso muß die Rückenstreckermuskulatur stabilisieren.

Beispiel

In **Abb. 11.1 b** zeigt dieselbe Patientin wie in **Abb. 11.1 a** aktive Hüftextension in Brückenaktivität 7 Tage postoperativ.

Sobald der Patient sitzen darf, kann der Ball anstelle eines Stuhles benutzt werden.

Wichtig

Der Ball bietet gegenüber dem Stuhl einige Vorteile:
- Die Balance wird angeregt.
- Während auf dem Ball balanciert wird, kann die axiale Einordnung geübt werden.
- Die Wahrnehmung der symmetrischen Gewichtsverteilung wird verbessert.
- Bei sanftem Hüpfen findet propriozeptives Training statt.
- Das Bein kann vom proximalen Hebelarm her gebeugt werden.
- Es besteht eine größere Möglichkeit zur Selbstkorrektur und sofortigem Feedback.

Ein unsicherer Patient wird sich anfangs auf einer Physio-Roll sicherer fühlen, weil die Unterstützungsfläche größer ist und dieser Doppelball nicht zur Seite rollen kann. Wenn ein Ball zum Einsatz kommt, muß die Ballgröße auf die Körperproportionen des Patienten und auf das vorhandene Bewegungsausmaß in den Knien abgestimmt sein (Carrière u. Felix 1993). Zu Beginn ist es wichtig, mit mindestens 90° in Hüft- und Kniebeugung auf dem Ball zu sitzen, aus Sicherheitsgründen am besten zwischen 2 Stühlen. Wenn der Patient vor einem Spiegel sitzt, kann er die axiale Einstellung selbst korrigieren.

Beispiel

Abbildung 11.4 a zeigt eine Patientin, bei der 3 Wochen nach der Operation eine schlechte axiale Einordnung zu beobachten ist. Diese schlechte axiale Stellung könnte die biomechanische Belastung erklären, die für einen patella-femoralen Schmerz verantwortlich ist. Wenn infolge der Schwächung des M. vastus medialis obliquus die Patella nicht korrekt gleitet und das Bein nicht axial belastet wird, kann es sein, daß die Kongruenz im Gelenk nicht optimal ist. Auf dieser Abbildung ist auch zu sehen, daß in der geschlossenen kinetischen Kette die Gewichtsverteilung über der unteren Extremität nicht symmetrisch ist.

Die Patientin hat die axiale Einstellung und die Gewichtsbelastung auf dem operierten (linken) Bein korrigiert (**Abb. 11.4 b**). In dieser Stellung kann die Patientin sanft hüpfen (propriozeptives Training) und den Ball zu den Fer-

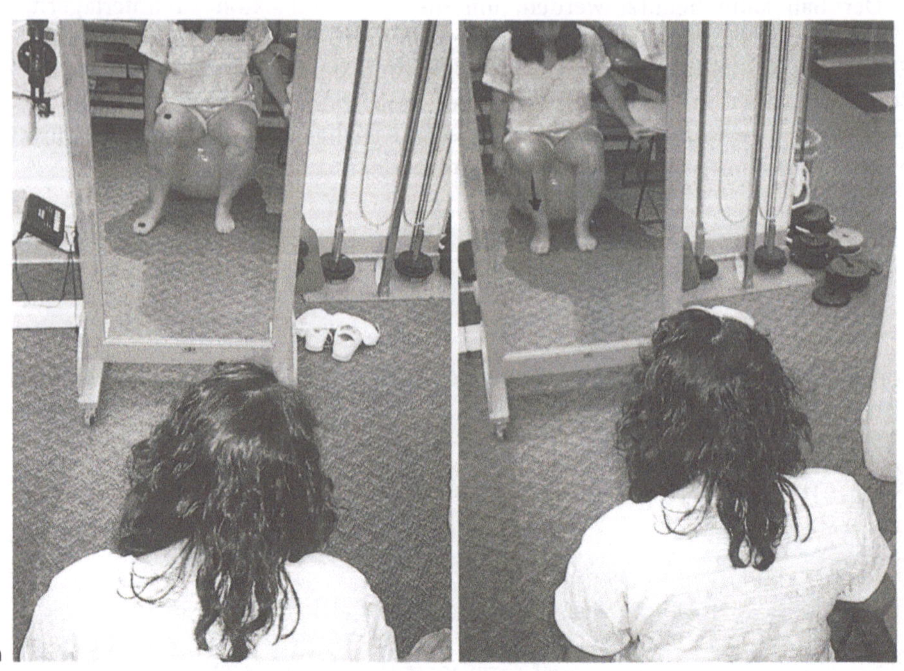

Abb. 11.4. a Patientin 3 Wochen nach Rekonstruktion des vorderen Kreuzbandes sitzt mit schlechter axialer Einstellung und asymmetrischer Gewichtsverteilung auf dem Ball. **b** Sie sitzt mit korrigierter axialer Einstellung und Gewichtsverteilung, um propriozeptives Training in geschlossener kinetischer Kette zu üben

Beispiel

sen ziehen, um die ischiokrurale Muskulatur zu kräftigen. Sie kann den Ball mit dem nichtbetroffenen Bein wegstoßen oder den Ball passiv zurückrollen lassen, um ihn dann wieder zu den Fersen zu ziehen. Ebenso kann sie üben, wechselweise Schritte in guter axialer Stellung zu machen.

In dieser Behandlungsphase ist es auch möglich, aktive Quadrizepskontraktionen mit dem auf dem Ball liegenden Bein auszuführen. Shelbourne et al. (1992) stellen fest, daß hierdurch die Patella mobilisiert und die Patellasehne in die richtige Länge gebracht wird. Auch die Ab- und Adduktion im Hüftgelenk kann mit dem auf dem Ball liegenden Bein geübt werden.

2–3 Wochen nach Rekonstruktion des vorderen Kreuzbandes

Nach 2 Wochen sollte der Patient sein Knie passiv vollständig strecken und das gestreckte Bein ohne Schwierigkeiten abheben können mit nur geringfügigem Nachgeben im Knie (SLR, „straight leg raise", deutsch: gestrecktes Bein abheben). Das Knie sollte nur noch wenig anschwellen (Shelbourne u. Wilckens 1990). In der 2. Phase (2–5 Wochen postoperativ) werden vermehrte Flexion (bis zu 120° oder mehr nach 5 Wochen), Wiedererlernen des funktionellen Gehens und die Wiederaufnahme der Tätigkeiten des täglichen Lebens angestrebt.

Shelbourne et al. (1992) haben diese Phasen neu definiert. Sie bezeichnen nun Phase 1 als die Zeit der Vorbereitung zur Operation und Phase 2 als die Zeitspanne bis zu 3 Wochen nach der Operation. Dann beginnt bereits Phase 3. Zu diesem Zeitpunkt sollte der Patient gehen können, ohne Hilfsmittel einzusetzen und ohne zu hinken (Shelbourne et al. 1992).

Von diesem Zeitpunkt an kommt auch das Training mit dem Ergometer, dem „stairmaster" und ähnlichen Geräten hinzu. Der Patient beginnt mit Beinpreßübungen, mit Wadenmuskeltraining und mit dem Erlernen, Stufen zu steigen. Einige Autoren schlagen Schwimmen und Radfahren vor (Stanish u. Lai 1993). Übungen in offener kinetischer Kette werden nicht von allen Autoren empfohlen. Die oben erwähnten Autoren sind sich einig, daß Übungen in geschlossener kinetischer Kette wegen der Kokontraktion der Quadrizeps- und der ischiokruralen Muskulatur vorteilhaft sind. Vergleiche von Übungen in geschlossener und offener Bewegungskette mit dem beeinträchtigten Knie haben gezeigt, daß Übungen in geschlossener Bewegungskette weniger Streß auf das vordere Kreuzband und andere passive Strukturen ausüben (Yack et al. 1993). Eine Studie über die synergistische Arbeit des vorderen Kreuzbandes beim Erhalten der Gelenkstabilität hat ergeben, daß die ischiokrurale Muskulatur bei Patienten mit beeinträchtigtem vorderen Kreuzband stabilisierend arbeitet (Solomonow et al. 1987). Allerdings muß ein Patient, um normal gehen zu können, über eine gute Kontrolle der Beinbewegungen in offener Bewegungskette verfügen, denn es muß mit jedem Schritt ein Bein angehoben werden (Spielbeinfunktion).

In Kap. 7 werden viele Übungen beschrieben, die in dieser Phase der Wiederherstellung hilfreich sind, um die ischiokrurale Muskulatur zu kräftigen und die Propriozeption mit Hilfe des Ballkissens in Kombination mit dem Ball zu trainieren (z. B. **Abb. 7.18** und **Abb. 7.24–7.26**). Der Patient kann auch Minikniebeugen (0°–40°) machen und sich dabei mit dem Ball gegen eine Wand lehnen, um die Bewegung zu erleichtern (Wilk u. Andrew 1992; **Abb. 12.2 c**). Im folgenden werden einige zusätzliche Übungsbeispiele für Patienten 3 Wochen nach Rekonstruktion des vorderen Kreuzbandes aufgeführt.

In **Abb. 11.5 a** aktiviert dieselbe Patientin wie in **Abb. 11.2** in Bauchlage mit Hilfe des Balles die ischiokrurale Muskulatur und die Dorsalflektoren, um die Knieflexion zu vergrößern. In **Abb. 11.5 b** kräftigt sie die Quadrizepsmuskulatur in Brückenaktivität, indem sie den Ball wegstößt.

Dieselbe Patientin führt die Übung „Perpetuum mobile" (s. Kap. 9.22) mit Betonung der guten axialen Einstellung aus (**Abb. 11.6**). Ziel dieser Übung ist das wechselweise Bewegen der Beine im Gangtempo.

In **Abb. 11.7** lernt die Patientin die Übung „Cocktailparty" (Kap. 9.28). Während sie auf dem Ball balanciert, bewegt sie das rechte Bein mit Hilfe der Therapeutin in geschlossener und das linke Bein in offener Bewegungskette.

Ein 36jähriger Patient demonstriert 3 Wochen nach Rekonstruktion des vorderen Kreuzbandes im linken Knie (**Abb. 11.8**) die stabilisierende Variante der Übung „Die Unruh" (Kap. 9.23). Da die Operation noch nicht lange zurückliegt, wird die Übung nur in einer Richtung ausgeführt, mit dem rechten Bein auf dem Ball.

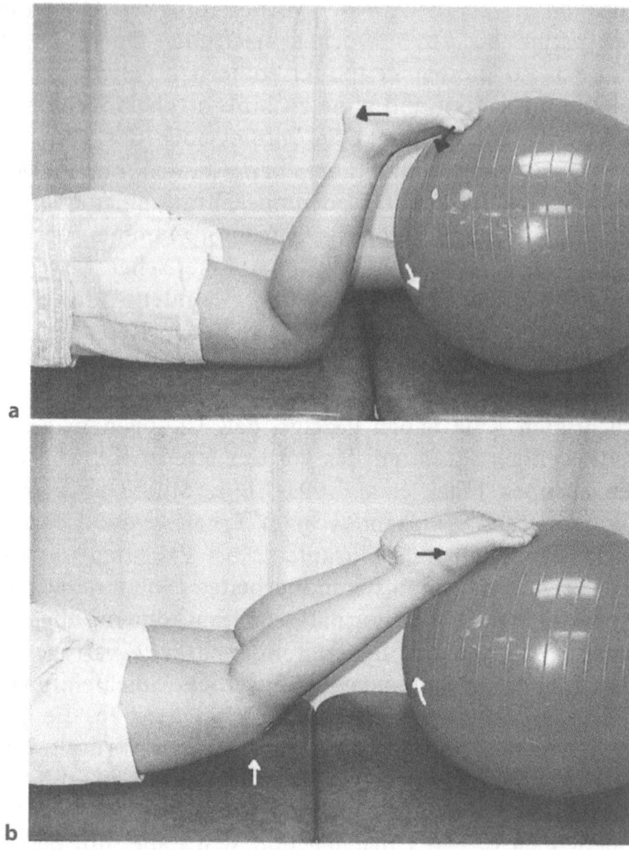

Abb. 11.5. a Drei Wochen nach Rekonstruktion des vorderen Kreuzbandes kräftigt die Patientin aktiv ihre ischiokrurale Muskulatur und die Dorsalflektoren des Fußes. **b** Die Muskulatur des Quadrizeps wird in Bauchlage in Brückenaktivität gekräftigt

Ziel dieser Übungen ist es, die Hüftabduktoren der nichtbetroffenen Seite in Brückenaktivität zu kräftigen und die Abduktoren des anderen Beines in offener Bewegungskette (Spielbeinfunktion) zu trainieren. Weil die Übung mit dem Anheben der Hüfte aus Rückenlage beginnt, wird die gesamte „Rotatorenmanschette" des Hüftgelenkes aktiviert, während die Rumpfmuskulatur den Körper stabilisiert.

Mehr als 5 Wochen nach der Rekonstruktion des vorderen Kreuzbandes

Die Endphase des Rehabilitationsprozesses beginnt 5 Wochen postoperativ. Zu diesem Zeitpunkt sollte die Kraft im betroffenen Bein etwa 70% der Kraft des gesunden Beines erreichen. Shelbourne et al. (1992) erlauben jetzt den Patienten zu laufen, Überkreuzschritte zu machen, Seil zu springen und seitwärts zu hüpfen. Wilk u. Andrew (1992) beginnen 2–6 Wochen nach der

Abb. 11.6. Die Übung „Perpetuum mobile" mit Betonung der guten axialen Einstellung

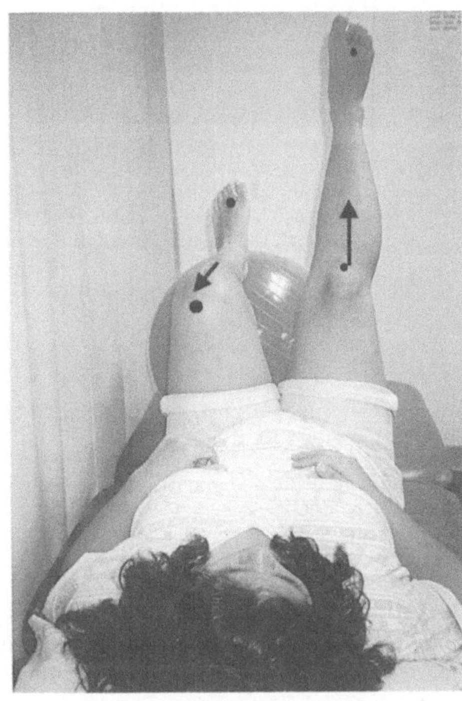

Abb. 11.7. Die Patientin lernt die Übung „Die Cocktailparty", um ein Bein in geschlossener und ein Bein in offener Bewegungskette zu kräftigen

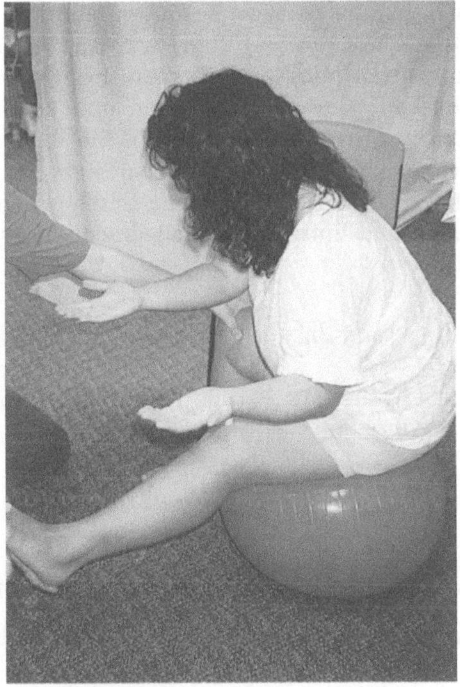

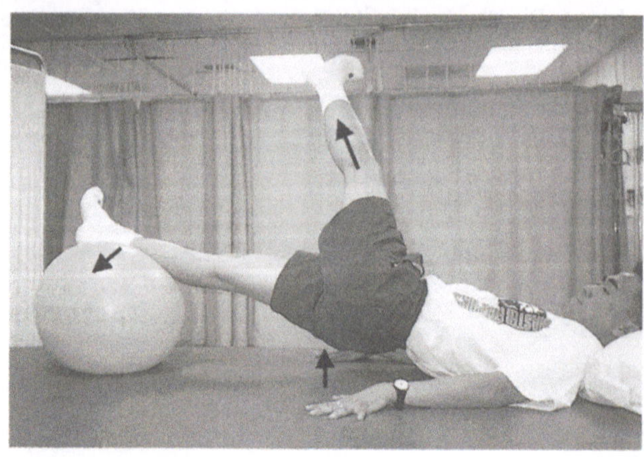

Abb. 11.8. Ein Patient demonstriert die stabilisierende Variante der Übung „Die Unruh" (aus Carrière 1993)

Operation mit dem „straight leg raise" (SLR, gestrecktes Bein abheben) in allen Ebenen. Des weiteren empfehlen sie, ohne Schiene zu laufen, sobald die Quadrizepskraft 60% des anderen Beines erreicht hat. O'Meara (1993) legt Wert auf Gewichtstraining für die Muskulatur des Quadrizeps, der Adduktoren und der ischiokruralen Muskulatur.

Keine dieser oben erwähnten Übungen trainiert die Geschicklichkeit in angemessener Form. Dieser Mangel wurde an einer Patientengruppe offensichtlich, bei denen nach Rekonstruktion des vorderen Kreuzbandes (VKB) keine Ballübungen durchgeführt wurden. Sie übten mit und ohne Gerät nach den üblichen Übungsprogrammen. Einige Patienten dieser Gruppe begannen bereits mit Gewichten zu üben und konnten 6 oder mehr Wochen nach der Operation ohne Stock gehen. Sie beobachteten einen meiner Patienten bei seinen Ballübungen und versuchten, diese nachzumachen, aber ohne Erfolg. Ihnen fehlte die notwendige Geschicklichkeit und Koordination. Nur mit viel Üben und Einsatz gelang es ihnen, die Ballübungen nachträglich gut zu erlernen.

> Die Patientin in den **Abb. 11.1, 11.3** und **11.9–11.14** hatte insgesamt 3 einzelne Therapiesitzungen mit Einsatz des Balles, und zwar 7 Tage, 3 Wochen und fast 6 Wochen postoperativ. Sie nahm außerdem am Übungsturnen der VKB-Gruppe teil und übte nach jeder der 3 Behandlungen zu Hause. Dank einer guten Körperwahrnehmung und Freude am Üben verlief ihre Rehabilitation besonders gut.

5–6 Wochen nach der Rekonstruktion des vorderen Kreuzbandes

In der 3. Phase nach der Operation sollte der Patient über ein gutes Bewegungsausmaß verfügen. Im Vordergrund stehen nun Kraft- und Geschicklichkeitstraining in guter axialer Belastung. Dies beinhaltet auch eine gute Propriozeption. Die Patientin auf den folgenden Abbildungen wurde am rechten Knie operiert.

In **Abb. 11.9** demonstriert eine 16jährige Patientin die Übung „Die Cocktailparty" (Kap. 9.28). Das rechte Bein befindet sich in geschlossener, das linke in offener Bewegungskette. Die Quadrizepsmuskeln müssen reaktiv arbeiten, um das Gleichgewicht zu halten. Bei der Gewichtsverlagerung von einem Bein auf das andere werden gute axiale Einstellung und Propriozeption trainiert.

Die Übung „Die Schere" (Kap. 9.19) setzt voraus, daß beide Beine in verschiedenen Bewegungsebenen gerade abgehoben werden können (**Abb. 11.10**). Beide Beine arbeiten in Spielfunktion. In dieser Endstellung werden im oberen Bein die Muskeln der Abduktoren und im unteren Bein die Muskeln der Adduktoren trainiert; sie arbeiten reaktiv.

Die Patientin führt die Übung „Die Galionsfigur" (Kap. 9.18) aus und zeigt dabei gute Kniestreckung gegen die Schwerkraft (**Abb. 11.11**).

Mit der Übung „Der Seeigel" (Kap. 9.14) übt die Patientin aktive Knie- und Hüftflexion (**Abb. 11.12**), wobei die Bewegung vom distalen Hebelarm beginnt. Das nichtbetroffene Bein dient als Hauptbeweger des Balles, bis das operierte Bein aktiv mehr eingesetzt wird.

Die Übung „Eslein streck' Dich" (Kap. 9.4) verbessert die Kniebeugung vom proximalen Hebelarm in einer geschlossenen Bewegungskette während des Wechsels von der Rückenlage auf dem Ball zum Anlehnen an den Ball (**Abb. 11.13**).

Bei der Übung „Der Delphin" (Kap. 9.29) werden sitzend Schritte von einer Seite zur anderen gemacht (**Abb. 11.14**), wobei das äußere Bein gut axial eingeordnet werden muß und die Stellung des Patienten vom Sitz auf dem Ball in den Stand auf einem Bein übergeht. Mit jedem Schritt findet ein Wechsel von offener zu geschlossener Bewegungskette statt.

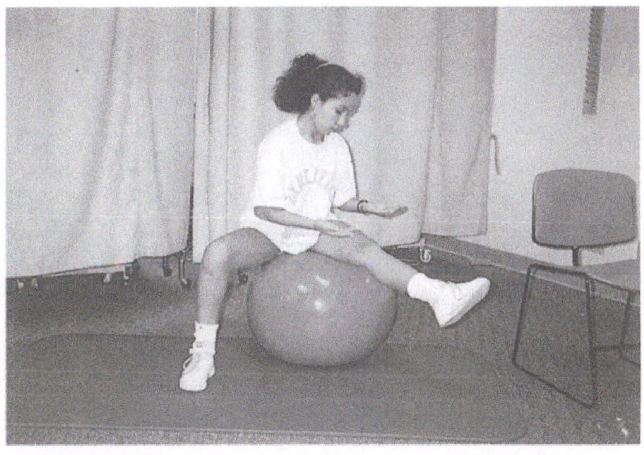

Abb. 11.9. Ungefähr 5–6 Wochen nach Rekonstruktion des vorderen Kreuzbandes ist die Übung „Die Cocktailparty" kein Problem für die Patientin

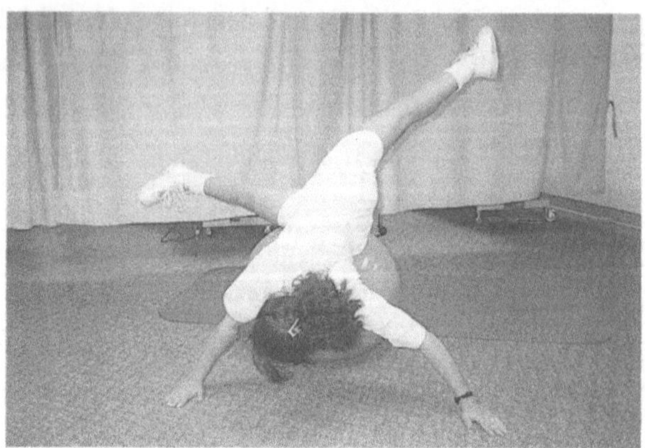

Abb. 11.10. Die Übung „Die Schere" trainiert die unteren Extremitäten in allen Ebenen

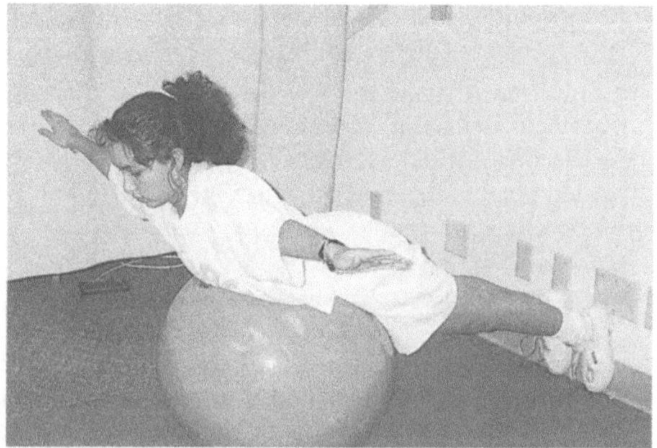

Abb. 11.11. Bei der Übung „Die Galionsfigur" werden die unteren Extremitäten in einer geschlossenen Bewegungskette trainiert

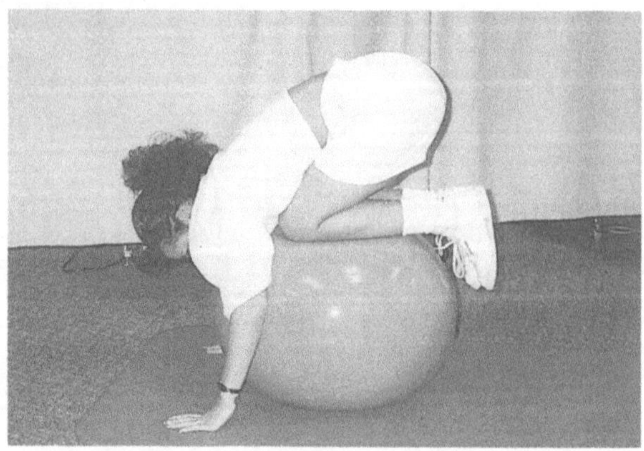

Abb. 11.12. Mit der Übung „Der Seeigel" verbessert die Patientin Knie- und Hüftflexion. Das nichtoperierte Bein bewegt den Ball, bis das operierte Bein dies auch tun kann

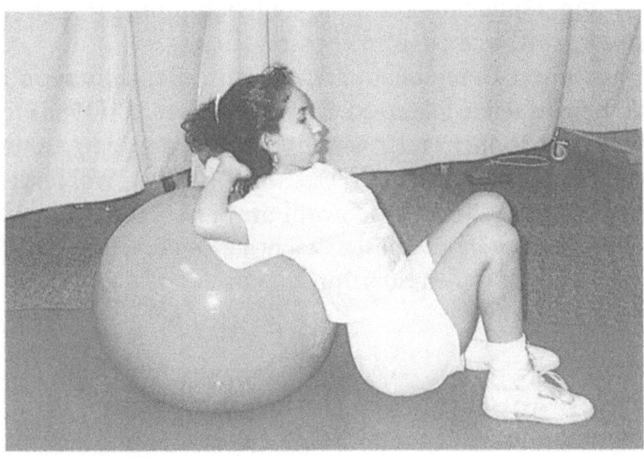

Abb. 11.13. Die Übung „Eslein streck' Dich" hilft die Knieflexion vom proximalen Hebelarm zu verbessern

Abb. 11.14. „Der Delphin" trainiert die Gewichtsverlagerung von einem Bein auf das andere, wobei ein Wechsel von offener zu geschlossener Bewegungskette stattfindet

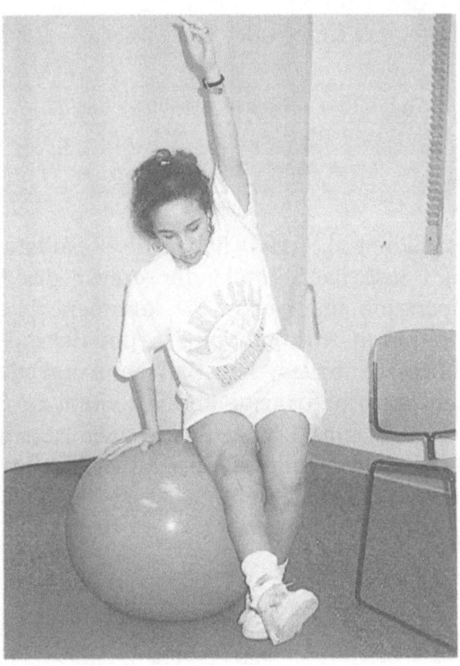

Die beschriebenen Übungen können zusätzlich in ein Behandlungsschema eingebaut werden, das in **Abb. 7.24–7.26** gezeigt wird. Allerdings müssen die nötigen Vorsichtsmaßnahmen beachtet werden, d. h. der Patient sollte sich anfangs festhalten können und mit offenen Augen üben. Die Sicherheit des Patienten steht immer an erster Stelle, und es darf in keinem Fall zu gesteigertem Schmerz kommen. Im Laufe der Behandlung können sich Indikationen für Manuelle Therapie ergeben. Entsprechende Beispiele werden im Kap. 8 (s. **Abb. 8.14–8.16**) beschrieben.

Aus ihren Untersuchungen über die Rehabilitation des vorderen Kreuzbandes bei Athleten folgerten Silfverskiold et al. (1988), daß Rehabilitation nicht wie ein Kochbuchrezept verabreicht werden darf, sondern daß die Rehabilitation Spaß machen muß. Das Ziel ist das Wohlergehen des Patienten und seine sichere Rückkehr, sowohl an den Arbeitsplatz als auch zu seinen sportlichen Aktivitäten. Dieses wichtige Ziel sollte die Therapeutin ermutigen, auch neue Übungen auszuprobieren.

11.2.2 Anpassen der Übungen

Viele der in diesem Buch vorgestellten Übungen können bzw. müssen an das Alter des Patienten, seinen Allgemeinzustand und den Grad seiner Wiederherstellung angepaßt werden. Mit den notwendigen Vorsichtsmaßnahmen ausgeführt, sind die individuell angepaßten Übungen eine gute Hausaufgabe für den Patienten sowohl nach Verletzungen als auch nach Operationen der Hüfte, des Knies oder des Fußes.

> **Wichtig**
> Ein Übungsprogramm für zu Hause muß so zusammengestellt sein, daß der Patient es problemlos und sicher ohne Beaufsichtigung ausführen kann (Sashika et al. 1996).

Sashika et al. (1996) haben die Resultate eines 6wöchigen Übungsprogramms zu Hause nach Totalendoprothese des Hüftgelenkes 6–48 Monate nach der Operation untersucht. Sie kommen zu dem Schluß, daß ein Hausaufgabenprogramm wirkungsvoll ist, um Behinderungen nach Totalendoprothese der Hüfte abzubauen. Der Ball kann bei vielen Patienten sicher eingesetzt werden. Auch bettlägrige und vor allem auch ältere Menschen können ihn benutzen (z.B. um „Brücken" zu bauen oder für Flexions-/Extensionsübungen mit dem hochliegenden Bein). Außerdem kann man den Ball auch auf dem Stuhl sitzend benutzen.

> **Wichtig**
> Eine gute axiale Einstellung sollte bereits vor der Operation geübt werden. Die biomechanisch korrekte Position im Gelenk muß so schnell wie möglich wiederhergestellt werden, um Probleme mit Patellagleiten, Schwellung, Schmerzen, Irritationen des Knies und unnötigen Muskeldysbalancen zu vermeiden.

Der Patient kann lernen, in guter axialer Stellung zu gehen oder das Bein auf dem Boden auszuruhen (**Abb. 11.15**). Mit Punkten, die auf Knien und Füßen angebracht sind, kann er in guter axialer Einordnung üben, sich zu setzen und wieder aufzustehen. Auf dem Ergometer oder auf einem anderen Trainingsgerät kann er seine korrekte axiale Stellung mit einem Spiegel kontrollieren.

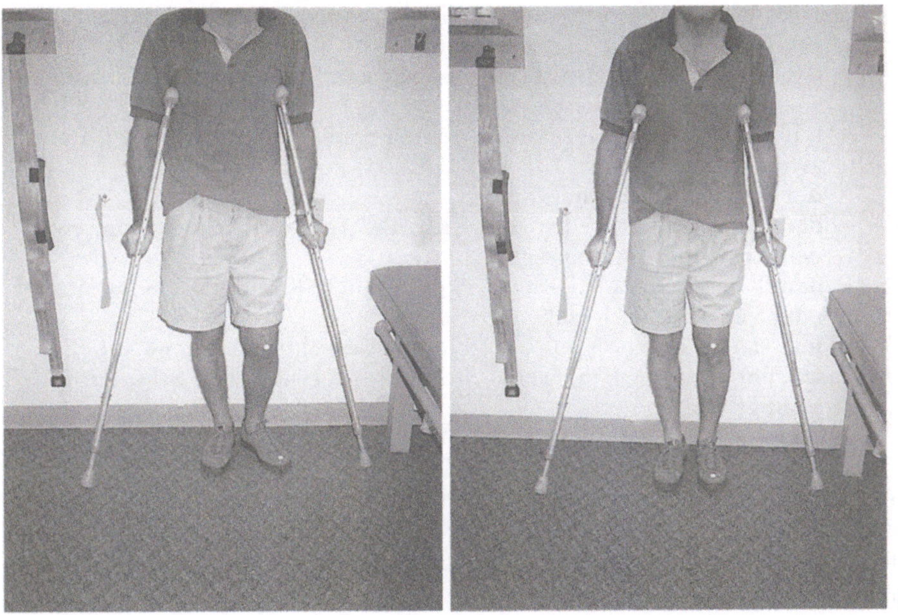

Abb. 11.15 a, b. Ein Patient demonstriert im Stehen mit Gehhilfen falsche und korrekte axiale Einstellung

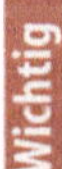

> **Wichtig**
>
> Schlechte axiale Einstellung ist leider ein häufiges Problem und wird von Therapeutinnen oft übersehen.

11.3 Verletzungen und Operationen der Schulter

11.3.1 Überlegungen

Die obere Extremität wird beim Gehen und Bewegen vorwiegend in offener Bewegungskette gebraucht. Vielleicht sind aus diesem Grund Pendelübungen in offener Bewegungskette in Europa und in den Vereinigten Staaten sehr populär. Üben in Vorwärtsneigung ist für manche Patienten weniger schmerzhaft, weil der Arm dann hängt und sein Gewicht das glenohumorale Gelenk auseinanderzieht. Meistens sind Pendelübungen die ersten Bewegungen nach einer Schulterverletzung (Kisner u. Colby 1997). Viele andere Übungen sind möglich, zahlreiche Beispiele werden von Kisner u. Colby (1997), List (1996) sowie Bronner u. Gregor (1992) beschrieben. Therapeutinnen finden auch Anregungen in dem Buch von Posner-Mayer (1995) über Ballübungen für die orthopädische Medizin und Sportmedizin.

Muskelaktivität der oberen Extremität in geschlossener Bewegungskette findet statt, wenn auf den Händen gelaufen wird oder wenn schwere Gegenstände geschoben werden.

> **Wichtig**
>
> Der Ball kann bei Patienten mit akut schmerzhafter Schulter oder „frozen shoulder" eingesetzt werden:
>
> - damit der Patient den Arm bewegen kann, ohne daß er dessen Gewicht tragen muß;
> - um das Bewegungsausmaß im Schultergelenk vom proximalen Hebelarm zu vergrößern;
> - um Schmerzen zu lindern;
> - damit der Patient selbst und nicht die Therapeutin den schmerzenden Arm trägt und bewegt;
> - damit der Patient zu Hause üben kann, z.B. auf dem Sofa sitzend oder vor dem Tisch stehend;
> - um sanfte Kompression (gesteigerte Gewichtsübernahme durch die Hände) zu erreichen, wobei sich normalerweise der Schmerz nicht steigert.

Als ich vor einigen Jahren anfing, den Ball bei Patienten mit Verletzungen der oberen Extremität einzusetzen, war mir nicht bewußt, warum die Patienten diese Übungen so gerne machten und sehr kooperativ waren. Nach Jahren der Erfahrung mit dem Ball ist mir folgendes klar geworden:

> **Wichtig**
>
> Übungen mit dem Ball können nach Verletzungen der oberen Extremität aus folgenden Gründen wertvoll sein:
>
> - Die Übungen sind funktionell und können zu Hause leicht ausgeführt werden; außerdem sieht der Patient den Fortschritt.
> - Die Kompression des Gelenkes ist wichtig, um die Mechanorezeptoren zu stimulieren. Dadurch werden die Propriozeption und neuromuskuläre Gelenkstabilität wiederhergestellt, die nach jeder Verletzung oder Operation gestört sind (Smith u. Brunolli 1989; Lephart 1994).
> - Die Aktivität der oberen Extremität in geschlossener Bewegungskette erfordert simultane Innervation der Agonisten und Antagonisten. Deshalb ist das frisch verletzte Gelenk besser geschützt als bei Übungen in offener Bewegungskette.
> - Die Muskelkraft verbessert sich, so daß nach dem Üben in geschlossener Bewegungskette ein größeres aktives Bewegungsausmaß in offener Bewegungskette möglich ist.

11.3.2 Akute, nichtoperierte Schulterverletzungen

Die Beispiele in diesem Abschnitt verdeutlichen die Vorteile, die der Einsatz des Balles bei der Therapie nach Verletzungen der oberen Extremitäten bringt.

Ein 34jähriger Mann stürzte und verletzte seine linke Schulter (**Abb. 11.16**). Da keine Fraktur vorlag, wurde der Patient, der unter Schmerzen litt und den Arm nicht bewegen konnte, einige Tage später in die Physiotherapie überwiesen.

Der Patient ist sehr besorgt; zu Beginn werden aktiv 20° Flexion und 0° Abduktion in der linken Schulter gemessen. Wenn der Patient den Arm passiv auf einen kleinen Ball (45 cm) legt (**Abb. 11.16 a**), ist er mit Hilfe des anderen Armes in der Lage, den Arm in Flexion und in horizontale Ab- und Adduktion zu bewegen. Er lernte auch, den Ball festzuhalten und den Körper vom Ball wegzubewegen (Schulterflexion, eingeleitet vom proximalen Hebelarm).

Der Patient gewinnt Vertrauen und Motivation, seine Stimmung verbessert sich, denn er realisiert, daß er den Arm selbst bewegen kann und die Therapeutin ihm nicht zusätzliche Schmerzen bereitet. Noch in derselben, ersten Behandlung lernt er Übungen in geschlossener Bewegungskette (Stützfunktion) auszuführen, indem er kleine Liegestützen in Bauchlage auf einem Ball mit 55 cm Durchmesser übt (**Abb. 11.16 b**). Der Balldurchmesser entspricht seiner Armlänge.

Das Bewegungsausmaß in der Schulter des Patienten (**Abb. 11.16 c**) verbessert sich während der ersten 10 min Übungszeit auf ungefähr 35° aktive Flexion.

Auf seinen Händen „vorwärts laufend" (**Abb. 11.16 d**), steigert der Patient die Belastung seiner Schultern, kräftigt seine Arme und fordert gleichzeitig seine Balance heraus.

Der Patient wird nun instruiert, das Gewicht des auf dem Ball ruhenden linken Armes zu reduzieren (**Abb. 11.16 e**), um Aktivitäten des verletzten Armes in offener Bewegungskette zu „programmieren" (Spielfunktion). Mit dem Arm auf dem Ball liegend, hat der Patient keine Angst, daß er den Arm nicht anheben könnte. Die Handstellung des betroffenen Armes wechselt von Daumen nach oben zu Daumen nach unten, um verschiedene Muskelanteile des Oberarmes zu aktivieren.

In **Abb. 11.16 f** beginnt der Patient, den Ball an der Wand nach oben und unten zu rollen.

Nach der ersten Behandlung hat der Patient ca. 50° aktive (**Abb. 11.16 g**) und mehr als 80° passive (**Abb. 11.16 h**) Flexion im Arm erreicht, mit nur geringer Ausweichbewegung des linken Schulterblatts (**Abb. 11.16 h**). Er nimmt einen Ball mit einem Durchmesser von 55 cm mit nach Hause, um dort weiter zu üben.

11.3.3 „Frozen shoulder" (Periarthritis der Schulter)

Patienten wissen oft nicht, warum ihre Schulter schmerzt oder warum sie diese nicht mehr bewegen können. Nur manchmal erinnern sie sich an eine den Schmerzen vorausgehende Überanstrengung oder Verletzung ihrer Schulter. Die schmerzende Schulter ist für sie deprimierend und die Tatsache, daß

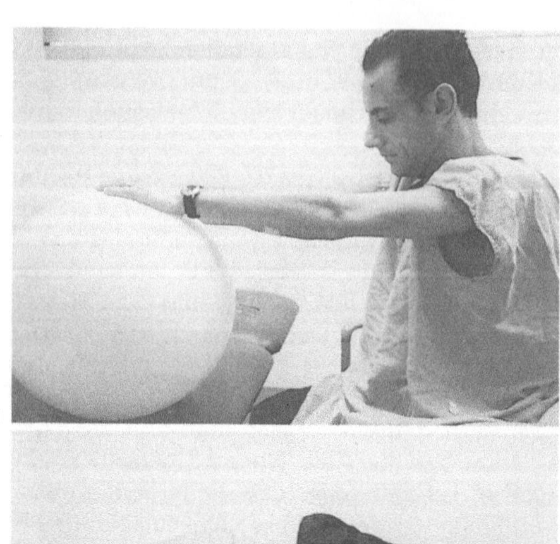
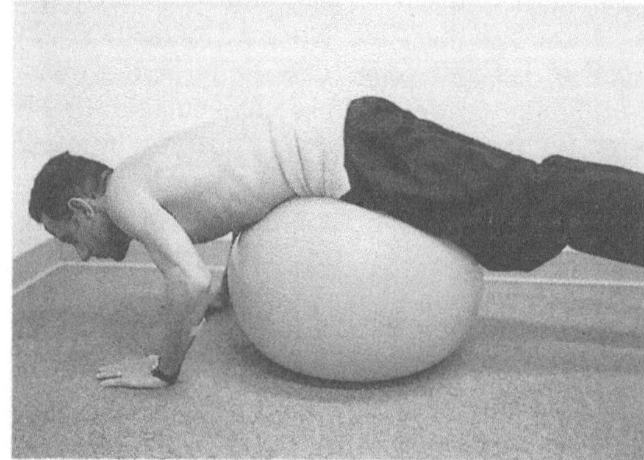
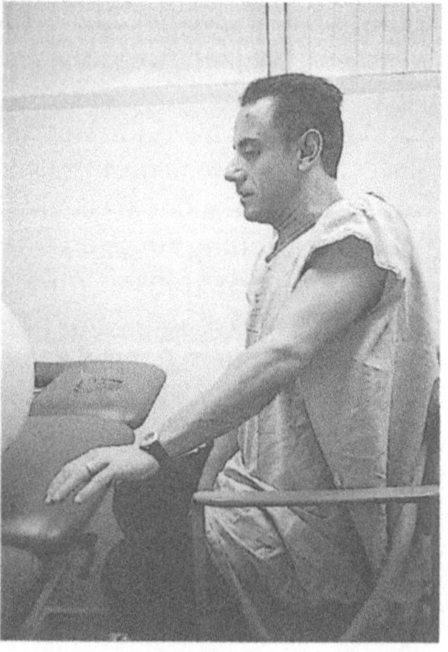

Abb. 11.16. a Ungefähr 4 Tage nach einem Sturz auf die linke Schulter beginnt dieser Patient mit Ballübungen (45 cm). **b** In derselben Behandlung macht er auf dem Bauch liegend Übungen in geschlossener Bewegungskette (Stützfunktion) auf einem 55 cm großen Ball. **c** Nach ca. 10 Minuten hat sich das Bewegungsausmaß von 10 auf etwa 35° Flexion verbessert. **d** Die Übung wird schwieriger, weil die Belastung der linken oberen Extremität gesteigert wird, während das Rumpfgleichgewicht herausgefordert wird. **e** Mit dem Versuch, das Gewicht des linken Armes auf dem Ball zu verringern, wird die linke obere Extremität in offener Bewegungskette gekräftigt. **f** Ballrollen gegen die Schwerkraft. **g** Der Patient zeigt sein vergrößertes Bewegungsausmaß gegen Ende der ersten Behandlung. **h** Der Patient demonstriert sein passives Bewegungsausmaß, allerdings mit einer leichten Ausweichbewegung des linken Schulterblattes

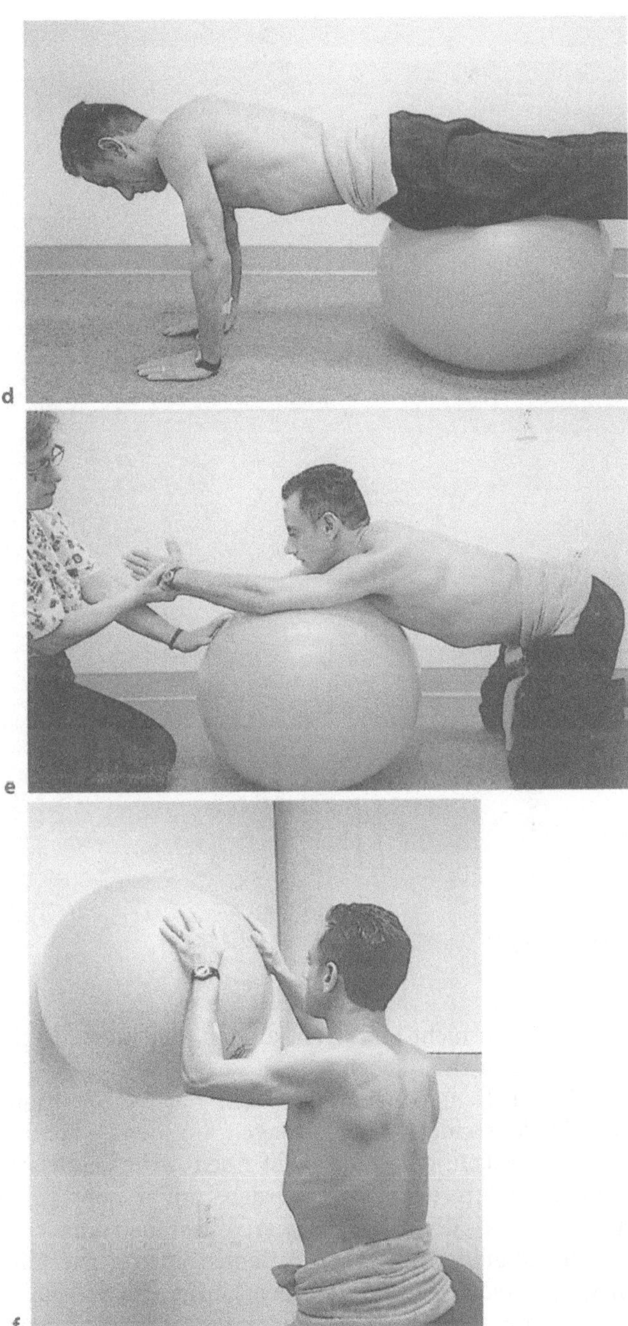

Abb. 11.16 d–f

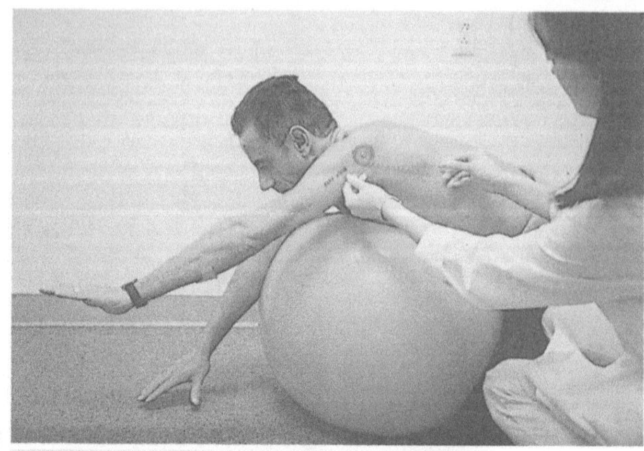

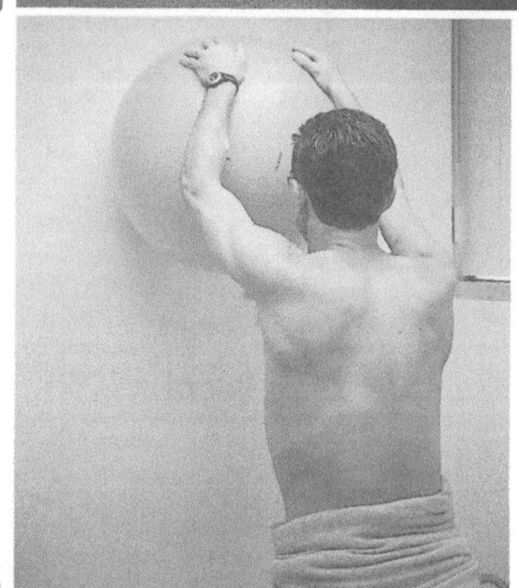

Abb. 11.16 g, h

sie den Arm nicht einsetzen können, bedeutet für sie eine große Einschränkung im täglichen Leben.

Diese Patienten benötigen nicht nur Mobilisation des Gelenkes und der Weichteile, sondern auch Übungen, um den Arm zu kräftigen und die Schulter zu strecken, damit sie nicht noch mehr „einfriert". Die Behandlung muß sehr vorsichtig ausgeführt werden, um weitere Verletzungen zu vermeiden. Der Ball hat sich als sehr wertvolles Instrument bei der Behandlung der „frozen shoulder" bewährt. Patienten üben gerne mit dem Ball, die Übungen machen ihnen Spaß. Vor einigen Jahren, als der Ball noch kaum bekannt war und wenig für Schulterbehandlungen eingesetzt wurde, hatten wir eine Patientengruppe, die mit verschiedenen Bällen übte. Ein auf seine Behandlung wartender Patient beobachtete, wie die Gruppe Spaß hatte, und er beklagte sich bei der Verwaltung, daß man in der Physiotherapie „herumspiele", anstatt zu üben.

Alle oben erwähnten Übungen können von Patienten mit den verschiedensten Schulterproblemen, einschließlich der „frozen shoulder", ausgeführt werden.

Manche Patienten, die ihre schmerzende Schulter behandeln lassen, profitieren von der Manuellen Therapie. **Abbildung 8.17** zeigt, wie der Ball in diesen Fällen als Hilfsmittel in der Manuellen Therapie eingesetzt werden kann. Für den „fortgeschrittenen" Patienten mit Schulterproblemen werden in Kap. 8 noch weitere Übungsbeispiele mit Hilfsmitteln beschrieben.

11.3.4 Chirurgische Wiederherstellung der Schulter

Wichtig Es ist wichtig zu wissen, daß sich normalerweise die Pathologie von Schulterfehlfunktionen bei Patienten unter 35 Jahren von der älterer Patienten unterscheidet.

Die Verletzungen junger Athleten sind in den meisten Fällen Folge von Bewegungen, die oberhalb des Kopfes ausgeführt wurden und zu Instabilität, Subluxationen und Rupturen der Rotatorenmanschette führen. Dagegen leiden ältere Menschen üblicherweise unter Schulterproblemen, die auf degenerative Altersprozesse zurückzuführen sind (Jobe u. Pink 1993).

Wichtig Es ist sehr wichtig, daß das Rehabilitationsprogramm eine übermäßige, anteriore Translation des Humeruskopfes solange vermeidet, bis die dynamische Gelenkstabilität wieder hergestellt ist (Brewster u. Moynes Schwab 1993).

In der Regel sind frühe Pendelbewegungen und passives Durchbewegen in Flexion und Abduktion erlaubt, wie auch die Innen- und Außenrotation des im Ellbogen gestreckten Armes seitlich neben dem Körper. Aktives Bewegen beginnt normalerweise 4–6 Wochen nach der Operation (Kisner u. Colby 1997; Brewster u. Moynes Schwab 1993). Isometrische Übungen für die Innen- und Außenrotation, die Abduktion, Flexion und Extension sind im allgemeinen ebenfalls Teil des Übungsprogramms. Viele Kliniken lassen nach einem speziellen Behandlungsprogramm üben. Um eine optimale Heilung zu gewährleisten, muß die Therapeutin wissen, welche Bewegungen kontraindiziert sind, bevor sie mit Ballübungen beginnt.

Nach einer Verletzung oder Operation der Rotatorenmanschette wird normalerweise nach einem vorgeschriebenen Behandlungsschema geübt. Leider fehlt oft die individuelle Anpassung an die Patienten.

Beispiel Abbildung 11.17 zeigt einen Patienten 9 Wochen nach operativer Wiederherstellung der Rotatorenmanschette der linken Schulter. Die angestrebten Ziele sind: Vergrößerung des Bewegungsausmaßes der Flexion und Abduktion sowie Kräftigung der Schultermuskulatur. Der Patient zieht die Physio-

Roll dem Ball vor, weil er sich auf der größeren Unterstützungsfläche sicherer fühlt, die Mulde in der Mitte der Rolle dient als Führung, so daß sich der Ball nur in 2 anstatt in viele Richtungen bewegt.

Der Patient bewegt den linken Arm, der 9 Wochen zuvor an einem Rotatorenmanschettenriß operiert wurde, auf der Physio-Roll in Abduktion der Schulter (**Abb. 11.17 a**). Am Bewegungsende versucht er, das auf dem Ball liegende Armgewicht zu reduzieren, um dadurch die Muskulatur des Deltoideus zu kräftigen. Als weitere Möglichkeit dieser Übungseinheit wendet sich der Patient mit dem Gesicht zum Ball und legt einen oder beide Arme auf den Ball. Nun vergrößert er durch Arm- oder Rumpfbewegung die Flexion in der Schulter.

Der Patient liegt mit dem Bauch auf dem Ball und streckt das linke Bein und hebt den rechten Arm in die Luft (**Abb. 11.17 b**), um die Gewichtsbelastung auf dem linken Arm zu steigern. Anschließend werden beide Beine in die Luft gestreckt. Während der Patient auf seinen Händen „vorwärts geht" wird das Gewicht abwechselnd vom rechten und linken Arm getragen, so daß die Belastung für den Schultergürtel größer wird. Wenn „Liegestützen" ausgeführt werden sollen, müssen entsprechende Conditios einen sicheren Gelenkschutz gewährleisten.

> **!** Um eine übermäßige anteriore Translation des Humeruskopfes zu vermeiden, darf bei der Abwärtsphase der Liegestütze der Rumpf höchstens auf die Höhe des Ellbogens abgesenkt werden (Brewster et al. 1993).

Während die obere Extremität das Gewicht trägt, kann der Patient auch seine Hände fest auf den Boden drücken und nun den Ball sowie den Rumpf wegstoßen. Dabei nähern sich gleichzeitig die Schultern dem Boden und vergrößern das Bewegungsausmaß der Flexion im Schultergelenk.

11.3.5 Weitere Übungen für die Schulter

Sobald mit fortschreitendem Heilungsprozeß die Betonung mehr auf Geschicklichkeits- und Krafttraining gelegt wird, werden folgende Übungen in das Programm aufgenommen:

- Übungen in geschlossener Bewegungskette oder in Stützfunktion:
  - ☐ „Der Goldfisch" (Kap. 9.15),
  - ☐ „Der Seeigel" (Kap. 9.14),
  - ☐ „Betrunkener Seeigel" (für die horizontale Ab- und Adduktion der Schulter vom proximalen Hebelarm, Variante von Kap. 9.14, s. auch **Abb. 12.1**),
  - ☐ „Auf den Händen gehen" (Kap. 9.16),
  - ☐ „Stoß' mich – Zieh' mich" (Kap. 9.17),
  - ☐ „Die Schere" (Kap. 9.19),
  - ☐ „Die Schaukel" (Kap. 9.10) und
  - ☐ „Der Salamander" (Kap. 9.9).

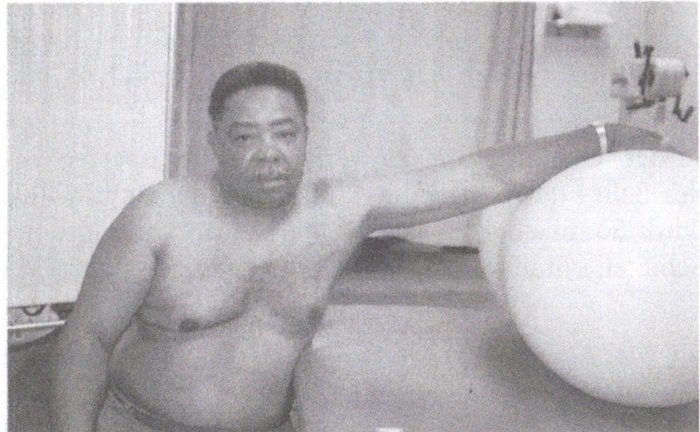

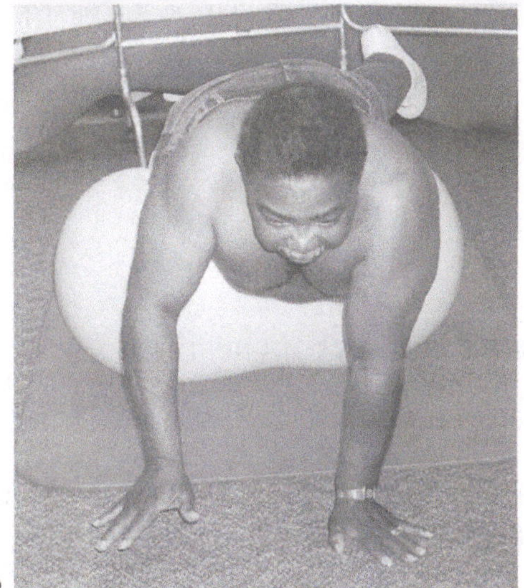

Abb. 11.17. a Neun Wochen nach der Reparatur der Rotatorenmanschette benutzt der Patient die Physio-Roll, um das Bewegungsausmaß der Abduktion in den Schultern zu verbessern. **b** Bei der Kräftigung der oberen Extremitäten ist die linke in einer geschlossenen, die rechte in einer offenen Bewegungskette

- Übungen in offener Bewegungskettenaktivität oder Spielfunktion:
  - ☐ „Die Galionsfigur" (Kap. 9.18),
  - ☐ „Die Waage" (Kap. 9.2; Variante mit Armbewegungen) und
  - ☐ „Der Delphin" (Kap. 9.29).

Bevor der Patient seine sportlichen Aktivitäten wieder aufnimmt, kann die Therapeutin Übungen auswählen, die ihr für den Patienten geeignet und ungefährlich erscheinen (s. Kap. 9).

Mit den geeigneten Vorsichtsmaßnahmen kann der Ball nicht nur für Patienten eingesetzt werden, die eine Rehabilitation der Rotatorenmanschette benötigen, sondern auch für Patienten nach einer Schultertotalendoprothese. Die Therapeutin muß mit den aktuellen Behandlungsvorschriften vertraut sein (Brems 1994).

> **Wichtig**
> Alle von mir behandelten Patienten, die eine Neer-Prothese erhalten hatten, litten unter schweren Weichteilverletzungen. Diese Verletzungen stellten in allen Fällen ein größeres Problem dar als die Prothese selbst.

In der Rehabilitation der verletzten oder operierten Schulter liegt der Vorteil des Balles darin, daß der Rumpf von der Physio-Roll oder dem Ball getragen wird. Somit entsteht keine Überbeanspruchung der vorderen Strukturen der Schulter, vorausgesetzt, die Übungen werden korrekt ausgeführt.

> **Wichtig**
> Die Propriozeption kann im frühen Stadium der Heilung durch den Einsatz des Balles gefördert werden. Isometrische Übungen wirken sich günstig auf die neuromuskuläre Gelenkstabilität aus.

> **!**
> Ein Behandlungskonzept darf nur aufgrund von Wissen und Erfahrung abgeändert werden. Die Therapeutin muß den Zweck und das Ziel der Behandlung verstehen und ihre Änderungsvorschläge mit dem Chirurgen besprechen.

11.4 Haltung

11.4.1 Überlegungen

Zur Wiederherstellung einer guten Schulter-/Nackenfunktion gehört die Wiederherstellung einer guten Haltung. Ein stabiler, axial gut eingeordneter Rumpf stellt eine solide Basis für den Schultergürtel und den Nacken dar. Der Schultergürtel braucht diese solide Basis, um Überbelastung, gestörtes Gleichgewicht und falsche Bewegungsmuster der den Schultergürtel umgebenden Muskulatur zu vermeiden.

Nur bei wenigen Patienten sind Schmerzen ausschließlich haltungsbedingt. Die haltungsbedingte Komponente muß aber zuerst ausgeschaltet werden, bevor tieferliegende Ursachen aufgedeckt werden können (Grant u. McKenzie 1994).

> **Wichtig**
> Nur in einem ausgewogenen Bewegungssystem kann der muskuloskeletale Schmerz korrigiert werden.

Sahrman (1993) betont, daß es wichtig ist, auch die muskuloskeletalen und neuralen Strukturen neben den biomechanischen Faktoren zu berücksichtigen. Vom richtigen Zusammenspiel dieser Elemente hängt das gute Funktionieren des Bewegungssystems ab. Dauernd veränderte Länge und Spannkraft der Muskeln stören grundsätzlich das gesamte muskuloskeletale System. Veränderte Rekrutierung der Synergisten geschieht als Folge von Fehlern im

Nervensystem, wogegen fehlgeleitete Gravitationskräfte und abweichende Rekrutierungsmuster der Muskulatur Folgen von biomechanischen (kinematischen) Fehlern sind. White u. Sahrman (1994) stellen fest, daß „inkorrekte, axiale Einstellung und/oder falsche Kraftübertragung des muskuloskeletalen Systems zu Fehlanpassungen einzelner Komponenten des Systems führen. Korrektur der Bewegungsmuster in einem frühen Zeitpunkt könnte zur normalen Entwicklung der Knochen und Gelenke beitragen".

Störungen im Muskelgleichgewicht beginnen bei Kindern normalerweise im oberen Abschnitt des Körpers (bei Erwachsenen im unteren Abschnitt). Der Grund hierfür könnte sein, daß zum einen der große und schwere Kopf des Kindes von der relativ schwach ausgebildeten Nackenmuskulatur getragen werden muß und zum anderen der Schwerpunkt des Kopfes ziemlich weit vorne liegt (Janda 1994). Janda (1986) stellt außerdem fest, daß die verringerte Aktivität und die daraus resultierende Schwäche einzelner Muskeln dadurch entstehen könnte, daß sich die Bewegungsmuster, die motorische Regulation und die motorische Ausführung der Bewegung ändern. Für ihn ist eine Beeinträchtigung des zentralnervösen, motorischen Programmierens eine der wichtigsten Vorbedingungen für die Entwicklung chronischer Schmerzsyndrome, was sich auch in Veränderungen der Muskelspannung im gesamten Körper widerspiegelt (Janda 1991).

> **Wichtig**
>
> Schlechte Haltung und Störungen im Muskelgleichgewicht müssen korrigiert werden, sobald sie erkannt worden sind.

Die Übungen „Der Cowboy" (Kap. 9.1), „Die Waage" (Kap. 9.2) und „Das Bett des Fakirs" (Kap. 9.3) sind wichtig, um Elemente der guten aufrechten Haltung zu trainieren, weil der axial eingeordnete Rumpf reaktiv im Raum bewegt wird.

11.4.2 Behandlung von Haltungsmängeln

Die **Abb. 11.18–11.21** zeigen einen 6jährigen Jungen, der wegen seiner schlechten Haltung in die Physiotherapie überwiesen wurde. Im Stand war sein Kopf vorgeschoben und befand sich räumlich über den Füßen. Er lehnte den etwas nach links rotierten Rumpf rückwärts, die Schultern waren vorgezogen. Die Beine waren in den Knien überstreckt, das rechte Bein in schlechter axialer Stellung, wobei der rechte Unterschenkel mehr als der rechte Oberschenkel in Außenrotation stand. Die Muskulatur des Bauches war überdehnt und schwach, die Pektoralismuskeln verkürzt, der mittlere Anteil des Trapeziusmuskels ebenfalls sehr abgeschwächt. Die Muskulatur der Hüftbeuger war verspannt, die Muskulatur der Hüftstrecker geschwächt. Im mittleren Abschnitt der Brustwirbelsäule fehlte Extension (**Abb. 11.18a**, erste Sitzung). Obwohl der Junge fröhlich und verspielt war, zeigte er sich doch etwas scheu, hatte eine ungenügende Körperwahrnehmung, verminderte Balance und Koordination.

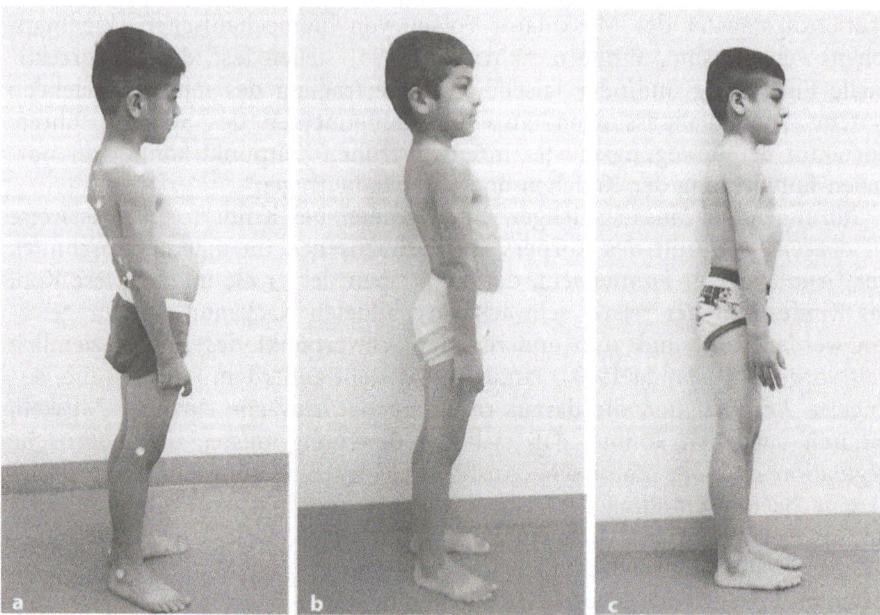

Abb. 11.18a–c. Haltung eines 6jährigen Kindes am Anfang einer Behandlung, ungefähr 1 und 4 Monate nach Behandlungsbeginn

Das anfängliche Behandlungsziel war, den Jungen mit dem Ball vertraut zu machen, um:

- gute Beweglichkeit der Wirbelsäule und der Hüftgelenke in alle Richtungen zu erreichen;
- die verspannten/verkürzten Muskeln spielerisch zu dehnen;
- die Bauchmuskulatur zu kräftigen;
- die Rückenstrecker und die autochthone Muskulatur zu kräftigen, um die Wirbelsäule zu stabilisieren;
- besonders den mittleren Anteil des M. trapezius zu kräftigen, um dadurch die Pektoralismukeln zu dehnen;
- Symmetrie des Rumpfes herzustellen;
- die Körperwahrnehmung zu steigern und die Propriozeption zu verbessern.

Der Patient erhielt einen Ball mit einem Durchmesser von 45 cm, um zu Hause üben zu können. Wegen seiner schlechten Balance und seiner mangelhaften Koordination begann er aber viele Übungen auf der kleinen Physio-Roll. Seine Mutter, die während der Behandlung anwesend war (manchmal auch sein älterer Bruder), wurde über den Befund und die Behandlungsziele informiert. In Abständen von einigen Wochen wurden Photographien gemacht, und bei diesen Sitzungen wurden auch die Übungen für zu Hause entsprechend angepaßt.

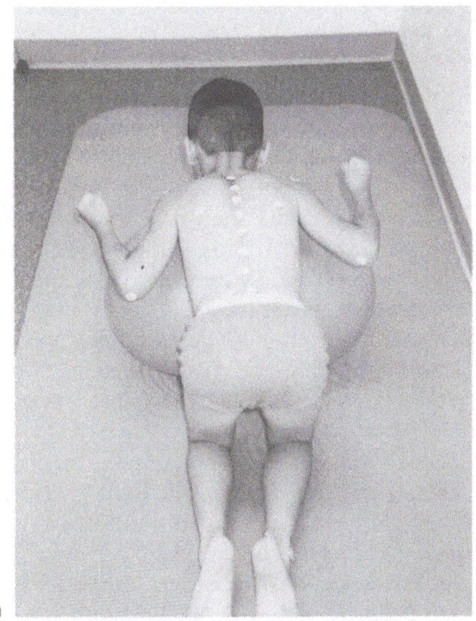

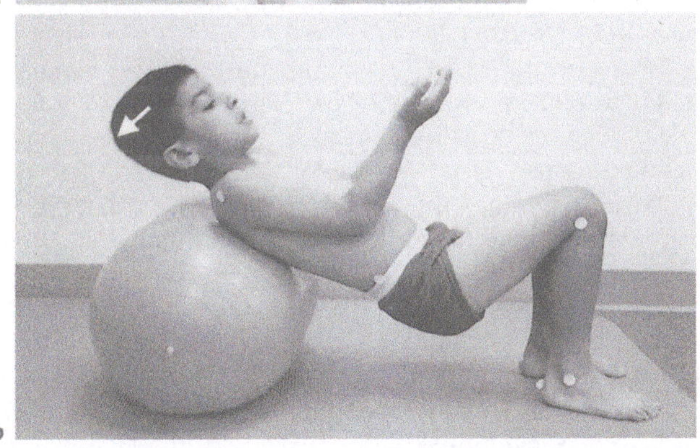

Abb. 11.19. a Erste Behandlung. Kräftigung der Muskulatur der mittleren Brustwirbelsäule gegen die Schwerkraft. **b** Die Bauchmuskulatur und die Nackenbeuger werden gekräftigt. Das Kind übt wegen der größeren Unterstützungsfläche auf einer Physio-Roll

Der Patient liegt mit dem Rumpf auf einer kleinen Physio-Roll (**Abb. 11.19a**) und kräftigt die Muskeln der mittleren Brustwirbelsäule, indem er die gebeugten und außenrotierten Arme gegen die Schwerkraft anhebt (erste Behandlung) (er dehnte auch seine verspannten Schultern und mobilisierte seine Wirbelsäule in Streckung, während er auf dem Bauch lag und seine Arme auf den vor ihm liegenden Ball legte).

Die axiale Einordnung von Kopf und Rumpf ist ungenügend, obwohl sich der Patient gegen die Physio-Roll stützen kann. Die Schultern sind vorgezogen (**Abb. 11.19b**). Die Stellung der Arme hilft, die Bauchmuskulatur zu aktivieren. Die ventrale Nackenmuskulatur und die Bauchmuskulatur halten das Gewicht des Kopfes gegen die Schwerkraft.

Bei dem Versuch, die Übung „Der Goldfisch" (s. Kap. 9.15) auszuführen, wird die mangelhafte Wirbelsäulenstreckung und die Verspannung und Schwäche der Schulter- und Rumpfmuskulatur offensichtlich (**Abb. 11.20 a**). Er kann die Übung nur auf der kleinen Physio-Roll durchführen (erste Behandlung).

Abbildung 11.20 b zeigt den Patienten ungefähr 4–5 Monate später (4. Behandlung). Er beherrscht die Übung auf dem Ball. Der Patient kann seine gestreckten Beine hochheben, die Rückenstreckung hat sich verbessert und die Flexion der Arme ist größer.

Einige Wochen nach der ersten Konsultation kommt der Junge wieder, um sich weitere Übungsvorschläge geben zu lassen (**Abb. 11.21 a–f**). Seine Haltung hat sich verbessert (s. **Abb. 11.18 b**) und er hat sich eigene Übungen ausgedacht (2. Behandlung).

Er benutzt den Ball aktiv, um die Wirbelsäule zu strecken und die Schultern zu dehnen, er hält seinen Kopf gegen die Schwerkraft (**Abb. 11.21 a**).

Er streckt seine Schultern, während er den Kopf in guter axialer Stellung gegen den Ball stützt (**Abb. 11.21 b**).

Mit dem Rumpf, unterstützt von einer kleinen Physio-Roll, versucht er, die gebeugten Arme gegen die Schwerkraft hochzuheben; die Hände sind hinter dem Kopf (**Abb. 11.21 c**).

Er bekommt eine Hartschaumstoffrolle und versucht die Übung „Der Seeigel" (Kap. 9.14), indem er die Beine unter den Rumpf zieht (**Abb. 11.21 d**). Diese Übung kräftigt besonders die untere Bauchmuskulatur und den Schultergürtel. Es ist gut zu beobachten, daß der Junge eine große Unterstützungsfläche wählt, denn er hält die Knie weit auseinander (bei seiner 4. Behandlung konnte er die Knie zusammenhalten, während er die Beine unter den Rumpf zog).

Auf einer Hartschaumstoffrolle zu liegen und die Füße auf dem Ball zu balancieren fördert die axiale Einstellung, hilft die eigene Mitte zu finden und kräftigt die Rumpfmuskulatur (**Abb. 11.21 e**).

Der Patient (links) spielt mit seinem Bruder und kräftigt gleichzeitig sowohl die Nackenmuskulatur als auch die Muskulatur des Bauches und die ischiokrurale Muskulatur (**Abb. 11.21 f**).

Er lernt den axial eingeordneten und stabilisierten Rumpf vorwärtszubewegen (**Abb. 11.21 g**), während er auf dem Ball sitzt (4. Behandlung).

Ungefähr 4–5 Monate nach der ersten Behandlung hatte der Patient erneut einen Termin. Seine Haltung hat sich verbessert (s. **Abb. 11.18 c**, 4. Behandlung). Das Kind erhielt noch ein paar weitere Behandlungen, damit die Übungen für zu Hause ausgefeilt werden konnten. Sowie der Patient kräftiger wurde, gestaltete die Therapeutin die Übungen anspruchsvoller, z. B. durch den Gebrauch von Hilfsmitteln, wie dem Thera-Band, und durch Verkleinerung der Unterstützungsfläche.

Viele dieser Übungen können auch von Erwachsenen mit Haltungsstörungen ausgeführt werden.

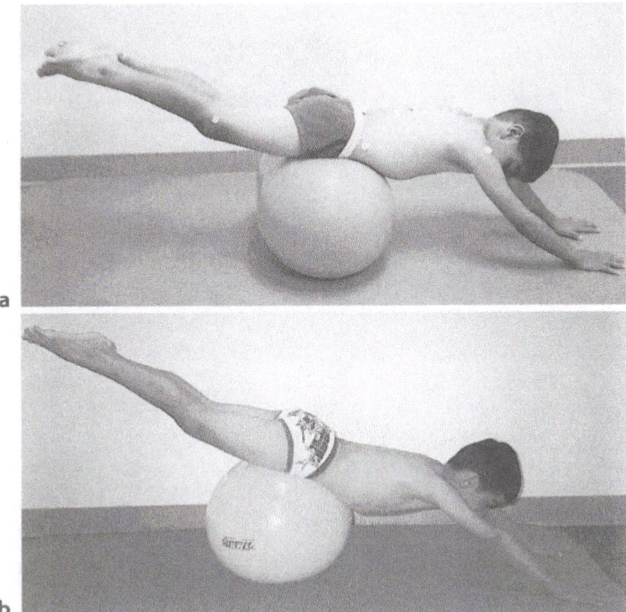

Abb. 11.20. a Erste Behandlung: Der Patient hat Schwierigkeiten bei der Übung „Der Goldfisch". Er zeigt Verkürzungen, Verspannungen und Schwäche der Muskulatur des Rumpfes, der Hüftbeuger und der Schulterflexoren. **b** Nach 4–5 Monaten hat er Kraft und Beweglichkeit gesteigert und sein Gleichgewicht verbessert. Die Übung auf dem Ball ist kein Problem mehr, Hüftstreckung und Armflexion sind deutlich besser

 **Bei den Übungen auftretende Schmerzen sind eine Kontraindikation.**

11.5 Funktionsstörungen des Rückens

11.5.1 Überlegungen

Es gibt keine eindeutigen Richtlinien für die Behandlung von Patienten mit Schmerzen im Bereich der Lendenwirbelsäule (LWS). Die Therapeutin muß dem Patienten sorgfältig zuhören und Übungsprogramme individuell an die Probleme des Patienten anpassen. Sie kann sich auch nicht immer auf die vorgegebene Diagnose verlassen.

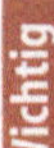 **In den meisten Fällen ist es richtig, mit Stabilisationsübungen zu beginnen, vor allem wenn die Patienten unter starken Schmerzen leiden.**

Hamilton (1997) und Hamilton u. Richardson (1997) stellen neue Gesichtspunkte über den Zusammenhang zwischen Instabilität und Schmerzen in der

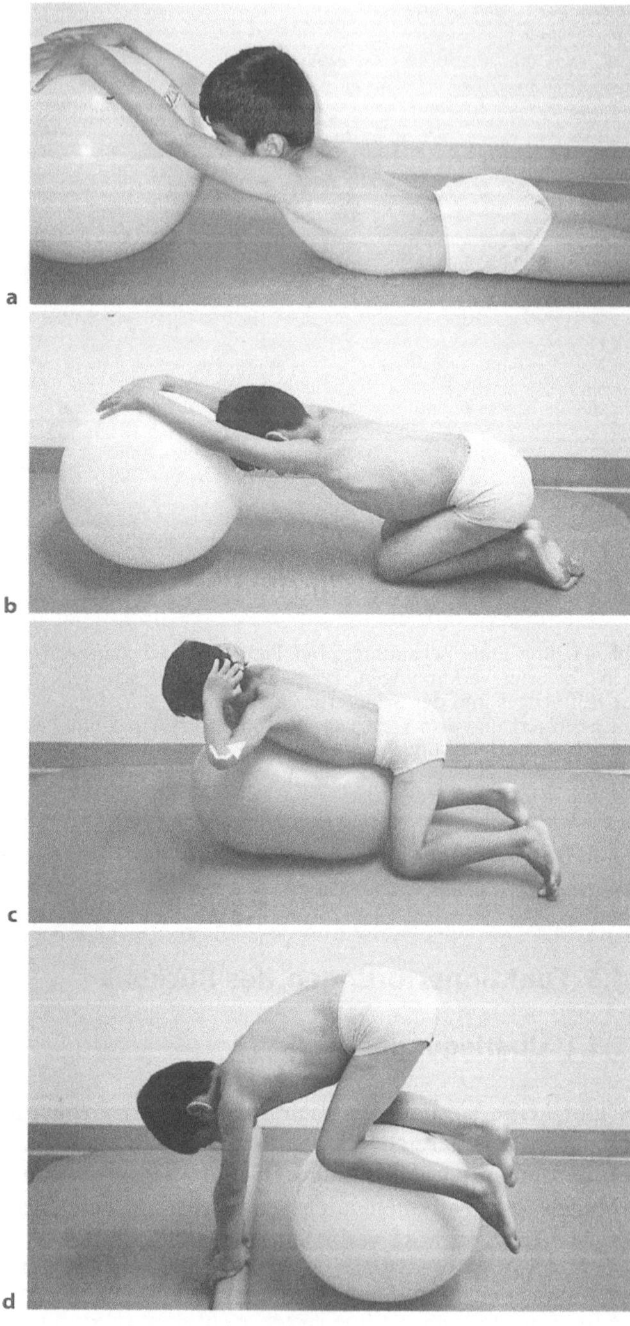

Abb. 11.21 a–f. Zweite Behandlung: Der Patient denkt sich seine eigenen Übungen aus, um die Wirbelsäule in Streckung zu mobilisieren (**a–c**). „Der Seeigel" wird mit großer Unterstützungsfläche ausgeführt (**d**). Kräftigung der Rumpfmuskulatur auf einer Hartschaumstoffrolle, während die Füße auf einem Ball balancieren (**e**). Spielerisches Kräftigen der

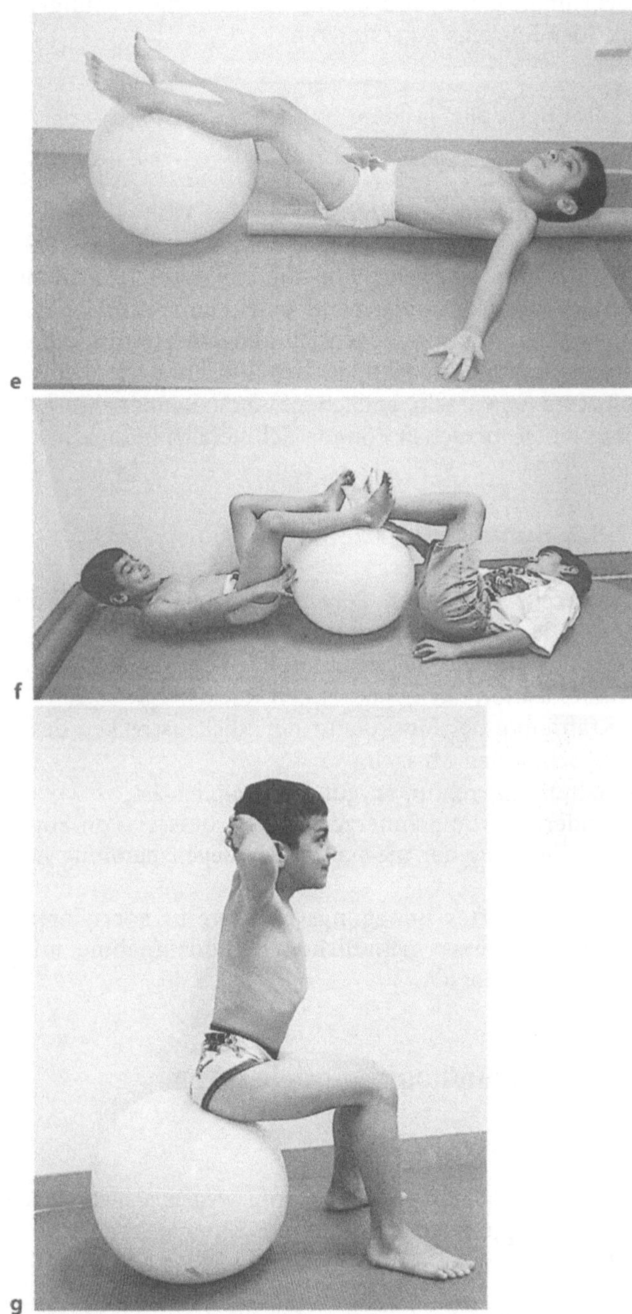

Muskulatur des Bauches, der Nackenbeuger und der ischiokruralen Muskulatur (f). g Vierte Behandlung: Lernen, wie man den axial eingeordneten und stabilisierten Rumpf auf dem Ball sitzend nach vorne neigt

LWS zur Diskussion. Sie erklären Funktionen und Fehlfunktionen der tiefen Rückenmuskulatur und weisen auch auf die Wichtigkeit hin, die tiefe Muskulatur des Rückens zu trainieren.

 **Übungen dürfen keine Schmerzen auslösen oder diese steigern.**

Die Therapeutin muß wissen, daß es eine Vielzahl von Ursachen gibt, die Schmerzen in der Lendenwirbelsäule hervorrufen können. Dreyer u. Dreyfuss (1996) führen Schmerzen im unteren Rücken nicht nur auf lumbale Diskushernien zurück, sondern auf einen umfassenden Symptomenkomplex, dem eine Anzahl von möglichen Äthiologien zugrunde liegt, z.B. Schmerzen, die in den Facettengelenken, in den Iliosakralgelenken oder an Ausgängen von Spinalnervenwurzeln entstehen. Auch Bänder, Muskeln, Viszera und andere nichtspinale Ursachen können Schmerzsymptome hervorrufen.

11.5.2 Behandlungsziele

Alle bereits erwähnten Prinzipien gelten auch für die Behandlung des Rückens. Die Behandlungsziele sind:

- Stabilisation der hypermobilen Rückensegmente,
- Mobilisation der hypomobilen Rückensegmente,
- Kräftigung der Muskulatur der Rückenstrecker, des Bauches und der tiefen autochthonen Muskeln,
- Haltungskorrektur, so gut dies möglich ist,
- Linderung von Schmerzen und Verbessern von Funktionen,
- Verringerung der mechanischen Gegenspannung neuraler Strukturen.

Um ein gestörtes Bewegungsverhalten zu korrigieren, muß sich die Therapeutin nach einer gründlichen Befundaufnahme mit allen oben genannten Problemen befassen.

11.5.3 Behandlungsbeispiele

Nichtoperierter Patient

Eine aktive, 59jährige Frau wurde wegen schwerer Rückenschmerzen in die Physiotherapie überwiesen. Ihre Schmerzen waren so heftig, daß sie nur we-

Abb. 11.22. a Eine Patientin mit verschiedensten Rückenproblemen kräftigt und stabilisiert den Rumpf mit Übungen nach Brunkow (hier stemmt die Patientin noch nicht von den Beinen), kombiniert mit dem Ball. **b** Sanftes Mobilisieren der neuralen Strukturen, indem gleichzeitig ein Bein angehoben und der Kopf gebeugt wird. **c** Während sie sich an einem Fensterbrett festhält, zieht die auf einem Ball sitzende Patientin ihren Rücken auseinander. **d** Sie verringert das Gewicht auf ihrem Rücken, indem sie sich mit beiden Händen auf 2 Kisten abstützt und führt die Übung „Hula-Hula" aus

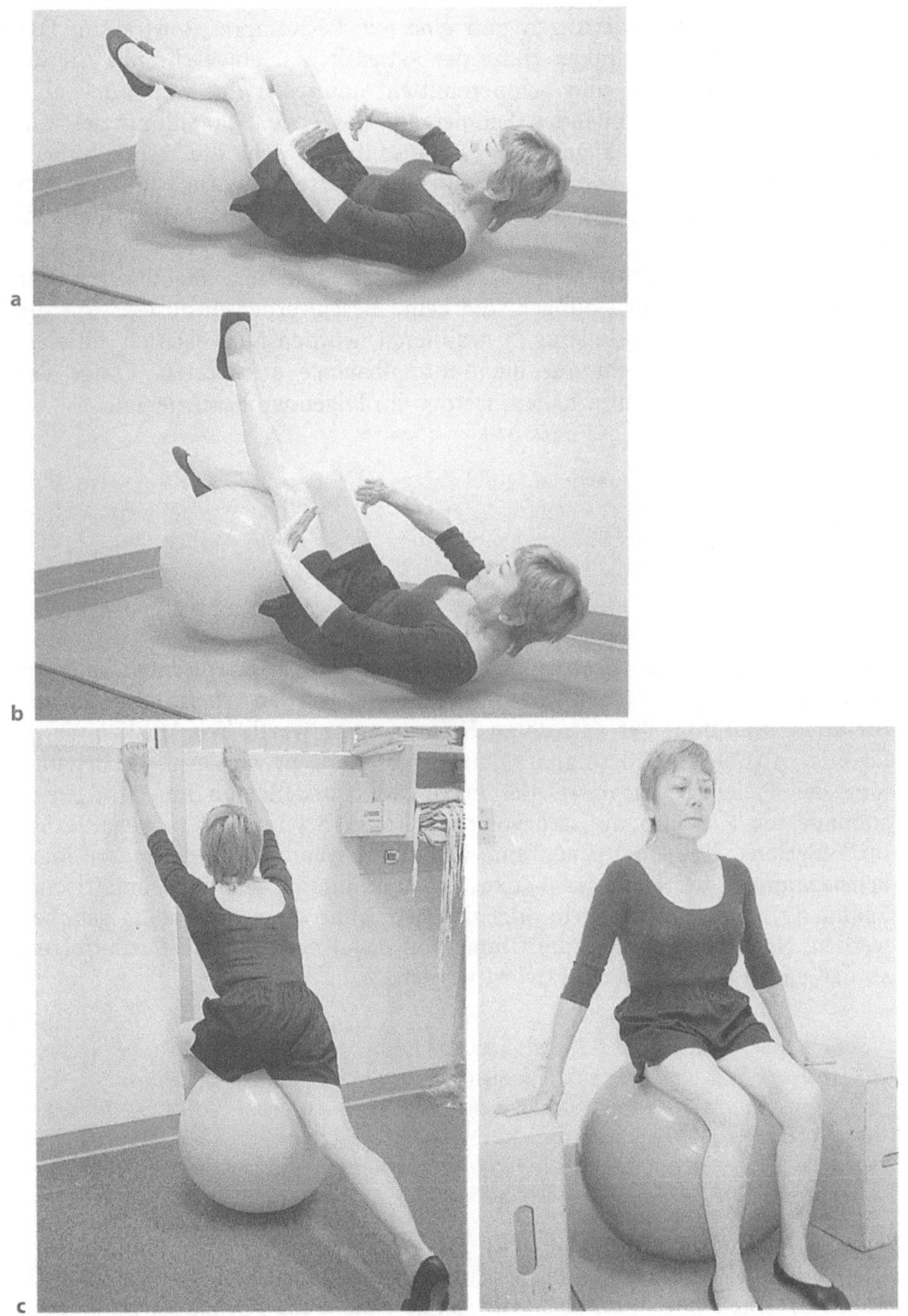

nige Minuten sitzen konnte. Die Diagnosen lauteten: Zerrung oder Überlastung der linken Leiste, mögliche lumbale Radikulitis, Spondylolisthesis L4–L5, degenerative Veränderungen und eine alte L2-Kompressionsfraktur. Das Bewegungsausmaß der linken Hüfte der Patientin war eingeschränkt. Sie litt trotz Muskelrelaxantien und Schmerzmitteln unter starken, vom Rücken in das rechte Bein ausstrahlenden Schmerzen. Das erste Behandlungsziel war, 30 Min ununterbrochen sitzen und zu Hause ihre Wäsche die Treppe hinauf- und hinuntertragen zu können. Die hochmotivierte Patientin wünschte sich ein Übungsprogramm, das ihr ermöglichte, die berufliche Arbeit nicht zu unterbrechen.

Prioritäten der Behandlung waren Schmerzlinderung, Stabilisation der Lendenwirbelsäule und Übungen, die keine Beschwerden auslösten. Um die autochthone Rückenmuskulatur zu trainieren, wurden Muskelketten aktiviert und Übungen ausgesucht, die auch Rumpfbalance erforderten. Einige der Übungen, die der Patientin halfen, werden im folgenden beschrieben.

Die Patientin befindet sich in Rückenlage, die Beine ruhen auf dem Ball (**Abb. 11.22a**). Mit angehobenem Kopf stößt sie bei leicht gebeugten Armen und dorsalflektierten Händen gegen einen imaginären Widerstand. Dabei wird die Bauchmuskulatur gekräftigt, während die LWS in neutraler oder leicht flektierter Stellung liegt.

Die Krankengymnastin Brunkow hat ein Behandlungskonzept entwickelt, das als „Stemmübungen nach Brunkow" bekannt geworden ist. Ihr Ziel ist, die für die Stabilisation der aufrechten Haltung verantwortlichen Muskulatur zu fazilitieren (Bold u. Grossmann 1989). Dieses Konzept wurde in die Behandlung der Patientin integriert. Bei maximaler Dorsalflexion im Handgelenk stemmte die Patientin mit der Volarseite (oder bei intensiver Dorsalflexion im Fußgelenk die Ferse) gegen eine imaginäre Wand, was eine andere Muskelanspannung zur Folge hat (Kokontraktion, ähnlich wie bei isometrischer Spannung), als wenn der Arm oder das Bein ohne diese Anweisung gehoben werden. Nach Brunkow hat die Übung von distal nach proximal zu erfolgen, so daß ganze Muskelketten aktiviert werden.

Wenn die Patientin ein Bein hochstreckt ohne gleichzeitig die Rumpfstabilität aufzugeben, *mobilisiert sie zusätzlich ihre neuralen Strukturen* (Abb. 11.22b) (Butler 1991). Es handelt sich um eine Anpassung der Slump-Stellung (Maitland 1994), weil der Rücken unterstützt ist. Die Übung wird anspruchsvoller, wenn im Fußgelenk Dorsalflexion hinzukommt, allerdings dürfen sich die Schmerzen nicht steigern.

Die Patientin konnte auch in Bauchlage auf einem 55 cm großen Ball (s. **Abb. 7.8**) einen Arm und das entgegengesetzte Bein hochstrecken. Ebenso war sie in der Lage, eine angepaßte Variante der Übung „Die Galionsfigur" (s. Kap. 9.18) auszuführen. Kniend lehnte sie sich gegen eine Physio-Roll und streckte ihre Arme in der mittleren Frontalebene. Um die Übung einfacher zu gestalten, können die in der mittleren Frontalebene gehaltenen Arme im

Ellbogen gebeugt und im Unterarm supiniert werden, so daß ein kürzerer Hebelarm entsteht. Auf diese Weise wird das Gewicht, das vom Rücken stabilisiert werden muß, reduziert.

> Die Patientin „erfindet" ihre eigenen Übungen, z. B. kann sie ihre Schmerzen lindern, wenn sie sich streckt (**Abb. 11.22 c**): Die auf dem Ball sitzende Patientin hält sich mit den Händen am Fensterbrett fest und zieht mit einem gestreckten Bein nach kaudal. Sie kann auch die Übungen „Der Cowboy", „Die Waage", „Der Salamander" und später auch die Übung „Hula-Hula" näheres s. Kap. 9.1, 9.2, 9.7–9.10) praktizieren. Bei der Übung „Hula-Hula" stützt sie ihre Arme auf 2 Stühle oder Kisten rechts und links neben dem Ball, damit ihr Rücken am Schultergürtel „hängt", gleichzeitig bewegt sie das Becken seitwärts sowie vor- und rückwärts (**Abb. 11.22 d**).

Die Patientin konsultierte zusätzlich einen Chiropraktiker und erhielt Extensions- und Schlingentischbehandlung sowie Ultraschallbehandlung für ihren Rücken. Ungefähr 4 Wochen nach der Befundaufnahme konnte sie 10–30 Minuten sitzen. Zu Hause übte sie weiterhin mit dem Ball, und es gelang ihr, diese schwierige Zeit hindurch zu arbeiten. Nach ungefähr 8 Monaten mußte eine Hüfttotalendoprothese eingesetzt werden. Deswegen kam die Patientin nochmals für einige Behandlungen in die Physiotherapie. Ihrem Rücken ging es immer noch gut.

Operierter Patient

Etwa 5 Monate nach einer erfolgreichen chirurgischen Diskektomie kam eine Patientin erneut in die Physiotherapie, weil sie unter andauernden Schmerzen im unteren Rücken litt. Sie lief mit einem Handstock, und weder Behandlung mit Apparaten noch die „regulären" Rückenübungen brachten ihr Erleichterung. Sie erweckte den Eindruck, als litte sie unter Symptomen neuraler Spannungen. Außerdem wurde durch ihre Angst, sich zu bewegen, das Üben erschwert. Das Ziel lautete: *Mobilisation von neuralen und Weichteilstrukturen,* Kräftigung der Rückenstrecker und der Bauchmuskulatur.

Eine oder 2 Physio-Rollen mit einem Durchmesser von ca. 55 cm wurden eingesetzt, um die Wirbelsäule der Patientin sanft in alle Richtungen zu mobilisieren. Die große Unterstützungsfläche gaben der Patientin Vertrauen, bevor sie sich auf den Ball wagte. Anfangs machte sie nur kleine Bewegungen im schmerzfreien Bereich, ganz allmählich wurden die Beugung, Streckung und Seitneigung der Wirbelsäule verbessert. Stabilisierende Übungen für die Wirbelsäule, sowohl in Bauch- als auch in Rückenlage, wurden ebenfalls instruiert. Während der Behandlung steigerte sich die Patientin von den in **Abb. 11.22 b–d** und **Abb. 7.4 c** dargestellten Übungen bis zum „Seeigel" (Kap. 9.14), der auf einer Physio-Roll ausgeführt wurde und totale Flexion der Wirbelsäule erfordert. Die folgenden Übungen demonstrieren 3 Möglichkeiten für die Rückenstreckung. Es handelt sich um Varianten der Übungen „Die Galionsfigur" (Kap. 9.18), „Der Goldfisch" (Kap. 9.15) und „Eslein streck' Dich" (Kap. 9.4).

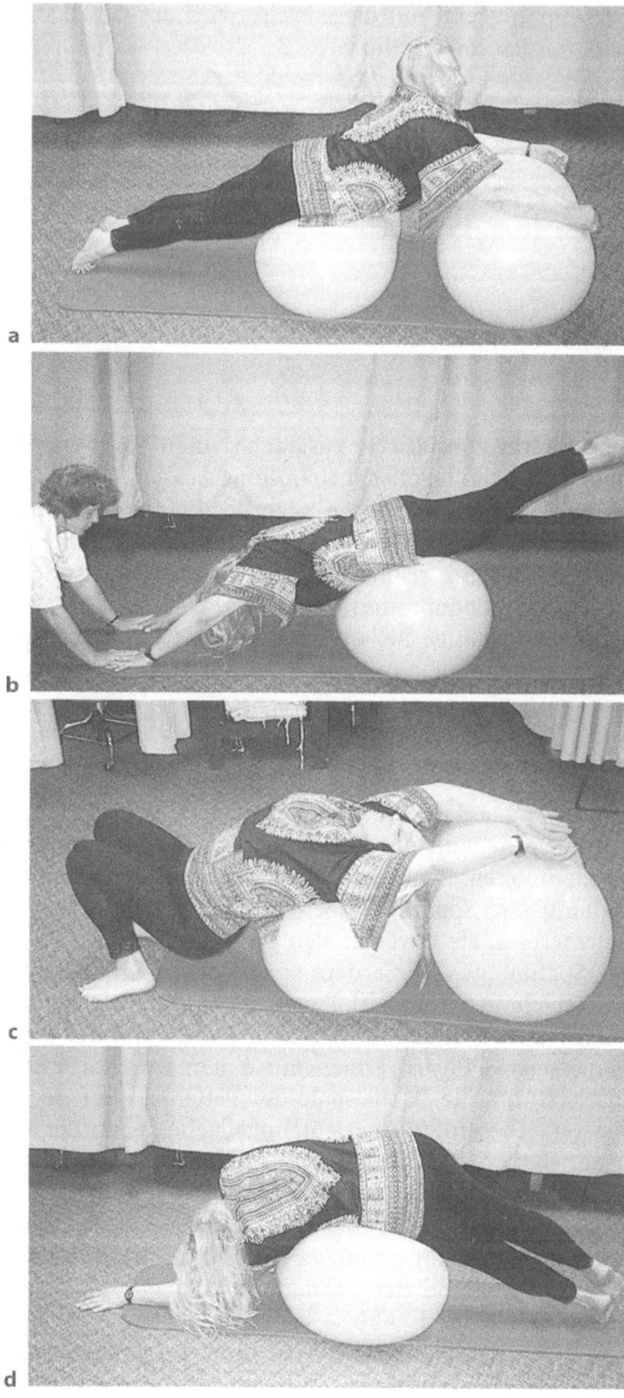

Die Patientin streckt sich gegen die Schwerkraft, wobei sie sich von den Füßen her abdrückt (**Abb. 11.23 a**). Die Übung wird anstrengender, wenn die Patientin die Arme gegen die Schwerkraft hebt und den Kopf axial korrekt einordnet.

Die Patientin stützt sich auf ihre Hände und streckt beide Beine in die Luft (**Abb. 11.23 b**). Diese müssen vom unteren Rücken stabilisiert werden. Zuerst streckt sie in Bauchlage auf dem Ball nur ein Bein, dann, wie in **Abb. 7.8** dargestellt, ein Bein und den entgegengesetzten Arm in die Luft.

In Rückenlage auf der Physio-Roll liegend streckt die Patientin ihren oberen Rumpf (**Abb. 11.23 c**). Wie weit eine Streckung des unteren Rückenanteiles möglich ist (mit Hilfe der Schwerkraft), hängt vom Ausmaß der Beugung in den Hüftgelenken ab. Anschließend drückt sich die Patientin von den Füßen in Rückenstreckung, wobei der Rücken von den beiden Physio-Rollen unterstützt wird.

In Seitlage mobilisiert die Patientin die neuralen Strukturen der Lateralflexion mit Hilfe der Schwerkraft (**Abb. 11.23 d**). Aus dieser Stellung kräftigt die Patientin auch die Muskulatur der seitlichen Rumpfbeuger gegen die Schwerkraft (s. **Abb. 7.11**).

Der Patientin taten diese Übungen äußerst gut (s. auch **Abb. 2.12**), und sie ging ohne ihren Handstock, den sie in der Physiotherapie vergaß, nach Hause. Nachdem sie das Übungsprogramm auf der Physio-Roll beherrschte, übte sie zu Hause mit dem Ball weiter.

11.6 Skoliose

11.6.1 Überlegungen

Es gibt viele bekannte und unbekannte Ursachen, die zu Skoliosen führen können. Ebenso viele Möglichkeiten scheint es zu geben, eine Skoliose zu behandeln. In Deutschland ist es Tradition, auch sehr schwere Fälle von Skoliosen konservativ zu behandeln. Es wird viel weniger operiert als in vielen anderen Ländern, manchmal wird ein Korsett zusätzlich zu den Übungen verschrieben. Weiss (1992, 1994a) berichtet, daß das Verhältnis von Frauen zu Männern mit idiopathischer Skoliose 4:1 beträgt; das Verhältnis ist gleich bei Skoliosen mit einem Winkel unter $10°$. Die Progression der Skoliose hängt von der Art der Skoliose und dem Alter des Patienten ab.

Abb. 11.23 a–d. 5 Monate nach Diskektomie (dieselbe Patientin wie in Abb. 2.12). **a** Rückenmobilisation gegen die Schwerkraft auf 2 Physio-Rollen (Anpassung der Übung „Die Galionsfigur"). **b** Kräftigung des unteren Rückens, indem die Beine gegen die Schwerkraft hochgestreckt werden, der untere Rücken wird vom Ball abgestützt (Übung „Der Goldfisch"). **c** Rückenmobilisation in Streckung mit Hilfe der Schwerkraft, vom Ball unterstützt. **d** Mobilisation der Lateralflexion mit Hilfe der Schwerkraft, von der Physio-Roll unterstützt

Hanke (1991) hat ein physiotherapeutisches Behandlungskonzept entwickelt, das auf entwicklungskinesiologischer Grundlage beruht. Vor ungefähr 25 Jahren begann er, das Vojta-Behandlungskonzept für Kinder (1981) bei der Behandlung Erwachsener mit Skoliose und anderen Haltungsdefiziten anzuwenden. Mit diesem Konzept, das auf Reflexlokomotion und Kräftigung der autochthonen Rückenmuskulatur aufbaut, war er bei der Behandlung von Skoliosepatienten sehr erfolgreich (persönliche Information). Vojta u. Peters (1992) übertrugen nun ebenfalls ihre Behandlungsprinzipien für Kinder auf die Behandlung Erwachsener, einschließlich Skoliosepatienten.

Hardt (1994) hat seine Erfahrungen mit dem Vojta-Konzept bei der Skoliosebehandlung beschrieben. Er schult sowohl die ungenügende Koordination und Stabilisation der Rückenmuskulatur als auch die Körperwahrnehmung und die Gleichgewichtsreaktionen, da sie bei Skoliosepatienten ungenügend sind. Ein weiteres Problem ist der Mangel an automatischer und physiologischer Haltungskontrolle im Raum. Weiss (1991) weist darauf hin, daß Übungen, die in einer asymmetrischen Ausgangsstellung mit der Wirbelsäule in Flexion, Seitneigung und Rotation beginnen, die Aktivität der interkostalen, autochthonen Rücken- und der Bauchmuskulatur verbessern.

Schneider (1994) untersuchte die Ergebnisse von 53 Patienten, die mit propriozeptiver neuromuskulärer Fazilitation behandelt worden waren. 32 Patienten dieser Gruppe wurden vor der Untersuchung mit einem Chêneau-Korsett ausgestattet. Die Behandlung führte zu einer Erhöhung der Beweglichkeit, vor allem im Bereich der Brustwirbelsäule, einem verbesserten Gefühl für die Symmetrie und zu besserer Haltungs- und Bewegungswahrnehmung. Zu Beginn hatten alle Patienten eine Bewegungseinschränkung der Flexion, Extension und Rotation der Hüfte, die ebenfalls mit der Behandlung besser wurde. Desgleichen vergrößerte sich die Vitalkapazität. Ozarcuk (1994) liefert klinische Beispiele für propriozeptive neuromuskuläre Fazilitationsbehandlung von Skoliosepatienten.

Das Behandlungkonzept nach Schroth (Hennes 1994; Lehnert-Schroth 1975, 1991, 1992; Weiss 1994b) ist in Deutschland weit verbreitet und geht auf die Zeit vor 1921 zurück. Die Behandlung ist dreidimensional. Es werden Strategien für den Alltag entwickelt, die Verhaltensformen und Bewegungen vermeiden sollen, welche einer Progression der Skoliose Vorschub leisten könnten. Die Patienten erlernen individuelle Übungen für die Mobilisation und Stabilisation der Wirbelsäule und der Extremitäten, und sie erhalten mentales Training. Ein weiterer Teil der Behandlung besteht in Atemstimulation und Atemübungen.

Weiss (1994b) berichtet über gute Behandlungsresultate. Von 181 Patienten (156 Frauen, 25 Männer) wurden bei weniger als 25% eine verlangsamte Progression von 6° und mehr, bei 57% eine Stabilisation, und bei 18% eine Verringerung der Krümmung von 6° oder mehr festgestellt. Weiss hat auch die Röntgenbilder von 107 Patienten vor und nach einer 4- bis 6wöchigen Behandlung in der Katharina-Schroth-Klinik ausgewertet und in 44% der Fälle eine Verbesserung um 5° beobachtet. Tests der Herz-Lungen-Funktionen zeigen eine Steigerung der Vitalkapazität um 400–500 cm^3 und parallel dazu eine signifikante Schmerzreduktion.

Die meisten deutschen Physiotherapeutinnen sind auch mit den Kriechübungen zur Skoliosebehandlung vertraut, die am Anfang des 20. Jahrhunderts von Klapp (1990) entwickelt wurden. Diese Übungen bieten auch heute noch gute Behandlungsvorschläge, obwohl heute Stabilisation und Symmetrie mehr betont werden als Überkorrektur der Skoliose. Manche Therapeutinnen benutzen isometrische Übungen, wie sie von Beckers (1987) unter Berufung auf Niederhöfer beschrieben werden, welcher ebenfalls am Anfang dieses Jahrhunderts Skoliosepatienten behandelt hat. Ociepka (1994) benutzt eine Art Expander, um die Muskulatur auf der konvexen Seite der Skoliose zu kräftigen. Er läßt Patienten auch mit dem Expander üben, während sie eine Boston-Schiene oder ein Chêneau-Korsett tragen.

11.6.2 Behandlungsziele und Behandlungsmöglichkeiten

Gemeinsame Ziele für alle verfügbaren Behandlungsmöglichkeiten sind:
- Stabilisation der Wirbelsäule, besonders durch Kräftigung der Bauch- und der autochthonen Rückenmuskulatur,
- Verbesserung der Körperwahrnehmung, damit falsche Haltung und Gewohnheiten selbst korrigiert werden können,
- Steigerung der Beweglichkeit der Wirbelsäule sowie des Brustkorbs und der Extremitäten,
- Symmetrie,
- vergrößerte Vitalkapazität,
- Linderung der Schmerzen.

Natürlich lernen die Patienten auch, mit ihrem Problem zu leben und ihre täglichen Aktivitäten entsprechend anzupassen.
Zu den *Behandlungsmöglichkeiten* gehören:
- Schulung der Körperwahrnehmung,
- propriozeptives Training,
- Gleichgewichts- und Koordinationsübungen,
- Übungen, die das Bewegungsausmaß vergrößern,
- Manuelle Therapie,
- Weichteilmobilisation,
- Kräftigungsübungen,
- Atemübungen.

Der Ball wurde zu einer wertvollen Hilfe bei der Behandlung der Skoliose, denn der Patient kann zu Hause weiterüben. Wegen der Labilität des Balles ist es für Patienten eine Herausforderung, beim Üben Körpersymmetrie herzustellen. Gleichgewicht und Koordination werden gefordert und können zusammen mit der Kraft und der Beweglichkeit trainiert werden. Patienten berichten von Schmerzlinderung. Da sie meist sehr motiviert sind, führen sie die auf ihre Bedürfnisse individuell erarbeiteten Übungen bereitwillig aus. Nachfolgend werden einige Beispiele beschrieben.

11.6.3 Behandlungsbeispiele

Das Übungsprogramm für zu Hause hat zum Ziel:
- die Körpersymmetrie herzustellen und das Muskelgleichgewicht zu verbessern;
- verspannte verkürzte Muskeln zu dehnen;
- die Rumpfmuskulatur zu kräftigen.

Mit dem Patient wird über Lagerung gesprochen und es wird ihm seine Fehlhaltung bewußt gemacht. Die Atmung wird beobachtet und, wenn nötig, werden Atemübungen instruiert.

Ein 58jähriger Patient wurde zur Behandlung seiner Rückenschmerzen infolge einer Skoliose (**Abb. 11.24**) in die Physiotherapie überwiesen. Der Patient wünschte sich ein Übungsprogramm zur Linderung seiner Schmerzen. Im Stand fallen Asymmetrie des Rumpfes und der Kopfhaltung auf.

Die Hautfalten des Rückens sind asymmetrisch, die Dreiecke, die von der Rumpfseite in Taillenhöhe und vom Arm gebildet werden, sind verschieden, der Kopf, der Schultergürtel (an dem die Arme ungleichmäßig hängen) und das Becken zeigen Rotation in verschiedene Richtungen (**Abb. 11.24a**).

Der Brustkorb, von vorne gesehen, ist ebenfalls asymmetrisch (**Abb. 11.24b**).

In **Abb. 11.25a** führt der Patient die Übung „Auf Händen gehen" (s. Kap. 9.16) aus. Während er beide Seiten des Rumpfes balanciert, gibt ihm die Therapeutin taktile Reize. Für den Patienten ist es schwierig, den Ball in einer geraden Linie rollen zu lassen und die Beine auf dem Ball zu halten.

In **Abb. 11.25b** zieht der Patient die Beine unter den Rumpf und kommt in die Stellung „Der Seeigel" (s. Kap. 9.14). Er wird dann aufgefordert, die Variante „Betrunkener Seeigel" auszuführen. Dabei muß er durch Rotation seines Beckens und des unteren Rückens die Knie auf dem Ball nach rechts und nach links bewegen. Der Patient spürt sofort, zu welcher Seite die Übung anstrengender ist und erhält damit einen Anreiz, sie auf beiden Seiten gleich gut machen zu können.

Während der Patient in der Endstellung des „Seeigels" kniet, macht die Therapeutin Weichteilmobilisation auf der Rückseite des Rumpfes (**Abb. 11.25c**).

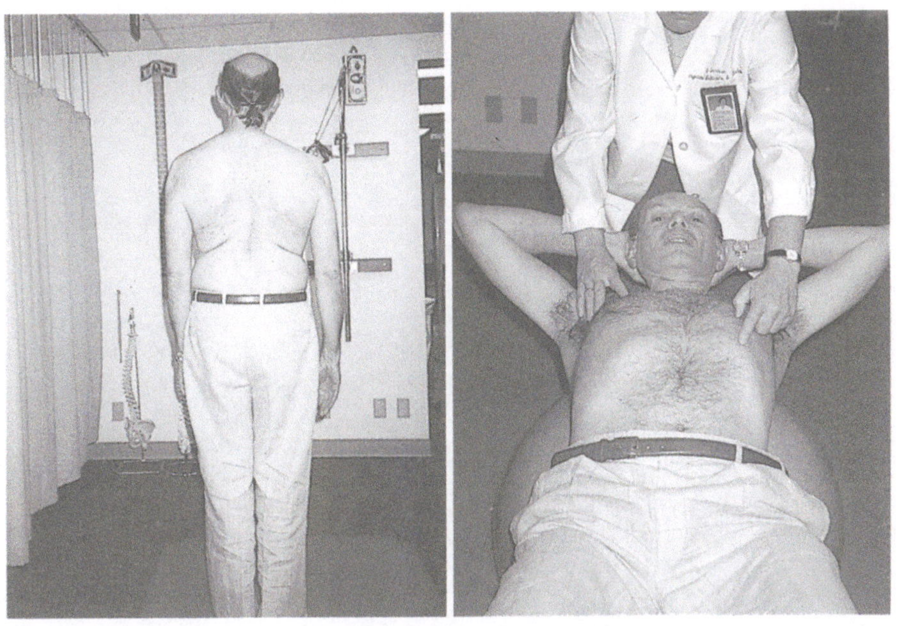

Abb. 11.24. a Skoliosepatient im Stand von hinten mit sichtbaren Asymmetrien. **b** Der Brustkorb von vorne gesehen ist asymmetrisch

Die Therapeutin gibt dem Patienten taktile Reize (**Abb. 11.25 d**), damit er die Schultern senkt, den Rücken streckt und die Beine hochhebt (s. „Der Goldfisch", Kap. 9.15). Kraft, Geschicklichkeit und Gleichgewicht sind gefordert.

In **Abb. 11.25 e** führt der Patient die Übung „Die Schaukel" (s. Kap. 9.10) aus. Dabei belastet und entlastet er die Wirbelsäule in einer symmetrischen Stellung bei gleichzeitigem propriozeptivem Training.

Um den Rumpf zu dehnen, wird hier eine Klappsche Übung abgeändert (**Abb. 11.25 f**). Der rechte Arm und Kopf liegen auf einem großen Ball, das rechte Bein zieht nach links. Die Therapeutin kann die Bewegungsrichtung des rechten Armes und des rechten Beines manipulieren und damit eine optimale Korrektur erreichen. Zum Vergleich kann die entsprechende Bewegung auch auf der anderen Seite durchgeführt werden. Manchmal ist es jedoch ratsam, nur eine Seite zu üben, um die falsche Bewegung zu korrigieren und die Symmetrie zu fördern.

In Rückenlage auf dem großen Ball (65 cm) kräftigt der Patient seine Bauchmuskulatur (**Abb. 11.25 g**), besonders den M. obliquus der linken Seite. Die Therapeutin kann Widerstand geben und taktile Reize setzen, um die Muskelfunktion zu verbessern.

Es gibt noch viele andere Übungen, die Patienten während mehrerer Behandlungen erlernen können. Z.B. „Der Cowboy" (Kap. 9.1), „Die Waage" (Kap. 9.2), „Das Bett des Fakirs" (Kap. 9.3), „Die Galionsfigur" (Kap. 9.18)

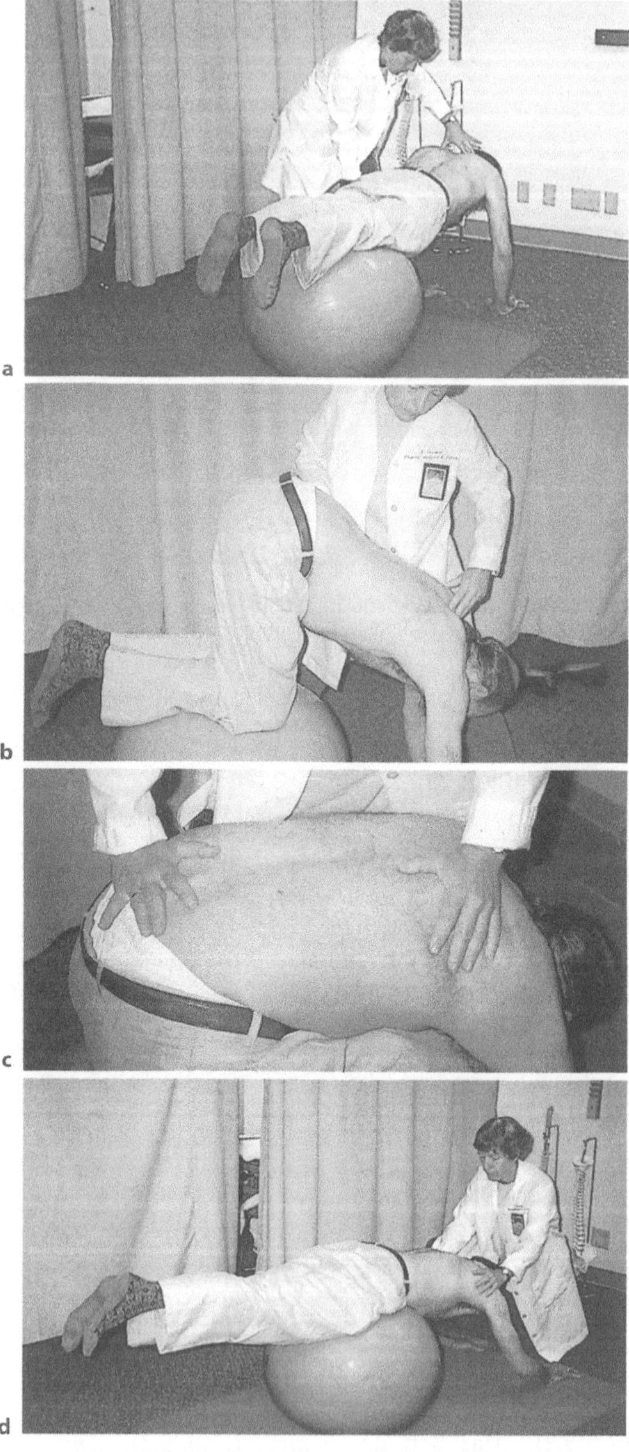

Abb. 11.25 a–d

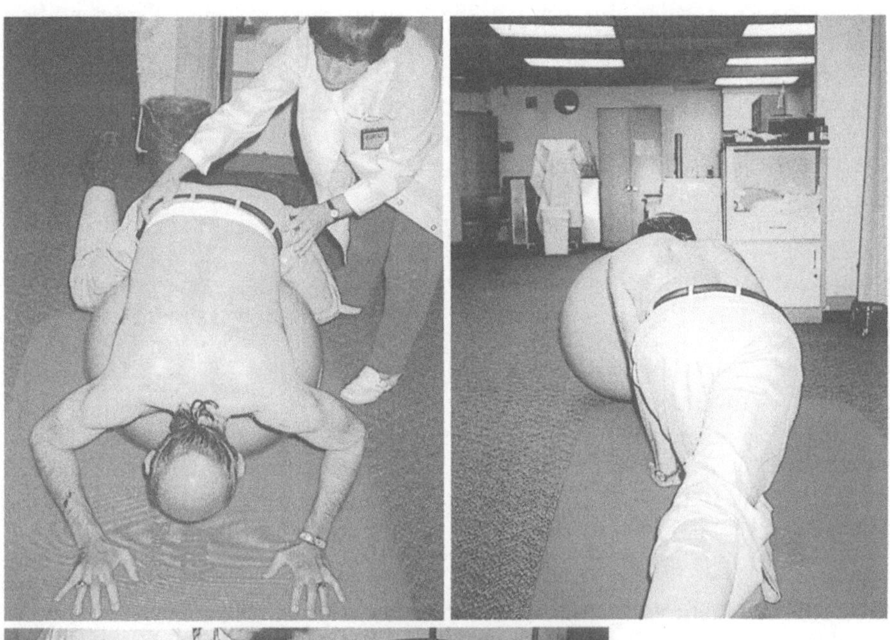

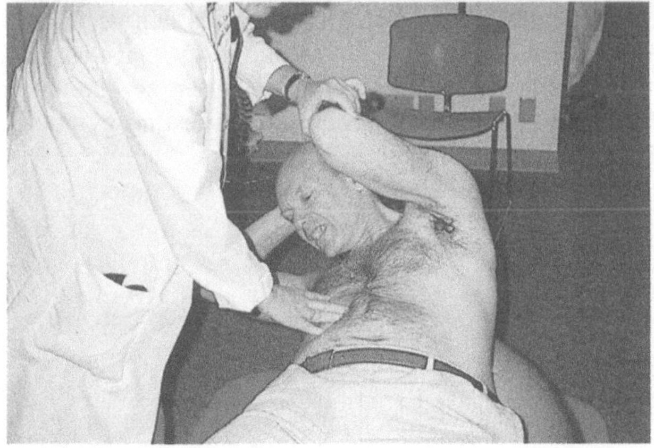

Abb. 11.25. a Die Übung „Auf Händen gehen" trainiert das Gleichgewicht des Rumpfes.
b Der Patient zieht die Beine unter den Rumpf und kräftigt dabei die Bauchmuskulatur.
c Die Endstellung des „Seeigels" kann zur Weichteilmobilisation benutzt werden. **d** Taktile
Reize helfen dem Patienten, die Schultern zu senken und Rücken und Beine zu strecken.
e „Die Schaukel" ermöglicht gutes propriozeptives Training für die Wirbelsäule. **f** Der Patient dehnt den Rumpf mit einer angepaßten Klappschen Übung. **g** In Rückenlage auf dem
Ball kräftigt der Patient seine Bauchmuskulatur gegen die Schwerkraft

und „Die Schere" (Kap 9.19). Sobald der Patient die Übungen ohne Gewichte
und ohne Widerstände beherrscht, kann das Thera-Band auch für Übungen
zum Einsatz kommen, wie in Kap. 8.3 beschrieben.

Abbildung 11.26 zeigt eine erwachsene Patientin mit schwerer Skoliose, die ihre Atmung beeinträchtigt.

Die Verformung der Wirbelsäule (**Abb. 11.26 a**) ist im Sitzen offensichtlich.

Um die linke Seite des Rumpfes zu dehnen (**Abb. 11.26 b**), wird ein 55 cm großer Ball benutzt. Die Patientin stößt mit ihrer linken Hand den Ball nach vorne und etwas nach rechts, um größere Symmetrie zu erreichen und den linken unteren Lungenflügel besser zu belüften.

Der Rumpf der Patientin liegt auf dem Ball, der rechte Arm ist supiniert, im Ellbogen gebeugt und im Schultergelenk außenrotiert (**Abb. 11.26 c**). Der linke Arm ist gestreckt und die linke Rumpfseite gedehnt.

Abbildung 11.27 a zeigt eine 18jährige Patientin, die an zerebraler Lähmung und schwerer Skoliose leidet.

In **Abb. 11.27 b** benutzt die Therapeutin einen Ball für sich selbst, um den Rumpf der sitzenden Patientin zu strecken und zu dehnen.

Die Patientin sitzt bequem, weil sie sich auf die Therapeutin stützen kann (**Abb. 11.27 c**). Diese hat die Hände frei für Rumpf- und Kopfkontrolle. Außerdem kann sie mit der Patientin Atemübungen machen (Blick von der Seite).

Für die Behandlung von Patienten mit Skoliose eignen sich noch viele weitere Ballübungen. Viele Therapeutinnen stellen sich Übungen aus den verschiedensten Therapiekonzepten zusammen, um ihre Behandlung optimal den individuellen Bedürfnissen und Fähigkeiten des Patienten anpassen zu können.

Wie komplex und übergreifend orthopädische, neurologische und gynäkologische Probleme sein können, illustriert folgende Fallstudie:

Eine früher gesunde 9jährige Patientin kam mit folgender Anamnese in die Physiotherapie (sie wurde nicht wegen ihrer Inkontinenzprobleme überwiesen). Im Alter von 5 Jahren (1993) war sie auf einem Spielplatz von einem Klettergestell gefallen. Danach verschlechterten sich allmählich ihr Gang und ihre Haltung, so daß die Familie ein Jahr später einen Orthopäden konsultierte. Eine MRI-Aufnahme (Kernspintomographie) zeigte einen Bandscheibenvorfall und eine Spondylolisthesis in der Höhe von L4/L5/S1. Weil sich die Symptome verschlechterten, wurde 1995 eine segmentale Versteifung durchgeführt. Die Patientin litt weder an Blasen- noch an Darminkontinenz. Da die erste Operation nicht erfolgreich war und Gang und Haltung sich weiterhin verschlechterten, kam es im August 1996 zu einer 2. Rückenoperation. Nach dieser 2. Operation litt die Patientin an einem Kaudasyndrom. Vier Monate später, als die Patientin in der Physiotherapie untersucht wurde, berichtete die Mutter auch von Gefühlsstörungen im Bereich des Perineums und im Ausstrahlungsgebiet von S2 und S3. Viermal täglich mußte sie katheterisiert werden, um ihre Blase zu drainieren. Nach Angaben ihrer Mutter konnte sie ihren analen Sphinktermuskel nicht willentlich anspannen und hatte keine Kontrolle über ihren Stuhlgang. Die Patientin konnte zwar gehen, aber ihr Gangbild glich dem von Patienten mit muskulärer Dystrophie. Die Patientin hatte in den Kniestreckern eine Kraft von Grad 2+, in den Hüftbeugern und Hüftstreckern Grad 3 und in den

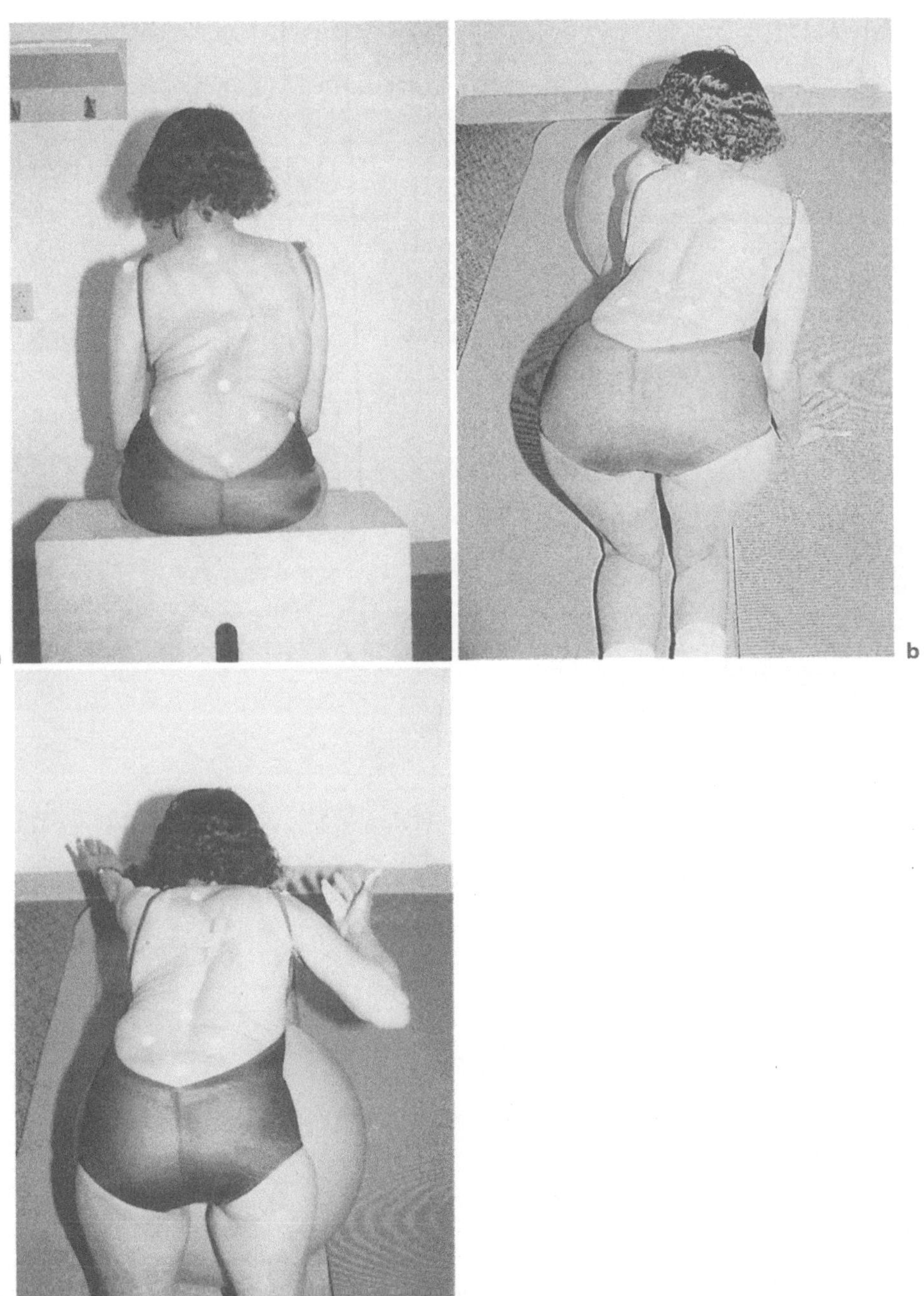

Abb. 11.26. a Sitzhaltung einer erwachsenen Patientin mit schwerer Skoliose. **b** Die Patientin streckt ihre linke Seite mit Hilfe des Balles, während sie sich mit dem rechten Arm selbst abstützt. **c** Der auf dem Ball liegende Rumpf wird auf der linken Seite gedehnt, gleichzeitig kräftigt sie den oberen Rumpf (aus Carrière 1996)

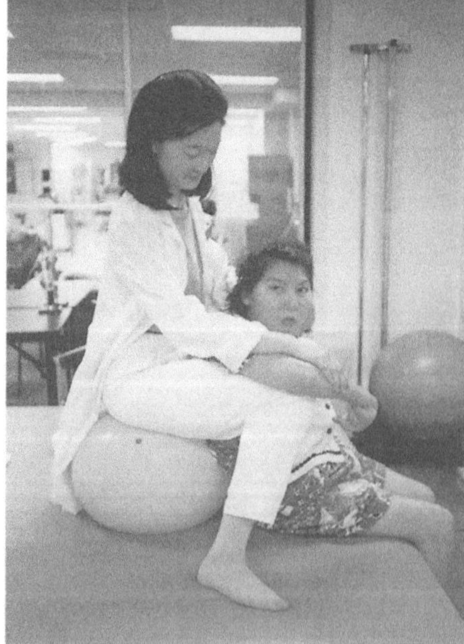

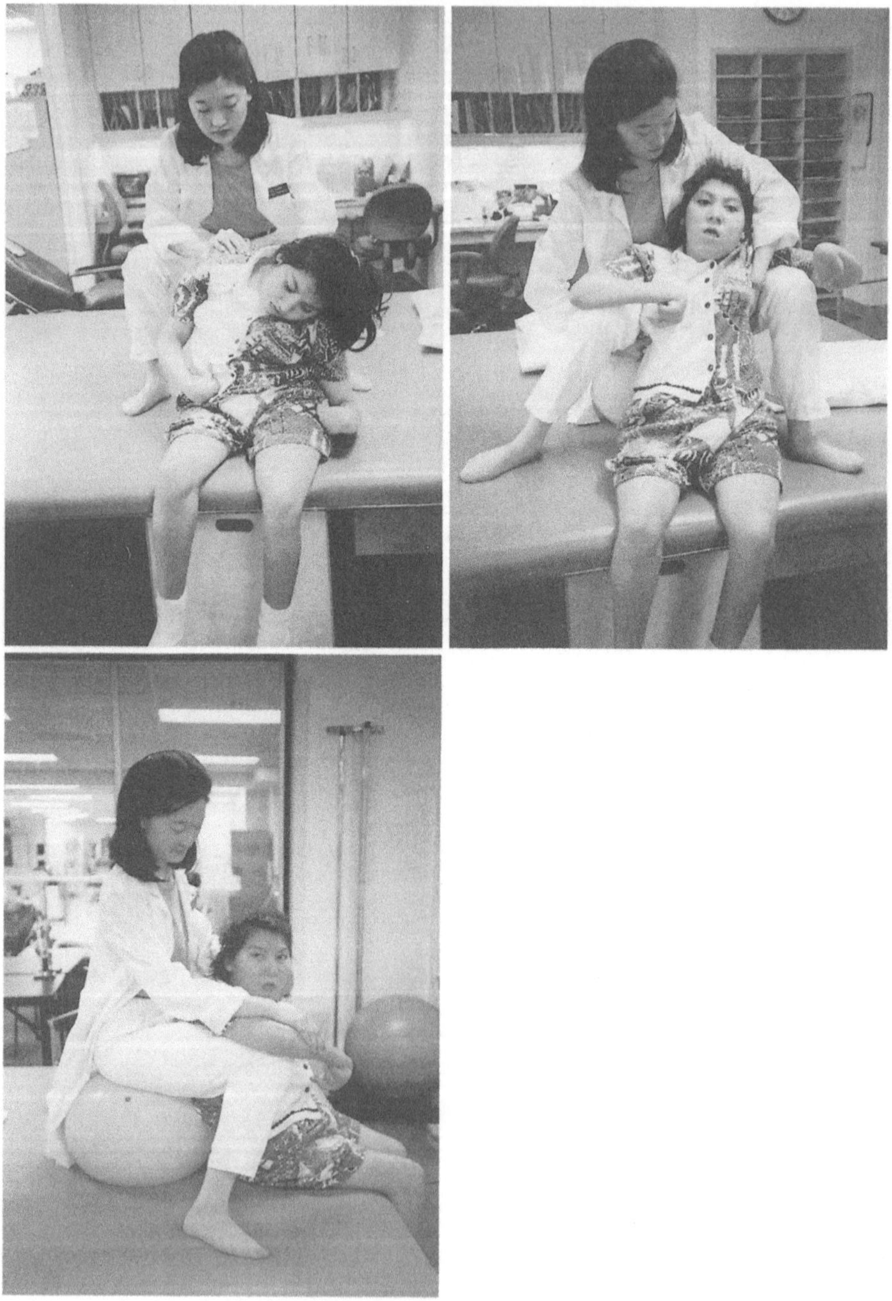

Abb. 11.27a–c. Eine 18jährige Patientin mit zerebraler Lähmung und schwerer Skoliose. **a** Ihre Sitzhaltung. **b** Die Therapeutin sitzt auf einem Ball, um den Rumpf der Patientin zu strecken und auf der linken Seite zu dehnen (Blick von vorne). **c** Die Patientin sitzt bequem, die Therapeutin kann an Rumpf- und Kopfkontrolle arbeiten (Blick von der Seite)

Hüftabduktoren Grad 3+. Die Kraft der Dorsal- und Plantarflektoren lag im normalen Bereich; die Kniebeuger, vor allem die Muskulatur der Ischiokruralen und der Adduktoren der Hüfte zeigten fast normale Kraft (4+/5). Die Patientin balancierte ihr Körpergewicht auf ihrer verkürzten ischiokruralen Muskulatur und stellte ihr Körpergleichgewicht wieder her, indem sie ihre Schultern nach vorne zog, denn sie war nicht in der Lage, ihre Haltung im Hüft- und Beckenbereich gut aufzubauen. Zusätzlich litt sie unter Schmerzen im unteren Rücken.

Die Patientin und die Familie waren äußerst motiviert und bereit, 2- oder 3mal wöchentlich in die Physiotherapie zu kommen. Die Patientin brachte ein Tagebuch mit, in das sie alle neuen Übungen eintrug und in dem sie ein Protokoll über ihre Übungen zu Hause führte. Sie führte auch Protokoll über ihre Katheterisierung, die sie nach einigen Monaten Therapie selbständig ausführen konnte. Von Anfang an wurde das Hauptgewicht nicht nur auf das Training der schwachen Muskulatur, vor allem des Beckengürtels und der Beine, gelegt, sondern es wurde ebenso auf das Problem der Blasen- und Mastdarminkontinenz eingegangen.

Nach einer Beratung mit den Eltern erhielt die Patientin eine bildliche Beschreibung des Beckenbodens. Um ihr zu helfen, sich die Muskulatur vorzustellen, wurden ihr mit Hilfe eines Modells Lage und Funktion dieser Muskulatur beschrieben. Eifrig lernte sie die Übungen, wie sie in Kap. 14 beschrieben werden. Weitere Übungen zur Kräftigung der Muskulatur des Beckenbodens und zur Schulung der sensorischen Wahrnehmung für den Beckenboden erarbeiteten Therapeutin und Patientin gemeinsam. Als sehr hilfreich erwies sich das Üben des Beckenbodens zusammen mit den anderen Kräftigungsübungen in Kombination mit der Atmung. Gleichzeitig lernte sie auch das bewußte Entspannen des Beckenbodens. Die Patientin durfte den Übungen eigene Namen geben, was ihr half, sich eine funktionelle Vorstellung zu machen. „Vorwärts neigen und rollen" wird zu „Kurzer Bauch – langer Bauch" (**Abb. 11.28**). Eine Beckenbodenübung in Rückenlage taufte sie um in „Becken sit-up", eine andere Beckenbodenübung, die aus der Übung „Die Ente" entwickelt wurde, bekam den Namen „Ängstliche Katze". Die Patientin übte auch „Rechts Stop – Links Stop" (**Abb. 11.29**). „Der Osterhase" wurde modifiziert, um als Kräftigungsübung für die Extremitäten und den Beckenboden zu dienen (**Abb. 11.30**). „Kick und Kick" wurde so verändert, daß sie gleichzeitig ihre schwachen Quadrizepsmuskeln und den Beckenboden üben konnte (**Abb. 11.31**).

Die erste nennenswerte Verbesserung nach ungefähr 4 Wochen Behandlung war die Kontrolle des Mastdarms, obgleich sie weiterhin Zäpfchen benötigte. Zu diesem Zeitpunkt konnte sie nur sehr selten ihre Blase willentlich entleeren, der Resturin blieb hoch. Nach etwa 3 Monaten Physiotherapie konnte die Patientin häufiger spontan wasserlassen, nachdem sie ein Völlegefühl der Blase spürte; der Resturin war öfters niedriger als der bewußt entleerte Urin. Die Mutter beobachtete eine milde Anspannung des analen Sphinktermuskels, wenn sie Zäpfchen einführte. Das Entleeren der Blase verbesserte sich, vor allem nach der Therapie. Nur noch einmal in 3–4 Tagen näßte sie ein oder hatte feuchte Einlagen. Alle früher getesteten Mus-

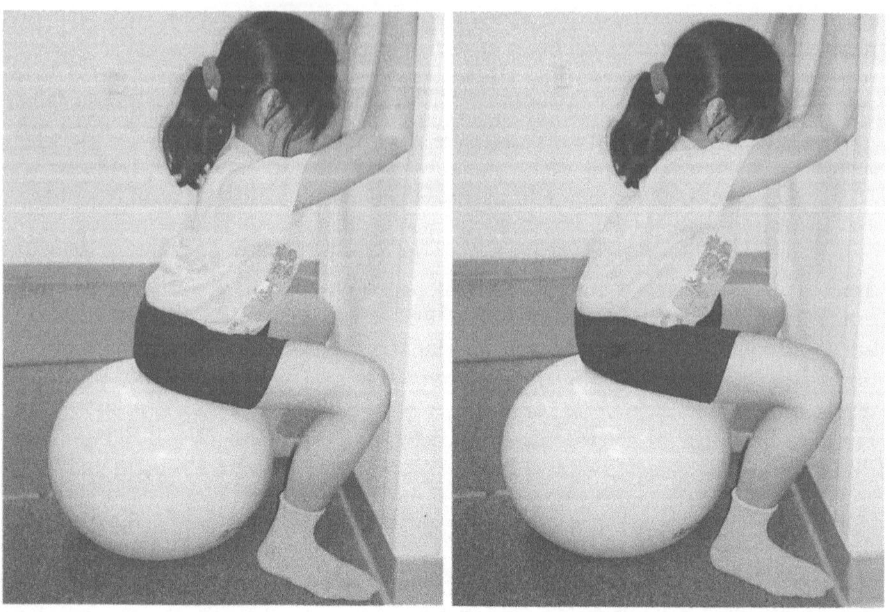

Abb. 11.28 a, b. „Langer Bauch – kurzer Bauch" (s. „Roll-on", Kap. 14). a „Langer Bauch".
Einatmung und Extension der LWS werden kombiniert mit Entspannung der Muskulatur
des Beckenbodens. b „Kurzer Bauch". Ausatmung und Flexion der LWS werden kombiniert
mit Anspannung des Beckenbodens. Brustkorb und Knie sind räumliche Fixpunkte. Die
Sitzhöcker initiieren die Bewegung. Der Ball bewegt sich in der Sagittalebene

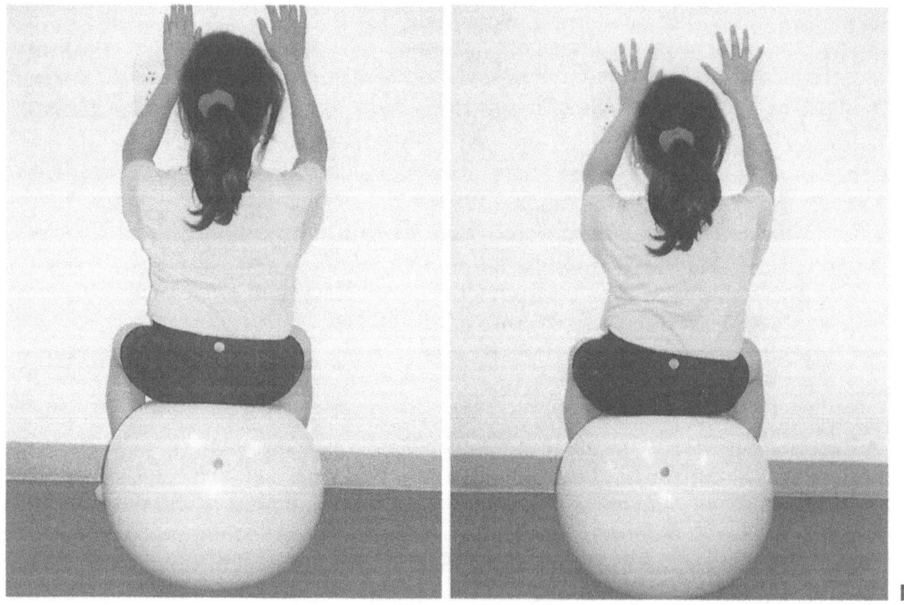

Abb. 11.29 a, b. Ausgangsstellung der Patientin wie in Abb. 11.28 a. Sie bewegt den Ball in
der Frontalebene: von der Mitte zur linken Seite. Wiederum wird die Bewegung von den
Sitzhöckern eingeleitet (s. „Rechter Stop – Linker Stop", Kap. 14)

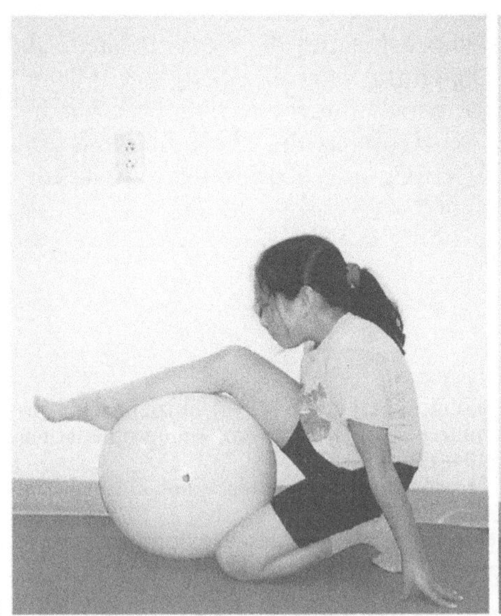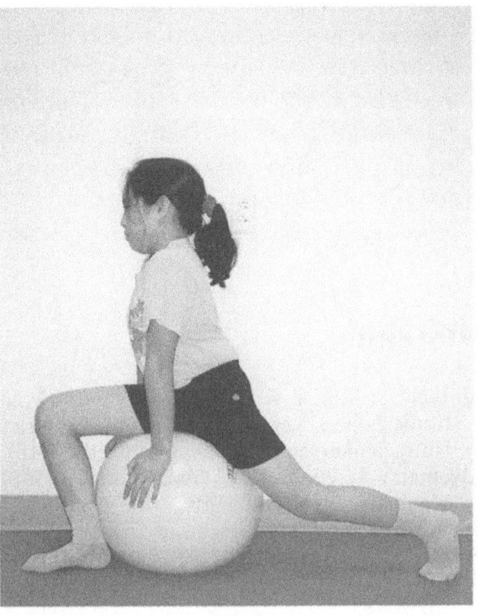

a   b

Abb. 11.30. a Ausgangsstellung der Übung „Der Osterhase" (s. Kap. 9.26). Der Ball wird in der Sagittalebene bewegt, so daß der Quadrizepsmuskel exzentrisch-konzentrisch aktiviert wird. **b** In der Endstellung findet eine Brückenaktivität statt. Die Patientin aktiviert auch die Muskulatur des Beckenbodens, weil sie den Ball mit den Sitzhöckern zu dem räumlich fixierten vorderen Knie zieht

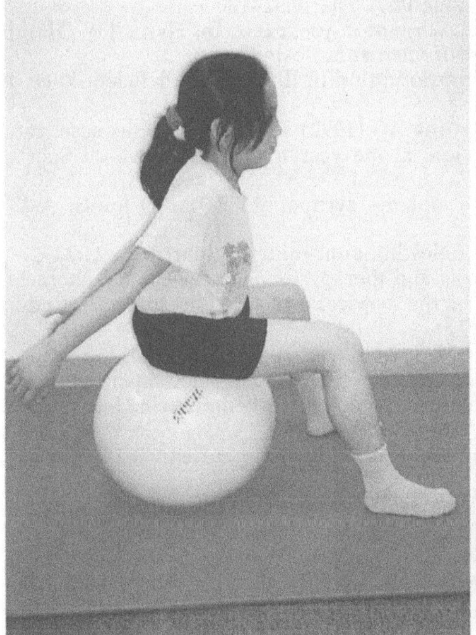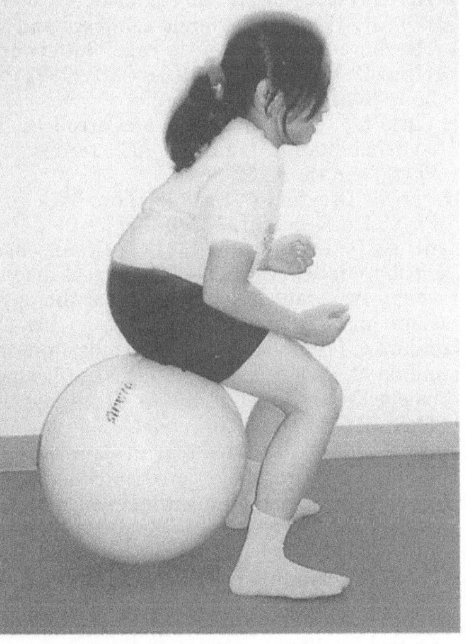

a   b

Abb. 11.31 a, b. Die Patientin übt eine angepaßte Variante der Übung „Kick und Kick" (s. Kap. 14), um den Quadrizepsmuskel zu kräftigen, die LWS in Flexion und Extension zu mobilisieren und um die „schnellen" („fast twitch") Fasern des Beckenbodens zu trainieren

keln waren stärker geworden, Haltung und Gang hatten sich verbessert, ebenso wie die Länge der ischiokruralen Muskulatur, die sie nicht mehr als „Stütze" beim Gehen einsetzte. Die Patientin war allgemein beweglicher und klagte nicht mehr über Rückenschmerzen. Auch nachdem sie wieder die Schule besuchen konnte, kam sie weiterhin in die Physiotherapie, um ihren Beckenboden zu trainieren und Rumpf und Extremitäten zu kräftigen.

Literatur

Albrecht S, Köhler V, Hardt F, Rossignol C, Le Blond R, Schlüter S (1996) Effizienz der kontinuierlichen Kryotherapie in der Frührehabilitation nach elektivem, endoprothetischen Hüftgelenkersatz. Krankengymnastik 48(8):1194–1202

Alvemalm A, Furness A, Wellington L (1996) Measurement of shoulder joint kinaesthesia. Manuelle Ther 1:140–145

Becker E (1987) Skoliosen- und Diskopathienbehandlung, 10. Aufl. Fischer, Stuttgart

Bold RM, Grossmann A (1989) Stemmführung nach R. Brunkow, 5th edn. Enke, Stuttgart

Brems JJ (1994) Rehabilitation following total shoulder arthroplasty. Clin Orthop Relat Res 307:70–85

Brewster C, Moynes Schwab DR (1993) Rehabilitation of the shoulder following rotator cuff injury or surgery. J Orthop Sports Phys Ther 18(2):422–426

Bronner O, Gregor E (1992) Die Schulter und ihre funktionelle Behandlung, 2. Aufl. Pfaum, München

Butler DS (1998) Die Mobilisation des Nervensystems (Rehabilitation und Prävention, Bd. 29). Springer, Berlin Heidelberg New York

Carrière B (1988) Edema: its development and treatment using lymph drainage massage. Clin Manage Phys Ther 8(5):19–21

Carrière B, Felix L (1993) In consideration of proportions. PT Magazine Phys Ther 4:56–61

Carrière B (1993) Swiss ball exercises. PT Magazine Phys Ther 9:92–100

Carrière B (1996) Therapeutic exercises and self correction programs. In: Flynn TW (Hrsg) The thoracic spine and rib cage. Butterworth-Heinemann, Boston

Corrigan JP, Cashman WF, Brady MP (1992) Proprioception in the cruciate deficient knee. J Bone Joint Surg Br 74:247–250

De Carlo MS, Shelbourne KD, McCarroll JR, Retting AC (1992) Traditional versus accelerated rehabilitation following ACL reconstruction: a one year follow up. J Orthop Sports Phys Ther 15(6):256–364

Dreyer SJ, Dreyfuss PH (1996) Low back pain and the zygapophysial (facet) joints. Arch Phys Med Rehabil (77):290–300

Glencross D, Thornton E (1981) Position sense following joint injury. J Sport Med 21:23–27

Grant RN, McKenzie (1994) Mechanical diagnosis and therapy for the cervical and thoracic spine. In: Grant RN (ed) Physical therapy of the cervical and thoracic spine, 2nd edn. Churchill Livingstone, New York, pp 359–377

Hamilton C (1997) Segmentale Stabilisation der LWS. Krankengymnastik 49(4):614–622

Hamilton C, Richardson C (1997) Neue Perspektiven zu Wirbelsäuleninstabilitäten und lumbalem Kreuzschmerz: Funktion und Dysfunktion der tiefen Rückenmuskeln. I. Manuelle Ther 1:17–24

Hanke P (1991) Unterrichtsskript Krankengymnastische Behandlung auf entwicklungskinesiologischer Grundlage (unveröffentlicht)

Hardt I (1994) Behandlungsprinzipien und Wirkungsmechanismen der Skoliosebehandlung nach Vojta. In: Weiss HR (Hrsg) Wirbelsäulendeformitäten. Fischer, Stuttgart, S 41–45

Hennes A (1994) Behandlungsprinzipien und Wirkungsmechanismen der dreidimensionalen Skoliosebehandlung nach Schroth. In: Weiss HR (Hrsg) Wirbelsäulendeformitäten. Fischer, Stuttgart, S 67–72

Janda V (1986) Muscle weakness and inhibition (pseudoparesis) in back pain syndromes. In: Grieve GP (ed) Modern manual therapy of the vertebral column. Churchill Livingstone, New York, pp 197–201

Janda V (1991) Muscle spasm - a proposed procedure for differential diagnosis. J Manual Med 6:136–139

Janda V (1994) Muscles and motor control in cervicogenic disorders: assessment and management, 2nd edn. In: Grant R (ed) Physical therapy of the cervical and thoracic spine. Churchill Livingstone, New York, pp 195–215

Janda V (1996) Assessment of movement patterns in musculoskeletal disorders. Presented at the Workshop "Key Links to Musculoskeletal Dysfunction" at Kaiser Permanente Hospital, Los Angeles, 16–17 June

Jobe FW, Pink M (1993) Classification and treatment of shoulder dysfunction in the overhead athlete. J Orthop Sports Phys Ther 18(2):427–432, 263–271

Kisner C, Colby LA (1997) Vom Griff zur Behandlung. Thieme, Stuttgart

Klapp B (1990) Das Klappsche Kriechverfahren, 12. Aufl. Thieme, Stuttgart

Lee HWM (1994) Progressive muscle synergy and synchronization in movement patterns: an approach to the treatment of dynamic lumbar instability. J Manual Manipulative Ther 2(4):133–142

Lehnert-Schroth C (1975) Die Behandlung der Skoliose nach dem System Schroth. Krankengymnastik 9:322–327

Lehnert-Schroth C (1991) Dreidimensionale Skoliosebehandlung, 4. Aufl. Fischer, Stuttgart

Lehnert-Schroth C (1992) Introduction to the three-dimensional scoliosis treatment according to Schroth. Physiotherapy 78(11):810–815

Lephart SM, Kocher MS, Fu FH, Borsa PA, Harner CD (1992) Proprioception following ACL reconstruction. J Sports Rehab 1:188–196

Lephart SM, Warner JJP, Borsa PA, Fu FH (1994) Proprioception of the shoulder joint in healthy, unstable, and surgically repaired shoulders. J Shoulder Elbow Surg (3):371–380

List M (1996) Krankengymnastische Behandlung in der Traumatologie, 3. Aufl. Springer, Berlin Heidelberg New York

Maitland GD (1994) Manipulation der Wirbelsäule, 2. Aufl. (Rehabilitation und Prävention, Bd 24). Springer Heidelberg Berlin New York

Mangine RE, Noyes FR (1992) Rehabilitation of the allograft reconstruction. J Orthop Sports Phys Ther 15(6):294–302

McNair PJ, Stanley SN, Strauss GR (1996) Knee bracing: effects on proprioception. Arch Phys Med Rehabil 77(3):287–289

O'Meara PM (1993) Rehabilitation following reconstruction of the anterior cruciate ligament. Orthopedics 16(3):301–306

Ociepka R (1994) Skoliose-Korrekturgurt – ein neues Hilfsmittel zur Kräftigung der Muskeln der konvexen Seite der Verkrümmung. Krankengymnastik 46(7):925–928

Oehl M (1996) Die Bedeutung der aktiven Widerlagerung zur Stabilisation der Wirbelsäule. Krankengymnastik 48(5):694–701

Ozarcuk L (1994) Grundlagen der Skoliosebehandlung mit der proprioceptiven neuromuskulären Fazilitation. In: Weiss HR (Hrsg) Wirbelsäulendeformitäten. Fischer, Stuttgart, S 31–40

Posner-Mayer J (1995) Swiss ball applications for orthopedic and sports medicine. Ball Dynamics International, Denver

Sahrman SA (1993) Movement as a cause for musculoskeletal pain. In: Singer KP (ed) Integrating approaches. Proceedings of the Eighth Biennial Conference of the Manipulative Physical Therapists Association of Australia, 23–27 November, pp 69–74

Sashika H, Matsuba Y, Watanabe Y (1996) Home program of physical therapy: effect on disabilities of patients with total hip arthroplasty. Arch Phys Med Rehabil 77(3):273–277

Schneider G (1994) Behandlungsergebnisse der Skoliosebehandlung nach PNF. In: Weiss HR (Hrsg) Wirbelsäulendeformitäten. Fischer, Stuttgart, pp 31–40

Shelbourne KD, Klootwyk TE, De Carlo MS (1992) Update on accelerated rehabilitation after anterior cruciate ligament reconstruction. J Orthop Sports Phys Ther 15(6):303–308

Shelbourne KD, Nitz (1990) Accelerated rehabilitation after anterior cruciate ligament reconstruction. Am J Sports Med 18(3):292–299

Shelbourne KD, Wilckens JH (1990) Current concepts in anterior cruciate ligament rehabilitation. Orthopaedic review XIX (11):957–964

Silfverskiold JP, Steadman JR, Higgins RW, Hagerman T, Atkins JA (1988) Rehabilitation of the anterior cruciate ligament in the athlete. Sports Med 6:308–319

Smith RL, Brunolli (1989) Shoulder kinesthesia after anterior glenohumeral joint dislocation. Phys Ther 69:106–112

Solomonow M, Baratta R, Zhou BH, Shoji EH, Bose W, Beck C, D'Ambrosia R (1987) The synergistic action of the anterior cruciate ligament and thigh muscles in maintaining joint stability. Am J Sports Med 15(3):207–213

Stanish WD, Lai A (1993) New concepts of rehabilitation following anterior cruciate reconstruction. Clin Sports Med 12(1):25–58

Umphred DA (1995) Limbic complex. In: Neurological rehabilitation, 3rd edn. Mosby, St. Louis, pp 92–117
Vojta V (1981) Die zerebralen Bewegungsstörungen im Säuglingsalter, 3rd edn. Enke, Stuttgart 114–146
Vojta V, Peters A (1997) Das Vojta-Prinzip, 2. Aufl. Springer, Berlin Heidelberg New York
Weiss HR (1991) Elektromyographische Untersuchungen zur skoliosespezifischen Haltungsschulung. Krankengymnastik 43(4):361–369
Weiss HR (1992) The progression of idiopathic scoliosis under the influence of a physiotherapy rehabilitation programme. Physiotherapy 78(11):815–821
Weiss HR (1994a) Der Verlauf unbehandelter idiopathischer Skoliosen, eine Literaturübersicht. In: Weiss HR (Hrsg) Wirbelsäulendeformitäten. Fischer, Stuttgart, S 1–9
Weiss HR (1994b) Behandlungsergebnisse der dreidimensionalen Skoliosebehandlung nach Schroth in der stationären Rehabilitation. In: Weiss HR (Hrsg) Wirbelsäulendeformitäten. Fischer, Stuttgart, S 73–80
White SG, Sahrman SA (1994) A movement balance approach to management of musculoskeletal pain, 2nd edn. In: Grant R (ed) Physical therapy of the cervical and thoracic spine. Churchill Livingstone, New York, pp 339–357
Wilk KE, Andrew JR (1992) Current concepts in the treatment of anterior cruciate disruption. J Orthop Sports Phys Ther 15 (6):279–293
Yack JH, Collins CE, Whieldon TJ (1993) Comparison of closed and open kinetic chain exercise in the ACL deficient knee. Am J Sports Med 21(1):49–53

12 Ambulante Patienten in der Chirurgie und der Inneren Medizin

LERNZIELE

Nach der Lektüre dieses Kapitels kann der Leser in folgenden Fällen den Ball einsetzen:
- bei der Behandlung nach Mastektomie und Lumpektomie,
- zur Korrektur von Haltungsproblemen nach Operationen,
- zur Behandlung der Osteoporose,
- bei der Behandlung von Morbus Bechterew.

12.1 Ambulante Patienten in der chirurgischen Abteilung

12.1.1 Überlegungen

Ein traumatisches Erlebnis, z. B. eine unerwartete Operation oder ein Unfall, kann emotionalen Streß, Schmerz und ein gestörtes Selbstbewußtsein auslösen. Die sich ergebenden physischen Einschränkungen können den Patienten für einen längeren Zeitraum daran hindern, zu seiner Arbeit zurückzukehren, seinen Lebensunterhalt zu verdienen, Hobbys nachzugehen und ein normales Alltagsleben zu führen. Beispielsweise wird nach einer Teil- oder Totalmastektomie oder Lumpektomie infolge einer Krebserkrankung die zusätzliche Behandlung mit Chemotherapie oder Bestrahlung die Dauer des Heilungsprozesses verlängern; außerdem wird der Patient Komplikationen wie Ödembildung und Metastasen befürchten. Bis zu diesem Zeitpunkt völlig selbständige Menschen werden zumindest vorübergehend abhängig von anderen Personen, die ihnen zu Hause helfen bzw. sie zur Therapie bringen.

Vor allem nach einer größeren Operation (z. B. nach einer Bauchoperation) können Patienten erheblich an Gewicht verlieren, sich steif und schwach fühlen und unter Beklemmungen in der Brust leiden. Es kann ihnen schwerfallen, den Brustkorb zu bewegen. Es kann zu sensorischen Defiziten kommen, zu verminderter kinästhetischer Wahrnehmung, zu Schmerzen, Schwellungen und verringerter Kraft und Ausdauer. Eine schlechte Haltung kann die emotionale Situation des Patienten widerspiegeln, kann aber auch die Folge von Spannungsgefühlen wegen chirurgischer Narben nach Verletzungen oder Operationen am Brustkorb oder am Rumpf sein.

Die Behandlung dieser Patienten erfordert ein hohes Einfühlungsvermögen und ein profundes Wissen über den Heilungsprozeß und die Behandlung der betroffenen Strukturen.

Die Therapeutin muß die Ängste des Patienten nachvollziehen sowie aufmerksam zuhören und beobachten können. Manche Patienten werden ihre Schmerzen und ihre Ängste verbergen, andere werden sich übereifrig bemühen, wieder auf die Beine zu kommen und müssen gebremst werden, damit der Heilungsprozeß nicht beeinträchtigt wird.

12.1.2 Befunderhebung

Die Untersuchung eines Patienten nach einem chirurgischem Eingriff sollte folgende Schritte umfassen:
- Inspektion der Wunde und des umgebenden Gewebes,
- Feststellen der Hauttemperatur und möglicher Schwellungen/Ödeme,
- Kontrolle sensorischer und propriozeptiver bzw. kinästhetischer Ausfälle,
- Messen des Bewegungsumfangs,
- Untersuchen der Weichteilgewebe und der neuralen Gewebespannungen,
- Untersuchen der Kraft und der Ausdauer,
- Beurteilen der Haltung,
- Feststellen, welche funktionellen Bewegungen ausgeführt und welche nicht ausgeführt werden können.

Die Therapeutin muß alle weiteren medizinischen Probleme des Patienten kennen, d. h. seine Schmerzen und welche Medikamente er einnehmen muß. Um ihn motivieren zu können, sollte sie auch erfahren, welche Hobbys er pflegt. Dieses Wissen hilft der Therapeutin beim Erstellen eines Übungsplanes, der zielorientiert sein soll und die Schmerzen nicht verstärken darf.

> **Wichtig** | Patient und Therapeutin müssen gemeinsam auf ein funktionelles Ziel hinarbeiten, das es dem Patienten möglich macht, die Aktivitäten des täglichen Lebens wieder aufzunehmen und seine Unabhängigkeit wiederzuerlangen.

Wenn das Behandlungsziel gemeinsam gesteckt wird, entwickelt der Patient am ehesten eine positive Einstellung dazu und läßt sich für eine aktive Mitarbeit gewinnen.

Viele Behandlungsmethoden, die in den vorhergehenden Kapiteln dieses Buches beschrieben wurden, lassen sich bei der Therapie dieser Patienten einsetzen. Hilfreiche Informationen über die u. U. vorhandenen, zusätzlichen Probleme eines Patienten nach einer Verletzung oder einer medizinischen Diagnose finden sich in den Publikationen von Flynn (1996), Cyriax (1982), List (1996), Travell u. Simon (1983, 1992) und Umphred (1995). Weitere relevante Literaturhinweise sind in Kap. 10 zu finden.

12.1.3 Behandlungskonzept

Behandlungsziele

- Wiederherstellen der korrekten Haltung,
- Vergrößern der Beweglichkeit der Gelenke, des Weichteilgewebes und der neuralen Strukturen,
- Wiederherstellen der Kraft und Koordination,
- Wiederherstellen der Propriozeption,
- Selbständigkeit beim Ausführen eines Übungsprogrammes zu Hause,
- Wiederaufnehmen der Aktivitäten des täglichen Lebens und der gewohnten Freizeitgestaltung.

Behandlungsplan

Der Behandlungsplan beruht auf der Befunderhebung, der Interpretation der Ergebnisse und den vielfältigen Systeminteraktionen, z.B., wie das limbische System, das autonome Nervensystem, das Herz-Kreislauf-System etc. betroffen sind. Er beinhaltet folgende Faktoren:

- Kräftigungsübungen für Rumpf und Extremitäten,
- Mobilisation der Gelenke, der Weichteilgewebe und der neuralen Strukturen,
- Gleichgewichts- und Koordinationsübungen, kombiniert mit Kräftigungsübungen,
- Training der Propriozeption,
- Erarbeiten eines Übungsprogrammes für zu Hause.

Vorsichtsmaßnahmen

- Wunden und Narben müssen ungestört ausheilen können, ohne daß am Gewebe gezogen oder gerissen wird.
- Schläuche oder Drainagen, die der Patient noch Monate nach der Operation haben kann, müssen berücksichtigt werden.
- Bestrahltes Gewebe verliert seine natürliche Elastizität und bricht leicht auf. Bitte sanft sein!
- Nach einer größeren Operation oder Verletzung kann es sein, daß der Patient labil ist und heftige Bewegungen, z.B. Hüpfen oder schnelle Lageveränderungen, nicht verträgt. Eventuell müssen Blutdruck, Puls und Atmung kontrolliert werden.
- Es dürfen keine Schmerzen verursacht werden, und der emotionale Zustand des Patienten muß berücksichtigt werden.
- Wenn der Patient eine neue Übung erlernt, sollte eine vergrößerte Unterstützungsfläche zugelassen werden.
- Es muß für eine sichere Umgebung gesorgt werden.

Kontraindikationen

Besonders bei Patienten, die ödemgefährdet sind, kann zuviel Wärme, auch an entfernten Körperstellen, zu Komplikationen führen. Deshalb unbedingt beachten:

> **!** Niemals heiße Packungen oder andere Wärmeanwendungen bei Patienten einsetzen, deren Lymphknoten entfernt worden sind! Dies kann zu einem Lymphödem führen. Selbst ein heißes Bad oder eine heiße Dusche können gefährlich sein und ein Lymphödem verursachen (Carrière 1988). Es darf auch keine heiße Packung auf die Schulter eines Patienten gelegt werden, um Dehnübungen mit dem Ball zu erleichtern, wenn die axillaren Lymphknoten entfernt worden sind.

12.1.4 Behandlungsbeispiele

Die folgenden Behandlungsbeispiele beschreiben eine Patientin nach einer Mastektomie und einen Patienten mit einer Bauchoperation nach einem Autounfall. In beiden Fällen verlangten die Patienten oder ihre Angehörigen die physiotherapeutische Behandlung, als das Ausmaß der Bewegungseinschränkung und der Fehlhaltung offensichtlich geworden war.

Behandlungsbeispiele für Patienten mit adhäsiver Kapsulitis werden in Kap. 11 beschrieben, da solche Behandlungen normalerweise von Orthopäden verordnet werden. Alle in Kap. 11 beschriebenen Schulterübungen können von Patienten nach Mastektomie ausgeführt werden. Es kann jedoch erforderlich sein, daß die Therapeutin die Übungsanforderungen wegen der Operation langsamer steigert. Obwohl sich die Operationsmethoden in den letzten Jahren verändert haben und nun weniger aggressiv sind (der Pektoralismuskel wird heutzutage meistens intakt gelassen), kann es bei einer radikalen Mastektomie zu umfassenden Gewebsverletzungen kommen.

Nach einer solchen Operation ist dem M. serratus anterior besondere Beachtung zu schenken.

> **Wichtig** Manche Patienten erleiden eine vorübergehende (oder permanente) *Lähmung des M. serratus anterior nach Entfernung der axillaren Lymphknoten* in Folge eines Traumas oder einer Verletzung des langen N. thoracicus während der Operation.

Die Lähmung des M. serratus anterior ist oft reversibel (Duncan et al. 1983) und kommt häufiger bei Patienten mit modifizierter radikaler Mastektomie vor als bei Patienten mit Quadrantektomie (Gutman et al. 1990).

Nach Mastektomie

Eine Patientin kam 2 1/2 Monate nach einer Mastektomie auf der rechten Seite in die Physiotherapie, weil sich im rechten Arm ein Ödem entwickelte. Obwohl die Patientin ein spezielles Übungsprogramm befolgte (nach schriftlichen Instruktionen, die ihr eine Krankenschwester ausgehändigt hatte), nahm zusätzlich zu dem sich entwickelnden Ödem die Beweglichkeit im rechten Schultergelenk ab.

In der Physiotherapie wurde vorrangig das Lymphödem behandelt, aber die Patientin erlernte auch Ballübungen, um Kraft und Beweglichkeit der Schulter zu verbessern. Am Anfang klagte sie über Spannungsgefühle in ihrer rechten Schulter. Das Bewegungsausmaß betrug ca. 130° Flexion und 70° Außenrotation, bei mäßiger Muskelkraft. Entsprechend ihrer Körpergröße erhielt die Patientin einen 55 cm großen Ball und erlernte damit Übungen, wie sie in Kap. 11 (s. **Abb. 11.16** und **11.17**) und in Kap. 2 (s. **Abb. 2.11 a, b**) beschrieben sind. Vier Wochen nach der Befundaufnahme (3 1/2 Monate nach ihrer Operation) konnte sie funktionelle Bewegungen gut ausführen und verfügte über normale Kraft. Die Aktivitäten des täglichen Lebens stellten für sie kein Problem mehr dar. Da sie aber weiterhin eine Chemotherapie erhielt, konnte sie ihre Arbeit als OP-Schwester noch nicht wieder aufnehmen.

In **Abb. 12.1 a** bewegt die Patientin ihre Arme vom distalen Hebelarm aus (s. Kap. 5.7), wobei das Gewicht der Arme auf dem Ball liegt.

Abbildung 12.1 b–d zeigt die Ausführung von Bewegungen, ausgehend vom distalen und proximalen Hebelarm mit dem Drehpunkt Schulter. Indem die Patientin den Arm so dreht, daß die Handinnenfläche nach oben oder nach unten zeigt, kommt eine Rotationsbewegung im Schultergelenk dazu (**Abb. 12.1 b, c**). Eine zusätzliche Rotation vom proximalen Hebelarm aus (Rumpf und Schulterblatt) wird dadurch bewirkt, daß sich die Patientin rechts neben die Unterschenkel setzt (**Abb. 12.1 d**, s. Beschreibung der Bewegungsmöglichkeiten in Kap. 5.7).

Die Patientin rollt den Ball hinter ihrem Rücken hindurch (**Abb. 12.1 e–g**). Diese Übung fördert die funktionelle Beweglichkeit, die bei der täglichen Körperpflege nötig ist; sie sollte in beiden Richtungen ausgeführt werden.

Indem sich die Patientin an den zwischen ihr und der Wand liegenden Ball schmiegt (**Abb. 12.1 h**), kann sie sowohl die Abduktion der Schulter als auch Extension und Rotation der WS üben.

Die Patientin dreht ihren Rumpf unter dem stabilisierten Schultergürtel (**Abb. 12.1 i**), was einer horizontalen Abduktion der rechten Schulter vom proximalen Hebelarm gleichkommt („Betrunkener Seeigel", Variation von **Abb. 9.14**).

Durch Abstützen auf die Unterarme wird die Gefahr von Ausweichbewegungen eingeschränkt (**Abb. 12.1 j**). Die Patientin bewegt den proximalen Hebelarm und den Drehpunkt. Der distale Fixpunkt, der Ellbogen, bleibt auf dem Boden. Diese Stellung ist besonders für Patienten geeignet, die Schwierigkeiten haben, ihr Gewicht auf den Handgelenken abzustützen.

In Rückenlage auf dem Ball kann die Flexion der oberen Extremität mit Hilfe der Schwerkraft geübt werden (**Abb. 12.1 k**). Auf dieser Abbildung hilft

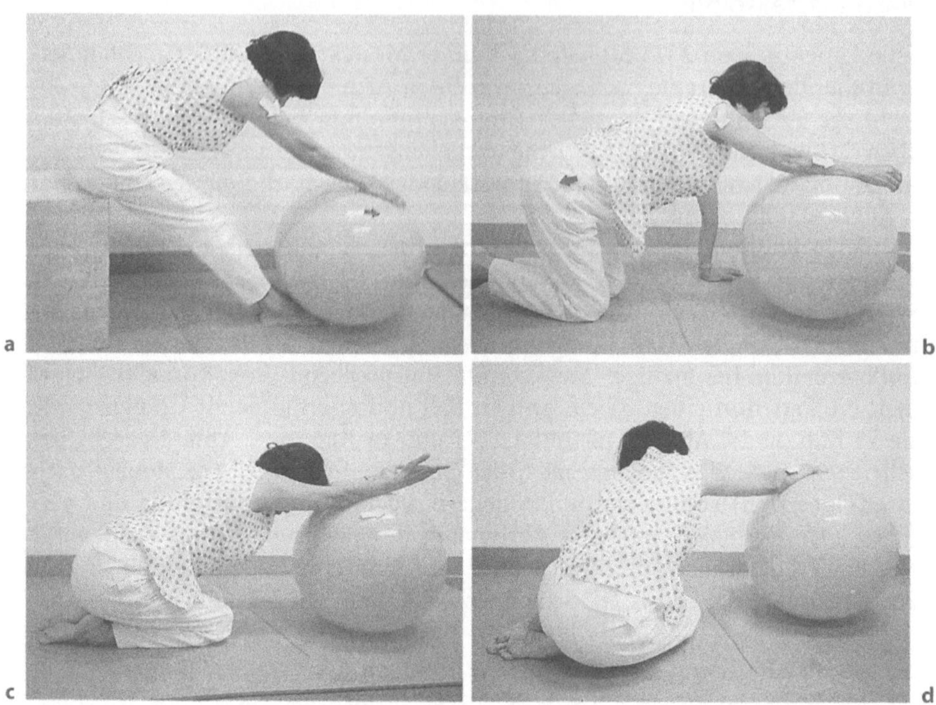

Abb. 12.1. a Die Patientin bewegt ihre Arme vom distalen Hebelarm. **b–d** Sie zeigt Bewegungen vom proximalen und vom distalen Hebelarm her und mit dem Drehpunkt Schulter. **e–g** Sie rollt den Ball um ihren Rücken herum, eine Bewegung, die funktionelle Aktivitäten begünstigt, die in der Körperpflege gebraucht werden. **h** An den Ball gelehnt, der gegen die Wand anliegt, kann sie Abduktion und Außenrotation der Schulter und Extension der WS üben. **i** Die Patientin dreht ihren Rumpf unter dem stabilisierten Schultergürtel, was zur horizontalen Abduktion im rechten Schultergelenk führt. **j** Durch Abstützen auf die Unterarme beugt sie einer möglichen Ausweichbewegung vor. Die Patientin bewegt den proximalen Hebelarm und den Drehpunkt. Der distale Hebelarm, der Ellbogen, bleibt am Boden. **k** Die Rückenlage auf dem Ball ist eine gute Stellung, um mit Hilfe der Schwerkraft Flexion der oberen Extremität zu üben

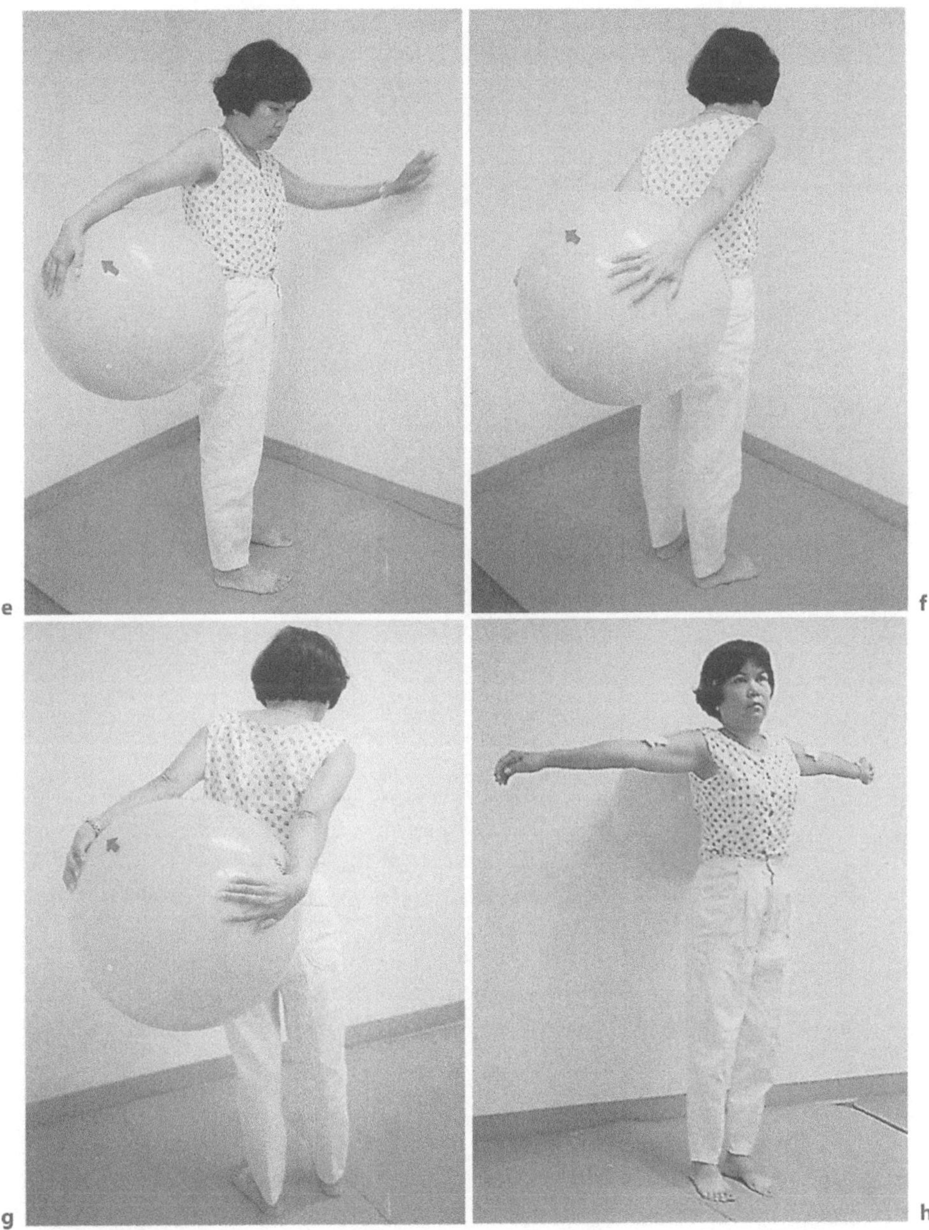

Fig. 12.1 e–h

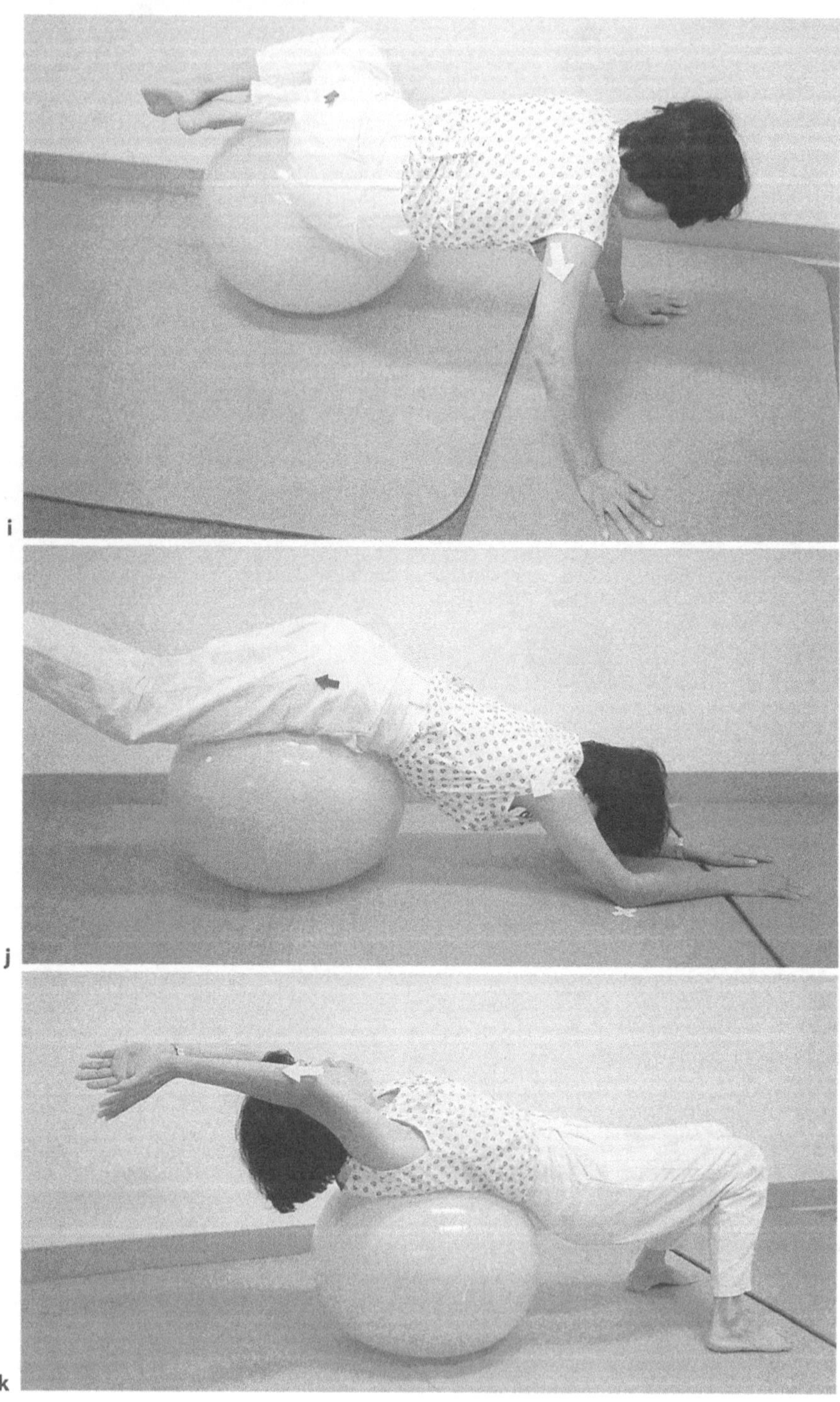

Fig. 12.1 i–k

die Patientin mit dem linken Arm, den rechten über den Kopf zu heben. Die Patientin wählt eine große Unterstützungsfläche (Beine weit auseinander), die ihr bei der Bewegung Stabilität gewährleistet.

Die Therapeutin kann auch hinter der Patientin stehen und sie an den Handgelenken halten, während diese sanft ihr Gesäß in Richtung Fersen bewegt. Dadurch wird das Bewegungsausmaß der Flexion in der Schulter vergrößert, weil die Patientin vom distalen Hebelarm her zieht. Die Handgelenke sind Fixpunkte (s. **Abb. 6.5**).

Natürlich sind neben diesen Ballübungen viele andere Behandlungsmethoden möglich. Eine davon ist die manuelle Mobilisation des Schulterblattes. Manche Therapeutinnen setzen Aerobicübungen ein, die den Patienten helfen, wieder ein Gefühl der Selbstkontrolle über ihr Leben zu erlangen (Miller 1992). Eine weitere bewährte Behandlungsmethode ist die propriozeptive neuromuskuläre Fazilitation mittels Arm- und Schulterblattmustern (Voss et al. 1985; Buck et al. 1996). Manche Patienten profitieren von der Feldenkrais-Methode, bei der „Bewußtheit durch Bewegung" gefördert wird (Feldenkrais 1978; Nelson 1989). Übungen mit Hartschaumstoffrollen in Kombination mit dem Ball (Parker 1992) können ebenfalls angebracht sein, und auch das Ballkissen oder andere Hilfsmittel, die in Kap. 8 beschrieben sind, dürfen eingesetzt werden. Klein-Vogelbach (1993) hat verschiedenste therapeutische Übungen entwickelt, die sich sehr gut für die Behandlung dieser Patienten eignen. Alle hier beschriebenen Behandlungskonzepte bieten beispielhafte Übungen an. Es können aber noch viele weitere Übungen mit und ohne Geräte zum Einsatz kommen.

Der Ball bietet folgende spezifische Vorteile:
- **Der Ball gibt dem Patienten die Möglichkeit, zu Hause zu üben und die Fortschritte zu kontrollieren.**
- **Der Ball erlaubt es, gleichzeitig Propriozeption und Balance zu üben, die Gelenke, die Weichteilgewebe und die neuralen Strukturen zu mobilisieren sowie die Muskulatur zu kräftigen.**
- **Die selbständige Mitarbeit des Patienten zu Hause wird gefördert, weil die Übungen mit dem Ball Spaß machen.**
- **Die Therapeutin kann sich darauf beschränken, von Zeit zu Zeit das Übungsprogramm zu kontrollieren und anzupassen. In der dadurch „gewonnenen" Zeit kann sie andere Behandlungskonzepte anwenden.**

Nach Operationen im Bauchraum

Ein Patient hatte nach einer lebensbedrohlichen Pankreatitis mehrere Monate im Krankenhaus verbracht. Er konnte weder seine Finger strecken, noch seine Arme flektieren oder seinen Rücken strecken. „Es ist erstaunlich", sagte er, „eigentlich wurde ich nur am Bauch operiert und doch leide ich unter all diesen Bewegungseinschränkungen 11 Monate nach Ausbruch der Pankreatitis". Diese Aussage bestätigt die Tatsache, daß nach einer schweren Erkrankung Bewegungseinschränkungen auftreten können, die häufig sowohl vom Patienten als auch vom Arzt übersehen werden.

> **!** Bewegungseinschränkungen können über viele Monate nach einer Operation oder einer schweren Erkrankung bestehen bleiben. Falls sie nicht behandelt werden, kann es sein, daß der Patient nie mehr sein normales Bewegungsausmaß zurückgewinnt. Es ist sogar möglich, daß sich infolge der entstandenen Haltungsmängel neue, zusätzliche Probleme entwickeln.

Beispiel

Ein vorher gesunder 17jähriger Mann erlitt bei einem Autounfall schwere Bauchraumverletzungen und einen Lungenkollaps (**Abb. 12.2**). Wochenlang lag er auf der Intensivstation und verlor ca. 15–20 kg seines Gewichtes. Ungefähr 4 Wochen nach seiner Operation bat die Familie wegen seiner schlechten Haltung und seiner allgemeinen Schwäche den Arzt um Verordnung einer physiotherapeutischen Behandlung.

Der Patient ist nicht in der Lage, aufrecht zu stehen (**Abb. 12.2 a**).

Ungefähr 4 Monate nach Beginn der physiotherapeutischen Behandlung hat sich die Haltung des Patienten maßgeblich verbessert (**Abb. 12.2 b**); er hat zugenommen und geht wieder zur Schule. Nach Aussage der Familie ging es dem jungen Mann 14 Monate nach dem Autounfall gut, er wollte Physiotherapeut werden, und er war beim Rakettspiel besser als seine Klassenkameraden.

Dieser Patient wird an mehreren Stellen in diesem Buch als Beispiel gezeigt (s. **Abb. 2.6 a, b, 7.14 a, b, 7.16, 8.5, 8.20 und 8.21 a, b**). Die Abbildungen illustrieren die Mobilisation und Kräftigung der WS.

Wichtig

> Es ist hypothetisch durchaus möglich, daß eine sanfte Mobilisation der WS in allen Ebenen die Normalisierung der parasympathischen und sympathischen (und folglich der autonomen) Regulation fördern kann, wenn diese nach einer größeren Verletzung der Viszera beeinträchtigt ist.

Butler (1994) beschreibt detailliert folgende Besonderheiten des *sympathischen Schmerzmusters*:

- veränderte Blutzufuhr (was sich in roter, weißer oder gefleckter Hautfarbe auswirkt),
- verändertes Schwitzverhalten,
- Schwellungen oder das Gefühl von Schwellungen,
- trophische Veränderungen (z. B. glänzende Haut),
- aufgeblähter Bauch,
- Schmerzen und Gefühl von Steifigkeit im Brustkorb,
- veränderte Haltung der Brustwirbelsäule, z. B. vorgeschobener Kopf,
- Klagen über Schmerzen und Gefühl von Steifigkeit ohne die anderen aufgeführten Zeichen.

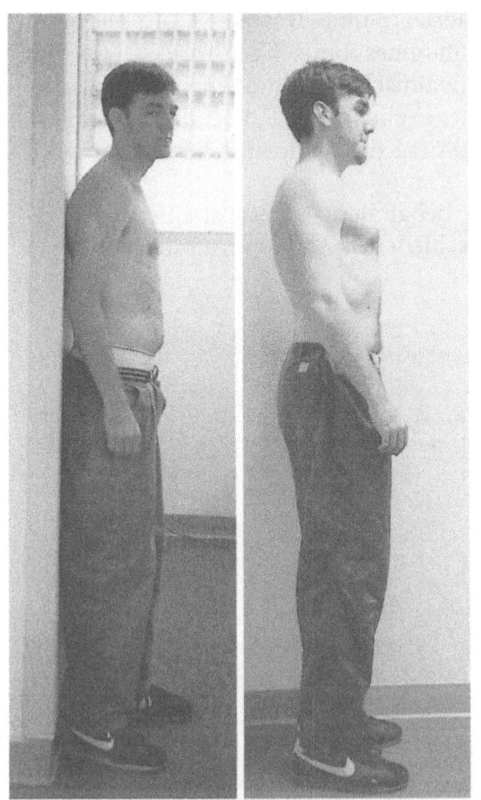

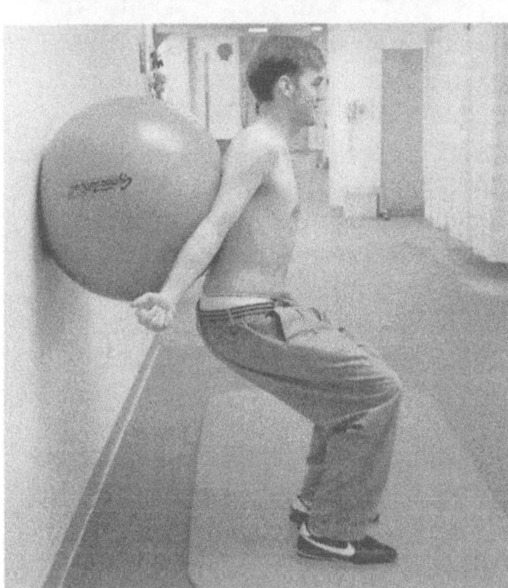

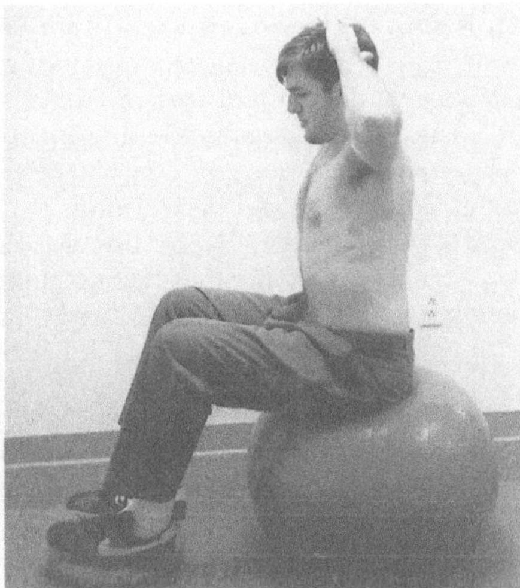

Abb. 12.2. a Vier Wochen nach einem Autounfall mit schwerer Operation im Bauchraum und Lungenkollaps ist der Patient nicht in der Lage, gerade zu stehen (erste physiotherapeutische Behandlung). **b** Ungefähr 4 Monate nach der Befundaufnahme und nach 6 (physiotherapeutischen) Behandlungen kann der Patient gerade stehen. **c** Der Patient mobilisiert seinen Rücken in Streckung und kräftigt gleichzeitig seine Quadrizepsmuskulatur. **d** Bei der Abschlußbehandlung (ungefähr 5 Monate nach dem Unfall) zeigt der Patient gute aufrechte Rumpfhaltung, Balance und Propriozeption

Der sympathische Slump, ein modifizierter Slump-Test, kann als mechanische Stimulation des sympathischen Stammes bezeichnet werden, welcher zur Folge hat, daß sich periphere sympathische Funktionen des Nervensystems verändern und/oder sich im entsprechenden Gewebe die Sensibilität verändert (Slater et al. 1994; eine Anpassung des sympathischen Slump wird in **Abb. 2.6 b** gezeigt).

Beispiele für die Untersuchung und Behandlung eines Patienten nach einem chirurgischen Eingriff sind in verschiedenen Abbildungen der vorhergehenden Kapitel dargestellt.

Der Patient ist nicht in der Lage, seinen Rücken zu strecken (als Folge allgemeiner Schwäche, **Abb. 7.14 a**).

Der Patient zeigt die Kraft, die er in 6 Behandlungen zurückgewonnen hat (**Abb. 7.14 b**). Er kann seinen Rumpf gegen die Schwerkraft mit den Armen in der mittleren Frontalebene strecken.

Abbildung 7.16 zeigt die fehlende Rückenstreckung.

In **Abb. 8.20** und **8.21** ist die Mobilisation der Weichteile und Übungen mit der Hartschaumstoffrolle dargestellt.

Im folgenden wird beschrieben, wie ein Patient nach einer schweren Bauchoperation mit Hilfe der Physiotherapie mobilisiert werden kann.

Die ersten Zielvorgaben der Physiotherapie für diesen Patienten sind das sanfte Mobilisieren der WS in allen Ebenen und das Verbessern der Elastizität der Weichteile (**Abb. 12.2 c, d**). Natürlich ist das Aufbauen der allgemeinen Kondition und Kraft ebenso ein Teil des Übungsprogrammes. Der stark motivierte Patient erhält einen 65 cm großen Ball, um zu Hause zu üben.

Während der Patient seinen Rücken in Extension mobilisiert, kräftigt er auch seine Quadrizepsmuskeln (**Abb. 12.2 c**).

In einer 2. Therapiesitzung wird das Programm durch Übungen mit dem Thera-Band, dem Ballkissen und der Hartschaumstoffrolle ergänzt (**Abb. 12.2 d**). Die folgenden 3 physiotherapeutischen Behandlungen konzentrieren sich darauf, dem Patienten beizubringen, wie er seine Übungen selbst überwachen und Bewegungsgeräte im Fitneßzentrum sicher benützen kann. Die Betonung der Behandlung liegt auf dem Wiedererlangen der Kondition.

Ungefähr 4 Monate nach seiner ersten Behandlung kam der Patient zu seiner *6. abschließenden* Behandlung. Ausdauer und Beweglichkeit hatten sich beeindruckend verbessert. Der Patient hatte gute Kraft, Geschicklichkeit, Balance und Propriozeption wiedererlangt (s. **Abb. 12.2 c, d**).

12.2 Patienten in der Inneren Medizin

Es gibt viele Patienten mit internistischen Krankheitsbildern, bei denen der Ball eingesetzt werden kann.

> **Wichtig**
>
> Der Ball ermöglicht sehr schwachen Patienten, für die es sehr wichtig ist, aktiv zu bleiben, das Üben, indem das Gewicht eines Körperabschnittes oder eines Teiles davon durch den Einsatz des Balles reduziert wird.
>
> Dies kann nach Erkrankungen des Herz-Lungen-Systems oder nach längerer Krankheit wie Pankreatitis, Leukämie, Krebs oder AIDS der Fall sein.
>
> Physiotherapeutische Übungen sind für die meisten Patienten wichtig, um ihr Herz-Kreislauf-System zu verbessern oder um Lungenentzündungen, Thrombosen oder anderen Komplikationen vorzubeugen. Sie können dem Patienten auch helfen, so lange wie möglich unabhängig zu bleiben (s. auch Kap. 4 und 10). Manchmal wird die Behandlung palliativ sein, aber sie kann dem Patienten das Gefühl vermitteln, daß er gewürdigt und geschätzt wird. Den höchstmöglichen Grad an physischer und mentaler Fitneß zu erreichen, kann ein entscheidender Beitrag zum persönlichen Wohlbefinden sein (Toot 1992; Snyder 1992 a, b). Die Therapeutin muß dem Patienten mit Verständnis begegnen, über seine persönliche Situation umfassend informiert sein und mit allen übrigen medizinischen Betreuern gut zusammenarbeiten. Geeignete therapeutische Übungen sind in Kap. 10 beschrieben und können an die individuellen Fähigkeiten und Bedürfnisse des Patienten angepaßt werden.

12.3 Osteoporose

Osteoporose dient als Beispiel für eine internistische Erkrankung, obgleich die Patienten wegen der Schmerzen oder der Frakturen oft in orthopädischen Ambulanzen anzutreffen sind. Diese Erkrankung verdient besondere Beachtung.

12.3.1 Überlegungen

Osteoporose ist eine medizinische Diagnose, für die sich der Einsatz des Balles anbietet. Bei einigen wenigen Krankheiten tritt Osteoporose schon in jungen Jahren auf. Der Therapieplan für diese Patienten unterscheidet sich jedoch nicht von dem in diesem Kapitel beschriebenen Behandlungskonzept. Osteoporose Typ I (bei Erwachsenen) betrifft Frauen in der Menopause, während Typ II altersabhängig ist und sowohl bei Männern als auch bei Frauen über 70 Jahren vorkommt. Allerdings sind Frauen doppelt so häufig davon betroffen (Shipp 1993). Im Vordergrund steht bei der Behandlung des Patienten mit Osteoporose, den Schmerz unter Kontrolle zu halten und das Vertrauen in die Beweglichkeit wiederherzustellen (Shipp 1993). Ansonsten bleibt die Angst, sich zu bewegen, und der Patient wird bevorzugt sitzen. Das wiederum begünstigt einen weiteren Knochenabbau und erhöht die Sturzgefahr, weil Kraft, Koordination und Balance verlorengehen.

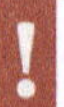 Viele Patienten, die an fortgeschrittener Osteoporose leiden, ziehen sich Knochenbrüche durch Stürze hinzu.

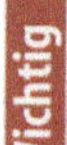 **An dem Teufelskreis „Osteoporose" ist der Schmerz besonders beteiligt, da er den Patienten verleitet, inaktiv zu bleiben, obwohl gerade er physisch aktiv sein sollte, um einen weiteren Knochenverlust zu vermeiden.**

Unbehandelte Osteoporose führt nicht nur zu Frakturen und chronischem Schmerz, sondern auch zu häufigen Arztbesuchen, da die Patienten Linderung ihrer Symptome suchen (Ritson u. Scott 1996).

Sturzprophylaxe muß im Zentrum der Osteoporosebehandlung stehen.

Der größte Wandel in der Behandlung der Osteoporose während der letzten 5–10 Jahre ist darin zu verzeichnen, daß es sowohl bei Betroffenen als auch bei Ärzten und Therapeuten zu einer gesteigerten Wahrnehmung des Problems gekommen ist (Woods 1996).

Übungen mit Gewichtsbelastung sind wichtig, um die Knochendichte zu erhalten.

Ein weiteres Ziel in der Osteoporosebehandlung ist, eine gute axiale Einordnung des Rumpfes und der Extremitäten zu erreichen, die kyphotische Haltung möglichst zu vermeiden und eine gute Kraft des Rumpfes und der Extremitäten zu erhalten.

Die Übungen müssen besonders jene Körperteile berücksichtigen, die für Frakturen anfällig sind. Entscheidend ist, daß die Häufigkeit der Frakturen abnimmt und nicht, daß die Knochenmasse zunimmt (Rutherford 1990).

Für die erfolgreiche Behandlung von Patienten mit Osteoporose ist es wichtig, Stürze zu vermeiden. Dies wird durch die Schulung des Gleichgewichtes, der Koordination und der motorischen Kontrolle erreicht (Dannbeck u. Auer 1996). Ebenso wichtig sind eine umfassende Aufklärung der Patienten über die Krankheit, die Vermittlung geeigneter Übungen und die Einhaltung einer richtigen Ernährung.

Bei der Auswahl geeigneter Übungen kann die Therapeutin auf verschiedene Behandlungskonzepte zurückgreifen. Beispielsweise integrieren Preisinger u. Wernhardt (1996) in ihr Übungsprogramm für Frauen nach der Menopause Übungen aus den Therapiekonzepten von Brügger (1990), Klein-Vogelbach (1990) und Brunkow (s. Bold u. Grossmann 1978), aber auch Übungen aus der propriozeptiven neuromuskulären Fazilitation (Buck et al. 1996). Auch das Thera-Band kann eingesetzt werden, um diagonale Übungen gegen

Widerstand auszuführen. Es wird empfohlen, regelmäßig jeweils 20–30 Minuten zu üben, mindestens 3mal wöchentlich, besser täglich. Übungen zur Behandlung der Osteoporose können sowohl in Gruppen als auch individuell durchgeführt werden.

12.3.2 Behandlungskonzept

Behandlungsziele

- Verbesserung und Erhalt der Beweglichkeit verspannter Strukturen,
- Erreichen der bestmöglichen Haltung,
- Steigerung der Kraft des Rumpfes und des Schultergürtels,
- Sturzverhinderung durch gute Balance, Koordination und Geschicklichkeit,
- Selbständigkeit beim Übungsprogramm zu Hause.

Behandlungsplan

- Sanftes Dehnen und Mobilisieren der verspannten Strukturen,
- Kräftigungsübungen, Schulung der Propriozeption und Übungen mit Gewichtsbelastung,
- Übungen für Gleichgewicht und Koordination,
- Erlernen eines Übungsprogrammes für zu Hause.

Vorsichtsmaßnahmen

- Für eine sichere Umgebung sorgen.
- Wenn die WS nicht sehr beweglich ist, einen großen Ball (mindestens 65 cm) für Übungen im Sitzen, in Bauchlage oder in Rückenlage verwenden.
- Einen kleinen Ball für Übungen verwenden, bei denen der Patient auf dem Boden liegt und mit den Beinen übt.
- Übungen wählen, die der Patient sicher ausführen kann. Mit Übungen auf der Physio-Roll, die größere Sicherheit bietet, beginnen. Einen Gurt benutzen, um den Patienten zu sichern.
- Keine Schmerzen verursachen.
- Mit Aufwärmübungen ohne Gewichtsbelastung beginnen.

Kontraindikationen

Wenn ein Patient in Gefahr ist zu stürzen, oder wenn spontane Bewegungen wie das Umdrehen im Bett bereits Frakturen auslösen, gehört er nicht auf den Ball.

> **!** **Der Ball darf nicht eingesetzt werden, wenn ein Patient an fortgeschrittener Osteoporose leidet oder ein schlechtes Urteilsvermögen hat.**

12.3.3 Behandlungsbeispiele

Eine hochmotivierte 65jährige Patientin litt infolge ihrer Osteoporose an einem Rundrücken. Sie wünschte sich ein Übungsprogramm für zu Hause, um eine weitere Verschlechterung ihres Rundrückens abzuwenden und ihre Kraft zu verbessern. Die Patientin war sehr einsichtig und hatte kein Problem mit ihrem Gleichgewicht. Sie fuhr Fahrrad, ging in ein Gymnastikstudio, in dem sie Geräte benutzen konnte, und wollte zusätzlich Übungen mit dem Ball erlernen. Es war ihr erklärtes Ziel, ein Übungsprogramm zu Hause durchführen zu können.

Der Rundrücken der Patientin ist offensichtlich, wenn sie sich mit den Armen auf den Ball legt und ihren Rücken so gut wie möglich streckt, ohne Bewegungen zu erzwingen (**Abb. 12.3a**). Ein unsicherer Patient könnte in dieser Situation eine Physio-Roll benutzen. Den Kopf (oder einen oder beide Arme) in korrekter Stellung vom Ball abzuheben, kräftigt den Nacken und die oberen Rückenstrecker.

In **Abb. 12.3b** stützt sich die Patientin mit dem Brustkorb am Ball ab und versucht, die supinierten und gebeugten Arme in Außenrotation in die mittlere Frontalebene zu bewegen. Die Bewegung findet gegen die Schwerkraft statt und der Ball muß von allen Rumpfmuskeln stabilisiert werden. Wenn das Knien auf einer Matte unangenehm ist, kann man ein Kissen unterlegen. Diese Übung kann auch so ausgeführt werden, daß die Patientin auf einem Stuhl sitzt und sich gegen einen großen Ball stützt, den sie zwischen sich und eine Wand hält. In dieser Form ist die Übung einfacher, weil durch die vertikale Ausgangsstellung der Hebelarm, der gegen die Schwerkraft gehoben werden muß, kürzer ist als in der knienden Stellung.

In **Abb. 12.3c** zeigt die Patientin die 2. Phase der Übung „Eslein streck' Dich" (s. Kap. 9.4). Diese Übung begünstigt die Streckung der WS mit Hilfe der Schwerkraft. Sie kann diese Übung ausführen, weil sie über ein gutes Gleichgewicht verfügt. Zu Hause ist es sicherer, wenn sie neben einem Sofa oder zwischen 2 Stühlen, an denen sie sich festhalten kann, übt. Kissen können unter den Kopf oder unter die Lendenwirbelsäule gelegt werden, um den Durchmesser des Balles zu vergrößern.

Das Thera-Band wird in Kombination mit dem Ball eingesetzt (**Abb. 12.4a–e**). Alle abgebildeten Übungen fördern eine korrekte Haltung und kräftigen gleichzeitig die Rumpfmuskulatur. Der Ball dient nicht nur als Unterstützung, sondern zwingt die Muskulatur auch, zu stabilisieren, weil er beweglich ist. Das Thera-Band zwingt die Muskeln der Extremitäten gegen Widerstand zu arbeiten. Die Spannkraft des Thera-Bandes muß der Kraft des Patienten angemessen sein.

! Die Übung „Eslein streck' Dich" wird nicht für Patienten empfohlen, bei denen die Gefahr besteht, daß sie das Gleichgewicht verlieren könnten.

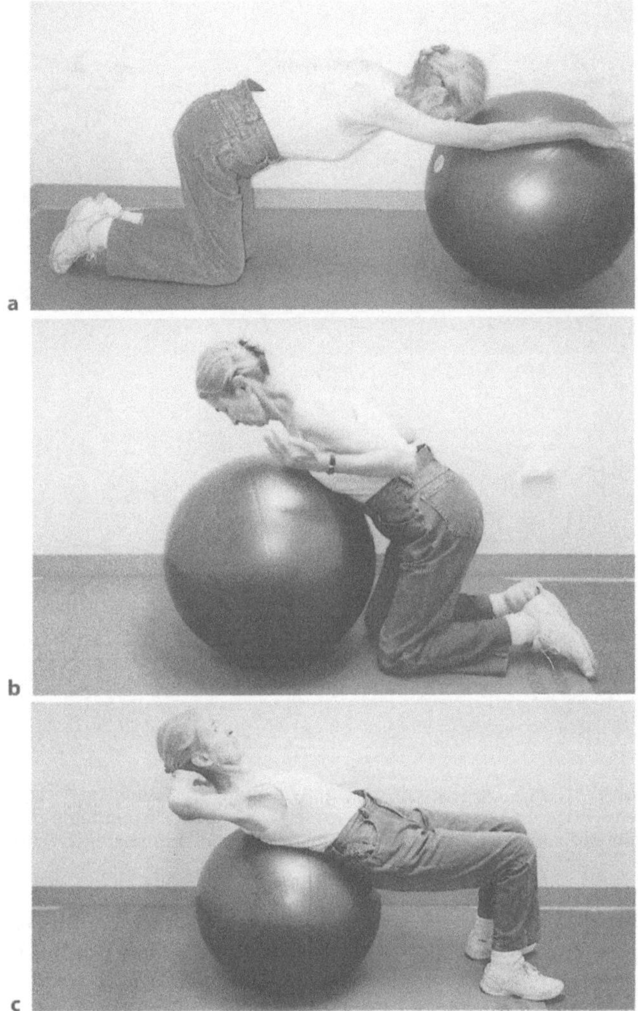

Abb. 12.3 a–c. Eine an Osteoporose leidende Patientin. **a** Ihr Rundrücken ist in dieser Stellung offensichtlich. **b** Sich an einem Ball abstützend, kräftigt sie die Muskulatur des mittleren Rückens, indem sie ihre Arme gegen die Schwerkraft abhebt. **c** Mit dem Rücken auf dem Ball liegend, kann die Patientin mit Hilfe der Schwerkraft die Streckung ihres Rückens verbessern. Wegen der mangelhaften Wirbelsäulenstreckung wurde ein großer Ball ausgewählt

Alle Übungen, bei denen eine Bewegung in der Sagittalebene stattfindet, können auf der Physio-Roll erlernt werden. Viele der Übungen, die in Kap. 9 beschrieben werden und an vielen Stellen in diesem Buch abgebildet sind, bieten sich für die Behandlung an. Allerdings müssen sie sich für die Ziele des Patienten und der Therapeutin eignen und an die Fähigkeiten des Patienten angepaßt werden. Wichtig ist auch, in korrekter aufrechter Haltung zu üben. Es fördert das propriozeptive Training und die physiologische Kompression

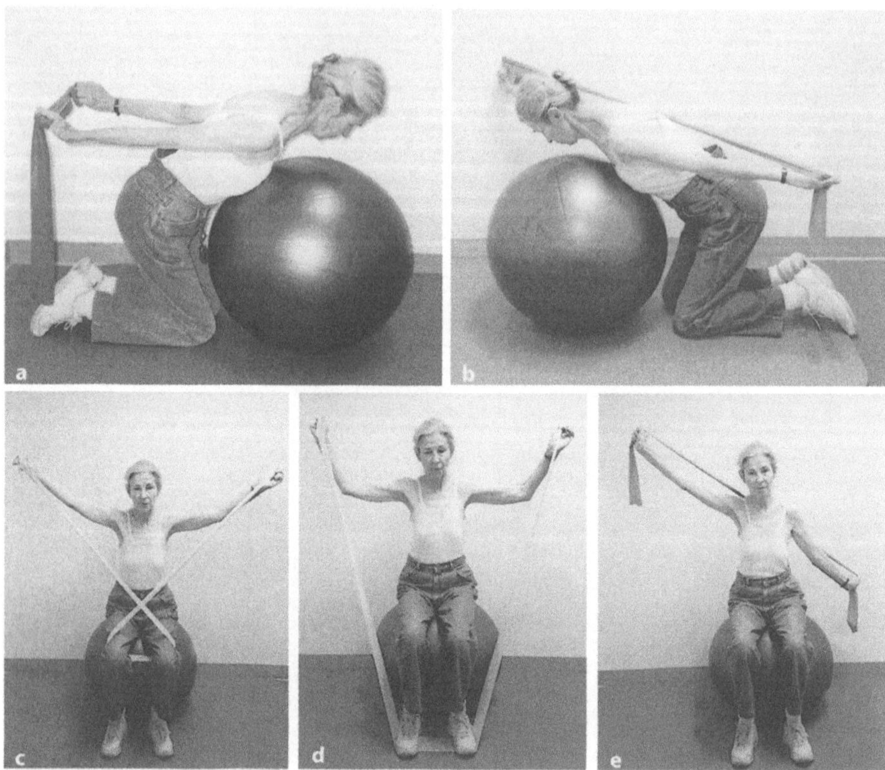

Abb. 12.4. a,b Die Patientin zeigt wie man in „Bauchlage" auf dem Ball mit dem Thera-Band üben kann. **c–e** Im Sitz kräftigt sie ihre Extremitäten mit Hilfe des Thera-Bandes, während sie gleichzeitig ihr Gleichgewicht und ihre korrekte Haltung schult

der WS, wenn man aufrecht auf dem Ball sitzend sanft hüpft (s. Kap. 9.1, „Der Cowboy"). Anschließend sollte der Patient aufrecht auf einer harten Unterfläche gehen.

An Osteoporose leidende Patienten, die nicht auf einem Ball sitzen können, oder denen es nicht möglich ist, die oben beschriebenen Übungen auszuführen, haben die Möglichkeit, in Rückenlage Kraft, Gleichgewicht und Koordination zu üben, z.B. mit Variationen der Übung „Perpetuum mobile" (s. Kap. 9.22).

12.4 Morbus Bechterew

Eine andere häufige Erkrankung, denen Physiotherapeuten immer wieder begegnen, ist der Morbus Bechterew.

12.4.1 Überlegungen

Morbus Bechterew (Spondylarthritis ankylopoetica) ist eine aseptische entzündliche Erkrankung des synovialen Gewebes, vor allem jenem der Wirbelsäule. Mitbeteiligung der inneren Organe und Verknöchern der elastischen Strukturen betrifft die Bewegung der WS in allen Ebenen. Morbus Bechterew wird gelegentlich auch als rheumatische Spondylitis bezeichnet, was jedoch irreführend ist, da für die Diagnose keine Rheumafaktoren nachweisbar sind (Reid 1996).

> **!** Das Verknöchern der kostovertebralen Gelenke schränkt die Bewegung der Brustwirbelsäule und der Rippen ein.

Die physiotherapeutischen Behandlungsprinzipien des Morbus Bechterew sind von Viitanen u. Suni (1995) in einem umfassenden Überblick über alle von dieser Krankheit betroffenen Systeme ausführlich beschrieben worden. Manchmal sind auch innere Organe betroffen. Da entzündliche Zellen vorhanden sind, gehört zu den üblichen Zeichen des Morbus Bechterew die Atrophie der Muskeln und der Haut sowie Osteoporose, die mit Erschöpfungszuständen einhergeht.

> **Wichtig** Das Symptom der Erschöpfung wird oft ignoriert, obwohl bei vielen Patienten, die Steifigkeit als ihr Hauptproblem betrachten, die Erschöpfung als Symptom noch vor dem Schmerz steht (Calin et al. 1993).

Bechterew-Patienten leiden oft an mindestens 3 Monate dauernden Rückenschmerzen und häufig auch an Entzündungen der Iliosakralgelenke. Von den peripheren Gelenken sind vor allem die Hüft- und Schultergelenke gefährdet. Da diese Krankheit auch die Übergänge betrifft, an denen die Bänder am Knochen inserieren, kann insbesondere auch die Achillessehne in Mitleidenschaft gezogen werden (Reid 1996).

Die Diagnose wird in vielen Fällen aufgrund von Röntgenbildern gestellt, die Verknöcherung des Iliosakralgelenkes oder der Wirbelsäule aufzeigen.

Das Antigen HL-A W27 ist bei 95% aller Bechterew-Patienten zu finden; allerdings erkranken nur ungefähr 20% der Patienten, die dieses Antigen besitzen an Spondylarthritis ankylopoetica. Das Verhältnis von Männern zu Frauen wurde auf 10:1 geschätzt (Calin u. Fries 1975). Neuere Studien zeigen aber, daß Frauen etwas häufiger betroffen sind, so daß eher von einem Verhältnis Männer zu Frauen von 2,5:1 auszugehen ist. Es bestehen aber einige auffallende Unterschiede, die geschlechtsabhängig sind: Bei Frauen wird die Diagnose meistens später gestellt, und die Krankheit verläuft langsamer und weniger schwer als bei Männern. Außerdem treten bei Frauen öfters periphere Gelenkerkrankungen und Ostitis des Schambeins auf (Calin 1993).

Bei der Bechterew'schen Erkrankung gibt es eine genetische Komponente, was mit folgender Begebenheit gut veranschaulicht werden kann. In unserer Physiotherapieabteilung erschien vor einigen Jahren ein Patient, der die typische, nach vorne geneigte Haltung der Morbus-Bechterew-Patienten hatte. Einer Physiotherapiestudentin zeigte man den Patienten im Wartezimmer und erklärte ihr, daß er wegen seiner Haltung „leicht" als Bechterew-Patient zu erkennen sei. Doch als der Patient aufgerufen wurde, erhob sich zum Erstaunen der Therapeutin ein anderer, neben dem vermeintlichen Bechterew-Patienten sitzender Mann. Die Therapeutin war im ersten Moment überrascht, denn der Patient, der reagiert hatte, sah nicht aus, als würde er an Morbus Bechterew leiden. Schnell klärte sich die Verwirrung jedoch auf, als der Patient die Therapeutin fragte, ob sein Bruder, der mit ihm warte und auch an Bechterew leide, an der Therapiesitzung teilnehmen könne. Dies war der stark nach vorne geneigte Mann, der im Wartezimmer beobachtet worden war. Es stellte sich dann heraus, daß der schwer versteifte Mann seinen jüngeren Bruder ermutigt hatte, frühzeitig zur Physiotherapie zu gehen, da bereits mehrere Brüder derselben Familie an Morbus Bechterew erkrankt waren.

Bechterew-Patienten erhalten zur Behandlung ihrer Erkrankung normalerweise nichtsteroidale entzündungshemmende Medikamente und, was wesentlich ist, sie werden angehalten, ein regelmäßiges Übungsprogramm durchzuführen (Viitanen u. Suni 1995). Wie wichtig eine konsequente physiotherapeutische Behandlung ist, um die Beweglichkeit zu erhalten oder zu verbessern, wurde in Studien über umfassende Physiotherapie zu Hause (Kraag et al. 1994) und über die Kosteneffizienz von Physiotherapie in Gruppen von Bechterew-Patienten (Bakker et al. 1994) bestätigt. Obwohl in dieser Studie die zusätzlichen Kosten für den günstigen Effekt der Gruppentherapie pro Patient und Jahr mit US $409 (Bakker et al. 1994) beziffert wurden, ist dieser Kostenfaktor neben dem Gewinn von Lebensqualität unbedeutend. Während dieser Studie erhielten die Patienten wöchentlich 3 Stunden Therapie (Übungen, Sport und Hydrotherapie). Die Kosten wären vermutlich viel niedriger ausgefallen, wenn die Patienten nur die Übungen mitgemacht hätten und danach an einem Gruppensport, z.B. Volleyball oder Badminton, teilgenommen hätten. Nach den Erfahrungen des Autors sind Bechterew-Patienten im allgemeinen hochmotiviert und sehr kooperativ.

> **Wichtig**
>
> Gruppenaktivitäten helfen den Patienten auch in sozialer Hinsicht, mit ihrer Behinderung zu leben. Sie erfahren, daß sie nicht die einzigen sind, die an dieser Erkrankung leiden. Sie erkennen, daß Steifigkeit, Erschöpfung und Schmerz Probleme sind, mit denen sie alle täglich konfrontiert werden und umgehen müssen.

12.4.2 Behandlungskonzept

Befunderhebung

- Die Beuge- und Streckmuskulatur der Hüfte ist häufig verkürzt, da die Patienten zum Ausgleichen der Versteifung der WS vermehrt Hüfte und Knie beugen.
- Bei Bechterew-Patienten, die nicht regelmäßig üben, muß mit einem nach hinten geneigten Becken und verringerter Lendenlordose gerechnet werden.

- Die Versteifung der Brustwirbelsäule und der kostovertebralen Gelenke schränkt nicht nur die Fähigkeit des Brustkorbes ein, sich beim Atmen zu weiten, sondern beschränkt auch die Flexion der Arme in den Schultergelenken.
- Der Kopf von Bechterew-Patienten ist häufig nach vorne geschoben.
- Viele Patienten leiden an Muskelschmerzen und Muskelschwäche.
- Es kann eine Osteoporose vorhanden sein, die mit Erschöpfungsgefühlen verbunden ist.

Behandlungsziele

- Bewahren einer guten Körperhaltung,
- Optimale Kräftigung des Rumpfes und der Extremitäten,
- Erhalten der größtmöglichen Beweglichkeit der WS, um zu verhindern, daß WS und Hüftgelenke in Flexion versteifen,
- Erhalten einer guten Beweglichkeit des Brustkorbes,
- Förderung der Vitalkapazität,
- Erlernen eines Übungsprogrammes, das selbständig zu Hause durchgeführt werden kann,
- Fähigkeit, die Aktivitäten des täglichen Lebens zu meistern.

Nur wenn diese Ziele erreicht werden, kann der Patient funktionell unabhängig bleiben.

Behandlungsplan

- Kräftigungsübungen, um die bestmögliche Haltung zu erreichen und zu erhalten,
- sanfte Mobilisation der verspannten Strukturen (Weichteile, Muskeln, neurale Gewebe und Gelenke),
- Mobilisation des Brustkorbes,
- Atemübungen,
- Übungen für die Verbesserung und Erhaltung des Gleichgewichts und der Koordination (Sturzprävention),
- Erarbeiten eines Übungsprogrammes für zu Hause,
- Teilnahme an sportlichen Aktivitäten.

Vorsichtsmaßnahmen

- Patienten, die an Morbus Bechterew erkrankt sind, haben oft eine hohe Schmerzschwelle. Hunter u. Dubo (1983) berichten über einen Patienten, der 5 Stufen hinuntergefallen war und sich dabei eine Fraktur der Halswirbelsäule zuzog. Erst nachdem er 6 Tage lang auf Entenjagd gewesen war, suchte er einen Arzt auf.
- Frakturen, die oft die Folge kleiner Stürze sind, komplizieren die Behandlung des Morbus Bechterew (Hunter u. Dubo 1983). Die Autoren führen diese Tatsache in einigen Fällen auf die teilweise oder komplette Verstei-

fung der Hüften zurück. Die meisten Frakturen passieren in der zervikalen Region.

- Wegen ihrer eingeschränkten Beweglichkeit, Schwäche und Steifigkeit können Bechterew-Patienten leicht ihr Gleichgewicht verlieren.
- Sportarten mit häufigen Körperkontakten sind zu meiden. Bei Sportarten wie Volleyball sollte man die Regeln so abändern, daß die Teilnahme für die Patienten sicher ist. Es muß sorgfältig geprüft werden, welcher Patient für diese Sportart geeignet ist.
- Zum Üben muß ein ziemlich großer Ball gewählt werden (mindestens 65 cm), um so der eingeschränkten Beweglichkeit der WS, der Hüften und der Schultern gerecht zu werden. Kissen unter dem Nacken oder unter der Lendenwirbelsäule können helfen, die versteifte Wirbelsäule zu unterstützen.
- Vorsicht ist angezeigt, wenn sich der Patient in einer entzündlichen Phase befindet.

Kontraindikationen

Selbstverständlich gehört viel Einfühlungsvermögen zur Behandlung dieser Patienten, und es dürfen keine Bewegungen forciert werden. Die folgenden Punkte sind kontraindiziert:

> **!**
> - Versteifte Gelenke dürfen nicht mobilisiert werden.
> - Ein hypermobiler Nacken darf nicht mobilisiert werden.

12.4.3 Physiotherapie

> **Wichtig**
> Bechterew-Patienten sollten täglich üben.

Sie können schwimmen oder andere Wassersportarten treiben, wenn die Krankheit nicht zu weit fortgeschritten ist. Sportarten wie Langlauf oder Volleyball, mit Vorsicht betrieben, sind günstig. Für Patienten mit fortgeschrittenem Morbus Bechterew sind Sportarten, bei denen ein Sturzrisiko besteht, kontraindiziert (Lindner 1989; vom Bruch 1991). Manuelle Therapie (Schauer 1989) wird oft von Patienten geschätzt, deren Gelenke steif, aber noch nicht versteift sind. Die Autorin setzt Mobilisationstechniken, wie sie von Klein-Vogelbach (1993) beschrieben werden, für die Brustwirbelsäule und die kostovertebralen Gelenke ein. Patienten berichten, daß sie danach leichter atmen können, weil die Rippen und die Brustwirbelsäule sich weniger verspannt anfühlen. Plüss (1989) beschreibt eine Behandlung, die auf dem Konzept der funktionellen Bewegungslehre nach Klein-Vogelbach beruht. Göhring (1989) zeigt, wie Atemübungen dem Patienten helfen können, seine Vitalkapazität zu vergrößern.

Jede Therapie, die die Beweglichkeit und die Kraft der Wirbelsäule und der Extremitäten steigert, kann vom Patienten ausgeführt werden, wenn entsprechende Vorsichtsmaßnahmen getroffen werden.

12.4.4 Ballübungen für Patienten mit Morbus Bechterew

Wegen seiner Vielseitigkeit ist der Ball ein funktionelles Werkzeug. Er macht es möglich, Mobilisation der Muskeln, der Weichteile und der neuralen Gewebe mit Kräftigungsübungen und Gleichgewichtstraining zu kombinieren. Eine verbesserte Beweglichkeit der Wirbelsäule (Rumpfrotation kombiniert mit Seitneigung, s. **Abb. 8.19**) kann erreicht werden, solange die Wirbelsäule nicht voll versteift ist.

Alle in diesem Kapitel beschriebenen Übungen eignen sich für Bechterew-Patienten, je nach dem individuellen Krankheitszustand.

Die Physio-Roll ist sehr nützlich, wenn der Patient unsicher ist. Besonders gut kann man mit ihr die Seitneigung mobilisieren (s. **Abb. 11.23**). Übungen mit der Hartschaumstoffrolle können bei der Selbstmobilisation einer verspannten Wirbelsäule hilfreich sein (s. Kap. 8.2; **Abb. 8.21**).

Für Bechterew-Patienten ist die Gruppengymnastik besonders geeignet. Ballübungen, die in einer Gruppe ausgeführt werden können, werden in Kap. 13 bei der Behandlung des Morbus Parkinson (s. Kap. 13.5.1, **Abb. 13.1–13.9**) beschrieben. Sowohl Bechterew- als auch Parkinson-Patienten müssen, so lange es möglich ist, die Beweglichkeit der WS und des Brustkorbes erhalten oder verbessern und besonderen Wert auf die Streckung der WS legen. Bei beiden Patientengruppen sind Atemübungen Teil des Übungsprogrammes. Natürlich gibt es noch viele andere Patientengruppen, die von diesen Übungen profitieren können, vor allem, wenn Beweglichkeit, Balance, und Kräftigung des Rumpfes das Ziel der Behandlung sind.

Literatur

Bakker C, Hidding A, van der Linden S, van Doorslaer E (1994) Cost effectiveness of group physical therapy compared to individualized therapy for ankylosing spondylitis. A randomized controlled trial. J Rheumatol 21:264–268

Bold RM, Grossmann A (1978) Stemmführung nach Brunkow. Enke, Stuttgart

Brügger A (1990) Gesunde Körperhaltung im Alltag, 3. Aufl. Brügger, Zürich

Buck M, Beckers D, Adler SS (1996) PNF in der Praxis, 3. Aufl. (Rehabilitation und Prävention, Bd 22). Springer, Berlin Heidelberg New York

Butler DS (1994) The upper limb tension test revisited, 2nd edn. In: Grant R (ed) Physical therapy of the cervical and thoracic spine. Churchill Livingstone, New York

Calin A (1993) Ankylosing spondylitis. In: Maddison PJ, Isenberg DA, Woo P, Glass DN (eds) Oxford textbook of rheumatology. Oxford University Press, Oxford, pp 681–690

Calin A, Fries JF (1975) Striking prevalence of ankylosing spondylitis in "healthy" W27 positive males and females. N Engl J Med 293(17):835–839

Calin A, Edmunds L, Kennedy G (1993) Fatigue in ankylosing spondylitis - why it is ignored? J Rheumatol 20(6):991–995

Carrière B (1988) Edema: its development and treatment using lymph drainage massage. Clin Manage Phys Ther 8(5):19–21

Cyriax J (1982) Textbook of orthopaedic medicine, 8th edn. Baillière Tindall, London

Dannbeck S, Auer C (1996) Osteoporose: Therapiekonzept zur Vermeidung von Stürzen. Krankengymnastik 48(3):358–366

Duncan PW, Lotze MT, Gerber LH, Rosenberg SA (1983) Incidence, recovery, and management of serratus anterior muscle palsy after axillary node dissection. Phys Ther 63(8): 1243–1247

Feldenkrais M (1978) Bewußtheit durch Bewegung. Insel

Flynn TW (1996) The thoracic spine and ribcage. Butterworth-Heinemann, Boston

Göhring H (1989) Krankengymnastische Möglichkeiten zur Verbesserung und Erhaltung der Thoraxbeweglichkeit und der Atembewegung bei Morbus Bechterew. Krankengymnastik 41(1):47–53

Gutman H, Kersz T, Barzilai T, Haddad M, Reiss R (1990) Achievements of physical therapy in patients after modified radical mastectomy compared with quadrantectomy, axillary dissection, and radiation for carcinoma of the breast. Arch Surg 125:389–391

Hunter T, Dubo HIC (1983) Spinal fractures complicating ankylosing spondylitis. Arthritis Rheumat 26(6):751–759

Klein-Vogelbach S (1990) Ballgymnastik zur funktionellen Bewegungslehre, 3. Aufl. (Rehabilitation und Prävention, Bd 12). Springer, Berlin Heidelberg New York

Klein-Vogelbach S (1993) Therapeutische Übungen zur funktionellen Bewegungslehre, 3. Aufl. (Rehabilitation und Prävention, Bd 4). Springer, Berlin Heidelberg New York

Kraag G, Stokes B, Groh J, Helewa A, Goldsmith CH (1994) The effects of comprehensive home physiotherapy and supervision on patients with ankylosing spondylitis – an 8-month followup. J Rheumatol 21:261–263

Lindner W (1989) Gruppentherapie und Sport mit Bechterew Patienten. Krankengymnastik 41(1):14–19

List M (1996) Krankengymnastische Behandlung in der Traumatologie, 3. Aufl. Springer, Berlin Heidelberg New York

Miller LT (1992) Postsurgery breast cancer outpatient program. Clin Manage Phys Ther 12(4):50–56

Nelson SH (1989) Playing with the entire self: the Feldenkrais method and musicians. Semin Neurol 9(2):97–104

Parker I (1992) Beyond conventional exercises. Phys Ther Forum 7:4–7

Plüss A-G (1989) Funktionelles Rückenmuskeltraining bei Morbus Bechterew. Krankengymnastik 41(1):38–46

Preisinger E, Wernhardt R (1996) Osteoporoseprävention – ein Übungsprogramm für Frauen nach der Menopause. Krankengymnastik 48(3):344–356

Reid ME (1996) Bone trauma and disease of the thoracic spine and ribs. In: Flynn TW (1996) The thoracic spine and rib cage. Butterworth-Heinemann, Boston, pp 87–105

Ritson F, Scott S (1996) Physiotherapy for osteoporosis. Physiotherapy 82(7):390–394

Rutherford OM (1990) The role of exercise in prevention of osteoporosis. Physiotherapy 76(9):522–526

Schauer U (1989) Spezifische Mobilisation bei Morbus Bechterew (manuelle Therapie). Krankengymnastik 41(1):25–30

Shipp KM (1993) To manage fragility. Phys Ther 1(10):70–75, 98–100

Slater H, Vicenzino B, Wright A (1994) 'Sympathetic slump': the effects of a novel manual therapy technique on peripheral sympathetic nervous system function. J Manual Manipulative Ther 2(4):156–162

Snyder R (1992a) Coping: you and your patient with cancer. Clin Manage Phys Ther 12(4):64–69

Snyder R (1992b) Physical therapy in terminal illness. Clin Manage Phys Ther 12(4):96–100

Toot JL (1992) Tapestry of care. Clin Manage Phys Ther 12(4):9–10

Travell JG, Simons DG (1983) Myofascial pain and dysfunction: the trigger point manual. Williams & Wilkins, Baltimore

Travell JG, Simons DG (1992) Myofascial pain and dysfunction: the trigger point manual, vol 2. Williams & Wilkins, Baltimore

Umphred DA (ed) (1995) Neurological rehabilitation, 3rd edn. Mosby, St. Louis

Viitanen JV, Suni J (1995) Management principles of physiotherapy in ankylosing spondylitis – which treatments are effective. Physiotherapy 81(6):322–329

Vom Bruch H (1991) Sporttherapie bei Spondylitis ankylosans (Morbus Bechterew) unter besonderer Berücksichtigung des Volleyballspiels. Krankengymnastik 43(4):340–345 (I), 5:475–480 (II), 6:577–588 (III), 7:718–727 (IV)

Voss DE, Ionta MK, Myers BJ (1985) Proprioceptive neuromuscular facilitation, 3rd edn. Harper & Row, New York

Woods EN (1996) Managing and preventing osteoporosis. Phys Ther 4(5):40–46

13 Ambulante Patienten in der Neurologie

LERNZIELE

Nach der Lektüre dieses Kapitels kann der Leser:
- verstehen, warum und wie der Ball zur Befunderhebung und Behandlung ambulanter Patienten in der Neurologie eingesetzt werden kann;
- Ballübungen bei der Behandlung von Parkinson-Patienten anwenden;
- den Ball bei der Behandlung von Hemiplegie-Patienten einsetzen;
- Übungen für Patienten mit Multipler Sklerose auswählen;
- verstehen, wie bei Patienten mit muskulärer Dystrophie propriozeptives Training möglich ist;
- den Ball bei der Behandlung von Kindern mit neurologischen Problemen einsetzen.

13.1 Einführung

Das Gebiet der Neurologie umfaßt eine Vielzahl von Krankheiten und Verletzungen, die alle Teile sowohl des zentralen (ZNS) als auch des peripheren (PNS) Nervensystems und die Muskulatur befallen können. Dazu zählen nicht nur genetisch bedingte Erkrankungen wie die muskuläre Dystrophie (MD) und einige Formen von zerebralen Lähmungen (CP), sondern auch Krankheiten unbekannter Ursache und mit chronisch-progredientem Verlauf wie Multiple Sklerose (MS), Morbus Parkinson, Morbus Alzheimer und weitere degenerative Erkrankungen, z. B. zerebrale Atrophien. Tumoren können ebenfalls schleichend beginnen und schwere neurologische Defizite hervorrufen. Andere neurologische Erkrankungen treten plötzlich auf, ausgelöst durch ein pathogenes Geschehen im Körper, z. B. einem Schlaganfall als Folge eines Embolus, einer Blutung oder einer Ischämie. Neurologische Probleme können aber auch als Folge einer Infektion oder durch Autoimmunreaktionen auftreten. Ein Guillain-Barré-Syndrom manifestiert sich im peripheren Nervensystem, während metabolische Krankheiten wie Alkoholismus die Basalganglien und Krebsmetastasen das Gehirn und das Rückenmark befallen können. Gewaltsame Verletzungen des zentralen oder peripheren Nervensystems können Hirn- und/oder Rückenmarksschäden zur Folge haben. Ursachen dafür können Unfälle, Schußverletzungen und Stichwunden sein. Komplikationen während der Geburt können dazu führen, daß das zentrale oder periphere Nervensystem geschädigt wird (z. B. infantile Zerebralparese – CP – oder die Erb-Lähmung).

13.2 Symptomatik

Alle Teile des Nervensystems können in Mitleidenschaft gezogen sein (s. auch Kap. 2). Die Schädigung kann vorwiegend einen einzelnen Bereich betreffen (z. B. bei Morbus Parkinson), das gesamte ZNS (z. B. bei Multipler Sklerose) oder sich auf das periphere Nervensystem beschränken (z. B. bei dem Guillain-Barré-Syndrom).

Die Symptome zeigen an, welcher Bereich des zentralen und des peripheren Nervensystems betroffen ist und in welchem Ausmaß. Sie liefern dem Arzt die notwendigen Hinweise bei der Erstellung der medizinischen Diagnose. Die speziellen Behinderungen und Beeinträchtigungen des Patienten müssen mit der medizinischen Diagnose übereinstimmen, wenn diese die Situation des gesamten Nervensystems widerspiegeln soll. Entsprechende Beispiele werden im folgenden gegeben.

13.2.1 Verletzungen des Zerebellums

Typische und mögliche Symptome

Das Zerebellum erhält sensorischen Input von der Peripherie und motorischen Output von der Hirnrinde (Urbscheit u. Oremland 1995). Das Zerebellum kann sich als ein adaptives Kontrollsystem verhalten, das, basierend auf den schon vorher gespeicherten sensorischen Input- und motorischen Output-Informationen, willkürliche Bewegungsmuster programmiert oder moduliert (Ito 1970). Auch die Fähigkeit, sich motorische Vorgänge vorstellen zu können wird dem Zerebellum zugeschrieben. Das Zerebellum und seine Verbindungen regulieren den Muskeltonus. Es ist abhängig von propriozeptiven und vestibulären Reizen, aber auch von übergeordneten Regulationsmechanismen (Umphred 1995).

Eine Verletzung des Zerebellums kann Bewegungsstörungen hervorrufen, die auf derselben Körperseite wie die Verletzung selber auftreten und folgende Symptomatik zeigen:
- niedriger Muskeltonus (Hypotonie),
- Muskelschwäche bis zu 50% (Asthenie),
- Koordinationsstörungen (Ataxie) des Rumpfes und/oder der Extremitäten,
- Schwierigkeiten, ein Bewegungsziel genau anzupeilen (Dysmetrie; Patienten neigen dazu, über das Ziel „hinauszuschießen" oder gar nicht bis zum Ziel zu gelangen),
- Probleme mit dem Timing schneller Bewegungen (Dysdiadochkinesie),
- Schwierigkeiten, das Timing und den Ablauf einer einfachen Bewegung so zu programmieren, daß sie harmonisch werden (Bewegungszerstückelung),
- schwankender Gang.

Die Patienten können zudem Störungen des Gleichgewichts, der Sprache (Dysarthrie) und Stimme (geringe Modulation) aufweisen. Manche Patienten leiden an einem Tremor, der sich vom Tremor des Parkinson-Patienten darin unterscheidet, daß er eine höhere Frequenz hat und aufhört, sobald das motorische System nicht mehr zielgerichtet arbeitet. Probleme können auch mit der Kontrolle der Augenbewegungen auftreten (z. B. Abweichen zur kontralateralen Seite, Nystagmus; Urbscheid u. Oremland 1995).

Defizite anderer Systeme wie eine verminderte Propriozeption und Verletzungen an Teilen des Kortex verstärken das Problem, denn wenn das Zerebellum keinen korrekten Input erhält, ist der Output entsprechend beeinträchtigt.

Die meisten Therapeutinnen werden Patienten erlebt haben, die an mehreren dieser Symptome leiden, von denen jedes einzelne sehr behindernd sein kann.

Beispiel

Bei einem jungen Zahnarzt wurde die Diagnose „Multiple Sklerose" gestellt. Der Patient litt an Dysmetrie, Störungen des Gleichgewichts und der Sprache und hatte einen schwankenden Gang. Unglücklicherweise hatten manche Mitmenschen keine Hemmungen, ungefragte und unangemessene Bemerkungen über seinen offensichtlich alkoholisierten Zustand so früh am Morgen zu machen. Dabei versuchte der Patient nur, unabhängig zu bleiben und selbständig zu gehen.

Behandlungsmöglichkeiten

Bei Verletzungen des Zerebellums kann der Ball eingesetzt werden, um:
- den Muskeltonus über vermehrten propriozeptiven Input zu steigern (Übungsbeispiele: „Der Cowboy" s. Kap. 9.1, „Die Schaukel" s. Kap. 9.10, „Der Salamander" s. Kap. 9.9);
- Muskeln zu kräftigen (z. B. mit einer Übung in Brückenaktivität wie „Die Galionsfigur" s. Kap. 9.18);
- die Koordination des Rumpfes und der Extremitäten zu schulen (Übungsbeispiele „Der Cowboy" s. Kap. 9.1 – trainiert auch das Finden der eigenen Mitte –, „Perpetuum mobile" s. Kap. 9.22, „Der Delphin" s. Kap. 9.29, „Die Cocktailparty" s. Kap. 9.28, „Die Schere" s. Kap. 9.19);
- Bewegungspräzision, Tempo, Koordination und Geschmeidigkeit zu fördern (Übungsbeispiele: „Perpetuum mobile" s. Kap. 9.22, „Die Schaukel" s. Kap. 9.10, „Die Krabbe" s. Kap. 9.12);
- als Vorbereitung für die Gangschule Teilbewegungen (oder Gangkomponenten) wie das wechselweise Bewegen der Beine, die axiale Einstellung während der Bewegung und das Gangtempo zu üben (Übungsbeispiele: „Perpetuum mobile" s. Kap. 9.22, „Der Cowboy" s. Kap. 9.1, „Die Waage" s. Kap. 9.2);
- das Gleichgewicht zu schulen (verschiedene Übungen, bei denen der Patient auf dem Ball sitzt, z. B. „Der Cowboy" s. Kap. 9.1, „Die Waage" s. Kap. 9.2, „Die Cocktailparty" s. Kap. 9.28, „Der Delphin" s. Kap. 9.29).

Untersuchung der Teilbewegungen

Jede komplexe Bewegung besteht aus einer Kombination von Teilbewegungen. So setzt sich das Gehen aus einer Sequenz von einzelnen Bewegungen zusammen, die es einer Person erlauben, gleich lange Schritte geradeaus in einem gewissen Tempo zu machen und dabei den Rumpf aufrecht zu halten und die Arme wechselweise zu schwingen (oder parallel, wenn das Gangtempo sehr langsam ist). Jeder Abschnitt der Bewegungssequenz kann als Teilbewegung betrachtet werden.

> **Wichtig** Die Untersuchung von Teilbewegungen kann wichtige Details des darunter liegenden motorischen Prozesses offenlegen, und macht es dem Patienten möglich, wirksamen Gebrauch von Feedback-Informationen zu machen.

Mit zunehmender Praxis benötigt der Übende immer weniger Zeit und Aufmerksamkeit für korrigierende Feedback-gesteuerte Teilbewegungen, die seine Fähigkeit beeinflussen, die Geschicklichkeit zu erwerben und zu erhalten, die er braucht, um motorische Aufgaben zu meistern (Abrams u. Pratt 1993).

Der Ball kann eingesetzt werden, um das gesamte Spektrum aller Teilbewegungen zu untersuchen und zu üben. Dazu gehören:

- einen Arm oder ein Bein in einer geraden Linie zu bewegen;
- einen Körperteil in einem bestimmten Tempo zu bewegen;
- sich zu bemühen, eine Bewegung fließend auszuführen;
- zu versuchen, auf dem Ball zu sitzen und die Balance zu halten.

Der Patient kann Wechselschritte (an Ort und Stelle) machen, während er auf dem Ball wippt und er kann üben, die Arme zu schwingen, während er wippt und balanciert.

Wenn schließlich mehr und mehr Teilbewegungen zu einer Sequenz zusammengefügt worden sind, sollte der Patient den gesamten Bewegungsablauf trainieren und mit dem Üben einer funktionellen Bewegung wie dem Gehen oder dem Balancieren auf einer stabilen Oberfläche abschließen, um den vollen Trainingseffekt zu erreichen.

Diese Übertragung in die Praxis ist nötig, wenn therapeutische Ballübungen einen funktionellen Effekt haben sollen.

Die Untersuchung der Teilbewegungen der „nichtbetroffenen" Seite kann der Therapeutin helfen, festzustellen, ob diese Seite wirklich nicht betroffen ist oder inwieweit auch sie zum Problem des Patienten beiträgt.

Erkrankungen, die primär die Basalganglien betreffen, z. B. Morbus Parkinson und Morbus Huntington, und Störungen aufgrund von Alkoholismus unterscheiden sich in ihrer Symptomatik von Verletzungen des Zerebellums.

> **Wichtig** Erkrankungen der Basalganglien äußern sich je nach Krankheit in verschiedenartigen Symptomen, die aber alle zu Störungen des Muskeltonus führen und die unwillkürlichen Bewegungen beeinträchtigen (Melnick 1995).

So haben z. B. Parkinson-Patienten Schwierigkeiten, eine Bewegung einzuleiten und zu beherrschen und ihre Körperhaltung zu kontrollieren.

13.2.2 Morbus Parkinson

Typische und mögliche Symptome

Die Schädigungen der Basalganglien haben eine Reihe von typischen und möglichen Symptomen zur Folge:

- fehlende automatische Mitbewegung (Akinesie), Verlangsamung der Bewegungsabläufe (Bradykinesie), verringerte Beweglichkeit,
- Rigidität (zahnradartige Bewegungen der Extremitäten),
- gehemmter Gang (Propulsion und/oder Retropulsion) mit Schwierigkeiten beim Starten, Anhalten und Umdrehen,
- instabile Haltung (vermutlich wegen der oben beschriebenen Symptome, aber auch wegen verringerter sensorischer Verarbeitung),
- Tremor (4–7mal pro Sekunde), besonders distal (Hände), der in Ruhe bestehen bleibt, sich aber bei Bewegung verringert,
- mangelhafte Aufmerksamkeit und Lerndefizite (vor allem beim deklarativen Lernen, meist in einem späteren Stadium der Krankheit).

Wegen der möglichen Beteiligung anderer wichtiger Bereiche des ZNS wie des Hypothalamus und des sympathischen Nervensystems können Patienten unter vermehrtem Schwitzen, trockener Haut (Seborrhoea) oder fettiger Haut leiden.

Behandlungsmöglichkeiten

Der Ball kann bei Parkinson-Patienten eingesetzt werden, um:

- automatische Bewegungen zu provozieren (den Ball stoßen, auffangen oder wegwerfen);
- Flexions- und Extensions-, Ab- und Adduktionsbewegungen zu erleichtern, indem Bein oder Arm auf dem Ball gelagert werden (der Patient kann die Bewegung ausführen, ohne das Gewicht der Extremität heben zu müssen);
- Haltungsübungen zu fördern wie beim Bewegen der Wirbelsäule in Extension (Übungsbeispiele: „Die Galionsfigur" s. Kap. 9.18, „Die Möwe" s. Kap. 9.6, „Eslein streck' Dich" s. Kap. 9.4);
- korrekte Haltung und Gleichgewicht zu trainieren (Übungsbeispiel „Der Cowboy" s. Kap. 9.1);
- Teilbewegungen üben (wie oben beschrieben).

13.2.3 Zerebraler vaskulärer Insult

Patienten, die einen zerebralen vaskulären Insult, allgemein bekannt als „Schlaganfall", erlitten haben, zeigen Symptome, die (vorwiegend) von der Lokalisation im Gehirn oder im Hirnstamm und vom Ausmaß und von der Ausdehnung der Schädigung abhängen. Weil die Hirnrinde mit den Basalganglien und dem Zerebellum in einer Beziehung von „Rat und Einverständnis" steht (Umphred 1995), wirken sich Verletzungen der Hirnrinde auch auf diese Areale aus. Die Defizite können innerhalb von Sekunden, Minuten, Stunden oder auch erst einige Tage nach dem Insult auftreten. Die Art der Schäden erlaubt es dem Arzt, Ort und Ausmaß der Schädigung festzustellen (Ryerson 1995).

Typische und mögliche Symptome

- Hemiplegie, anfänglich mit niedrigem Tonus und später mit Spastizität,
- sensorische Ausfälle,
- Gesichtsfeldeinschränkungen,
- Aphasie (global, rezeptiv oder expressiv) und/oder Dysarthrie,
- mentale und intellektuelle Beeinträchtigungen,
- mangelnde Haltungskontrolle.

Die Patienten können zusätzlich an den verschiedensten weiteren Symptomen leiden wie Apraxie (Wahrnehmungsschwierigkeiten beim Ausführen einer Bewegung), verringerter Berührungs-, Vibrations- und Lagesinn, Stimmbänderschwäche.

Obwohl normalerweise die Funktionen auf der Gegenseite stärker gestört sind, fanden Jones et al. (1989), daß auch auf der ipsilateralen Seite Reaktionszeit, Tempo, Stetigkeit der Bewegung, und das Nachvollziehen von zufälligen Bewegungen, Schritten und Kombinationen in dem auf den Schlaganfall folgenden Jahr noch beeinträchtigt waren. Smutok et al. (1989) kamen nach der Untersuchung einseitiger Hirnläsionen zu dem Schluß, daß zu einem umfassenden Therapieprogramm auch die therapeutische Behandlung der nichtbetroffenen Seite gehört, weil die motorischen Funktionen auf der ipsilateralen Seite nachteilig beeinflußt sein können.

Behandlungsmöglichkeiten

Der Ball kann bei der Behandlung von Patienten mit Hemiplegie eingesetzt werden, um:

- die gelähmte Extremität so zu lagern, daß der Patient die passiven oder aktiven Bewegungen beobachten kann (aufgeklebte Punkte können dem Patienten helfen, sich auf die Übung zu konzentrieren vor allem, wenn er unter Gesichtsfeldeinschränkungen leidet);
- den Tonus zu beeinflussen, indem Bewegungen gewählt werden, die entweder schnell und anregend oder langsam, rhythmisch und entspannend sind;
- die Dissoziation der Extremitäten zu üben (z.B. mit der Übung „Perpetuum mobile" s. Kap. 9.22, bei der das eine Bein gebeugt und das andere gestreckt wird und wechselweise Bewegungen koordiniert und zeitlich eingeteilt werden müssen);
- Teilbewegungen und Bewegungssequenzen als Vorübungen für das Gehen zu trainieren (z.B. das wechselweise Bewegen der Beine in guter axialer Stellung und im Gangtempo);

- die unteren oder oberen Extremitäten zu kräftigen, wobei der geschwächte Patient die auf dem Ball liegende Extremität bewegen kann ohne sie heben zu müssen (zur Förderung selektiver Bewegungen);
- Balance und Rumpfstabilisation zu trainieren;
- propriozeptives Training zu fördern (Beispiele: „Der Cowboy" s. Kap. 9.1, „Die Schaukel" s. Kap. 9.10, „Der Salamander" s. Kap. 9.9 und andere Übungen).

Obwohl die motorische Dysfunktion (die Spastizität) üblicherweise das auffälligste Zeichen einer Hemiplegie ist, verschlimmern sensorische Defizite und Aphasie die Situation. Gelegentlich stellen sie das Hauptproblem dar.

> **Wichtig**
>
> **Die Fähigkeit, eine präzise, visuell kontrollierte Bewegung auszuführen, ist eine kritische motorische Leistung (Grafton et al. 1992). Die Therapeutin muß den Patienten deshalb so lagern, daß er den Körperteil sehen kann, der bewegt wird, oder den er zu bewegen versucht.**

Man kann dem Patienten helfen, das Körperteil, das er bewegen soll, wahrzunehmen und sich auf es zu konzentrieren, indem man taktile (Berühren, Reiben, Klopfen) oder visuelle (Anbringen von farbigen Punkten auf Fuß, Knie oder Hand) Reize setzt. Die Therapeutin sollte auch dem Patienten die Möglichkeit geben, die Information zu verarbeiten und ihm genügend Zeit lassen, sich die geplante Bewegung und ihre Ausführung vorzustellen.

> **Beispiel**
>
> Ein Patient, dessen größtes Problem die fehlende sensorische und kinästhetische Wahrnehmung seines Armes war, konnte gehen und seinen Arm einigermaßen gut bewegen. Eines Tages rief er seine Frau und behauptete, daß ihn jemand würge. Er hatte nicht erfaßt, daß er sich mit seiner eigenen „hemiplegischen" Hand würgte.

13.2.4 Multiple Sklerose

Typische und mögliche Symptome

Die Multiple Sklerose (MS) ist eine der am wenigsten einschätzbaren neurologischen Erkrankungen. Sie kann sehr bösartig sein, sowohl in ihrem Verlauf als auch in der Selektivität des Befalls von kritischen Gehirn- und Rückenmarksarealen. MS kann aus sehr jungen Erwachsenen Invaliden machen und Sorgen und Frustration über eine ganze Familie bringen. Die Patienten können unter Hemiplegie, Paraplegie, Quadriplegie oder Monoplegie leiden. Zu dem weiten Spektrum möglicher Symptome gehören Spastizität, Ataxie, Tremor, Schwäche, sensorische Ausfälle, Probleme mit dem Gleichgewicht, den Augen und der Blase, oft in das Krankheitsbild verstärkenden Kombinationen. Manche Patienten erleiden in ihrem ganzen Leben nur wenige Schübe mit nur geringfügigen Symptomen und erholen sich vollständig, während andere unter häufigen Attacken leiden und wieder andere eine kontinuierliche Progression der Krankheit hinnehmen müssen. Sehstörungen und Probleme mit der Blase gehören häufig zu den frühesten Symptomen der MS. Patienten mit MS ermüden rasch und brauchen während der Übungen Ruhepausen.

> **Wichtig**
>
> **Für alle MS-Patienten ist der sparsame Umgang mit den eigenen Kräften sehr wichtig.**

Detaillierte Informationen über diese Krankheit finden Physiotherapeutinnen, die mit MS-Patienten arbeiten, in vielen Lehrbüchern und Ratgebern, u. a. bei Steinlin-Egli (1998), Frankel (1995), Bauer (1983) und Künzle (1984).

Behandlungsmöglichkeiten

Alle in diesem Kapitel beschriebenen Anwendungsmöglichkeiten des Balles eignen sich auch für die Behandlung von MS-Patienten. Je nachdem, ob Symptome der Hemiplegie, Paraplegie oder Probleme mit der Balance festgestellt werden, können die für den Patienten wirkungsvollsten Übungen ausgewählt werden. Der Ball kann außerdem dazu dienen:

- den Angehörigen zu zeigen, wie sie dem Patienten beim Durchbewegen der Gelenke und bei Dehnübungen helfen können;
- zu versuchen, die aktuelle Muskelkraft zu erhalten (durch effizienten Einsatz der Muskulatur);
- Kräftigungsübungen mit Gleichgewichts- und Koordinationsübungen zu kombinieren;
- ein für den Patienten geeignetes Übungsprogramm für das Üben zu Hause zu erstellen.

Wie oben beschrieben, ist eine Beteiligung des Zerebellums bei Patienten mit MS nicht ungewöhnlich. Nach jedem Schub muß die Therapeutin den Patienten erneut untersuchen und das Übungsprogramm an die neue Situation anpassen. Der Patient und seine Familie brauchen emotionale Unterstützung und Verständnis, damit sie realistisch mit dieser Krankheit umgehen können. Wenn nötig, sollte ein Psychologe oder Sozialpädagoge zur Betreuung miteinbezogen werden.

13.3 Wiederherstellung von Funktionen bei Patienten mit neurologischen Erkrankungen

Der Lebensstil des Patienten, sein Alter, sein Allgemeinzustand und seine Einstellung zu seiner Krankheit können die Erholungsphase oder die Progression der Krankheit beeinflussen. Die Plastizität des Gehirns und sein Verhalten tragen wesentlich zu einer Wiederherstellung verlorener Funktionen bei.

13.3.1 Plastizität des Gehirns

Glücklicherweise geben neue Forschungsergebnisse über die Plastizität des Gehirns (s. auch Kap. 3.5) Anlaß zu Hoffnung für viele Patienten und Therapeuten. Vor allem nach einer Verletzung des ZNS sind die meisten Patienten in der Lage, im Laufe der folgenden 3–18 Monate deutliche Funktionsverbesserungen zu erreichen, auch wenn Lähmungen und sensorische und kognitive Verluste unverändert bleiben. Dies ist möglich, da sich reversibel ödematöses oder metabolisch unterversorgtes Gewebe erholen kann. Eine starke Motivation, eine unterstützende Umgebung (wie auch entsprechende Hilfsmittel) und kompensatorisches Verhaltenstraining wirken sich ebenfalls positiv aus. Dobkin (1993) führt dies auf das Bestehen zahlreicher paralleler Systeme zurück, die an der Informationsverarbeitung beteiligt sind, welche die Voraussetzung ist für eine schnelle, präzise und doch hochflexible Kontrolle von Bewegungen, die mehrere Gelenke erfassen. Diese Schaltkreise können zu spontaner und trainingsbedingter Wiederherstellung von Funktionen beitragen.

Wie jede neurologisch erfahrene Therapeutin bestätigen kann, erholen sich manche Patienten noch viele Jahre nach einer Verletzung des ZNS. Bach-Y-Rita (1987) beschreibt die Plastizität des Gehirns als die Fähigkeit, neurale Bahnen und kollaterale Sprosse von intakten Zellen zu degenerierten Bereichen zu bilden. Die Fähigkeit des Gehirns, Organisation und Funktion abzuwandeln, hilft z. B. dem Patienten bei der Wiederherstellung nach einem Schlaganfall. Brodal (1973) beschrieb sehr ausführlich seine Erholung nach einem Schlaganfall, der seine rechte Seite gelähmt hatte. Er bemerkte, daß man nach genauerer Erforschung der strukturellen Vernetzung des ZNS zu der Überzeugung gelangen muß, daß es morphologisch möglich ist, einen Impuls von einem bestimmten Teil des Gehirns entlang verschlungenen Umwegen zu praktisch jedem anderen Teil des ZNS zu übermitteln.

Spezifische Formen der Intervention können positive Plastizität im geschädigten Gehirn erleichtern. Bei der Heilung nach einem Schlaganfall oder anderen Hirnverletzungen sind die Schaltsysteme im Gehirn bis ins hohe Alter fähig, neue Verbindungen herzustellen (Winstein 1995).

Bei sehr jungen Kindern kann die Plastizität des Gehirns motorische Programme unterstützen, die Funktionen entwickeln oder verbessern (z. B. bei CP-Kindern).

> **Wichtig**
>
> Alle wichtigen Systeme des ZNS sind miteinander vernetzt, voneinander abhängig und zu keinem Zeitpunkt von den anderen Systemen getrennt. Ihre Kooperation ist von größter Bedeutung für den Heilungsprozeß oder für alle Bemühungen, bei einer das ZNS betreffenden progressiven Krankheit die funktionelle Unabhängigkeit so lange wie möglich zu bewahren (Umphred 1995).
>
> Aktive Mitarbeit und Übung sind zusammen mit einer sinnvollen Zielsetzung die Verhaltensfaktoren, welche die Plastizität und die Wiederherstellung motorischer Funktionen beeinflussen (Winstein 1995). Deshalb ist der Ball ein nützliches Therapieinstrument.

13.3.2 Funktion des limbischen Systems

> **Wichtig**
> Das limbische System spielt eine wesentliche Rolle im Heilungsprozeß des Patienten, weil es die Motivation liefert, verlorene Funktionen zurückgewinnen zu wollen.

Das limbische System wird in Kap. 2 beschrieben (s. auch Umphred 1995). Seine Funktionen sind:

- die Absicht für das Beginnen einer Bewegung zu liefern;
- den gesamten Input zu integrieren;
- bei dem motorischen Ausdruck einer Bewegung mitzuwirken.

Das limbische System spielt ebenfalls eine bedeutende Rolle bei der Kontrolle des vegetativen (autonomen) und des somatisch sensorimotorischen Systems.

> **Wichtig**
> Therapeutinnen wissen aus Erfahrung, wie nachteilig es sich auswirkt, wenn ein Patient emotionell instabil oder ohne Antrieb und Motivation ist. Eine erfahrene Therapeutin erkennt die Symptome einer mangelhaften Funktion des limbischen Systems und paßt ihre Behandlung entsprechend an.

Beispielsweise kann sich die Therapeutin mehr Zeit nehmen, um das Ziel der Übung zu erklären. Sie sollte auch Anzeichen von Angst und Frustration erkennen. So kann sie dem Patienten Mut und Sicherheit geben, indem sie solche Übungen auswählt, die ihm Spaß machen, und nicht einfach ein starres Übungsprogramm durchziehen.

> **Wichtig**
> Es ist sehr wichtig, daß die Therapeutin die Erkrankung aus der Sicht des Patienten sieht, wenn sie mit ihm zusammen ein gemeinsames Behandlungsziel bestimmt.

Brodals (1973) eigene Beobachtungen nach einem Schlaganfall liefern wertvolle Hinweise auf die Gefühle des Patienten, der Schwierigkeiten hat, eine Bewegung zu beginnen oder zu kontrollieren, und für den es eine enorme mentale Anstrengung bedeutet, auch nur die kleinste Aufgabe zu meistern.

Der Ball kann eingesetzt werden, um die Funktionen des limbischen Systems zu unterstützen. Der Ball ist nützlich, um den Patienten zu motivieren, weil:

- das Material und die Farbe des Balles angenehm sind;
- die Übungen leichter ausgeführt werden können (weniger Frustration, Erfolgserlebnisse);
- der Patient sofortiges Feedback über die Ausführung der Übung erhält.

13.3.3 Der Ball bei der Wiederherstellung motorischer Funktionen

Der Ball läßt sich verwenden, um:

- Übungen so zu gestalten, daß der Patient sie erfolgreich ausführen kann. Der Ball kann das Gewicht einer gelähmten Extremität reduzieren und es auf diese Weise dem Patienten ermöglichen, aktiv an einer Übung teilzunehmen;
- Teilbewegungen auszuwählen und zu üben, mit welchen der Patient auf sinnvolle Zielsetzungen hinarbeiten kann;
- Geschicklichkeit zu üben. Der Patient kann eine Übung zunächst mit der nichtbetroffenen Seite ausführen, um eine Übertragung zu erhalten und die Bewegung zu spüren, zu sehen und vergleichen zu können;
- dem Patienten selber Information über das Ergebnis der Aufgabe zu geben und Feedback zu vermitteln;
- die Fähigkeiten des Patienten ständig neu herauszufordern, indem die Therapeutin die Ballübungen ständig modifiziert;
- dem Patienten ein Übungsprogramm zur Verfügung zu stellen, das er zu Hause anwenden kann.

Eine Zusatzausbildung, Wissen und Erfahrung werden der Therapeutin helfen, mit der Komplexität der Probleme umgehen zu können, die bei der Behandlung von Patienten in der Neurologie entstehen. Dazu gehören auch Geduld und die Fähigkeit zu beobachten und zuzuhören.

> **Wichtig**
>
> Alle neurologischen Verletzungen verändern vermutlich das Leben des Patienten auf Dauer. Es gibt keine „Sofortlösung" für die Probleme des Patienten. Das Erreichen des bestmöglichen funktionellen Ergebnisses setzt Geduld und Ausdauer bei Patient, Familie und Therapeutin voraus.

13.4 Physiotherapie bei neurologischen Ausfällen

Eine Vielfalt von Behandlungsmöglichkeiten stehen zur Verfügung, die auf den verschiedensten Überlegungen und Philosophien beruhen. Um sich auf die Behandlung ambulanter neurologischer Patienten vorzubereiten, kann man auf zahlreiche Publikationen zurückgreifen. Umphred (1995) liefert Hintergrundinformation und Behandlungsmöglichkeiten für alle neurologischen Patienten. Bobath (1998) ist eine wertvolle Quelle für die Untersuchung und die Behandlung des erwachsenen Hemiplegikers. Davies (1986, 1991) gibt Therapieanleitung für die Behandlung von Hemiplegikern. Sie integriert das Konzept der funktionellen Bewegungslehre von Klein-Vogelbach in ihre Behandlung, beschreibt Ballübungen für Patienten mit einem Schlaganfall (Davies 1991) und für die frühe Rehabilitation nach traumatischen Hirnverletzungen (Davies 1995). Buck u. Beckers (1993) geben Hinweise für die Behandlung von Verletzungen des Rückenmarks, und Ziegler u. Bleton (1992,

1993) liefern exzellente Vorschläge für die Behandlung von Parkinson-Patienten.

13.4.1 Befunderhebung

Vor der Behandlung eines neurologischen Patienten muß neben *Kraft* und *Bewegungsausmaß* die *Qualität der Bewegung* untersucht werden. Die Untersuchung des Muskeltonus und des Bewegungsmusters sind ebenso wichtig wie die Beurteilung der Haltung und des Gleichgewichtes im Sitz, Stand und beim Gehen.

Die mentalen Fähigkeiten des Patienten, d. h. zu verstehen und mitzuarbeiten, sowie seine Gedächtnisleistung und seine physische Belastbarkeit müssen erfaßt werden, da sie einen großen Einfluß auf den Behandlungsplan und die zu setzenden funktionellen Ziele haben. Im weiteren müssen Sehkraft-, Gehör- und Sprachbeeinträchtigungen ebenso berücksichtigt werden wie sensorische, kinästhetische und propriozeptive Defizite, da sie die Leistungsfähigkeit beeinflussen.

Die Therapeutin muß ferner herausfinden, was der Patient kann und was er zu können wünscht. Wie gut kann er sich im Bett bewegen, wie gut kann er transferieren und ihm gestellte Aufgaben bewältigen.

Es ist wichtig, zu erkennen, welche „Systeme" im ZNS oder im peripheren Nervensystem betroffen sind. Das Ausmaß der Schädigung bestimmt den Behandlungsplan. Manche Systeme können unmittelbar durch die ZNS-Verletzung beeinträchtigt sein, während andere indirekt als Ergebnis von Systeminteraktionen gestört sind.

> **Wichtig**
>
> Das „Unterstützungsteam" des Patienten, seine Familie und Freunde, können eine bedeutende Rolle im Wiederherstellungsprozeß spielen, vorausgesetzt, sie sind fähig und willens, bei seiner Rehabilitation mitzuwirken.

Der Ball ist ein wertvolles Instrument für die allgemeine Abklärung (Untersuchung) von Kraft, Bewegungsausmaß, Muskeltonus, Gleichgewicht, axialer Einordnung, Bewegungsqualität und Tempo. Wenn Kraft untersucht wird, sollte sich die Therapeutin darüber im klaren sein, daß speziell bei neurologischen Patienten die Kraft, die bei einem Bewegungsmuster entfaltet wird, nicht unbedingt der Kraft desselben Muskels bei einem anderen Bewegungsmuster entspricht. Untersuchungsbeispiele werden in Kap. 7 beschrieben.

Es ist wichtig, detailliertere Abklärungen vorzunehmen, wenn im Laufe der Behandlung weitere Defizite aufgedeckt werden. Schließlich soll die Physiotherapeutin auch daran denken, das kardiovaskuläre System wieder aufzutrainieren.

13.4.2 Behandlungskonzept

Die Zielsetzungen müssen für den Patienten und die Therapeutin die gleichen sein, wenn das höchstmögliche funktionelle Leistungsniveau erreicht werden soll.

Behandlungsziele

- Normalisierung des Muskeltonus,
- Erreichen eines guten Bewegungsausmaßes, Elastizität der Weichteilgewebe und der neuralen Strukturen,
- gute Rumpfstabilität,
- gutes Gleichgewicht und Finden der Körpermittellinie,
- gute axiale Einordnung von Rumpf und Extremitäten,
- Verbesserung der Bewegungsqualität und der Bewegungseffizienz,
- Normalisierung des Bewegungstempos,
- Erreichen der größtmöglichen Unabhängigkeit,
- kardiovaskuläre Belastbarkeit.

Behandlungsplan

- Beeinflussung des Muskeltonus,
- Mobilisation der Gelenke, der Weichteilgewebe und der neuralen Strukturen,
- Kräftigung der Muskulatur des Rumpfes und der Extremitäten,
- Balance und Training von Gleichgewichtsreaktionen,
- Üben der axialen Einordnung und des Bewegungstempos,
- Training des propriozeptiven, sensorimotorischen und kinästhetischen Input,
- Üben von selektiven Bewegungen und von Teilbewegungen,
- angepaßtes Feedback (weder zuviel, noch zu wenig; Fehler zulassen, soweit sie den Patienten nicht gefährden),
- Erarbeiten eines realistischen Übungsprogrammes für zu Hause, das der Patient (allein oder mit Hilfe der Angehörigen) gut ausführen kann, und bei dem auch größere Ausdauer gefordert wird.

Vorsichtsmaßnahmen

- Für eine sichere Übungsumgebung sorgen. Wenn nötig, einen Sicherheitsgurt um die Taille des Patienten legen.
- Mit Übungen in der Rückenlage oder auf der Behandlungsbank sitzend beginnen, bis der Patient sicher auf einem Ball sitzen kann.
- Einen ängstlichen Patienten nicht auf den Ball setzen. Er muß damit einverstanden sein und angemessene Hilfe erhalten.
- Für Patienten, die anfänglich mehr Stabilität benötigen, eine Physio-Roll benutzen.

- Ärztlich verordnete Vorsichtsmaßnahmen berücksichtigen (z.B. daß der Kopf immer hochgehalten werden muß, daß eine Extremität nicht belastet werden darf etc.).
- Mit dem Einsatz von Spiegeln zurückhaltend sein, da manche Patienten mit kinästhetisch räumlichen Defiziten es verwirrend finden, sich im Spiegel zu sehen.
- Atmung, Puls und Blutdruck prüfen, wenn Ausdauer trainiert wird.
- Patienten fordern, aber nicht überfordern.

> **Wichtig**
>
> **Den gesunden Menschenverstand einsetzen! Nicht jeder Patient muß auf den Ball gesetzt werden!**

Kontraindikationen

> **!**
>
> - **Patienten mit schlechtem Urteilsvermögen müssen sorgsam überwacht werden, solange sie auf dem Ball sitzen.**
> - **Kinder nie unbeaufsichtigt mit dem Ball lassen. Sie könnten herunterfallen.**

13.5 Physiotherapie mit Parkinson-Patienten

13.5.1 Gruppenübungen

Normalerweise ist bei der Diagnosestellung von M. Parkinson nur eine Seite des Körpers betroffen. Einige Zeit vor der Diagnosestellung hat sich der Patient vermutlich steif gefühlt, hat über Muskelschmerzen, gebeugte Haltung, erhöhten Muskeltonus und Schwierigkeiten beim Umdrehen im Bett geklagt (Lang 1996). Solche Patienten könnten tatsächlich von einer Gruppentherapie profitieren, scheuen aber davor zurück, weil sie nicht mit schwerer behinderten Patienten zusammen sein wollen, die ihnen ihr zukünftiges Schicksal vor Augen führen. Die meisten Parkinson-Patienten schließen sich einer Gruppengymnastik erst an, wenn die Symptome der Erkrankung offensichtlich geworden sind.

Während dieser frühen Phase der Krankheit können Patienten noch sehr wohl in der Lage sein, an Gruppenaktivitäten wie Sport, Tanzen und Gymnastik teilzunehmen. Diese Aktivitäten stellen eine optimale Therapie dar. Sie geben Anreize über das Auge und das Ohr, gewähren Rhythmus und Spaß und sie fördern die Beweglichkeit und soziale Kontakte. Übungen, wie sie in den vorhergehenden Kapiteln beschrieben wurden (z.B. für die Behandlung der Osteoporose, s. Kap. 12), können, wenn es der Patient vorzieht, von Anfang an individuell ausgeführt werden.

> **!** Aus Sicherheitsgründen muß für die Teilnahme an Gruppenaktivitäten selbständiges Gehen und gutes Urteilsvermögen vorausgesetzt werden.

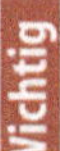

> **Wichtig** Gruppen von 6–8 Patienten können gut von einer Person geleitet und überwacht werden. Häufig beteiligen sich Familienmitglieder.

13.5.2 Behandlungskonzept

Behandlungsziele

- Steigerung der Beweglichkeit der Wirbelsäule, der Weichteilgewebe und der neuralen Strukturen in allen Ebenen (die Patienten haben normalerweise eine mangelhafte Extension und Rotation),
- Rotation des Rumpfes mit Hilfe des Balles. Rigidität und funktionelle Bewegungen können verbessert werden (zumindest zu gewissen Zeiten brauchen Parkinson-Patienten eine Tonusminderung, z. B. beim Essen oder beim Stuhlgang),
- Verbesserung der Flexion/Elevation der oberen Extremität,
- Erhalten der bestmöglichen aufrechten Haltung,
- Kräftigung der Muskulatur, die gegen die Schwerkraft arbeitet, vor allem der Rückenstrecker,
- Verbesserung des Gleichgewichtes,
- Steigerung des Bewegungstempos und der Fähigkeit, die Richtung zu ändern.

Zu den weiteren Zielen gehören:
- Erhalten der funktionellen Unabhängigkeit (Aktivitäten des täglichen Lebens, Transfertraining),
- Verbesserung der Vitalkapazität (Atemgymnastik) und Ausdauer.

Behandlungsplan

- Mobilisation der Weichteile sowie der neuralen Strukturen, Mobilisation der WS und der Extremitäten, je nach Befund,
- Dehnübungen,
- Kräftigungsübungen für Rumpf und Extremitäten, vor allem gegen die Schwerkraft,
- Balance- und Koordinationsübungen,
- propriozeptives Training,
- Trainieren von Teilbewegungen für das Gehen (wie an früherer Stelle in diesem Kapitel beschrieben, s. S. 306),
- Atemgymnastik und Ausdauertraining,
- Üben von Aktivitäten des täglichen Lebens.

Vorsichtsmaßnahmen

- Es ist empfehlenswert, eine Gruppengymnastik mit Aufwärmübungen zu beginnen und mit einer Entspannungsphase zu beenden.

- Patienten sollten nicht überanstrengt werden, vor allem nicht, wenn die Wirkung der Medikamente nachläßt.
- Wenn Patienten durch ihre Parkinson-Krankheit stark behindert sind, ist der Ball im allgemeinen kein sinnvolles Gerät; es sei denn, man entscheidet sich für stabile Ausgangsstellungen und/oder die Familie ist in der Lage, die Sicherheit des Patienten zu garantieren (z. B. indem sich jemand hinter den Patienten stellt, wenn dieser den Ball weitergibt wie in den **Abb. 13.5** und **13.6**).

13.5.3 Übungsbeispiele

Beispiel

Parkinson-Patienten üben die Flexion der Schultern (**Abb. 13.1**), indem jeder seinen Ball in seinem eigenen Tempo bewegt. Die Patienten können ihren Kopf auf dem Ball abstützen oder mit einem Bein auf der Bank knien, um ihre LWS nicht zu sehr zu belasten.

Zwei Patienten üben mit einem Ball, den sie hin und her ziehen und stoßen (**Abb. 13.2**). Dabei verbessern sie die Schulterflexion und kräftigen die oberen Extremitäten. Ein Arm stützt das Körpergewicht ab.

Sechs Teilnehmer einer Gruppe spielen „Ballziehen" (**Abb. 13.3**), dabei trainieren sie ihr Gleichgewicht, ihre Kraft und Beweglichkeit. Die den Rumpf stabilisierende Muskulatur wird ebenfalls aktiviert.

Wenn sich ein Patient an einen Ball lehnt, der zwischen ihm und der Wand liegt (**Abb. 13.4**), wird die Extension der WS verbessert, vorausgesetzt die Arme sind gleichzeitig außenrotiert, denn das Weiterlaufen dieser Armbewegung streckt auch die WS (s. die Person in der Mitte). Patienten können ebenso die Rotation der WS nach rechts und links mit abduzierten Armen üben. Der Patient ganz links hat sich, um stabiler zu sein, in eine Ecke gestellt; den Ball rollend streckt er seine WS und kräftigt die unteren Extremitäten, indem er Kniebeugen macht.

Mit Blick gegen die Wand oder in eine Ecke wird die Extension der WS gegen die Schwerkraft geübt (**Abb. 13.5**).

Die Patienten geben den Ball über den Kopf nach hinten weiter (**Abb. 13.6**). Dabei trainieren sie nicht nur ihr Gleichgewicht, sondern auch Geschicklichkeit und Koordination.

Patienten, die in einem Kreis stehen oder sitzen, können natürlich auch den Ball von einer Seite auf die andere weitergeben oder ihn in die entgegengesetzte Richtung einer anderen Person im Kreis zurollen oder zuwerfen. Man kann auch einen Ball auf ein Laken legen, die Teilnehmer halten das Laken fest und bewegen den Ball durch Hochheben des Lakens. Es gibt die verschiedensten Möglichkeiten, und oft erfinden die Patienten selbst neue Übungen für die Gruppe.

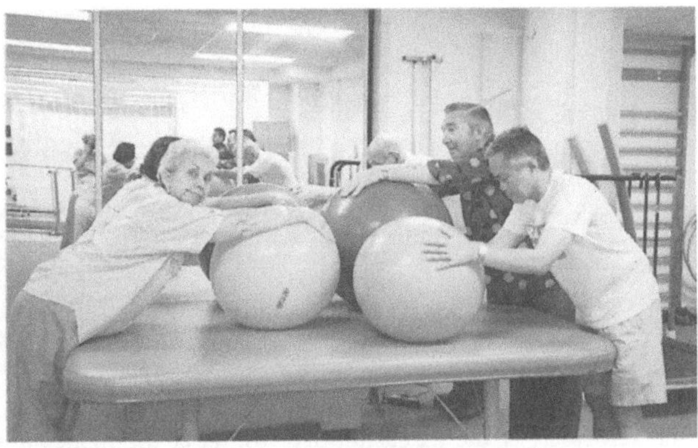

Abb. 13.1. Parkinson-Patienten üben die Flexion der Schulter, indem jeder seinen Ball in seinem eigenen Tempo bewegt

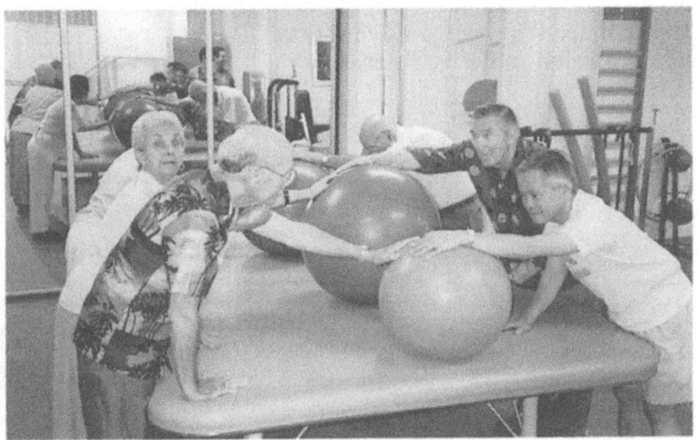

Abb. 13.2. Zwei Patienten üben mit einem Ball, den sie hin und her ziehen und stoßen. Dabei verbessern sie die Schulterflexion und kräftigen die Arme

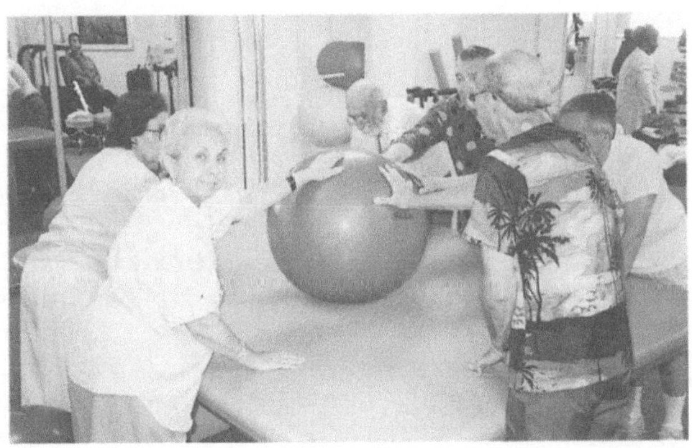

Abb. 13.3. Sechs Teilnehmer einer Gruppe spielen „Ballziehen", dabei trainieren sie ihr Gleichgewicht, ihre Kraft und Beweglichkeit

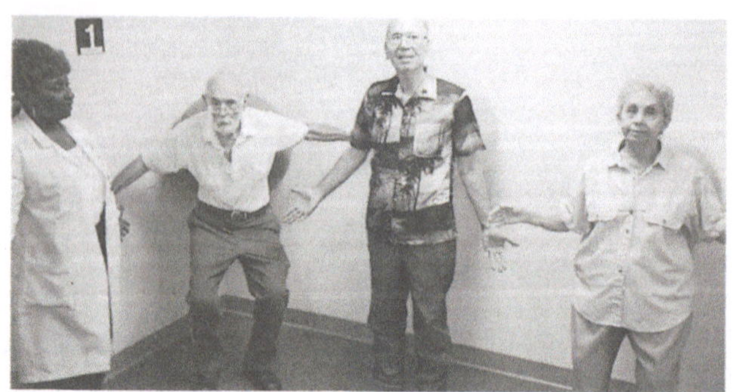

Abb. 13.4. Wenn sich der Patient gegen den zwischen ihm und der Wand liegenden Ball lehnt, verbessert er die Extension der WS, da er die Arme außenrotiert hält (s. die Person in der Mitte). Der Patient links nützt die Ecke, um stabiler zu sein, während er die WS extendiert und die unteren Extremitäten mit Kniebeugen kräftigt

Abb. 13.5. Mit Blick gegen die Wand oder in eine Ecke kann der Patient die Extension der WS gegen die Schwerkraft und die Flexion in der Schulter üben

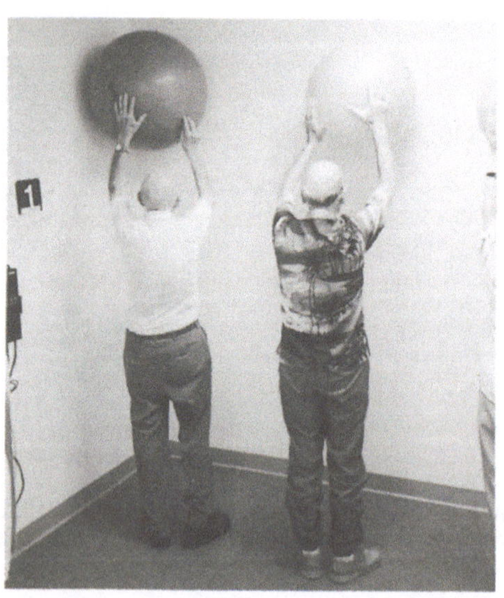

Auf dem Ball liegend übt der Patient die Streckung der oberen Extremitäten und des Rumpfes gegen die Schwerkraft (**Abb. 13.7**). Der Ball unterstützt zum einen das Gewicht des Rumpfes, macht diese Unterstützung aber auch instabil (s. „Die Galionsfigur", Kap. 9.18).

Auf einem Stuhl sitzend, kann die Beweglichkeit der Hüftflexion und der Schulterflexion geübt werden (**Abb. 13.8**). Wenn die Gruppe in einem Kreis sitzt, kann der Ball zu einer anderen Person gestoßen oder mit dem Fuß gekickt werden.

Die Patientin kräftigt ihre Hüftextensoren in Brückenaktivität (**Abb. 13.9**), wobei sie die Muskulatur des Rumpfes und der Arme einsetzt, um die WS zu stabilisieren.

Abb. 13.6. Patienten üben, den Ball über den Kopf nach hinten weiterzugeben

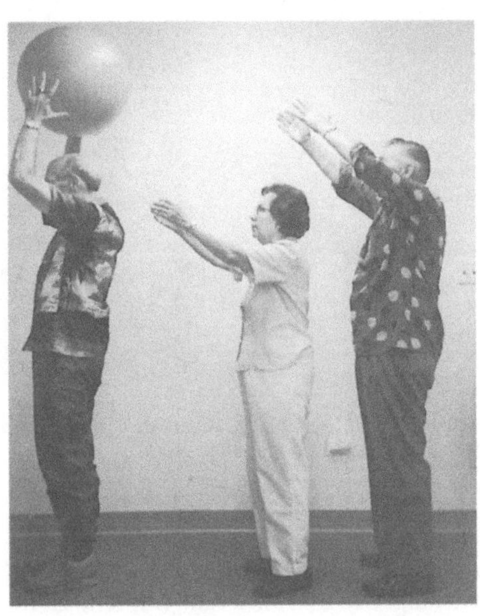

Abb. 13.7. In Bauchlage über dem Ball üben die Patienten Extension der oberen Extremitäten und des Rumpfes gegen die Schwerkraft

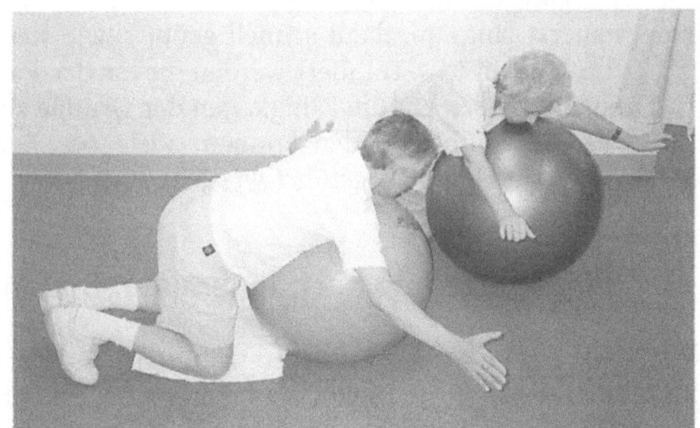

Abb. 13.8. Die Beweglichkeit der Hüftbeugung und der Schulterflexion können auf einem Stuhl sitzend geübt werden

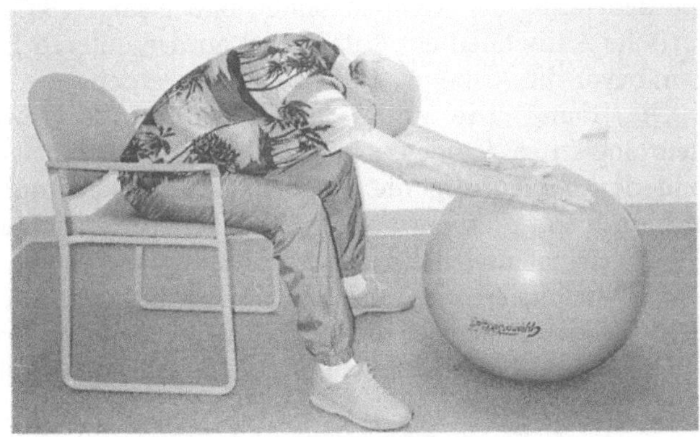

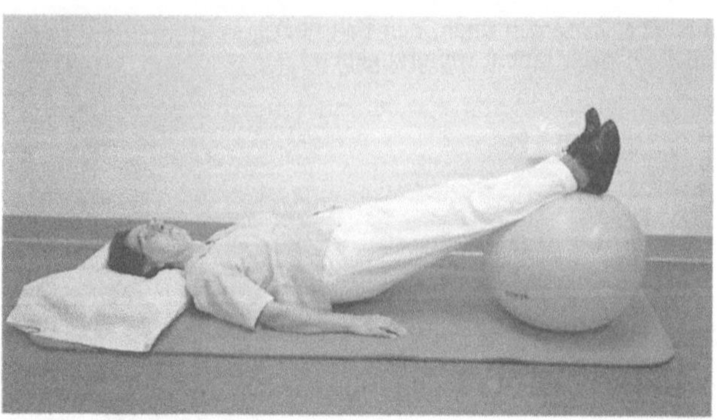

Abb. 13.9. Hüftextension gegen die Schwerkraft und Stabilität des Rumpfes wird trainiert, wenn das Becken abgehoben wird

Patienten können auf dem Ball (oder auf einer Physio-Roll) sitzend ihr Gleichgewicht trainieren, hüpfen, Arme oder Beine bewegen, sich vorwärts oder rückwärts neigen oder ein Thera-Band einsetzen, usw. (s. die vorhergehenden Kapitel). Motorische Funktionen lassen sich verbessern, indem Teile von Bewegungsabläufen und Teilbewegungen wie das Beugen/Strecken eines Beines zuerst langsam, dann schnell geübt sowie wechselweise Beinbewegungen beim Hüpfen usw. trainiert werden, bevor der Patient das Gehen übt.

Übungen müssen auf die Fähigkeiten der Gruppe zugeschnitten sein, so daß sie sicher ausgeführt werden können. Viele der Ballübungen können ohne Risiko auch zu Hause ausgeführt werden.

13.6 Physiotherapie nach einem zerebralen vaskulären Insult

Wie schon erwähnt, ist der Ball ein nützliches Instrument bei der Behandlung einer Hemiplegie. Seit vielen Jahren ist bekannt, daß eine gute axiale Einordnung und Kontrolle des Rumpfes sehr wichtig sind. Für Klein-Vogelbach (1963) war die Stabilität der Körpermitte eine wesentliche Voraussetzung für das Üben des hemiplegischen Armes. Auch Davies (1991) betont die Bedeutung der Rumpfstabilität, und Fisher (1987) schreibt, daß antizipatorische Aktivitäten am Rumpf und an der unteren Extremität bereits einsetzen, bevor die Arme tatsächlich bewegt werden.

Die Übung „Die Möwe" (s. Kap. 9.6) wurde entwickelt, um die WS von neurologischen Patienten in Streckung zu mobilisieren und dem Patienten und der Therapeutin die Möglichkeit zu geben, die axiale Einordnung der WS zu üben. „Der Cowboy" (s. Kap. 9.1) bietet sich als Übung an, wenn das Gleichgewicht und die axiale Einordnung verbessert werden sollen. Die den Rumpf stabilisierende Muskulatur kann aktiviert werden, wenn man auf einem Ballkissen sitzt (s. Kap. 7.8). Entsprechend den Fortschritten des Patienten sollten auch die Übungen anspruchsvoller gestaltet werden.

13.6.1 Behandlungskonzept

Wie oben erörtert, können Schlaganfälle verschiedene Regionen des Gehirns betreffen, und deshalb kann die Befunderhebung sehr unterschiedlich sein. Aus diesem Grund wird bei der Befundaufnahme das Beispiel eines 69jährigen Patienten verwendet, der kurz nach seiner Pensionierung einen Schlaganfall erlitt. Er verbrachte nur eine kurze Zeit im Krankenhaus und danach einige Wochen in einer Rehabilitationsklinik. Sechs Wochen nach seinem Schlaganfall, der Blutungen auf der rechten Seite des Gehirns verursacht hatte, wurde ihm physiotherapeutische ambulante Behandlung verordnet. Die erste Untersuchung erbrachte die im folgenden beschriebenen Ergebnisse.

Befunderhebung

- Spastizität auf der linken Körperseite. Der Arm war mehr betroffen als das Bein.
- Die sensorischen Ausfälle des linken Armes waren ausgeprägter als die des linken Beines.
- Verminderte Balance; wenn der Patient mit geschlossenen Augen stand, tendierte er dazu, sich nach hinten oder zur linken Seite zu neigen.
- Er ging langsam, mit ungleich langen Schritten bis zu 70 m, wobei er eine Vierpunktgehstütze benutzte.

Der Patient war ausgesprochen motiviert und seine Familie sehr willig, ihm beim Übungsprogramm zu Hause zu helfen.

Behandlungsziele

- Muskeltonus auf der linken Seite verringern,
- Rumpfstabilität erarbeiten,
- Erreichen, daß der Körper in aufrechter Mittelstellung balanciert werden kann,
- Körperwahrnehmung fördern,
- sicheres Gehen mit einem normalen Spazierstock trainieren,
- funktionelle Tätigkeiten, z. B. das Aufheben eines Gegenstandes vom Boden, üben,
- Unabhängigkeit beim Übungsprogramm zu Hause, kardiovaskuläres Training.

Behandlungsplan

- Normalisierung des Muskeltonus,
- kräftigende Übungen für die Muskulatur des Rumpfes und der Extremitäten,
- Übungen für das Gleichgewicht und das Finden der Körpermittelstellung,
- taktile und verbale Hilfen, um die Körperwahrnehmung zu steigern,
- Gangschule,
- Üben von funktionellen Aktivitäten,

- Erarbeiten eines Übungsprogrammes für zu Hause,
- Einbeziehen von Ergometer und Laufband.

Zur Physiotherapie gehörten auch Übungen, welche die kognitive kinästhetische Wahrnehmung verbesserten, wie sie von Bleton beschrieben worden sind (Bleton 1994). Dabei handelte es sich um ähnliche Übungen wie bei denen des Perfetti-Konzeptes (Oberleit 1996). Sie erwiesen sich als sehr hilfreich. Es wurden ebenfalls Übungen aus dem Bobath-Konzept (1986) und aus der propriozeptiven neuromuskulären Fazilitation (Buck et al. 1996, 1993) eingesetzt. Außerdem wurden mit dem Ball das Sitzen und das Stehen trainiert. Im folgenden werden einige Übungsbeispiele näher ausgeführt.

13.6.2 Übungsbeispiele

Übungen in Rückenlage auf dem Ball werden ausgeführt, um die Hüftstrecker zu kräftigen, die axiale Einstellung der unteren Extremität zu korrigieren, selektive Bewegungen der Flexion und Extension sowie der Ab- und Adduktion der Hüfte zu verbessern und das Bewegungstempo zu steigern (s. auch die Übungsbeispiele in Kap. 7, 10 und 11). Ebenso wird die Bauchmuskulatur gekräftigt (s. **Abb. 7.18** und **10.3 b**).

Als Übung im Sitzen wird „Die Möwe" (s. **Abb. 13.21**) ausgewählt, um die Beweglichkeit der WS zu verbessern und korrekte Haltung zu stimulieren. Der Patient führt auch folgende Übungen aus, um die Beweglichkeit und die Gewichtsübernahme der linken oberen Extremität und der unteren Extremitäten zu steigern:

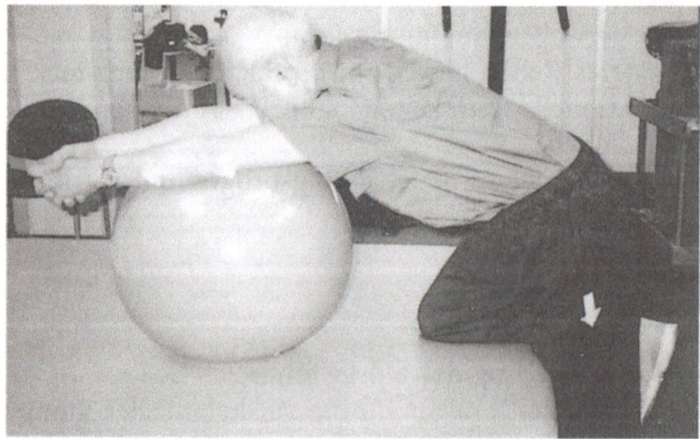

Abb. 13.10. Auf dem linken Bein stehend und mit dem rechten Bein auf der Behandlungsbank kniend, mobilisiert der Patient seine Schultern in Flexion und die Ellbogen und den Rücken in Extension

Auf dem linken Bein stehend und mit dem rechten Bein auf der Behandlungsbank kniend, mobilisiert der Patient seine Schultern in Flexion und seine Ellbogen und seinen Rücken in Streckung (**Abb. 13.10**).

Nachdem sich die spastische linke Hand geöffnet hat, stützt der Patient zuerst das Gewicht seines Rumpfes auf dem Ball ab (**Abb. 13.11 a**).

Als Steigerung schiebt der Patient mit seiner rechten Hand den Ball nach vorne (**Abb. 13.11 b**), so daß der Rücken weniger abgestützt ist und die linke Hand mehr Gewicht übernehmen muß.

Als weitere Steigerung wird der rechte Fuß auf ein abgeschnittenes Stück Hartschaumstoffrolle gestellt (**Abb. 13.12**), damit das rechte Bein labiler steht.

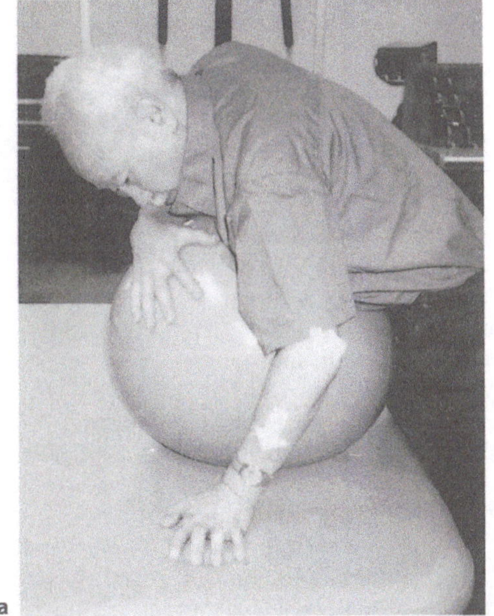

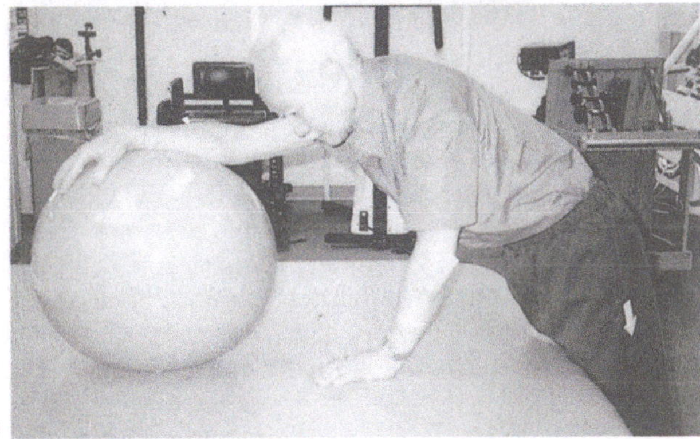

Abb. 13.11 a, b. Nachdem sich die verspannte linke Hand geöffnet hat, stützt der Patient zuerst seinen Rumpf auf dem Ball ab, dann destabilisiert er den Rumpf, indem er Gewicht auf die linke Hand verlagert und mit der rechten Hand den Ball vorwärts schiebt

Abb. 13.12. Als weitere Steigerung wird der rechte Fuß auf ein Stück Hartschaumstoffrolle gestellt, um so das rechte Bein zu destabilisieren

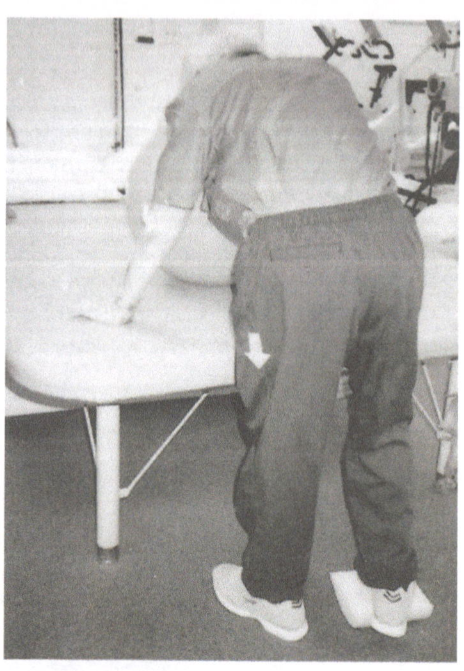

Der Patient übt die Fertigkeit, Gegenstände vom Boden aufzuheben und sich zum Boden zu bücken und wieder aufzurichten, wobei die Therapeutin taktile und verbale Reize setzt (**Abb. 13.13 a–e**). Dem Patienten werden auch Aufgaben gestellt, welche die Fähigkeit fördern, einfache Probleme zu lösen, z.B. den Ball aufzunehmen und ihn auf der anderen Seite des Körpers abzulegen, ohne die Füße zu bewegen und 2 Gegenstände (z.B. einen Ball und eine Tasche) hochzunehmen und an einen anderen Ort zu legen.

In **Abb. 13.14** führt der Patient mit Hilfe der Therapeutin die Übung „Der Salamander" (s. Kap. 9.9) aus, mit welcher Gewichtsverlagerung und Gewichtsbelastung von einer Seite zur anderen geübt werden können. Der Patient benutzt den Ball auch zu Hause. In Rückenlage kann er z.B. seine Beine trainieren, indem er Anpassungen der Übungen „Die Unruh" (s. Kap. 9.23) und „Perpetuum mobile" (s. Kap. 9.22) ausführt.

In **Abb. 13.15** zeigt er, wie der betroffene Arm beim Fernsehen zu Hause bequem auf einen Ball (45 oder 55 cm) gelegt werden kann.

Auf dem Sofa sitzend, kann der Patient Gewichtsverlagerung von einer Seite zur anderen und Abduktion des linken Armes üben (**Abb. 13.16 a**).

Er kann auch den Rumpf nach vorne und nach links neigen (**Abb. 13.16 b**).

Der Patient besitzt außerdem einen 2. Ball mit einem Durchmesser von 65 cm, mit dem er sitzend seine Balance und das Einstellen der Körpermittelstellung trainiert. Der größere Ball paßt besser zur Beinlänge des Patienten.

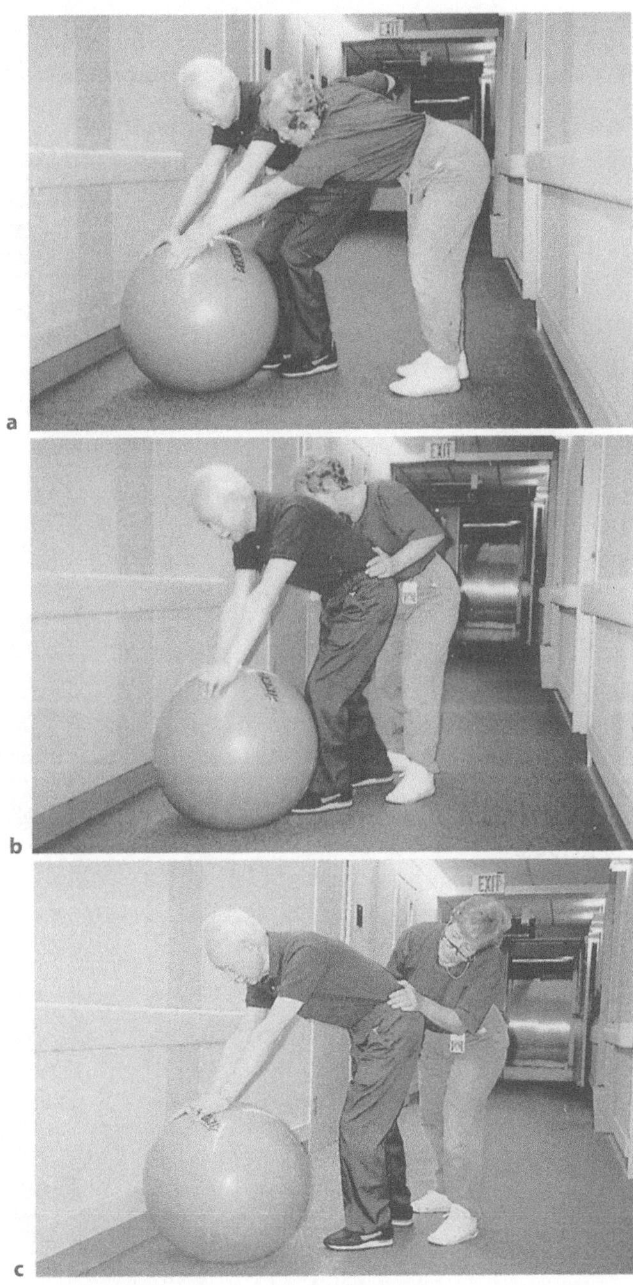

Abb. 13.13 a–e. Der Patient übt, von taktilen und verbalen Hinweisen der Therapeutin unterstützt, Gegenstände vom Boden aufzuheben und sich zum Boden zu bücken und wieder aufzurichten

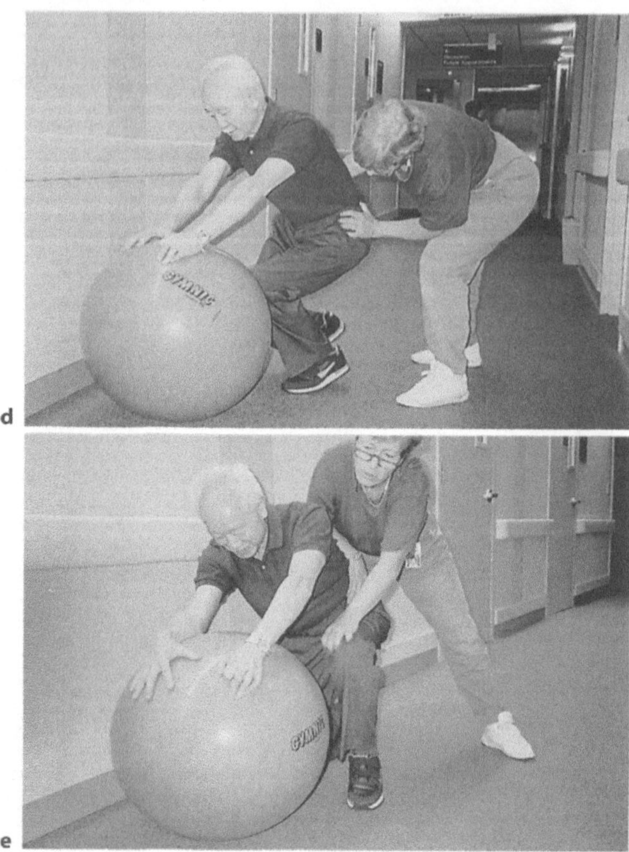

Abb. 13.13 d, e

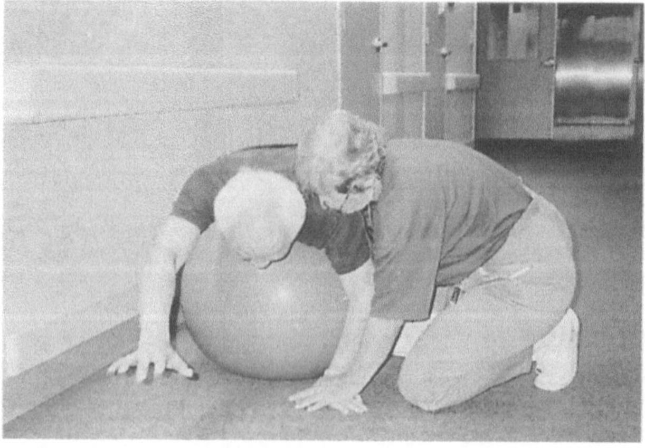

Abb. 13.14. Der Patient führt mit Hilfe der Therapeutin die Übung „Der Salamander" aus, um Gewichtsverlagerung und Gewichtsbelastung zu üben

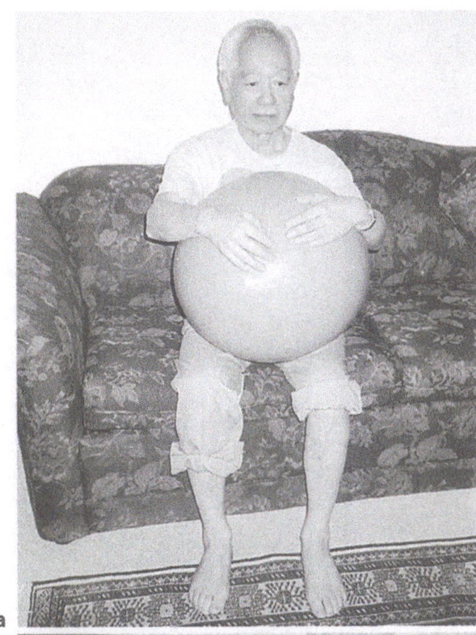

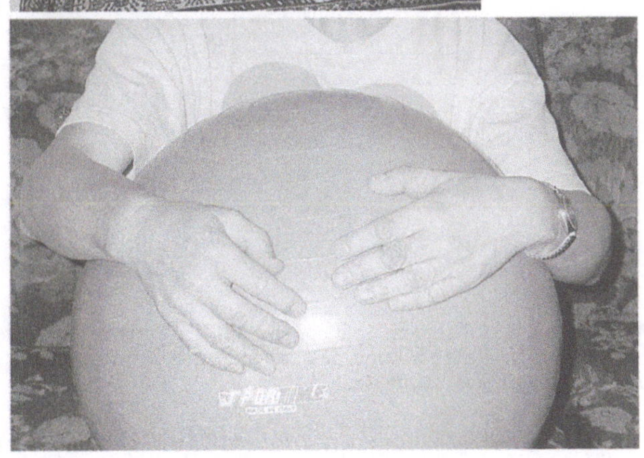

Abb. 13.15. a, b Der Patient zeigt, wie der betroffene Arm während des Fernsehens bequem auf einen Ball (45 oder 55 cm Durchmesser) gelegt werden kann.

Auf dem Ball vor dem Eßzimmertisch sitzend übt er Balance und die Flexion der Schultern (**Abb. 13.17 a, b**), indem er den proximalen Hebelarm bewegt (s. Kap. 5.7). Er versucht auch, den Ball und den Körper in einer geraden Linie vorwärts und rückwärts zu bewegen.

Die Frau des Patienten steht neben ihm und gibt ihm Hilfestellung bei dem Manöver „vom Sitz zum Stand" (**Abb. 13.17 c**).

Auch noch 2 Jahre nach dem Schlaganfall verbesserten sich Funktionen des Patienten weiter. Er konnte kurze Strecken ohne einen Spazierstock gehen,

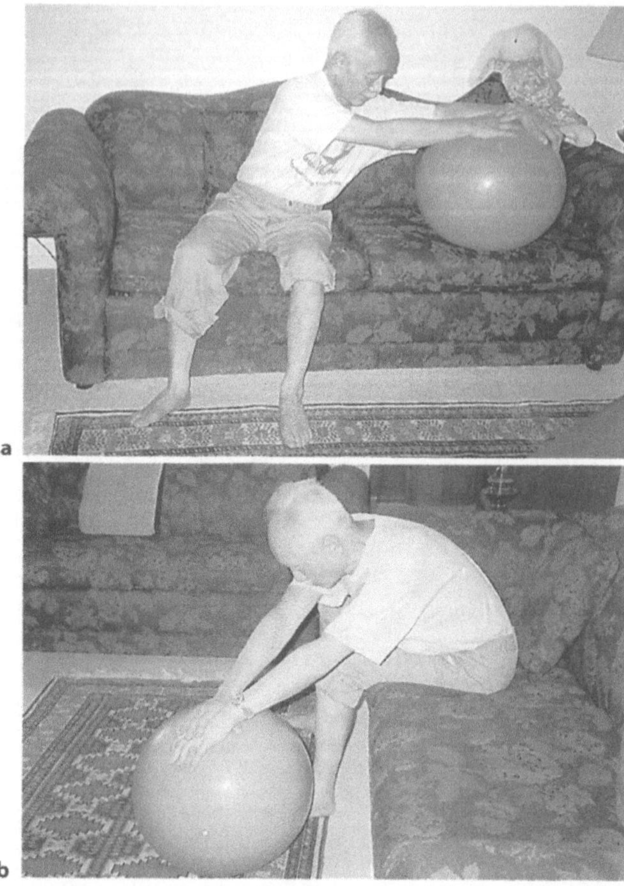

Abb. 13.16 a, b. Auf seinem Sofa sitzend übt der Patient, Gewichtsverlagerung von einer Seite zur anderen sowie Abduktion des linken Armes durchzuführen und den Rumpf nach vorne und zur linken Seite zu neigen

benützte diesen aber für längere Strecken (an seinem Wohnort). Die Familie konnte auch wieder reisen. In einem Gymnastikzentrum in der Nähe seines Hauses übte er auf einem Laufband und auf einem Standfahrrad. Obgleich sich die linke obere Extremität noch verbesserte, blieben sensorische Defizite zurück, und die Funktion des Armes blieb eingeschränkt.

13.7 Physiotherapie bei Multipler Sklerose

Die auf den folgenden Fotos abgebildete Patientin erkrankte als junge Frau an MS. 30 Jahre später wurde ihr Gang schwankend, und sie mußte ständig dagegen kämpfen, ihr Gleichgewicht zu verlieren und hinzufallen.

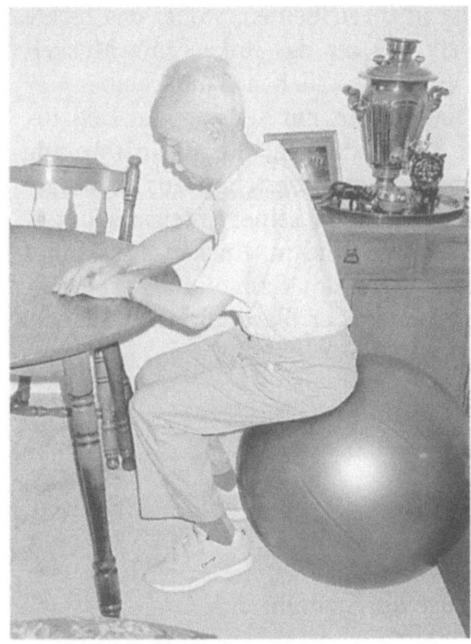

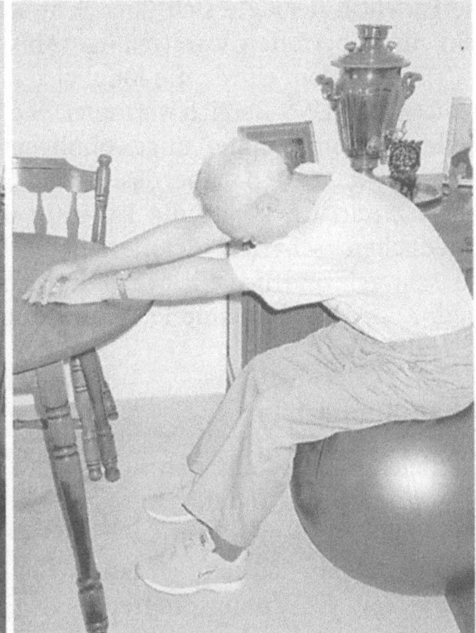

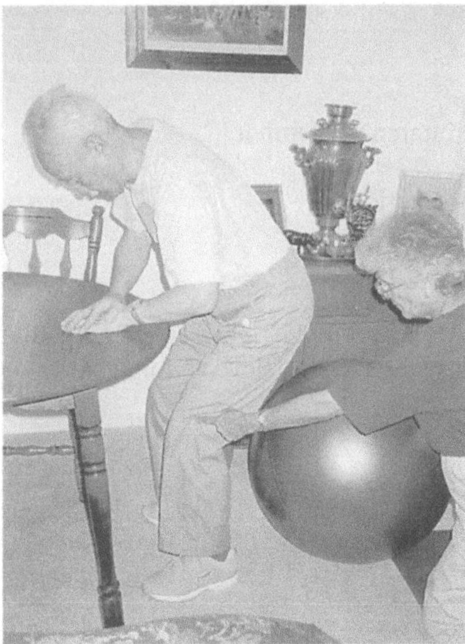

Abb. 13.17a, b. Vor dem Eßtisch auf dem Ball sitzend, trainiert der Patient seine Balance, Flexion der Schultern und den Ball in einer geraden Linie vorwärts und rückwärts zu bewegen. c Die neben dem Patienten stehende Frau paßt auf ihn auf, während er das Manöver „vom Sitz zum Stand" übt

13.7.1 Behandlungskonzept

Das Krankheitsbild bei Multipler Sklerose kann sehr unterschiedlich sein, deshalb wurde ein Beispiel für die Befunderhebung ausgewählt.

Befunderhebung

Die Patientin beklagte sich über Schwäche in ihren Beinen, wobei das rechte Bein mehr betroffen war (mäßige Muskelkraft) als das linke (gute Muskelkraft). Außerdem wurde die Möglichkeit einer zusätzlichen Bandscheibenproblematik im LWS-Bereich vermutet. Sie hatte nicht nur sensorische Defizite, sondern litt auch unter ungewöhnlichen Empfindungen, die sie in folgende Worte kleidete: „Ich habe das Gefühl, meine Beine bestehen aus ‚Drahtgeflecht'. Zusätzlich klagte die Patientin über einen in seiner Intensität unterschiedlichen „scharfen" Schmerz im rechten Bein und im Rücken. Ihr Rumpf war schwach und instabil, wenn sie sich bewegte, das Gangbild war schwankend. Außerdem hatte die Patientin Probleme mit der Blase und dem Sehen.

Behandlungsziele

- Effiziente Kräftigung von Rumpf und Extremitäten,
- propriozeptiver Input,
- Finden der eigenen Mitte,
- erhöhte Stabilität beim Gehen,
- Fähigkeit, ein Übungsprogramm zu Hause durchzuführen.

Behandlungsplan

- Stabilisierende Übungen für den Rumpf,
- effiziente Kräftigungsübungen für die unteren Extremitäten,
- propriozeptiver Input,
- Trainieren von Gleichgewicht und Koordination,
- Gangschule,
- Übungsprogramm für zu Hause.

Die Patientin erhielt Bindegewebsmassage (Schuh 1986; Teirich-Leube 1990), was die sensorischen Symptome in ihrem rechten Bein teilweise milderte.

Vorsichtsmaßnahmen

> **!** Ruhephasen zwischen den Übungen sind sehr wichtig. Der Patient darf nicht übermüdet werden. Das Umfeld beim Üben muß Sicherheit gewährleisten.

Gesellschaftlicher Umgang war für die Patientin schwierig. Die MS hatte ihre berufliche Karriere zunichte gemacht, und sie konnte auch nicht mehr selbst Auto fahren, was für sie eine große Beeinträchtigung darstellte. Die Patientin mußte kämpfen, um selbständig leben zu können und um gehen zu können. Verständlicherweise war sie nervös und irritierbar und für die Therapeutin war es nicht immer einfach, mit all den sich ergebenden Problemen umzugehen.

Die Patientin brachte normalerweise zu den therapeutischen Behandlungen eine Freundin mit, die lernte, wie sie ihr zu Hause helfen konnte. Manche der Ballübungen halfen der Patientin, ihre Kondition vorübergehend zu verbessern; manchmal verbesserte sich auch ihr Gangbild für einige Stunden. Wahrscheinlich war dies auf den gesteigerten propriozeptiven Input zurückzuführen.

13.7.2 Übungsbeispiele

Die Patientin befindet sich in Rückenlage, ihre Beine liegen auf einem Ball mit einem Durchmesser von 55 cm (**Abb. 13.18**). Die Therapeutin hält die Beine fest, sie muß sie aber nicht hochhalten, und setzt propriozeptive Reize für die unteren Extremitäten, indem sie leicht mit ihren Händen auf die Knie und Unterschenkel der Patientin klopft und drückt.

Die Therapeutin sitzt auf dem Ball und läßt die Beine der Patientin auf ihren Oberschenkeln ruhen (**Abb. 13.19**). Diese Ausgangsstellung erlaubt ihr, mit den Händen propriozeptive Reize zu setzen, isometrischen Widerstand an Armen und Beinen zu geben oder diagonale Muster, ähnlich wie in der propriozeptiven neuromuskulären Fazilitation, zu stimulieren. Die Patientin kann ihre Knie zur linken oder rechten Schulter ziehen, wobei die Therapeutin entsprechend dosierten Widerstand gibt.

Weil die Beine der Patientin auf den Beinen der Therapeutin ruhen und die Patientin sie nicht selbst hochhalten muß, spart bei dieser Übung nicht nur die Patientin, sondern auch die Therapeutin Kraft.

In **Abb. 13.20** hilft die Therapeutin der Patientin bei der Übung „Perpetuum mobile" (s. Kap. 9.22), indem sie taktile Reize und Hilfestellung gibt.

Die Übung „Die Möwe" (s. Kap. 9.6) kann eingesetzt werden, um den Rumpf sowohl zu mobilisieren als auch zu stabilisieren (**Abb. 13.21**). Die Therapeutin, die auf dem Ball sitzt, kann den Rumpf (rhythmisch) stabilisieren, indem sie an Schulter/Schulterblatt oder Kopf Widerstand gibt (eine Anpassung aus der propriozeptiven neuromuskulären Fazilitation; Buck et al. 1996).

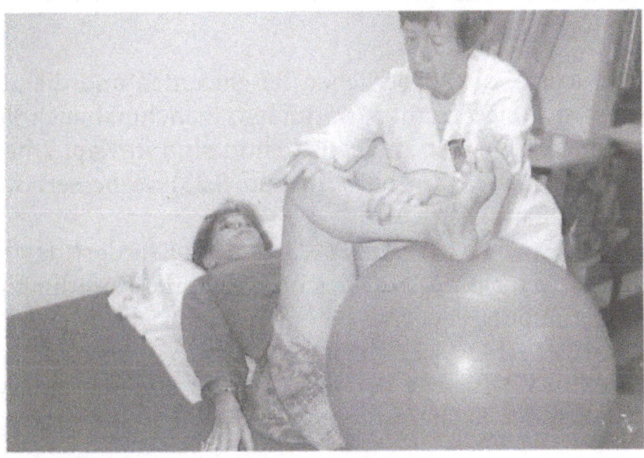

Abb. 13.18. Die Therapeutin muß die Beine nur festhalten, braucht sie aber nicht hochzuheben, während sie propriozeptive Reize setzt

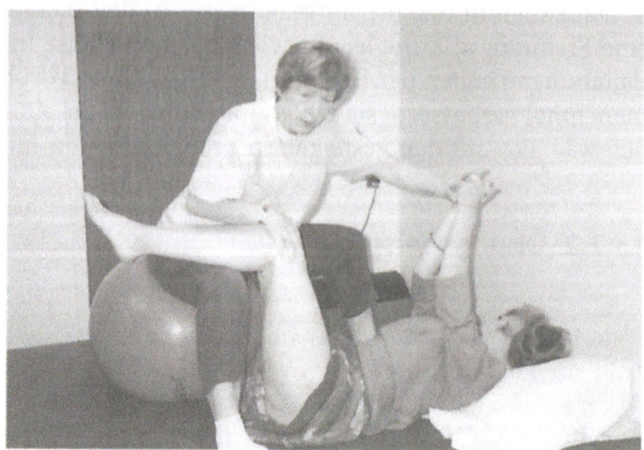

Abb. 13.19. Die auf dem Ball sitzende Therapeutin läßt die Beine der Patientin auf ihren Oberschenkeln ruhen. In dieser Ausgangsstellung hat sie ihre Hände frei, um propriozeptive Reize zu setzen und an Armen und Beinen isometrischen Widerstand zu geben

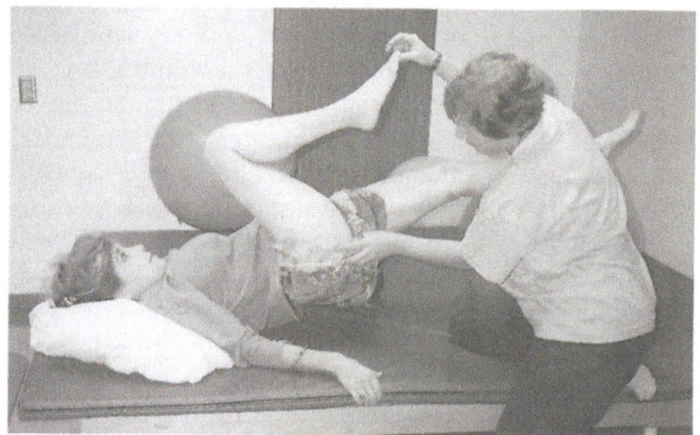

Abb. 13.20. Die Therapeutin unterstützt die Patientin mit taktilen Reizen und Hilfen bei der Übung

Die Balance, die körperlichen Beschwerden und die Schmerzintensität verbesserten sich signifikant für Stunden, manchmal auch länger.

Andere Übungen dieser Patientin sind in Kap. 7 beschrieben:

- „Die Unruh" (s. **Abb. 7.10** und **9.23**) verbessert Kraft, Gleichgewicht und Koordination.
- „Der Cowboy" (s. **Abb. 7.23** und **9.1**) fördert das symmetrische Einstellen der Körpermitte, das Gleichgewicht, die Koordination und den propriozeptiven Input.
- Mit der Übung „Eslein streck' Dich" (s. **Abb. 7.22** und **9.4**) erreicht die Patientin Kräftigung der unteren Extremitäten und Verbesserung beim Einstellen der Körpermitte und der axialen Einordnung der Beine.

Alle diese Übungen werden detailliert von Klein-Vogelbach (1990 und 1992) beschrieben.

Abb. 13.21. Die Übung „Die Möwe" kann eingesetzt werden, um den Rumpf zu mobilisieren und zu stabilisieren (aus Carrière 1993)

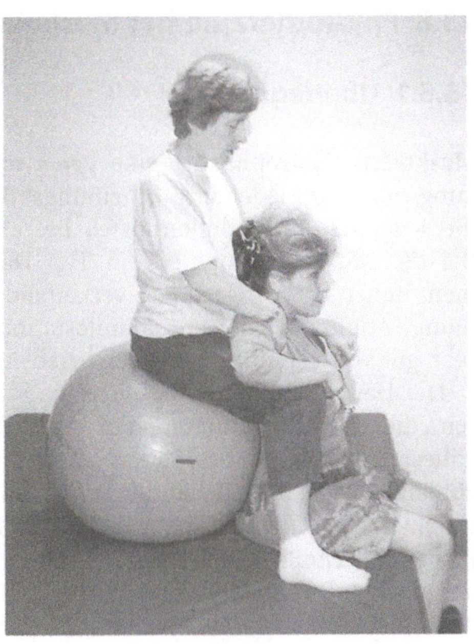

Patienten, bei denen das Zerebellum mitbetroffen ist, sollten sich nach den Ballübungen zuerst auf die Oberschenkel klopfen oder drücken, dann mit den Füßen in den Boden stampfen, sich ein mentales Bild der beabsichtigten Bewegungen machen und das Ziel ins Auge fassen, bevor sie tatsächlich aufstehen, um zu gehen. Dies fördert den Input ins Zerebellum.

Eine Patientin, die normalerweise, d.h. ohne physische oder mentale Vorbereitung, einen schwankenden Gang hatte, demonstrierte die Wirksamkeit dieses mentalen und propriozeptiven Trainings. Mit folgenden einfachen Tricks war sie fähig, mit verbessertem Gleichgewicht zu gehen: bevor sie aufstand, rieb sie ihre Oberschenkel (sensorischer Input), stieß und preßte ihre Füße in den Boden (Gelenkskompression und propriozeptiver Input), blickte zu der Türe, zu der sie gehen wollte (visueller Input) und stellte sich vor, wieviele Schritte sie brauchen würde, um dorthin zu gelangen (motorisches Programmieren).

Es muß betont werden, daß regelmäßiges Üben mit genügend langen Ruhepausen manchem schwer erkrankten Patienten helfen kann, die bestmöglichen Funktionen über lange Zeit zu erhalten.

Nur in milden Fällen von Multipler Sklerose kann eine dauerhafte Verbesserung erreicht werden.

13.8 Physiotherapie bei muskulärer Dystrophie

13.8.1 Überlegungen

Muskuläre Dystrophie ist eine genetisch bedingte neuromuskuläre Erkrankung mit verschiedenen Erscheinungsbildern. Bei manchen Patienten beginnt die Krankheit im Schultergürtel, bei anderen beginnt sie im Beckengürtel. Bei der Muskeldystrophie vom Typ Duchenne, eine der bekanntesten Formen, führt die progredient verlaufende Muskelschwäche zur totalen Lähmung. Ätiologie, klinische Manifestation und medizinische Behandlung sind sehr gut von Hallum (1995) beschrieben worden.

Die Hauptziele der Physiotherapie sind die Verhinderung von Kontrakturen, die effiziente Nutzung der verbliebenen Muskelfasern und allgemeine Hilfestellung, damit der Patient aktiv bleiben kann und nicht vom Rollstuhl abhängig wird. Die Behandlungsprinzipien für neurologische Patienten gelten auch für Patienten mit muskulärer Dystrophie und werden deshalb hier nicht wiederholt. Da allerdings die Muskeln betroffen sind, muß das Fördern der noch intakten Muskelfasern im Zentrum der physiotherapeutischen Behandlung stehen.

Vor 30 Jahren lehrte Teirich-Leube (1990), die an der Entwicklung der Bindegewebsmassage und ihren Anwendungen maßgeblich mitbeteiligt war, die Druck-Klopf-Massage auf den langen Muskeln bei Patienten mit muskulärer Dystrophie einzusetzen, um, wie sie erklärte, dem Muskel zu helfen, sich zu „organisieren". Bei dieser Technik klopft die Therapeutin mit gewölbter Hand auf den Muskel und übt anschließend Druck aus. Nach dieser Behandlung können die Patienten tatsächlich für eine gewisse Zeit besser gehen. Heute wissen wir, daß sich diese positive Reaktion mit den propriozeptiven Reizen erklären läßt, welche durch die Druck-Klopf-Massage stimuliert werden und die helfen, daß die verbleibenden intakten Fasern effizienter funktionieren.

Neuere Beobachtungen lassen den Schluß zu, daß Hüpfen auf dem Ball die Propriozeption von Patienten mit muskulärer Dystrophie verbessert (Janda 1996, persönliche Mitteilung). Obwohl diese propriozeptiven Reize die Progredienz der Krankheit nicht beeinflussen können, können sie dem Patienten helfen, Funktionen so lange wie möglich zu erhalten.

13.8.2 Behandlungskonzept

Befunderhebung

Bei der Befunderhebung muß insbesondere erfaßt werden, welche Muskelgruppen betroffen sind, welche Kontrakturen vorhanden sind und welche Funktionen der Patient alleine ausführen kann. Ist er fähig, ohne Hilfe zu gehen, benötigt er einen Rollstuhl oder ein Transferbrett. Welche Funktionen sind vorhanden, welche können verbessert werden?

Behandlungsziele

- Erhaltung und Förderung von vorhandenen Funktionen,
- Verhinderung von Kontrakturen. Verbesserung von eingeschränkter Bewegung,
- Verbesserung des somatosensorischen Input,
- Erleichterung beim Üben durch Verringerung des Körpergewichtes, indem Körperteile auf einen Ball gelegt werden,
- Steigerung der Effizienz des Muskeleinsatzes, indem der Patient einen Körperteil bewegen kann, ohne ihn heben zu müssen,
- Freude am Üben,
- Erlernen eines Übungsprogrammes, das der Patient zu Hause durchführen kann.

Behandlungsplan

- Vorsichtiges Dehnen verkürzter Muskeln,
- propriozeptiver Input: Druck-Klopf-Massage, Gelenkkompression, Balancieren mit geschlossenen Augen auf Schaumstoffkissen sitzend oder mit Sitfit unter den Füßen,
- Kräftigung von betroffenen Muskeln, ohne sie zu übermüden, z.B. mit dem Ball,
- Üben von Funktionen, Transfertraining, Gehschule, usw.

In Kap. 7 werden ein erwachsener Patient mit muskulärer Dystrophie (Schultergürtelform; s. **Abb. 7.2, 7.12, 7.15**) und ein Kind mit Muskeldystrophie Typ Duchenne mit Beginn am Beckengürtel und den unteren Extremitäten (s. **Abb. 7.7b, 7.9, 7.18, 7.19**) vorgestellt.

Übungen wie „Der Cowboy" (s. Kap. 9.1), „Die Schaukel" (s. Kap. 9.10), „Der Salamander" (s. Kap. 9.9), „Die Krabbe" (s. Kap. 9.12) und „Trab" (s. Kap. 9.13) liefern propriozeptive Reize und trainieren Balance und Kondition. Da die meisten Übungen an die Fähigkeiten der Patienten angepaßt werden können und auch Spaß machen, sind sie sehr motivierend.

Physiotherapeutinnen, die in der täglichen Arbeit mit Patienten den Ball einsetzen, werden viele geeignete Übungen für Patienten mit muskulärer Dystrophie finden.

Vorsichtsmaßnahmen

Wie bei vielen anderen Erkrankungen sollte die Therapeutin vorsichtig sein und Patienten mit muskulärer Dystrophie nicht übermüden.

13.9 Physiotherapie bei Zerebralparese (CP)

13.9.1 Überlegungen

Wer mit Säuglingen und Kleinkindern arbeitet, sollte sehr gut über die normale und die von der Norm abweichende Entwicklung eines Kindes (Bobath 1986; Vojta 1981; Flehmig 1990; Castillo-Morales 1995) informiert sein. Nelson (1995) gibt einen Überblick über die möglichen Abweichungen, die man bei CP-Kindern erwarten kann.

Für die Behandlung stehen diverse therapeutische Konzepte zur Verfügung. Die entwicklungsneurologischen Behandlungsprinzipien sind aus dem Bobath-Konzept entstanden (Bobath 1967; Bobath u. Bobath 1998), während die Methode nach Vojta (1981) auf dem Reflexkriechen und Reflexumdrehen als Basis einer normalen Entwicklung beruht. Die meisten Therapeutinnen, die mit Kindern arbeiten, besuchen spezielle Kurse, um sich in einem der verschiedenen Konzepte für die Behandlung von Kindern mit entwicklungsbedingten neurologischen Erkrankungen ausbilden zu lassen. Therapeutinnen, die in den USA Kinder mit der Diagnose CP behandeln, sind auch mit Hypes-Anwendung des Balles bei CP vertraut (Hypes 1992) und setzen den Ball bei ihren Übungen ein. Die meisten in diesem Buch für Erwachsene beschriebenen Ballübungen können für Kinder abgewandelt werden.

Auf der Grundlage meiner Ausbildung bei B. und K. Bobath in London 1967 habe ich den Ball in die Behandlung von CP-Kindern integriert. Ebenso benutze ich den Ball für die frühe Behandlung von Babys, bei denen das Risiko einer Entwicklungsverzögerung besteht oder bei denen sich frühe Symptome minimaler zerebraler Fehlfunktionen zeigen.

13.9.2 Behandlungskonzept

Befunderhebung

Bei der Befunderhebung von Säuglingen und Kleinkindern mit zerebraler Parese ist nicht nur die Anamnese und das reale Alter des Kindes wichtig, sondern vor allem der entwicklungsmäßige Stand und das Ausmaß der Schädigung. Tonusminderung oder Erhöhung können vorhanden sein, außerdem eine mangelnde sensorische Integration. Erschwerend können sich geistige Behinderungen auswirken sowie zusätzliche Krankheitsbilder wie Epilepsie. In vielen Kliniken gibt es spezielle Befundbögen für Kinder mit zerebraler Parese.

Behandlungsziele

- Gute Balance und Stellreaktionen,
- Sprungbereitschaft und zielorientiertes Greifen,
- Verbesserung der Kraft und Geschicklichkeit,
- Harmonisierung des Muskeltonus,
- Verbesserung der Geschicklichkeit bei funktionellen Abläufen,

- Spaß an anspruchsvollen Übungen zu wecken,
- Erlernen eines Übungsprogrammes, das zu Hause durchgeführt werden kann,
- Erreichen von Zielen der motorischen Entwicklung wie Umdrehen, Sitzen usw.

Behandlungsplan

Der Behandlungsplan richtet sich nach dem Befund und nach dem gewählten Behandlungskonzept. Der Ball wird seit vielen Jahren bei der Behandlung zerebralgeschädigter Patienten nicht nur zur Aktivierung eingesetzt, sondern auch zur Dämpfung des Muskeltonus, um Gewichte abzunehmen, Balance zu trainieren, Spaß an den Übungen zu erwecken und dem Behandler das Handling zu erleichtern.

Vorsichtsmaßnahmen

Man muß sorgfältig auf Schläuche achten. Es kann sein, daß der kleine Patient eine Nahrungssonde hat und deshalb nicht auf den Bauch gelegt werden kann, so daß entsprechende Anpassungen nötig werden.

Patienten mit einem ventrikuloperitonealen Shunt sollten normalerweise nicht mit dem Kopf nach unten gehalten werden. Weil ausführliche Information über den Einsatz des Balles vorhanden ist, werden hier nur wenige Beispiele für die Behandlung von Kindern gegeben. Die Übungen können so ausgeführt werden, daß die Mutter auf dem Ball sitzt und das Kind auf ihren Oberschenkeln liegt oder das Kind mit dem Ball übt. Anregungen für Übungen können in den vorhergehenden Kapiteln gefunden werden.

13.9.3 Übungsbeispiele

Beispiel

Ein Kind kann auf einen Ball mit einem Durchmesser von 55 oder 65 cm Durchmesser gesetzt oder auf den Bauch gelegt werden (**Abb. 13.22 a**), um Gleichgewichts- und Stellreaktionen auszulösen, Kopfkontrolle zu üben oder die Ellbogen abzustützen. Diese Übungen können mit Gewichtsverlagerung von einer Seite zur anderen, mit Greifen, Drehen usw. kombiniert werden, um die normale Entwicklung anzuregen.

Stehend und sich an einen Ball (hier mit einem Durchmesser von 45 cm) abstützend (**Abb. 13.22 b**), erhält das Kind propriozeptive Reize über die Hände und die Füße. Weil ein kleinerer Ball benutzt wird, kann das Kind mehr als nur den Ball sehen.

In Bauchlage über dem 45 cm großen Ball kann das Kind zielgerichtet greifen und Sprungbereitschaft der oberen Extremitäten ausgelöst werden (**Abb. 13.22 c**). Wenn sich ein Spielzeug im Blickfeld des Kindes befindet, kann dies das Öffnen der Hand fazilitieren, was deutlich macht, daß das Sehen eines Gegenstandes das Greifen programmieren kann. Die Bewegung wird zielgerichtet.

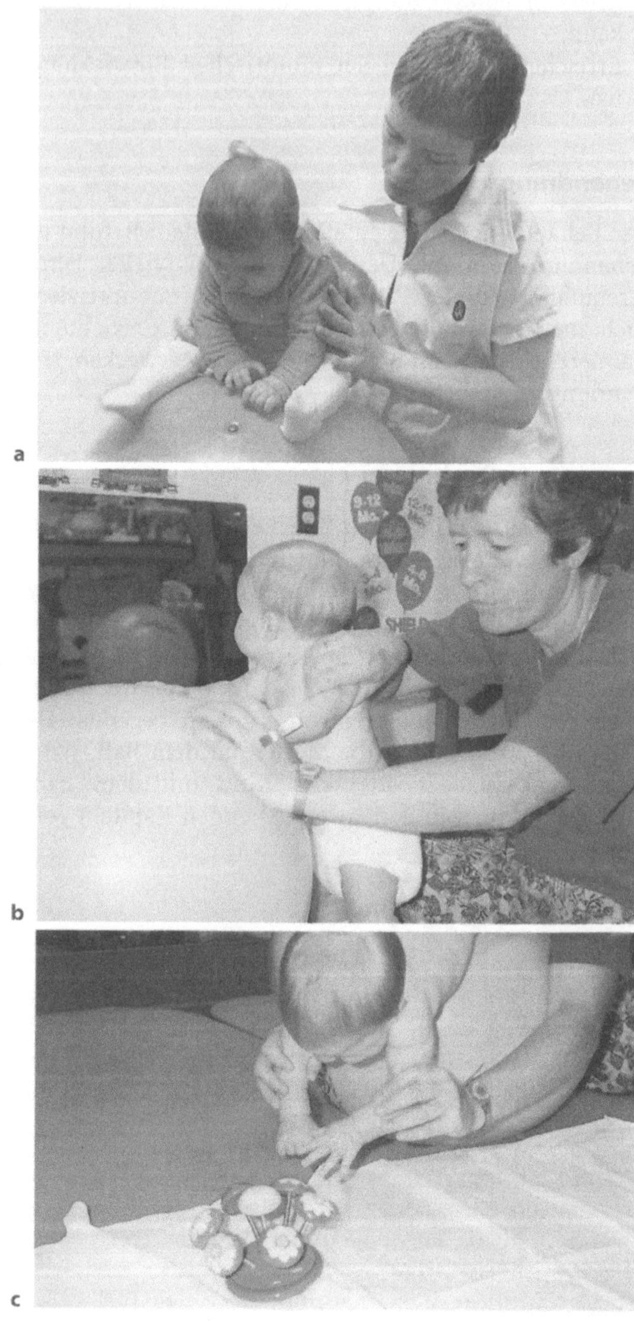

Abb. 13.22. a Das Kind kann auf dem 55 oder 65 cm großen Ball sitzen oder auf dem Bauch liegen, um Balance- und Stellreaktionen hervorzurufen. **b** Im Stand gegen den Ball abgestützt, erhält das Kind über seine Füße und Hände propriozeptiven Input. **c** In Bauchlage über dem 45 cm großen Ball liegend, kann Sprungbereitschaft ausgelöst und gezieltes Greifen der oberen Extremitäten fazilitiert werden

Abb. 13.23. a Die Patientin erhält propriozeptiven Input, während sie versucht, auf einem Ball zu sitzen.
b, c Unter Mithilfe der Therapeutin wechselt sie vom Fersensitz auf alle Viere. Sie erhält dabei propriozeptiven Input

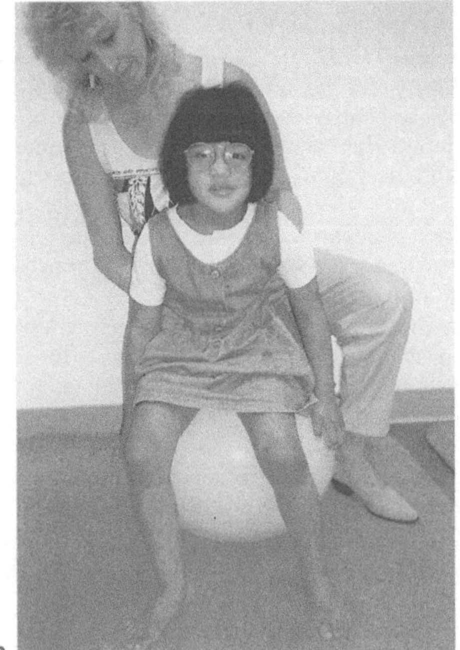

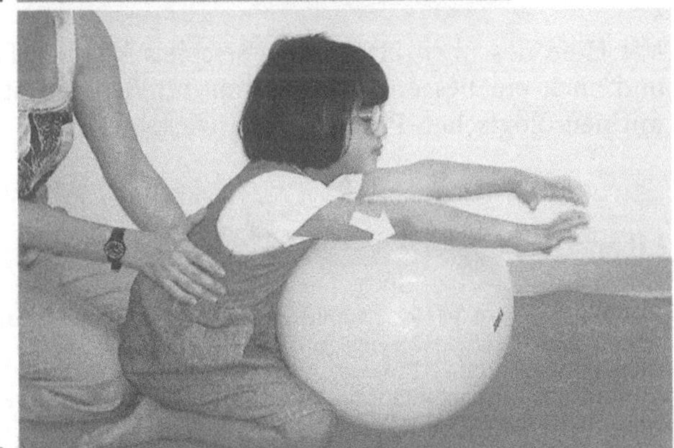

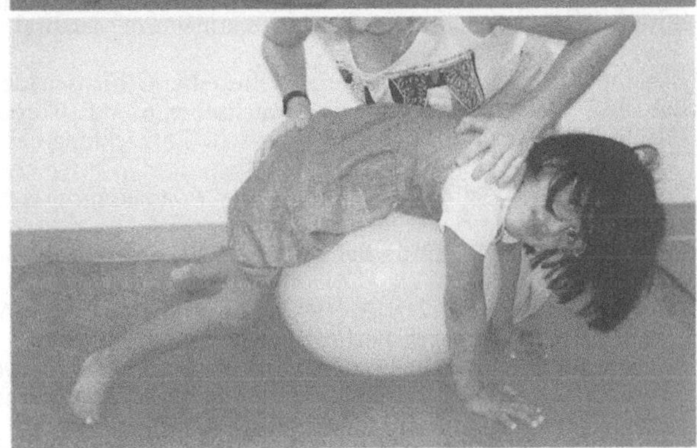

Ein 7jähriges Mädchen mit erstaunlicher Ausdauer demonstriert einige Übungen **(Abb. 13.23)**. Sie wurde mit einer zerebralen Störung geboren und kämpfte ihr ganzes Leben, um ihre schweren Behinderungen zu überwinden, was sie oft frustrierte. Sie brauchte Jahre, um zu lernen, ihren Rumpf zu stabilisieren, damit sie spielen konnte. Immer wieder versuchte sie, aufzustehen und herumzugehen, trotz der auch den Rumpf betreffenden Ataxie, infolge derer sie oft hinfiel. Normalerweise trug sie einen Helm. Obwohl sie unter schweren Artikulationsstörungen litt, versuchte sie trotzdem, in zwei Sprachen zu reden. Erst mit 8 Jahren gelang es ihr, einige Schritte selbständig zu laufen.

Die Patientin erhält propriozeptive Reize, während sie auf einem 45 cm großen Ball zu sitzen versucht, was ihr nicht ohne Hilfe gelingt **(Abb. 13.23 a)**. Sie möchte auf dem Ball sitzen und hält sich mit ihren Händen am Ball fest, um sich zu stabilisieren. Weil ihre Instabilität zu stark war, wurde die sitzende Ausgangsstellung nicht regelmäßig für Übungen gewählt, sie war aber nützlich, um Veränderungen feststellen zu können.

Die Patientin erhält Hilfe, während sie vom Fersensitz in den Vierfüßlerstand wechselt **(Abb. 13.23 b, c)**. Dieser ist eine gute Ausgangsstellung, um propriozeptive Reize zu setzen und bei der Muskulatur Kokontraktionen zu stimulieren.

Mit Hilfe des oben erwähnten Beispiels können Therapeutinnen neue Ideen und auch ein besseres Verständnis für den Einsatz des Balles bei Patienten mit neurologischen Problemen entwickeln.

Literatur

Abrams RA, Pratt J (1993) Rapid aimed limb movements: differential effects of practice on component submovements. J Motor Behav 25(4):288–298

Bach-Y-Rita P (1987) Process of recovery from stroke. In: Brandstater ME, Basmajian JV (eds) Stroke rehabilitation. Williams & Wilkins, Baltimore, pp 80–108

Bauer HJ (1983) MS-Ratgeber. Fischer, Stuttgart

Bleton JP (1994) Europäischer Kongreß des WCPT, Kopenhagen, Juni 1994

Bobath B (1967) The very early treatment of cerebral palsy. Dev Med Child Neurol 9(4):373–390

Bobath B (1986) Abnorme Haltungsreflexe bei Gehirnschäden, 4. Aufl. Thieme, Stuttgart

Bobath B (1998) Die Hemiplegie Erwachsener, 6. Aufl. Thieme, Stuttgart

Bobath B, Bobath K (1998) Die motorische Entwicklung bei Zerebralparese, 5. Aufl. Thieme, Stuttgart

Brodal A (1973) Self-observation and neuro-anatomical considerations after a stroke. Brain 96:675–694

Buck M, Beckers D (1993) Rehabilitation bei Querschnittslähmungen. Springer, Berlin Heidelberg New York

Buck M, Beckers D, Adler SS (1996) PNF in der Praxis, 3. Aufl. (Rehabilitation und Prävention, Bd 22). Springer, Berlin Heidelberg New York

Carrière B (1993) Swissball. PT magazine Phys Ther 9:92–100

Castillo-Morales R (1995) Die neuromotorische Entwicklungstherapie. Vereinigung der Bobath-Therapeuten Deutschlands 28(7):15–26

Davies PM (1986) Hemiplegie (Rehabilitation und Prävention, Bd 18). Springer, Berlin Heidelberg New York

Davies PM (1991) Im Mittelpunkt (Rehabilitation und Prävention, Bd 25). Springer, Berlin Heidelberg New York

Davies PM (1995) Wieder Aufstehen (Rehabilitation und Prävention, Bd 30). Springer, Berlin Heidelberg New York

Dobkin BH (1993) Neuroplasticity – key to recovery after central nervous system injury. West J Med 159:56–60

Fisher B (1987) Effect of trunk control and alignment on limb function. Head Trauma Rehabil 2(2):72–79

Flehmig I (1990) Normale Entwicklung des Säuglings und ihre Abweichungen, 4. Aufl. Thieme, Stuttgart

Frankel D (1995) Multiple sclerosis. In: Umphred DA (ed) Neurological rehabilitation, 3rd edn. Mosby, St. Louis, pp 588–605

Grafton ST, Mazziotta JC, Woods RP, Phelps ME (1992) Human functional anatomy of visually guided finger movements. Brain 115:565–587

Hallum A (1995) Neuromuscular diseases. In: Umphred DA (ed) Neurological rehabilitation, 3rd edn. Mosby, St. Louis, pp 375–420

Hypes B (1992) Treatment with the ball. PDP, Hugo

Ito M (1970) Neurophysiological aspects of the cerebellar motor control system. Int J Neurol 1:162

Janda V (1996) "Key Links to Musculoskeletal Dysfunction" presented at a workshop at Kaiser Permanente Hospital, Los Angeles, 13–14 August

Jones RD, Donaldson EM, Parkin PJ (1989) Impairment and recovery of ipsilateral sensorymotor function following unilateral cerebral infarction. Brain 11:113–132

Klein-Vogelbach S (1963) Die Stabilisation der Körpermitte und die aktive Widerlagerbildung als Ausgangspunkt einer Bewegungserziehung. Krankengymnastik 5:1–9

Klein-Vogelbach S (1990) Ballgymnastik zur funktionellen Bewegungslehre, 3. Aufl. (Rehabilitation und Prävention, Bd 12). Springer, Berlin Heidelberg New York

Klein-Vogelbach S (1992) Funktionelle Bewegungslehre: Ballgymnastik, Videokassette. Springer, Berlin Heidelberg New York

Künzle U (1984) Alltagstraining bei MS. Schriftenreihe der Schweizerischen Multiple Sklerose Gesellschaft SMSG, Zürich

Lang C (1996) Das Parkinson-Syndrom. Krankengymnastik 48(6):824–836

Melnick ME (1995) Basal ganglia disorder. In: Umphred DA (ed) Neurological rehabilitation, 3rd edn. Mosby, St. Louis, pp 606–640

Nelson (1995) Cerebral palsy. In: Umphred DA (ed) Neurological rehabilitation, 3rd edn. Mosby, St. Louis, pp 263–286

Oberleit S (1996) Kognitive therapeutische Übungen nach Prof. Perfetti. Krankengymnastik 48:533–548

Ryerson SD (1995) Hemiplegia. In: Umphred DA (ed) Neurological rehabilitation, 3rd edn. Mosby, St. Louis, pp 681–721

Schuh I (1986) Bindegewebsmassage. Fischer, Stuttgart

Smutok, Grafman J, Salazar AM, Sweeney JK, Jonas BS, DiRocco PJ (1989) Effect of unilateral brain damage on contralateral and ipsilateral upper extremity function in hemiplegia. Physical Therapy 69(3):195–203

Steinlin Egli R (1998) Physiotherapie bei Multipler Sklerose. Thieme, Stuttgart

Teirich-Leube H (1990) Grundriß der Bindegewebsmassage, 12. Aufl. Fischer, Stuttgart

Umphred DA (1995) Limbic complex. In: Neurological rehabilitation, 3rd edn. Mosby, St. Louis, pp 92–117

Urbscheit NL, Oremland BS (1995) Cerebellar dysfunction. In: Umphred DA (ed) Neurological rehabilitation, 3rd edn. Mosby, St. Louis, pp 657–680

Vojta V (1981) Die zerebralen Bewegungsstörungen im Säuglingsalter, 3. Aufl. Enke, Stuttgart

Winstein CJ (1995) Theoretical perspective and assumptions on motor learning and control. Presentation at the 12th International Meeting of the World Confederation for Physical Therapy, Washington, 25–30 June

Ziégler M, Bleton JP (1992) Maladie de parkinson et vie quotidienne. Roche, Neuilly-sur-Seine et L'association France Parkinson, Paris

Ziégler M, Bleton JP (1993) La maladie de Parkinson et son traitement. Frison-Roche, Paris

14 Inkontinenz

R. Tanzberger, mit Ergänzungen von B. Carrière[1]

LERNZIELE

Nach der Lektüre dieses Kapitels kann der Leser
- das Tanzberger-Konzept zur Behandlung von Patienten mit Dysfunktionen des Beckenbodens verstehen;
- die Vorbedingungen für funktionelles Training des Beckenbodens verstehen;
- den Ball benutzen, um Dysfunktionen des Beckenbodens während der Schwangerschaft vorzubeugen;
- Patientinnen mit Dysfunktionen des Beckenbodens nach einer Schwangerschaft rehabilitieren;
- Streßinkontinenz bei Männern und Frauen mit dem Ball behandeln;
- Inkontinenz des analen Sphinkters bei Männern und Frauen mit dem Ball behandeln.

14.1 Einführung

> In Deutschland leiden gegenwärtig über 4 Millionen Menschen an Harninkontinenz (Melchior 1994; Pages 1997). Nach Adams u. Frahm (1995) sind mindestens 10 Millionen Erwachsene in den Vereinigten Staaten von Amerika von Inkontinenz betroffen, woraus jährlich Kosten von 10 Milliarden Dollar entstehen. Jede 4. Frau und jeder 10. Mann leidet unter so starkem Harnverlust, daß soziale und hygienische Probleme die Folge sind. Nur ein Drittel dieser Betroffenen sucht ärztliche Hilfe.

Ärzte fragen ihre Patienten nur selten nach Inkontinenzproblemen. Die Betroffenen sind folglich sehr oft mit ihrem Problem sich selbst überlassen. Inkontinenz ist jedoch nicht nur ein soziales und hygienisches Problem, sondern kann auch zu Depressionen und Schlaflosigkeit führen (Rosenzweig et

---

[1] Das Konzept, Inkontinenz mit Ballübungen für den Beckenboden zu behandeln, wurde von Renate Tanzberger, Physiotherapeutin in München, Deutschland, entwickelt und beschrieben. Ihr Beitrag wurde von B. Carrière hinsichtlich der amerikanischen Behandlungskonzepte und der amerikanischen Literatur ergänzt

al. 1991). Eine erfolgreiche operative Behandlung der Inkontinenz kann zwar zu einer statistisch signifikanten Verbesserung des Schlafs führen, jedoch verschlechtern erfolglose Operationen die Symptome nur noch mehr (Rosenzweig et al. 1991). Deshalb besteht ein Bedarf an alternativen Behandlungskonzepten. Ein solches bietet die Physiotherapie, die wesentlich dazu beitragen kann, die psychischen Folgen, die mit der Inkontinenz einhergehen, zu verbessern.

Der erste Arzt, der in den Vereinigten Staaten die Tragweite des Inkontinenzproblems erkannte, war Kegel (1948, 1951; Kegel u. Powell 1950). Er verordnete spezielle Übungen für den Beckenboden. Er führte auch die Benutzung des Perineometers ein, eines pneumatischen Apparats mit einem kalibrierten Manometer (der einen meßbaren und visuellen Feedback gibt), um die konservative Übungsbehandlung des Beckenbodens zu verbessern. Die Frauen wurden angewiesen, 3mal täglich während 20 Minuten die perinealen Muskeln hochzuziehen, einzuziehen und anzuspannen (entsprechend 300 Kontraktionen pro Tag) und über ihr Programm ein Tagebuch zu führen. Kegel (1951) berichtete, daß bei 84% einer Behandlungsgruppe von 500 Frauen Kontinenz wiederhergestellt werden konnte. Allerdings litten 70% von diesen „geheilten" Frauen an dem einfachen Typ der Streßinkontinenz (SIK). Die übrigen Fälle hatten Komplikationen verschiedenster Art. In den USA, wo Inkontinenz nach wie vor weit verbreitet ist, machen auch heute noch viele Männer und Frauen ihre „Kegel-Übungen".

> **Wichtig**
>
> Inkontinenz ist in dem afrikanischen Land Kamerun viel weniger verbreitet als in Europa und Nordamerika. Diese Beobachtung wurde als Hinweis darauf genommen, daß Inkontinenz auch soziokulturelle Ursachen hat. Für afrikanische Frauen mag es sich günstig auswirken, daß sie bei ihren normalen Aktivitäten des täglichen Lebens und beim Tanzen besonders viele Beckenbewegungen ausführen.

Die Frauen in Kamerun sitzen bei der Hausarbeit häufig auf niedrigen Schemeln oder verrichten ihrer tägliche Haus- und Feldarbeit in vorgeneigter Haltung. Dies steht im Gegensatz zu der aufrechten Arbeitsstellung, die im Westen üblich ist. Außerdem sind der Unterleib und das Becken in afrikanischen Ländern viel weniger Tabuthemen als in den westlichen Ländern.

Tanzberger (1991b) hat festgestellt, daß sowohl in Afrika als auch in China Geburten entweder in Hockstellungen, auf Händen und Knien oder in abgestützter stehender Position erfolgen. Beide Stellungen sind funktioneller als die Geburtshaltung in Rückenlage, die eine unfunktionelle Dehnung des Beckenbodens mit sich bringt. In manchen Ländern hocken die Menschen zum Wasser lösen, und sie verbringen allgemein weniger Zeit auf Stühlen sitzend zu. In islamischen Ländern beten die Gläubigen täglich 5mal auf Ellbogen und Knien kauernd (was gleichbedeutend ist mit 1825maliger Entlastung des Beckenbodens im Jahr), in einer Position, die den Druck auf den Beckenboden erheblich vermindert.

Verschiedene Autoren haben in neuerer Zeit die Vor- und Nachteile des gezielten Trainings der Beckenbodenmuskulatur bei der Behandlung der SIK untersucht. Nach einer kritischen Sichtung der Literatur kommen Wall u. Davidson (1992) zu dem Schluß, daß Übungsprogramme zur Kräftigung und Rehabilitation der Beckenbodenmuskulatur einen berechtigten Platz in der Prävention und Behandlung der echten SIK haben.

Bump et al. (1991) haben den Erfolg von „Kegel-Übungen" nach kurzen verbalen Übungsanweisungen untersucht. Sie fanden, daß manche Frauen unfähig waren, die richtigen Muskeln anzuspannen, häufig nur ein Valsalva-Manöver ausführten oder nur die Gesäß- und Oberschenkelmuskulatur allein oder zusammen mit den Levatormuskeln kontrahierten. Die Autoren folgerten daraus, daß mit einfachen mündlichen oder schriftlichen Instruktionen die „Kegel-Übungen" nicht in angemessener Form vermittelt werden können.

Elia u. Bergmann (1993) berichten, daß „Kegel-Übungen" bei Frauen mit genuiner SIK bessere Resultate erbrachten als bei Frauen, die nur an einer milden Inkontinenz litten. Holley et al. (1995) haben die Erfolge nach Langzeitbehandlung der SIK mit Übungen für die Beckenbodenmuskulatur untersucht. Sie stellten bei allen 14 Patientinnen ihrer Studie nach einem 4wöchigen überwachten Kurs über „Kegel-Übungen" anfänglich durchweg gute Erfolge fest, jedoch einen nahezu vollständigen Mißerfolg bei einer wiederholten Befragung nach 5 Jahren.

> **Wichtig**
>
> Nur eine der 10 Patientinnen, die auf die Befragung antwortete, hatte das Übungsprogramm konsequent befolgt. Die anderen Frauen hatten das Üben aus Mangel an Zeit oder wegen fehlender Motivation abgebrochen.

Manche Autoren gehen davon aus, daß die Kombination von Biofeedback, elektrischer Stimulation oder vaginalen Gewichten (Konen) mit „Kegel-Übungen" den Trainingserfolg bei Patientinnen mit echter SIK oder instabiler Blase verbessern kann (McCandless u. Mason 1995; McIntosh et al. 1993). Das Trainieren des Beckenbodens allein mit künstlichen Mitteln wie Gewichten oder Elektrostimulation ist eindeutig weniger funktionell.

> **Wichtig**
>
> Motivation und begeisternde Anleitung scheinen die entscheidenden Faktoren für den Erfolg von Übungen zu sein (Bø et al. 1990; Henalla et al. 1988).

Tibæk (1994), eine dänische Physiotherapeutin, hat ebenfalls Verbesserungen nach Beckenbodenübungen bei Patienten mit SIK und Dranginkontinenz beobachtet und einen Zusammenhang zwischen dem Ausmaß und der Intensität der Behandlungen, der Qualität der Anleitung und dem Ergebnis hergestellt. Auch sie machte die überraschende Beobachtung, daß die Erfolge bei Patienten mit „mittelschwerer" oder schwerer Inkontinenz besser waren als bei Patienten mit milder Inkontinenz. Zumindest teilweise liegt das wohl daran, daß die Motivation, täglich zu üben, höher ist, wenn der Leidensdruck größer ist.

> **Wichtig**
> Für eine erfolgreiche Behandlung ist es sehr wichtig, daß der Patient eine gute Erklärung über den Ablauf der Übungen erhält. Ihm sollte auch die Muskulatur des Beckenbodens mit Hilfe von Abbildungen veranschaulicht werden.

Allerdings reicht diese Information alleine nicht aus. Vielmehr muß dem Patienten ein tieferes Verständnis dafür vermittelt werden, wie der Beckenboden funktioniert, und wie er aktiviert werden kann.

Die genannten Studien lassen folgende allgemeine Aussagen zu:

- „Kegel-Übungen" sind das am weitesten verbreitete Übungsprogramm für den Beckenboden in den USA.
- Die Behandlung von Harninkontinenz liegt in den USA selten in der Hand von Physiotherapeutinnen. Üblicherweise erfolgt sie durch Krankenschwestern in Form von Elektrotherapie und Übungen.
- Motivation ist der alles entscheidende Faktor für ein konsequentes Befolgen des Übungsprogrammes durch den Patienten.
- Eine einmalige Behandlung oder das Abgeben von Übungsanweisungen reichen nicht aus, um die Probleme des Patienten zu verbessern oder zu lösen.
- Die Behandlung wird eher erfolgreich sein, wenn die Patienten über mehrere Wochen oder Monate betreut werden.
- Patienten profitieren von Behandlungen in Therapiegruppen.

> **Wichtig**
> Übungsprogramme für den Beckenboden müssen mit Bedacht geplant werden und sollten vor allem solche Übungen berücksichtigen, die sowohl funktionell als auch motivierend sind.

Eine Studie von Byl et al. (1997) hat bei Primaten die Rolle von isolierten mit der von komplexen Bewegungen verglichen. Obwohl es sich bei dieser Untersuchung um das Verständnis von Handverletzungen nach sich wiederholenden Belastungen handelte, sind die Ergebnisse vermutlich auch für das Verständnis der Muskelprobleme des Beckenbodens relevant. Es hat sich gezeigt, daß isolierte repetitive Bewegungen eine wesentliche Verschlechterung der Handrepräsentation im Kortex und der motorischen Fähigkeiten zur Folge hatten, während sich nach abwechslungsreicheren Bewegungsstrategien nur geringfügige Verschlechterungen im Kortex bei gleichbleibender motorischer Kontrolle einstellten.

Das Ergebnis dieser Studie macht auch verständlich, daß die Wiederholung einer isolierten Bewegung, wie das 300malige Anspannen der Beckenbodenmuskulatur am Tag, die Funktion des Beckenbodens tatsächlich nicht verbessert. So wird klar, daß ein isoliertes Muskeltraining für den Beckenboden nicht geeignet ist, Schmerzen und Unbehagen zu beheben, die von den verschiedensten Dysfunktionen des Beckenbodens herrühren können. Die Studie bestätigt andererseits, daß das Konzept richtig ist, kräftigende Übungen für den Beckenboden mit funktionellen Aktivitäten, wie sie in diesem Kapitel beschrieben werden, zu kombinieren. Diese Art von Übungen entsprechen den variablen Bewegungsstrategien der oben erwähnten Studie, die einen besseren Input für die somatosensorische Hirnrinde geben als die stereotypen Übungen.

Tanzberger hat gezeigt, daß der Ball in idealer Weise zum Auftrainieren einer schwachen Beckenbodenmuskulatur eingesetzt werden kann. Weil neben dem Zwerchfell auch die Bauch- und Rückenmuskulatur in die Rehabilitation des Beckenbodens miteinbezogen werden, sind ihre Übungen funktionell. Gleichzeitig machen sie mehr Spaß als die traditionellen „Kegel-Übungen". Man kann bei diesen Übungen sogar nebenbei fernsehen oder ein Baby auf dem Arm halten. Es ist allerdings sehr wichtig, daß die Patientin die Übungen zuerst gründlich erlernt und auch versteht und spürt, wie sie korrekt ausgeführt werden müssen, bevor sie versucht, alleine zu üben.

14.2 Das Tanzberger-Konzept der funktionellen Beckenbodenbehandlung

Der Ball ist im Tanzberger-Konzept zu einem unerläßlichen Gerät und einem idealen Bewegungsvermittler beim Trainieren der Beckenbodenmuskulatur geworden (Tanzberger 1991a, b, 1992, 1994, 1998). Dieses Konzept unterscheidet sich grundlegend von den „Kegel-Übungen", Elektrostimulationen und dem Einsatz von Gewichten, die alle isolierten Muskelkontraktionen vor allem des M. pubococcygeus anstreben.

> **Wichtig**
>
> Es ist das Ziel des Tanzberger-Konzeptes, die physiologische Aktivität des Beckenbodens und des Sphinktersystems wiederherzustellen.

Um dies zu erreichen, müssen sehr differenzierte Reize gegeben werden, damit die Kraft, mit der Urethra und Anus geschlossen werden, verbessert, die vaginale Schließfähigkeit gestärkt und die Haltefunktion des Levators des Diaphragma pelvis aktiviert und gesteigert werden kann.

> **Wichtig**
>
> Da der Beckenboden zusammen mit dem Zwerchfell, den Bauch- und Rückenmuskeln eine Einheit bilden, beruhen die therapeutischen Übungen (mit oder ohne Ball) auf den funktionellen Verbindungen zwischen dem Beckenboden und dem Zwerchfell bzw. den Bauch- und Rückenmuskeln.

Im folgenden werden die grundsätzlichen Ideen dieses Konzeptes zur Wiederherstellung der Verschlußstrukturen des Beckens dargelegt und einige ausgewählte therapeutische Übungen vorgestellt, die auf den beschriebenen funktionellen Verbindungen aufbauen.

14.3 Beckenboden

14.3.1 Anatomie des Beckenbodens und der Verschlußstrukturen

Aufbau des Beckenbodens

Der Beckenboden besteht aus muskulären und faszialen Strukturen, welche die abdominopelvine Höhle und die äußeren Öffnungen der Vagina (Geburt), der Urethra und des Rektums (Ausscheidung) stützen. Er ist aus folgenden Schichten zusammengesetzt:
- dem Diaphragma pelvis und
- der perinealen Membran (auch Diaphragma urogenitale genannt).

Diaphragma pelvis (Abb. 14.1)
Das Diaphragma pelvis besteht aus den Mm. levatores ani und den Mm. coccygei, die kranial und kaudal von Faszie bedeckt sind.

Die Region des M. levator ani zwischen Anus und Steißbein, die von der anococcygealen Raphe (Naht) (lat.: Lig. anococcygeale) gebildet wird, bezeichnet man im klinischen Sprachgebrauch als *Levatorplatte*. Sie bildet eine Bindegewebsstütze für das Rektum – die obere Vagina und den Uterus. Diese ligamentäre Struktur trägt so zur vaginalen u. uterinen Aufhängung bei.

Lage. Das Diaphragma pelvis verläuft zwischen dem Os pubis von ventral nach dorsal zum Os coccygis. Es ist an der seitlichen Beckenwand, an der verdickten Struktur der Faszie des M. obturatorius, dem Arcus tendineus musculus levatoris ani, befestigt.

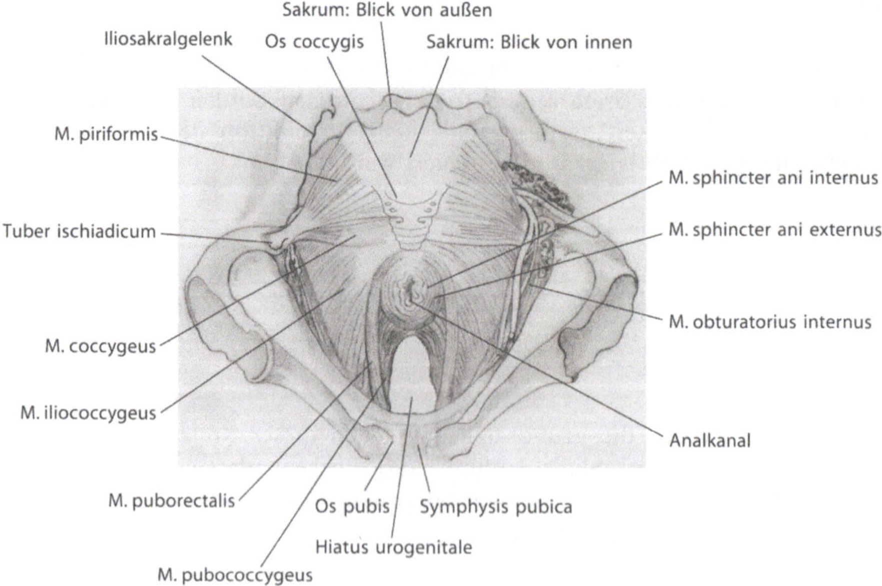

Abb. 14.1. Diaphragma pelvis (modifiziert nach Testut 1948)

Der M. levator ani besteht im wesentlichen aus folgenden 3 Anteilen:
- M. puborectalis,
- M. pubococcygealis (pubourethralis),
- M. ileococcygealis.

Die am weitesten medial gelegenen Anteile sind die *Mm. puborectalis*. Sie entspringen von der Innenfläche der Schambeine, verlaufen entlang der Vaginalwand nach dorsal und verschmelzen nach Umschlingung des Rektums in der Mittellinie mit dem entsprechenden Muskel der Gegenseite.

Der weiter lateral gelegene *M. pubococcygeus (pubourethralis)* entspringt ebenfalls von der Innenfläche des Os pubis, verläuft entlang dem puborektalen Muskel nach dorsal und strahlt hier in die anococcygeale Raphe und in die Vorderseite des Os coccygis ein.

Der *ileococcygeale Anteil* des M. levator ani entspringt dem Arcus tendineus und der Spina ischiadica und strahlt ebenfalls in die anococcygeale Raphe und das Os coccygis ein.

Der *M. coccygeus* entspringt an der Spina ischiadica und am Lig. sacrospinale, verläuft nach dorsal in Richtung des posterioren Anteils des M. ileococcygeus und inseriert hier am Os coccygis und am unteren Anteil des Sakrums.

Innervation. M. ileococcygeus und M. coccygeus werden von kaudalen Fasern des ventralen Astes des 3. und 4. Sakralnervs innerviert.

Neuere Untersuchungen lassen vermuten, daß auch der M. puborectalis u. der M. pubococcygeus durch Äste des Plexus pelvicus, und damit durch sakrale Nerven versorgt werden, und nicht, wie früher angenommen, durch den N. pudendus.

Perineale Membran (früher: Diaphragma urogenitale)
Nach DeLancey soll die Nomenklaturänderung der Tatsache Rechnung tragen, daß es sich nicht – wie früher angenommen – um eine zweischichtige Faszienstruktur mit eingeschlossener Muskulatur handelt. Die perineale Membran (**Abb. 14.2**) ist vielmehr eine dreieckige Struktur aus dicht gepackten fibromuskulären Gewebsanteilen, welche die ventrale Hälfte des Beckenausgangs überspannt. Kranial der perinealen Membran liegt der quergestreifte urogenitale Sphinkter, der die Urethra komprimieren kann.

Vagina und Urethra passieren die perineale Membran und werden in ihr verankert. Die untere Vagina wird vor allem durch Verbindungen mit Fasern des Diaphragma pelvis und der perinealen Membran stabilisiert (Walters u. Karram 1997).

Verschlußmechanismen

Verschlußapparat des Anus
Der Verschlußapparat des Anus umfaßt:
- den M. sphincter ani internus,
- den M. sphincter ani externus sowie
- die puborektalen Muskeln (Puborektalschlinge).

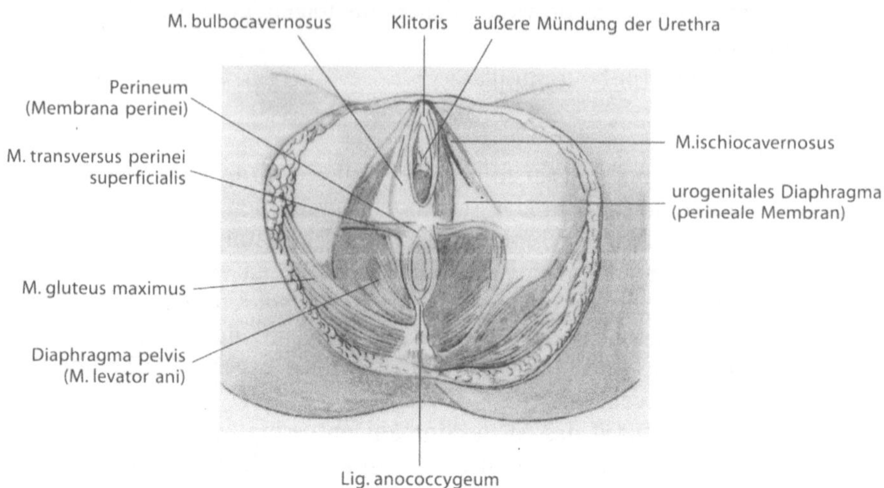

Abb. 14.2. Weibliche perineale Membran (urogenitales Diaphragma) (modifiziert nach Testut 1948)

Der *interne Sphinkter* ist eine verdickte, ringförmig verlaufende Schicht glatter Muskulatur der distalen Rektumwand. Der Sphinkter internus steht unter Kontrolle des autonomen Nervensystems.

Der *M. sphincter ani externus* und *M. puborectalis*, die der Willkürkontrolle unterstellt sind, bilden eine funktionelle Einheit.

Innervation. N. pudendus.

Verschlußapparat der Harnblase

Die glatten Muskelfasern der 3 Schichten der Tunica muscularis verbinden sich im Bereich des Ostium urethrae internum zu einer funktionellen Einheit, die *M. detrusor vesicae* (früher M. sphincter urethrae internus) genannt wird. Für den intrinsischen Verschluß der Harnröhre am Blasenhals liegt entgegen früherer Lehrmeinung am Übergang von der Blase zur Harnröhre kein eigenständiger „innerer Blasensphinkter" vor. Die Blasenmuskulatur geht kontinuierlich auf die teils längs-, ring-, schräg- oder spiralförmig verlaufende glatte Harnröhrenmuskulatur über.

Der M. detrusor vesicae erweitert bei der Miktion das Ostium und ist somit für die Entleerung wichtig. Der Verschluß erfolgt durch elastische Fasern (Moll u. Moll 1997).

Quergestreifter urogenitaler Sphinkter (nach Oelrich)

Die quergestreiften urethralen u. periurethralen Muskeln (früher M. sphincter urethrae externus) bilden den extrinsischen Sphinktermechanismus der Urethra. Der Sphinkter setzt sich aus 2 Komponenten zusammen:
1. Einem *inneren Anteil*, der sich innerhalb der urethralen Wand befindet bzw. ihr unmittelbar anliegt.
2. Einem *weiter außen gelegenen Anteil*, der aus den Skelettmuskelfasern des Diaphragma pelvis besteht.

Der *innere Anteil* besteht aus:

- dem M. sphincter urethrae – einem quergestreiften Muskel –, der die proximalen zwei Drittel der Urethra umgibt,
- dem M. compressor urethrae und
- dem urethrovaginalen Sphinkter (früher als M. transversus perinei profundus bezeichnet), die aus 2 Bündeln quergestreifter Muskeln bestehen. Diese sind bogenförmig an der ventralen Seite des distalen Urethradrittels angeordnet.

Diese 3 Muskeln funktionieren als Einheit.

Oelrich nennt die Harnröhrenverschlußstruktur *quergestreiften urogenitalen Sphinkter*. Er besteht hauptsächlich aus langsamen, kleinkalibrigen Muskelfasern, die ausgezeichnet einen längerfristigen Tonus auf das urethrale Lumen ausüben können (Walters u. Karram 1997).

> **Wichtig**
>
> **Es gibt 4 Funktionsabschnitte der weiblichen Urethra. DeLancey unterscheidet:**
> - **proximal: glattmuskulär intramural,**
> - **medial: quergestreift eigenmuskulär mit Pubourethralligamenten und Levatorverbindungen,**
> - **diaphragmal (perineale Membran): quergestreift periurethral,**
> - **distal: bulbovestibulär.**
>
> **Der mediale Abschnitt hat den größten, aber nicht allein entscheidenden Anteil.**

Endopelvine Faszie

Die endopelvine Faszie umhüllt die Beckenorgane und in ihr verlaufen die dünnwandigen Beckenvenen. Sie besteht aus fibroelastischem Bindegewebe, benachbart zu glatten Muskeln, Blutgefäßen, Nerven sowie Lymphgefäßen. Harnblase, Rektum, unterer Anteil des Uterus und der Vagina werden von der Faszie überzogen (Walters u. Karram 1997).

Der Uterus und die obere Vagina werden oberhalb des Diaphragma pelvis durch den oberen Anteil der endopelvinen Faszie an der Beckenwand verankert. Diese Strukturen lassen sich intraoperativ als Lig. cardinale und Lig. sacrouterinum identifizieren (Walters u. Karram 1997).

14.3.2 Innervation der Muskeln des Beckenbodens

Die nervale Stimulation der beiden Diaphragmen und der äußeren Sphinkter erfolgt somatisch über den N. pudendus, der in Höhe S2–S4 aus dem Rückenmark austritt. Die Muskulatur der inneren Sphinkter wird vegetativ gesteuert, das Diaphragma pelvis auch vom Sakralnerv.

> **Wichtig**
> Für die Speicher und Verschlußphase der Blase ist der N. sympathicus zuständig, der in Höhe T11–L2 das Rückenmark verläßt. Der N. parasympathicus ist verantwortlich für die Öffnungs- und Entleerungsphase (Jänning 1995). Um sich die Innervation einzuprägen, kann man folgende „Eselsbrücke" nutzen: Es ist *sympathisch, kontinent* zu sein.

Kontinenz setzt voraus, daß der Detrusormuskel (die Blase) entspannt bleibt, während sich der Sphinktermuskel zusammenzieht. Während der Miktion (Leeren der Blase) muß sich der Sphinktermuskel entspannen und der Detrusormuskel anspannen. Diverse nervale Mechanismen sind an der Regulierung der Harnspeicherung und -entleerung beteiligt.

> **Wichtig**
> Zusätzlich zur nervalen Regulierung der Kontinenz besteht auch in der Pons im Hirnstamm eine Kontrolle über die Funktion der Blase. Da Kontinenz und Miktion auch vom Hirnstamm, vom Hypothalamus und von der Hirnrinde reguliert werden, kann man den Drang, Wasser zu lösen, „übergehen" und aufschieben, oder man kann die Blase willentlich entleeren, wenn der geeignete Ort vorhanden ist (Jänning 1995).

> **Wichtig**
> Entleerung und Speicherung des Stuhles wird von den parasympathischen sakralen, den sympathischen thorakalen und von somatomotorischen Mechanismen reguliert.

Die Darmentleerung ist ein automatischer Vorgang. Die Aktivierung der Bauchmuskulatur und des Zwerchfelles unterstützt diesen Vorgang. Die Dehnung der Wand des Rektums hat eine reflektorische Entspannung des inneren M. sphincter ani zur Folge (Jänig 1995).

14.3.3 Muskelphysiologie des Beckenbodens

Beide Diaphragmen (die perineale Membran und das innere Diaphragma pelvis) und die äußere Schließmuskelschicht mit den externen Sphinktermuskeln von Urethra und Rektum bilden eine funktionelle Einheit.

> **Wichtig**
> Es ist wichtig zu wissen, daß der quergestreifte M. levator ani (Diaphragma pelvis) aus Slow- und Fast-twitch-Fasern besteht, während sich der äußere M. sphincter ani vorwiegend aus Slow-twitch-Fasern zusammensetzt (Bump et al. 1991); 70% der Fasern des M. levator ani gehören zum Slow-twitch-Typ, 30% zum Fast-twitch-Typ (Wall et al. 1993).

Die Slow-twitch-Fasern sorgen für einen unwillkürlichen Dauertonus des M. levator ani, der abhängig ist von der Haltung und der Wachheit der jeweiligen Person. Der innere Sphinkter ani (der unter autonomer Kontrolle steht) sorgt dafür, daß der Enddarm während der Nacht geschlossen bleibt.

In Streßsituationen, z. B. beim Husten oder bei Anstrengungen, reaktiviert der äußere quergestreifte Sphinktermuskel ani zusätzliche Reservekräfte für die Kontinenzleistung. Zusammen mit dem vaskulären Schwellkörperverschluß – dem urethralen Venengeflecht – sorgen äußerer Sphinkter und innerer Blasensphinkter für eine sichere Speicherphase.

> **Wichtig** Diese Kenntnisse müssen bei der Auswahl der Übungsreize, die immer Muskelfunktionsreize sein sollten, berücksichtigt werden.

Bump et al. (1991) bemerken, daß zweifellos der Ruhetonus dieser Slow-twitch-Fasern der Levatorgruppe der entscheidende Faktor dafür ist, daß der Hiatus bei Patientinnen mit gesunden Funktionen verschlossen gehalten werden kann.

> **Wichtig** Erklärungen in Wort und Bild sind wichtig, damit der Patient die Anatomie und Physiologie des unsichtbaren Beckenbodens verstehen kann.

14.4 Der Beckenboden und seine funktionellen Verbindungen

14.4.1 Funktionen

Primäre Funktion

Die primäre Funktion des Beckenbodens besteht darin, Kontinenz der Harnblase und des Rektums zu gewährleisten. Er muß sich aber auch entspannen können, damit sich Urin oder Stuhl entleeren kann. Die Kontinenzleistung wird von den intrinsischen Strukturen des unteren Harntraktes und des Rektums erbracht.

Folgende Muskeln sind daran beteiligt:
- Die *intrinsischen Strukturen* (glatte Muskeln) des unteren Harntrakts und Enddarms:
  - ☐ Verschlußapparat der Harnblase (M. detrusor vesicae) mit submukösem Venengeflecht,
  - ☐ M. sphincter ani internus.
- Die *extrinsischen quergestreiften Diaphragmen* mit den eingelagerten externen Sphinktern:
  - ☐ M. levator ani,
  - ☐ perineale Membran,
  - ☐ quergestreifter urogenitaler Sphinkter und M. sphincter ani externus.

> **Wichtig** Zusammen mit den „Speicherorganen" Harnblase und Rektum besteht die Gesamtleistung der intrinsischen und extrinsischen Muskeln in der sicheren Speicherung und der ebenso sicheren Entleerung der Inhalte aus den Speicherorganen.

Sekundäre Funktion

Die 2. Funktion ist die eigentliche Becken*boden*funktion. Der Beckenboden erbringt seine Funktion des Stützens und Haltens in Zusammenarbeit mit den Muskeln der Bauchkapsel (Richter 1995).

Aus aufrechter Position beschrieben, sind folgende Muskeln Teil der Bauchkapsel:

- *ventral* die Bauchmuskeln,
- *kranial* das Diaphragma pulmonale,
- *dorsal* die Rückenmuskeln,
- *kaudal* der Beckenboden.

Durch ihre funktionelle Verbindung haben diese unterschiedlichen Muskelgruppen einen unterstützenden Einfluß auf die Haltefunktionen der Levator- und Sphinktermuskeln.

> **Wichtig**
>
> Bei Aktivitäten wie Husten, körperliche Anstrengungen, Hüpfen oder Rennen müssen diese Muskeln zusammenarbeiten, um die Muskulatur des Beckenbodens zu unterstützen.

14.4.2 Üben der funktionellen Verbindungen vom Beckenboden mit dem Brustkorb und mit den Beinen

Die Ballbewegungen können (vor allem in sitzender Position) eingesetzt werden, um gleichzeitig alle oben beschriebenen muskulären Strukturen als eine funktionelle Einheit mit dem Beckenboden zu üben. Es besteht eine funktionelle Beziehung zwischen den Bewegungen der Körperabschnitte Becken – Beine und Becken – Brustkorb (Klein-Vogelbach 1990, 1993). Die Atmung stellt eine weitere Möglichkeit dar, um physiologische Funktionen zu stimulieren, weil das Diaphragma pulmonaris das Diaphragma pelvis von zentral (innerhalb des Körpers) beeinflußt. Die rhythmischen Atembewegungen unterstützen die Aktivität der Beckenbodenmuskulatur synergistisch.

> **Wichtig**
>
> Während der Einatmung unterstützt die Beckenbodenmuskulatur die Bewegung des Diaphragma pulmonaris nach unten. Während der Ausatmung wird der Beckenboden angehoben durch den Sog des sich nach oben wölbenden Diaphragma pulmonaris. Dies ist Teil der ständigen „Selbstübung" des Systems zur Erhaltung eines gesunden Beckenbodentonus.

Jede Druckveränderung im kostodiaphragmalen Mechanismus beeinflußt reaktiv nicht nur die Muskeln der Bauchwand, sondern auch die des Beckenbodens (Schmitt 1981).

> **Wichtig**
>
> **Explosive und gebremste Ausatmung aktiviert nicht nur das Diaphragma pulmonaris und das Diaphragma pelvis (Beckenboden), sondern auch die Muskeln des inneren und äußeren M. obliquii abdomini (Basmajian u. De Luca 1985).**

Das Ergebnis ist eine dynamische Spannungssteigerung (eine fühlbare Reaktion) der funktionellen Einheit Beckenboden und Sphinkter. Therapeutische Bewegungssequenzen, die natürlich sind, können überzeugen. Wenn sie auch noch das Körpergefühl positiv ansprechen, motivieren sie den Patienten, selbst weiterzuüben.

> **Wichtig**
>
> **Die Besserung der Symptome des Patienten sind der Beweis für den Erfolg der Übungen.**

Ballübungen verbessern die sensorische Wahrnehmung für die Muskulatur des Beckenbodens mit jeder Bewegung. Die dadurch entstehende Akzeptanz der neuen Übungen ist sehr motivierend und die Patienten sind bereit, täglich zu Hause zu üben.

Das Auftrainieren des Beckenbodens erfolgt durch das Zusammenwirken der charakteristischen Eigenschaften des Balles – seine sphärische Form und Elastizität – mit der komplementären sphärischen Form der Kontaktstrukturen, den Sitzhöckern (den Tuber ischii). In sitzender Stellung entsteht durch den Kontakt dieser runden Formen eine einzigartige Kommunikation und eine Abwalzbewegung, die eine Übertragung der Rollbewegung vermittelt, wobei das Becken ständig seine Stellung zum Ball verändert. Dadurch werden Wahrnehmung und Kraftzuwachs des Beckenbodens gefördert. Alle Funktionen des Beckenbodens können mit dem Ball auftrainiert werden. Sowohl präventiv als auch therapeutisch kann er eingesetzt werden, um den Beckenboden und die Sphinktermuskulatur zu üben.

14.5 Medizinische Diagnosen, die mit Beckenbodenübungen behandelt werden können

14.5.1 Anwendungen in der Gynäkologie

Während der Schwangerschaft und der Vorbereitung auf die Geburt können Frauen Beckenbodenübungen erlernen, um einer Schwäche des Beckenbodens vorzubeugen und um die während des Geburtsvorgangs so wichtige Wahrnehmung für Spannung und Entspannung zu schulen. Das Ziel der Übungen ist, Verspannungen während der Eröffnungskontraktionen bei der Geburt durch Bewegungen zu verhindern. Außerdem soll vermieden werden, daß sich während der Geburt Verspannungen aufbauen.

> ! Nach einer Geburt kann ungefähr am 12. Tag postpartum (nach Abschluß der Wundheilung) mit Übungen für den Beckenboden begonnen werden (Wiederherstellungsphase).

Im frühen Wochenbett sind zarte, willentliche Spannungsübungen im Rhythmus der Aus- und Einatmung angezeigt (leichtes „Ansaugen" des Beckenbodens bei der Ausatmung und Lösen während der Einatmung).

Im Früh- (die ersten 7 Tage post partum) und Spätwochenbett (Zeitraum bis zur Wiederherstellung der Schwangerschafts- und Geburtsveränderungen der Mutter, Dauer ca. 6 Wochen nach der Geburt) bilden sich die anatomischen Geburtsveränderungen zurück, und bei den meisten Frauen, die nicht stillen, setzt die Ovulation (der Eisprung) wieder ein.

> **Wichtig**
> Im Verlauf von mehreren Wochen, während des Puerperiums, kehrt die reflektorisch geweitete, in ihrer Spannkraft herabgesetzte Bauchdecke zu ihrem Normalzustand zurück, vor allem wenn diese Rückbildung mit Übungen unterstützt wird.

Faktoren des Geburtsablaufes wie die Dauer der Geburtsphase (Austreibungsphase), der Kopfumfang des Kindes, das Geburtsgewicht oder ein Dammschnitt können zur Streßinkontinenz nach der Geburt führen.

Gynäkologische Patientinnen, die einzeln oder in Gruppen die Kräftigung des Beckenbodens üben, können gleichzeitig auch darüber unterrichtet werden, wie sich übermäßige Belastung in alltäglichen Bewegungsabläufen des Beckenbodens vermeiden läßt. Auf diese Weise können bei geringgradiger Pathologie Operationen vermieden oder verzögert werden. Operationserfolge werden auf längere Sicht gesichert.

Bei Patientinnen, die unter Insuffizienz des Beckenbodens und der Sphinkter bei gleichzeitiger Senkung der Unterleibsorgane und Streßinkontinenz von Harn, Wind und Stuhl leiden, muß das Ziel der Behandlung eine allgemeine Verbesserung der Topographie und Kontinenz sein.

14.5.2 Anwendungen in der Urologie und Proktologie

> **Wichtig**
> Sphinkterinsuffizienz und Inkontinenz sind manchmal Komplikationen nach radikaler Prostatektomie (Abb. 14.3).

In diesen Fällen ist das Behandlungsziel die Wiederherstellung von Sphinktersuffizienz und Kontinenz. Die Insuffizienz des analen Sphinktermuskels (**Abb. 14.4**) hat Inkontinenz von Wind und Stuhl zur Folge.

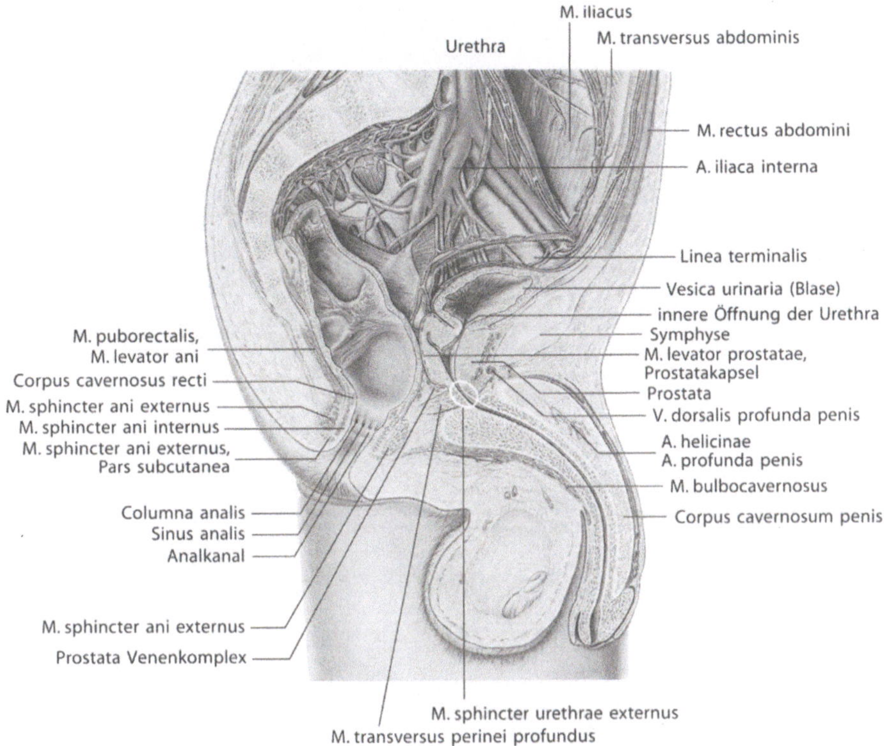

Abb. 14.3. Das männliche Becken

Auch hier ist das Ziel der physiotherapeutischen Behandlung der Kraftzugewinn, das Auftrainieren der Kraft, die Wiederherstellung der Suffizienz des Sphinktermuskels und der Kontinenz.

Patienten, die unter Proktospasmus und Anismus leiden, haben normalerweise Schwierigkeiten, die Muskulatur des Beckenbodens und der Sphinkter bewußt zu entspannen.

In diesen Fällen soll die physiotherapeutische Behandlung die Durchblutung verbessern und durch wechselnde Bewegungen (alternierende Innervation) einen Spannungsausgleich schaffen, so daß die Patienten lernen können, die verspannten Strukturen zu entspannen.

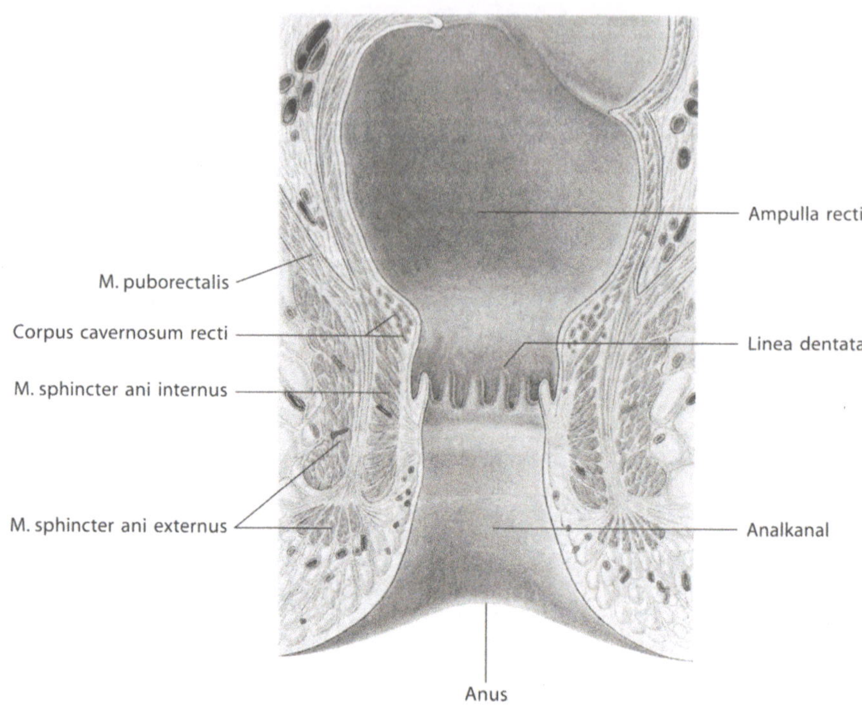

Abb. 14.4. Rektum und Analkanal

14.6 Auftrainieren der Muskulatur des Beckenbodens

14.6.1 Vorbedingungen für funktionelle Übungen für den unsichtbaren Beckenboden

> **Wichtig**
> Die Muskelaktivität des Beckenbodens läuft normalerweise automatisch und unbewußt ab. Sie wird von prozeduralen, synergistischen Programmen gesteuert.

Damit der Patient eine bewußte Vorstellung vom Beckenboden entwickeln und willentlich die Kraft der Beckenbodenmuskulatur mit Übungen beeinflussen kann, müssen 3 Voraussetzungen erfüllt sein:

- Der Patient muß wissen, wie und wo die Muskeln des Beckenbodens verlaufen und sich ihre Lage vorstellen können.
- Der Patient muß die Funktion der Beckenbodenmuskulatur verstehen.
- Der Patient muß in der Lage sein, die Veränderung des Muskels während der Funktion mit einem konkreten inneren Bild zu begleiten.

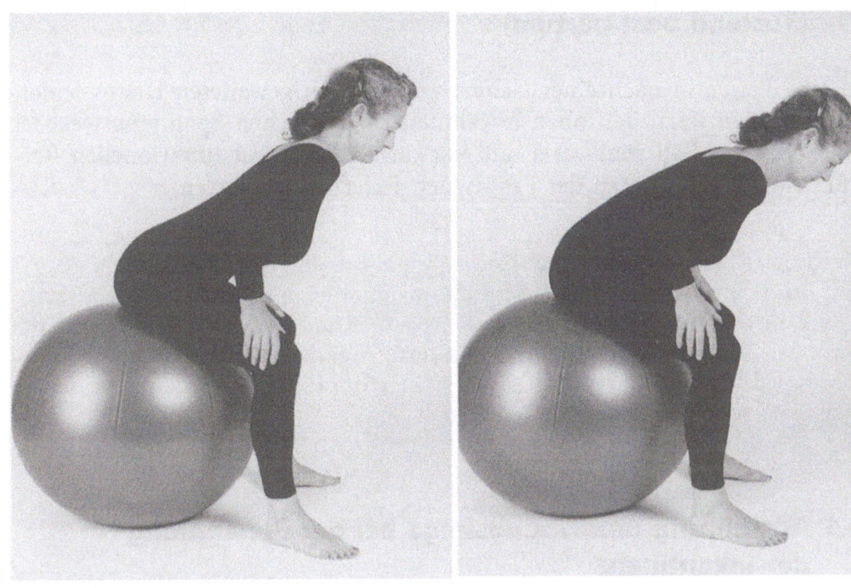

Abb. 14.5 a, b. Ausgangs- und Endstellung der Übung „Roll on." Diese Übung trainiert die Muskeln des urogenitalen Diaphragmas und des Harnsphinkters (Photographien von R. Tanzberger)

14.6.2 Überlegungen zur Behandlung der Sphinktermuskelschwäche

Für Patienten, die vor allem unter Schwäche der Sphinktermuskulatur leiden, eignen sich Übungen, welche die Slow-twitch-Fasern ansprechen, damit sie lernen, den externen Sphinktermuskel zu kontrollieren. In einem langsamen Bewegungsrhythmus wechseln bei diesen Übungen Spannungsaufbau, Anspannen, Spannungsabbau und Entspannen.

Dieser physiologische Spannungswechsel kann mit der Atmung synchronisiert werden: Ausatmung beim Anspannen und Einatmen beim Lösen der Spannung – Ausatmen, Einatmen usw.

Die Übung „Roll on" (**Abb. 14.5**) zeigt, wie die Slow-twitch-Fasern in Richtung anterior-posterior aktiviert werden können. Die Übung „Rechts Stop – Links Stop" hilft, die in frontaler Richtung verlaufenden Muskelfasern zu innervieren.

14.6.3 Behandlung eines geweiteten Hiatus urogenitale (Zustand post partum)

Wenn eine Patientin nach einer Geburt unter einem geweiteten Hiatus leidet, ist es empfehlenswert, den oben erwähnten rhythmischen Spannungswechsel (sitzend auf dem Ball rückwärts und vorwärts rollen) mit funktionellen Reizen für schnelles Reagieren der Fast-twitch-Fasern zu ergänzen.

> **Wichtig**
> Besonders geeignet hierfür sind Wippübungen, die von kurzen Worten und ihren explosiven Schlußkonsonanten begleitet werden, z.B. „Kick und Kick" oder „Hopp und Hopp". Knappe Worte betonen nicht nur den Bewegungsrhythmus, sondern regen die Bewegung an. Die Übung „Kick und Kick" (s. Abb. 14.11) stimuliert vorwiegend die Fast-twitch-Fasern des Beckenbodens.

14.6.4 Ausführung und Übungsfolge bei der Behandlung der Inkontinenz

Die abwalzende Bewegung (die Rollbewegung) an der Kontaktstelle zwischen Becken und Ball ist die *Primärbewegung*. Unter den korrekten *Bedingungen* und durch Begrenzungen der Bewegung (Konditionen und Limitationen) intensiviert diese Primärbewegung die Muskelaktivität des Beckenbodens.

> **Wichtig**
> Der Ball muß fest aufgepumpt sein, damit die Sitzhöcker guten Kontakt mit dem Ball haben. Die Rundung des Balles darf sich auf keinen Fall durch das Körpergewicht abflachen!

Für eine korrekte Ausführung der Übungen sind folgende Bedingungen einzuhalten:
- Begrenzung der Ballbewegung, um weiterlaufende Bewegungen in angrenzende Körperabschnitte zu verhindern (Beine, oberes Sprunggelenk und BWS),
- Rhythmisierung der alternierenden Bewegungen durch Anpassung an die Atemphasen,
- Ausatmung gegen Lippenbremse oder gegen das Gaumendach, indem der Zungenrücken (automatisch) nahe dem Gaumendach steht, während auf den Reibelaut „chchch" ausgeatmet wird,
- Visualisierung der Muskelaktivität.

14.6.5 Wirkung der federnden Ballbewegung

> **Wichtig**
>
> Wipp- und Aufprallbewegungen provozieren reaktive Muskelkontraktionen in beiden Diaphragmen und in den Verschlußstrukturen (den Schließmuskeln) in dem Moment, in dem das Becken gegen den Ball prallt. Diese Aufprallbewegung gilt auch als Test zur Prüfung der Kontinenz, da das mit der Bewegung schwingende Eingeweidepaket mit seinem Gewicht die Rückstoßbewegung des M. levator ani stimuliert und gleichzeitig die Sphinkter komprimiert. Bei Patienten, die unter Streßinkontinenz leiden (Harnverlust in Tröpfchenform bei körperlicher Belastung, z.B. beim Husten, Niesen, Treppensteigen) kann es zu unfreiwilligem Abgang von Harn kommen. Wenn sich die Reaktionsfähigkeit verbessert hat, wird bei dieser Übung kein Harn mehr verloren.

Durch Unterlegen einer flachen Schale (z.B. die Ballschale von Togu) kann verhindert werden, daß der Ball wegrollt. Dadurch wird die Übung für unerfahrene und ältere Patienten sicherer. Roll- und Wippbewegungen sind mit dem Ball in der Ballschale immer noch möglich, selbst wenn dabei das Becken kurzzeitig vom Ball abhebt, weil der Ball nicht wegrollt.

(Mit Patienten, die nicht auf einem Ball sitzen können, kann auch auf dem Ballkissen geübt werden, persönliche Mitteilung von B. Carrière).

14.6.6 Beobachten der Bewegungen während der Beckenbodenübungen

Bewegung zwischen Körper und Ball. Die Primärbewegung für die Ausführung einer Übung wird auch *Actio* genannt: Die Rollbewegung nach vorwärts, rückwärts, seitwärts oder in diagonaler Richtung beginnt an der Kontaktfläche zwischen der sphärischen Form der Tuber ischii (Sitzhöcker) und der sphärischen Form des Balles.

> **Wichtig**
>
> Weil die Muskeln des Beckenausgangs und der perinealen Membran ihren Ursprung an den kaudalen knöchernen Teilen des Beckens haben, kann der enge Kontakt der Sitzhöcker zum Ball und das Ziehen des Balles nach vorwärts (oder rückwärts, seitwärts oder diagonal) die Muskeln als Actio aktivieren.

Bewegung innerhalb des Körpers. Die beim Vorwärtsrollen des Balles entstehende Bewegung läuft in die Hüftgelenke und LWS weiter, es kommt zu Hüftextension und LWS-Flexion (Flexion der Hüftgelenke und Extension der LWS beim Rückwärtsrollen des Balles, Lateralflexion des Rumpfes und Rotation des Beckens in bezug auf die Oberschenkel beim Seitwärtsrollen).

> **Wichtig**
> Um die Intensität der Muskelaktivität zu steigern, ist es wichtig, daß sich die Füße, die Knie und der Thorax nicht bewegen. Auf diese Weise wird die muskuläre Aktivität auf den Beckenboden, den unteren Bauch und den Rücken begrenzt.

Bewegungsfortsetzung. Die Bewegung der Sitzhöcker mit dem Ball läuft weiter und verändert die Kontaktstelle des Balles mit dem Boden, so daß der Ball vorwärts, rückwärts, seitwärts oder diagonal rollt.

Begrenzung der Bewegung. Das Bewegungsausmaß wird durch die BWS begrenzt, die in neutraler Stellung bleibt, außerdem bleiben die Knie und Füße räumliche Fixpunkte.

> **Wichtig**
> Weder der Thorax noch die Knie bewegen sich im Raum, die Knie stehen fest auf dem Boden. Die Bewegung kann in sagittaler, frontaler oder diagonaler Richtung stattfinden.

14.6.7 Schlußbetrachtung und praktische Erfahrung

Normalerweise wollen Patienten ihren eigenen Ball besitzen, um die Übungen, die sie unter der Anleitung einer Therapeutin erlernt haben, zu Hause auszuführen. Regelmäßige Folgebehandlungen in der Physiotherapiepraxis sind notwendig, um die Ausführung der Übungen zu kontrollieren, abzuändern und den Fortschritten des Patienten anzupassen.

> **Wichtig**
> Für die Patientin ist es sehr motivierend, wenn sie die eigene Beweglichkeit und die Freude an Bewegungen wiederentdeckt, die sie aus Furcht vor Inkontinenz verloren hat.

Das spielerische Element beim Üben mit dem Ball, mit seinen vielfältigen Möglichkeiten, macht zielgerichtetes Üben in alltäglichen Situationen möglich. Die Patientin erhält positiven Feedback. In der Folge wird der Ball zum vertrauten Begleiter auf dem Weg zur Rehabilitation des Beckenbodens. Viele Erwachsene benutzen bereits einen Ball zur Behandlung von Rückenproblemen, und es ist deshalb nicht schwierig, ihnen beizubringen, wie sie den Ball einsetzen können, um ihren geschwächten Beckenboden zu trainieren.

Erfahrungen mit dem Tanzberger-Konzept in den vergangenen 16 Jahren bestätigen, daß Patienten, die an Insuffizienz des Beckenbodens und an Symptomen von Streßinkontinenz leiden, deutliche Besserung innerhalb von 3 Monaten erreichen können, vorausgesetzt, es bestehen keine nervalen Schäden, und die Patientin hat Freude beim Üben.

> **Wichtig**
> Das Idealziel ist die vollständige Rückgewinnung der reaktiven und reflektorischen Arbeitsleistung des Beckenbodens.

Wenn das weitgehend rehabilitierte System seine täglichen Leistungen wieder übernehmen kann, übt es sich selbst. Ein zusätzliches therapeutisches Üben ist dann nicht mehr erforderlich. Dieses Idealziel muß jedoch unter Berücksichtigung der individuellen destruktiven Verletzungen oder krankhaften morphologischen Veränderungen sowie irreversiblen nervalen oder faszialen Verletzungen (Geburten) entsprechend dem individuell maximal Erreichbaren angepaßt werden.

14.7 Beschreibung der Ballübungen

Obwohl alle Übungen bei den verschiedenen, oben beschriebenen, medizinischen Problemen eingesetzt werden können, sollte die Therapeutin die Übungen jeweils an die individuellen Bedürfnisse und den Stand der Wiederherstellung des Patienten anpassen. Z.B. kann die Therapeutin speziellen Wert legen auf Übungen zur Steigerung des Ruhetonus des M. levator ani und auf die Kräftigung der Sphinkterkontrolle von Urethra und Anus.

> **Wichtig**
>
> Übungen wie „Roll on" können den kräftigenden Aspekt betonen, vor allem, wenn der Ball nach vorne gezogen wird (Kräftigung der in sagittaler Richtung verlaufenden Fasern). Beim Rückwärtsrollen in Kombination mit der Einatmung kann das Lösen der verspannten Muskelstrukturen des Beckenbodens erlernt werden.
>
> Übungen wie „Kick und Kick" betonen das Üben der Fast-twitch-Fasern, während Übungen wie „Rechts stop – Links stop" jene Muskelfasern aktivieren, die in frontaler Richtung verlaufen.
>
> Andere Übungen wie „Die gezeichnete Urethra" trainieren mit Hilfe der Visualisierung und der Gestik (Handbewegung). Sie fördern die Rumpfstabilität, während die Beckenbodenmuskulatur gekräftigt wird.

Früher oder später sollte die Wahrnehmung der Patienten für ihren Beckenboden so gut entwickelt sein, daß alle Übungen ausgeführt werden können, egal welches Problem ursprünglich vorhanden war.

14.7.1 Übungen in der Sagittalebene

Übungsbeispiele.
- Mit der Wirbelsäule in vertikaler Stellung: „Variation mit dem Band" (s. **Abb. 14.10**),
- Vorneigen mit der stabilisierten WS: „Schräge Wandwalze" (s. **Abb. 14.8**, oder „Die gezeichnete Urethra", **Abb. 14.9b**),
- Zurückneigen mit der stabilisierten WS: „Die gezeichnete Urethra" (s. **Abb. 14.9a**).

Ausgangsstellung. Aufrecht oder vorgeneigt auf dem Ball sitzend, mit ca. 90° Hüft- und Knieflexion. Die Beine sind in den Hüften abduziert, die Füße stehen fest am Boden.

Ballgröße. Ungefährer Durchmesser 55–65 cm, abhängig von der Länge der Unterschenkel des Patienten. Der Ball muß prall aufgepumpt sein.

Bedingung. Instruktionen, die helfen, die Übung korrekt auszuführen, werden in Kap. 6 beschrieben. Flexion der WS und Dorsalflexion im Sprunggelenk werden begrenzt, indem die Knie räumliche Fixpunkte bleiben und sich nicht bewegen und indem die WS in Extension dynamisch stabilisiert wird.

Rhythmus und Aufbau der Spannung. Die Muskeln des Beckenbodens und des Bauches unterstützen die Ausatmung. Die Ball- und Beckenbewegung erfolgen deshalb im Rhythmus der Atembewegungen.

Ausatmung.

> **Wichtig**
>
> Die Spannung in den quergestreiften Diaphragmen und den Sphinktermuskeln steigert sich, wenn Patienten z. B. gegen den Widerstand der Lippenbremse blasend ausatmen oder mit einem Reibelaut wie „chchchch" die Luft zwischen Gaumendach und Zungenrücken ausatmen.

Erste Primärbewegung. Der Ball rollt während der Ausatmung nach vorne.

Erste Reaktion. Die Hüftgelenke bewegen sich in Richtung Streckung, die LWS beugt sich, die BWS bleibt gestreckt, während sich die Spannung im quergestreiften Diaphragma und in den Sphinktermuskeln erhöht.

Einatmung, Zweite Primärbewegung. Während der Einatmung durch die Nase rollt der Ball nach rückwärts, die Hüftgelenke beugen sich, die LWS streckt sich, die BWS bleibt extendiert (s. auch „Hula-Hula, Vorwärts – Rückwärts", s. Kap. 9.7).

Zweite Reaktion. Der Beckenboden entspannt sich.

Vorsichtsmaßnahmen, Bemerkungen.

> **Wichtig**
>
> Am Ende der durch die Bedingungen begrenzten Bewegung sollte der Patient die Stellung ungefähr 1 Sekunde halten, d. h. solange wie die verzögerte Ausatmung währt.
>
> Der Patient wird aufgefordert, sich das Zuschnüren der Sphinkter mit der Ausatmung und das Freigeben der Schnürung während der Einatmung vorzustellen.

Die Wahrnehmung der Bewegung wird gefördert, wenn Patienten die Bewegungen des Beckenbodens und der Sphinkter mit den Händen nachvollziehen und begleiten. Kraftzugewinn entwickelt sich durch Begrenzung und Widerstand (z. B. Wand und Thera-Band).

14.7.2 Übungen in der Frontalebene

Übungsbeispiel. „Rechts stop – Links stop" (**Abb. 14.6**).

Ausgangsstellung und Balldruck. Wie in der vorhergehenden Übung. Um die Lateralflexion des Rumpfes zu begrenzen, hält der Patient die Arme in der Transversalebene in Höhe des Kinns bzw. des Schultergürtels und drückt die Hände sehr fest zusammen.

Ballgröße. Wie in der vorhergehenden Übung. Der Ball muß hart aufgepumpt sein.

Bedingung. Während der Übung bleiben die Hände fest zusammengepreßt. Die Wirbelsäule bleibt aufrecht (vertikal) und die Patientin atmet ruhig weiter, darauf achtend, daß sie kein Valsalva-Manöver ausführt, d. h. nicht mit dem Bauch preßt (s. Kap. 2).

Primärbewegung. Ein Sitzhöcker initiiert die Rollbewegung zur Gegenseite, der rechte Sitzhöcker Richtung linke Seite, dann der linke zur rechten Seite (s. auch „Hula-Hula, von einer Seite zur anderen Seite," Kap. 9.8).

Reaktion. Anspannen der Muskeln des Beckenbodens und der Sphinkter.

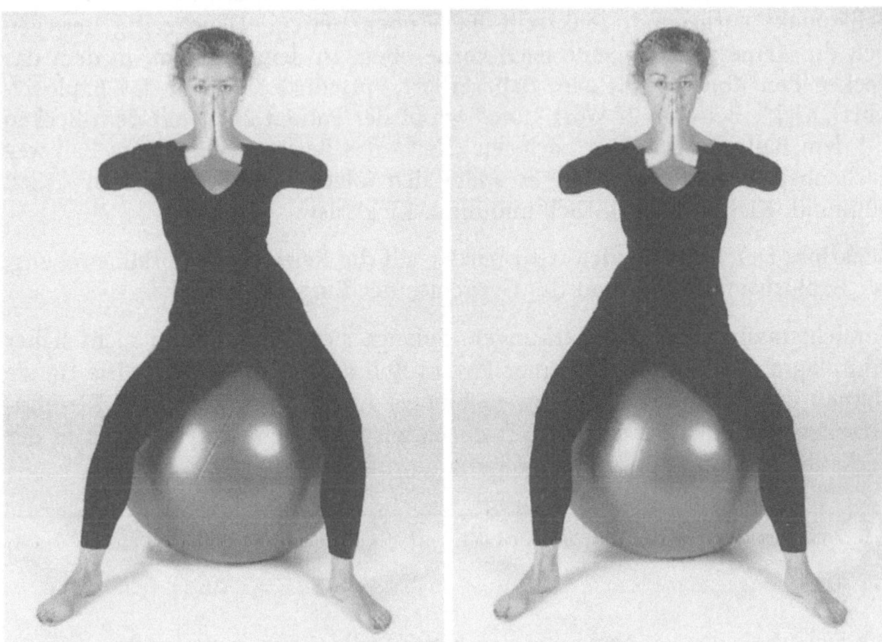

a   b

Abb. 14.6 a, b. „Rechts stop – Links stop". Ausgangs- und Endstellung der Übung, welche die Beckenboden- und die seitliche Rumpfmuskulatur trainiert (Photographien von R. Tanzberger)

Vorsichtsmaßnahmen, Bemerkungen. Die Anspannung der Muskulatur ist am Ende des Bewegungsweges am stärksten; sie sollte ungefähr 1 Minute während der noch fließenden Ausatmung gegen die vorgegebenen Begrenzungen, z.B. die räumlich fixierten Knie, gehalten werden.

14.7.3 Wipp- und Aufprallbewegungen

Übungsbeispiel. „Kick und Kick". Aufprallübungen provozieren das reflektorische Ansteigen des Beckenbodens. Bewegungsstimuli sind das Gewicht der Eingeweide (Viszera) und die explosive Ausatmung. Die Fast-twitch-Fasern werden aktiviert (s. **Abb. 14.11**).

Ausgangsstellung. Wie bei der vorhergehenden Übung stehen die Unterschenkel und Füße weit auseinander, damit die Unterstützungsfläche größer ist. Die Unterschenkel und Knie stehen senkrecht über den Füßen, die Wirbelsäule ist aufgerichtet. Die Arme bilden in der Transversalebene des Schultergürtels ein Oval. Aus Sicherheitsgründen wird der Ball ca. 10 cm vor eine Wand oder in eine Ballschale gelegt. Der Patient sitzt mit dem Rücken zur Wand.

Ballgröße. Wie in der vorhergehenden Übung. Der Ball muß hart aufgepumpt sein.

Primärbewegung. Die Füße drücken fest in den Boden, das Becken wird, den Ballkontakt aufhebend, senkrecht nach oben bewegt. Gleichzeitig bewegen sich die Arme von der Seite nach vorne oben. In dem Moment, in dem das Becken den Kontakt mit dem Ball verliert, spricht der Patient das Explosivwort „Kick". Bei dem 2. Wort „und" wippt der Patient 2mal mit dem Becken auf dem Ball, um mit dem nächsten „Kick" das Becken wieder vom Ball weg nach oben steigen zu lassen. Es sollte sich folgendermaßen anhören: „Kick uuuuund, Kick uuuuund, Kick uuuuund, Kick" usw.

Reaktion. Der Beckenboden wird reaktiv auf die Reize der Aufprallbewegung, der Explosivausatmung und des Gewichtes der Eingeweide aktiviert.

Vorsichtsmaßnahmen, Bemerkungen. Solange sich die Patientin nicht sicher fühlt, kann diese Übung auf einer Physio-Roll ausgeführt werden. Die Hände können die Geste des Lamellenverschlusses zeigen, indem sie ihre Kleinfingerseiten übereinanderschieben. Dadurch wird das Bewegungserlebnis in der Beckenboden- und Sphinkterbewegung bewußter erfahren.

 **Das Becken verliert den Kontakt mit dem Ball. Vorsichtiges Üben ist angebracht!**

Die Sicherheit des Patienten steht an erster Stelle. Beim ansteigenden Wippen verändert sich der Winkel im Kniegelenk um ca. 30°, es soll nicht zu einer Streckung kommen (die Übung „Der Cowboy" kann helfen, einzelne Komponenten dieser Übung zu trainieren, s. Kap. 9.1).

Von den oben erwähnten Vorschlägen können weitere Übungen abgeleitet werden. Andere Übungen, z. B. „Der Osterhase" (s. Kap. 9.26) und „Die Brunnenfigur" (s. Kap. 9.27) können ebenfalls für Beckenbodenübungen angepaßt werden.

14.8 Übungsbeispiele

Die folgenden Übungsbeispiele finden in verschiedenen Ebenen statt.

14.8.1 „Roll on"

Diese Übung wird in der Sagittalebene ausgeführt.

Übungsziel. Steigerung des Muskeltonus in der perinealen Membran (im urogenitalen Diaphragma) und in den Sphinktermuskeln.

Ballgröße. Der Durchmesser des Balles muß so gewählt werden, daß es für den Patienten möglich ist, in aufrechter Stellung auf dem Ball zu sitzen, mit einem 90° Winkel in den Fuß-, Knie- und Hüftgelenken (normalerweise beträgt der Durchmesser mindestens 60 cm, aber er ist abhängig von der Länge des Unterschenkels und der Beweglichkeit der Hüftgelenke des Patienten). Der Ball muß hart aufgepumpt sein, da er nur eine kurze Strecke rollen soll (die Streckenlänge entspricht ungefähr dem Abstand zwischen Steißbein und Schambein).

Ausgangsstellung. Der Patient sitzt aufrecht auf dem Ball mit weit auseinanderstehenden Beinen, die Füße drücken fest in den Boden bei räumlich vertikal stehenden Unterschenkeln. Die LWS ist extendiert. Der stabilisierte Rumpf neigt sich nach vorne (Hüftflexion), die Hände liegen auf den Oberschenkeln, um das Gewicht des Rumpfes zu unterstützen, die Ellenbogen bleiben während der ganzen Übung gebeugt.

Erste Primärbewegung. Die Sitzhöcker initiieren die Bewegung und rollen den Ball vorwärts; die LWS wird gebeugt. Die Knie sind räumliche Fixpunkte, der Rollweg ist kurz. Im selben Moment atmet der Patient aus und formt den Reibelaut „chchchch" (wie in „Bü*ch*er").

Erste Reaktion. Konzentrische Aktivität der unteren Bauch- und Beckenbodenmuskulatur mit Tonussteigerung, vor allem der sagittal verlaufenden Muskelfasern (d. h. des M. pubococcygeus).

Zweite Primärbewegung. Die Sitzhöcker rollen den Ball in gerader Linie nach hinten, die Knie bewegen sich nicht (sie sind räumliche Fixpunkte), der Rollweg ist wieder kurz. Der Patient atmet durch die Nase ein.

Zweite Reaktion. Konzentrische Extension der LWS während die Muskelspannung des Beckenbodens erhalten bleibt.

Vorsichtsmaßnahmen, Bemerkungen.

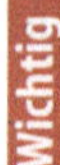

> **Wichtig** Diese Übung ist speziell hilfreich für Männer nach Prostatektomie.

14.8.2 „Rechts stop – Links stop"

Diese Übung findet in der Frontalebene statt (s. **Abb. 14.6**).

Übungsziel. Tonusverbesserung der Muskulatur des Beckenbodens und der seitlichen Rumpfmuskulatur.

Ballgröße. Wie in den vorhergehenden Übungen.

Ausgangsstellung. Der Patient sitzt aufrecht auf dem Ball, wie oben beschrieben. Die Beine sind etwa hüftweit auseinander mit räumlich vertikal stehenden Unterschenkeln, die Füße drücken fest auf den Boden. Die Arme befinden sich in einer Transversalebene in Schulterhöhe, mit vor dem Kinn fest zusammengepreßten Handinnenflächen.

Primärbewegung. Die Initialbewegung kommt von den Sitzhöckern, die den Ball in der Frontalebene zur rechten oder zur linken Seite bewegen. Die Knie bleiben räumliche Fixpunkte. Am Bewegungsende, dem „Stop", rechts oder links, spricht der Patient das Wort „stoooop" aus, um die Muskelaktivität zu intensivieren. Der Patient stellt sich außerdem vor, daß der Ball sehr schwer sei, so daß die jeweiligen Sitzhöcker sich sehr anstrengen müssen, um diesen schweren Ball zu bewegen.

Reaktion. Spannungssteigerung der Muskeln des Beckenbodens und des seitlichen Rumpfes (d. h. des M. quadratum lumborum, des M. transversus abdominus und des M. obliquus abdominus).

Vorsichtsmaßnahmen, Bemerkungen. Siehe Übung „Hula-Hula, rechts – links" (Kap. 9.8), die auch eine gute Vorbereitung für diese Übung darstellt.

14.8.3 „Wandwalze aufrecht"

Die Übung wird in der Sagittalebene ausgeführt (**Abb. 14.7**).

Übungsziel. Auftrainieren des Sphinktermuskels und konzentrisches Training der sagittal verlaufenden Muskelfasern des Beckenbodens und der Bauchmuskeln.

Ballgröße. Wie in der Übung „Roll on".

Ausgangsstellung. Der Patient sitzt auf dem vorderen Rand des Ballgroßkreises, mit Blick zur Wand. Der Ball liegt ungefähr 15 cm von der Wand entfernt, die Innenseite der Füße und der Knie berühren die Wand. Die Hände liegen außen seitlich an den Oberschenkeln, in der Nähe des Beckens. Die ge-

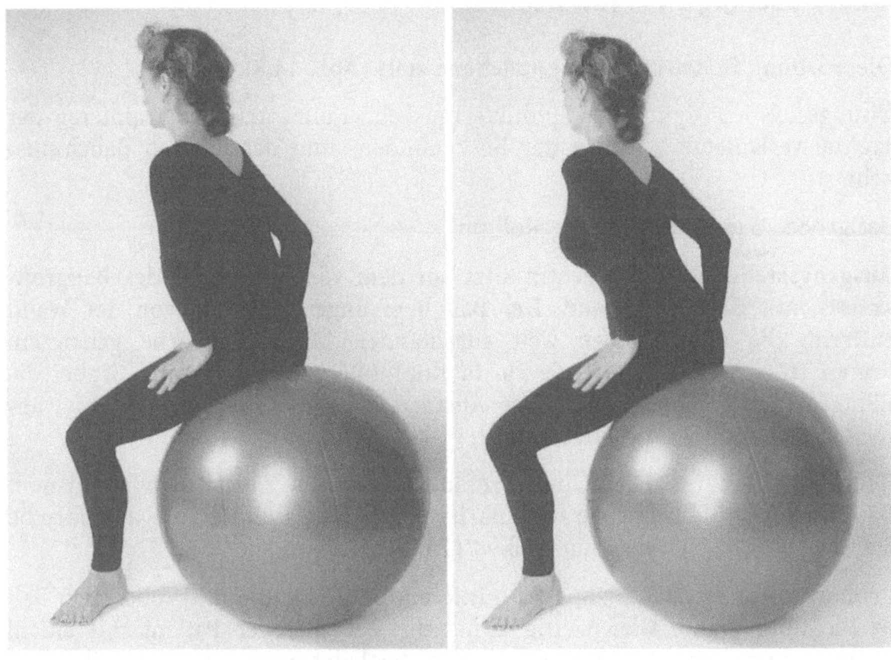

Abb. 14.7 a, b. „Wandwalze aufrecht", Ausgangs- und Endstellung. Diese Übung trainiert vorwiegend die Sphinktermuskulatur (Photographien von R. Tanzberger)

beugten Ellbogen schauen etwas zur Seite und nach hinten, die BWS ist extendiert.

Primärbewegung. Die Initialbewegung geht von den Sitzhöckern aus, die den Ball zur Wand rollen. Gleichzeitig atmet die Patientin mit einem langen „chchchch ..." aus und stellt sich dabei bildhaft vor, wie sich die Schließmuskeln, zuerst des Anus, dann die Muskeln um die Vagina und schließlich der Verschluß der Urethra schnürend zusammenziehen.

Reaktion. Flexion der LWS und etwas Extension des Beckens in den Hüftgelenken. Konzentrische Kräftigung der Sphinktermuskeln des Anus und der Urethra sowie der muskulären Anteile des Diaphragma pelvis, die mit der Vagina bindegewebig verbunden sind.

Primärbewegung des Rückwegs. Auf dem Rückweg in die Ausgangsstellung bleiben die Knie im Kontakt mit der Wand, während die Sitzhöcker den Ball in gerader Linie nach hinten bewegen.

Reaktion des Rückwegs. Konzentrische Aktivität der Rückenstreckermuskulatur, Entspannung des Beckenbodens.

Vorsichtsmaßnahmen, Bemerkungen. Der Kontakt der Knie mit der Wand muß während der Vorwärts- und Rückwärtsbewegung konstant und fest bleiben.

14.8.4 „Schräge Wandwalze"

Diese Übung findet in der Sagittalebene statt (**Abb. 14.8**).

Übungsziel. Kräftigung der Sphinktermuskeln. Konzentrisches Trainieren der sagittal verlaufenden Fasern der Beckenboden- und der unteren Bauchmuskeln.

Ballgröße. Wie in der Übung „Roll on".

Ausgangsstellung. Die Patientin sitzt auf dem vorderen Rand des Ballgroßkreises, mit Blick zur Wand. Der Ball liegt ungefähr 40 cm von der Wand entfernt, die Beine stehen weit auseinander. Mit nach vorne geneigtem Rumpf stützen sich die Hände ca. in Kopfhöhe gegen die Wand, wobei die Ellbogen leicht gebeugt sind. Der Abstand der Knie zur Wand bleibt während der ganzen Übung unverändert.

Bedingung. Während der Übung verändert sich der Abstand zwischen dem Bauchnabel und der Incisura jugularis nicht (das garantiert die dynamische Stabilität der BWS). Die Knie bleiben räumliche Fixpunkte.

Primärbewegung. Die Sitzhöcker initiieren die Bewegung und rollen den Ball in Richtung Wand. Gleichzeitig atmet die Patientin/der Patient mit einem langen „chchchch...." aus und schnürt, begleitet vom „inneren Bild" des Schnürablaufs, die sog. muskuläre Verschlußmanschette (Sphinkter) der Ure-

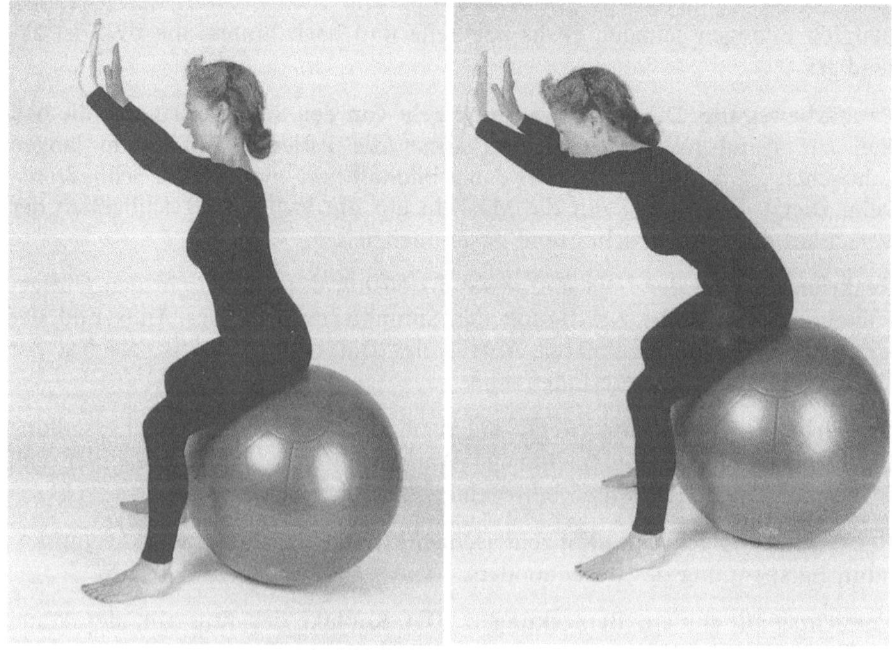

Abb. 14.8 a, b. „Schräge Wandwalze", Ausgangs- und Endstellung. Die Übung kräftigt die Sphinktermuskulatur (Photographien von R. Tanzberger)

thra dynamisch zu. Soll besonders der Lamellenverschluß der Vagina geübt werden, wird auf gleiche Weise die Vagina *ein*geschnürt. Bei Schwäche des analen Sphinkters richtet sich die innere Aufmerksamkeit und die „Schnürarbeit" während der Rollbewegung auf den analen Verschluß.

> **Die Patientin/der Patient sollte sich jeweils dabei ein „konkretes inneres Bild" von den Bewegungsveränderungen machen (die Schließmuskelmanschette schnürt sich zu und löst ihre Schnürung wieder).**

Während der Primärbewegung bleibt die dynamische Stabilität der BWS erhalten.

Reaktion. Kontraktion der Sphinktermuskulatur.

Primärbewegung des Rückwegs. Beim Zurückrollen in die Ausgangsstellung läßt die Patientin/der Patient die Einatmung kommen (eine Einatmung soll niemals willentlich gemacht werden!).

Reaktion des Rückwegs. Lösen der Muskelanspannung. Die LWS extendiert sich und die dynamische Stabilität der BWS bleibt erhalten.

Vorsichtsmaßnahmen, Bemerkungen. Die Knie sind räumliche Fixpunkte und bewegen sich nicht.

Die Verschlußstrukturen (Sphinkter und Lamellenverschluß der Vagina) können auch während einer Rollbewegung bewußt *isoliert* geübt werden. Beide Wandwalzen sind für männliche Patienten nach Prostatektomie besonders zu empfehlen.

14.8.5 „Die gezeichnete Urethra"

Die Übung findet in der Sagittalebene statt (Urethra = Harnröhre) (Abb. 14.9).

Übungsziel. Trainieren der Sphinktermuskulatur mit Unterstützung der Visualisierung. Reaktive Kräftigung der Bauch- und Beckenbodenmuskulatur mittels rhythmischen Wechsels von Spannung und Entspannung.

Ballgröße. Wie in der Übung „Roll on".

Ausgangsstellung. Die Patientin/der Patient sitzt aufrecht auf dem Ball, wie in den vorhergehenden Übungen beschrieben. Die Beine sind weit auseinander. Die räumlich vertikal stehenden Unterschenkel drücken die Füße fest in den Boden. Die LWS ist extendiert.

Erste Primärbewegung. Der dynamisch stabilisierte Rumpf neigt sich nach hinten, während der Ball nach vorn rollt. Die Patientin/der Patient stellt sich eine enge, aufrecht verlaufende Urethra vor, während sie/er das Bild einer Urethra in die Luft zeichnet. Die Patienten atmen den Reibelaut „chchch ..." aus.

Bedingung. Keine Druckerhöhung unter den Füßen.

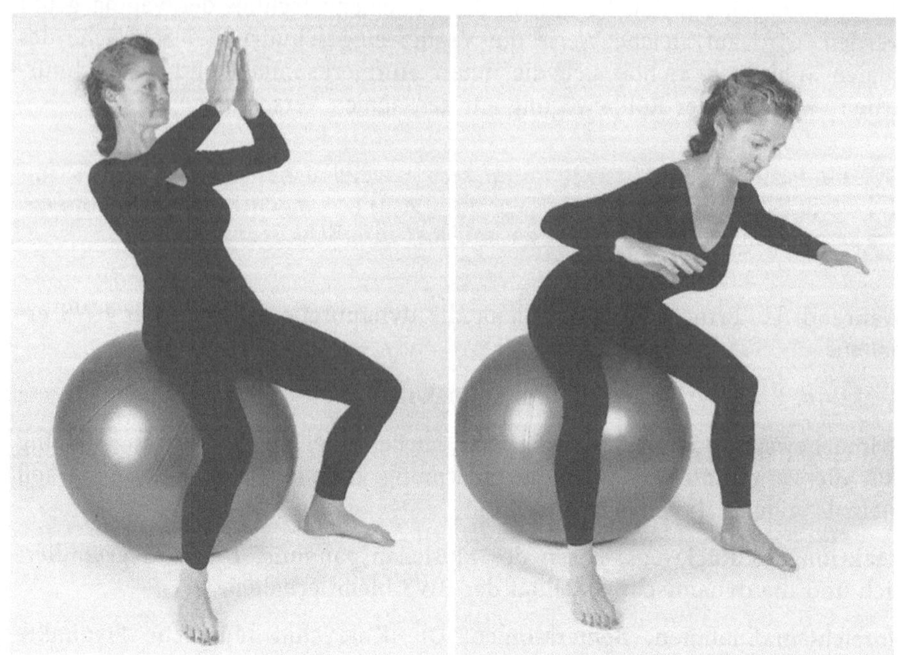

Abb. 14.9 a, b. „Zeichne eine Urethra." Ausgangs- und Endstellung. Die Übung trainiert reaktiv die Bauch- und Beckenbodenmuskulatur (Photographien von R. Tanzberger)

Erste Reaktion. Spannungssteigerung der Beckenboden- und Bauchmuskulatur.

Zweite Primärbewegung. Mit der Einatmung durch die Nase neigt sich die dynamisch stabilisierte WS nach vorne, während der Ball nach hinten rollt. Arme und Hände öffnen sich und bewegen sich in der Transversalebene in Schulterhöhe zur Seite.

Zweite Reaktion. Entspannung der Beckenbodenmuskulatur bei Stabilisation der Rückenstreckung.

Vorsichtsmaßnahmen, Bemerkungen. Die Übung „Die Waage" (s. Kap. 9.2) ist eine gute Vorbereitung für diese Übung.

14.8.6 Variation mit dem Thera-Band

Bei dieser Übung findet minimale Bewegung in der Sagittalebene statt (**Abb. 14.10**).

Übungsziel. Sphinktertraining mit Hilfe von Visualisierung. Reaktives Training der Bauch-, Rückenstrecker- und Beckenbodenmuskulatur durch rhythmischen Wechsel von Spannung und Entspannung bei sich nach vorne und hinten neigendem Rumpf. Stabilisierung des Rumpfes.

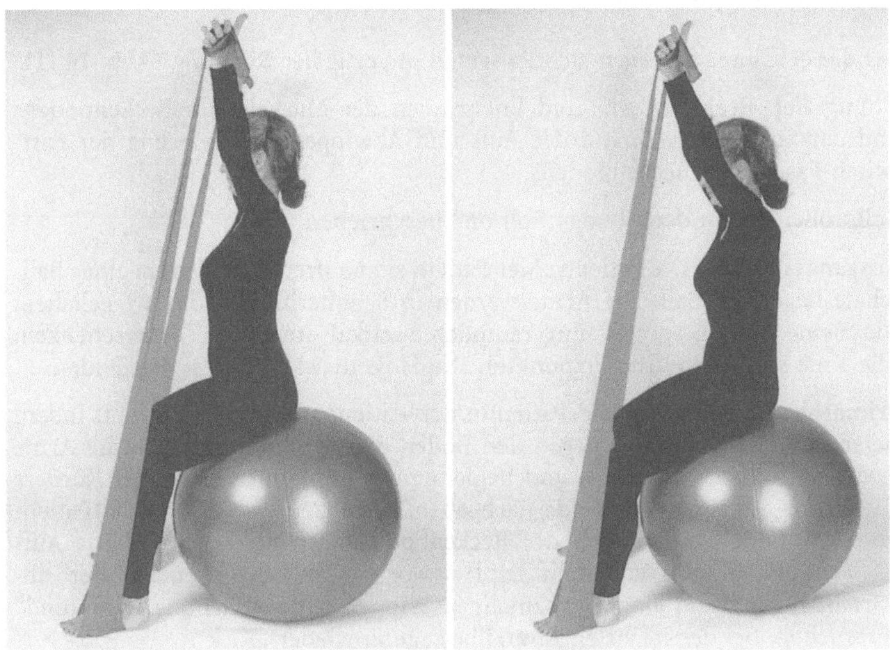

Abb. 14.10a,b. „Variation mit dem Thera-Band", Ausgangs- und Endstellung. Diese Übung trainiert die Beckenbodenmuskeln bei stabilisiertem Rumpf (Photographien von R. Tanzberger)

Ballgröße. Wie in der Übung „Roll on".

Ausgangsstellung. Die Patientin sitzt aufrecht auf dem Ball, wie in vorhergehenden Übungen beschrieben. Die Beine stehen hüftweit auseinander und die Füße fixieren das unter ihnen liegende Thera-Band. Mit den Armen wird das Thera-Band über dem Kopf zur Decke und nach hinten gezogen. Die LWS ist gestreckt, die BWS in Neutralstellung dynamisch stabilisiert. Die Unterschenkel stehen senkrecht; die Knie sind räumliche Fixpunkte.

Primärbewegung. Die Sitzhöcker ziehen den Ball nach vorne zu den Fersen, wobei die Neutralstellung der BWS erhalten bleibt. Die LWS wird flektiert.

Reaktion. Die Muskulatur des Unterbauches wird konzentrisch aktiviert. Die Muskulatur des Beckenbodens und der Sphinkter spannt sich an und unterstützt die Bewegung.

Vorsichtsmaßnahmen, Bemerkungen. Wie bei vorhergehenden Übungen werden die Bewegungen mit der Atmung und mit Visualisierung kombiniert. Der Widerstand des Thera-Bandes hängt von der Kraft des Patienten ab. Es können auch 2 Thera-Bänder unter jedem Fuß zum Einsatz kommen. Das Thera-Band kann diagonal oder in Schulterhöhe horizontal in einer vorgestellten, durch die Knie verlaufenden Frontalebene gespannt werden.

14.8.7 „Kick und Kick"

Bei dieser Übung bewegen sich Patienten in vertikaler Richtung (**Abb. 14.11**).

Übungsziel. Reaktives An- und Entspannen der Muskeln des Beckenbodens und der Sphinkter während des Auf- und Abwippens. Aktivierung der Fast-twitch-Fasern des Beckenbodens.

Ballgröße. Wie in der Übung „Roll on" beschrieben.

Ausgangsstellung. Die Patientin/der Patient sitzt aufrecht auf dem in einer Ballschale liegenden Ball. Die Arme werden in Schulterhöhe abduziert gehalten. Die Beine sind gespreizt, mit räumlich vertikal stehenden Unterschenkeln (die Knie sind räumliche Fixpunkte). Die Füße drücken fest in den Boden.

Primärbewegung. Wenn die Patientin/der Patient zu wippen beginnt, indem sie/er sich mit den Füßen gegen den Boden drücken, bewegen sich die Arme in die mittlere Sagittalebene und begleiten die Abprallbewegung des Körpers mit einem Anheben der Hände nach oben. Gleichzeitig stellt sich die Patientin/der Patient vor, wie sich der Beckenboden nach oben bewegt. Die Aufwärtsbewegung wird von dem Explosivwort „Kick" begleitet, bei der Abwärtsbewegung und einem ca. 2maligen Wippen ohne Abhebung wird „und" gesprochen, bei der nächsten Abprallbewegung wieder „Kick".

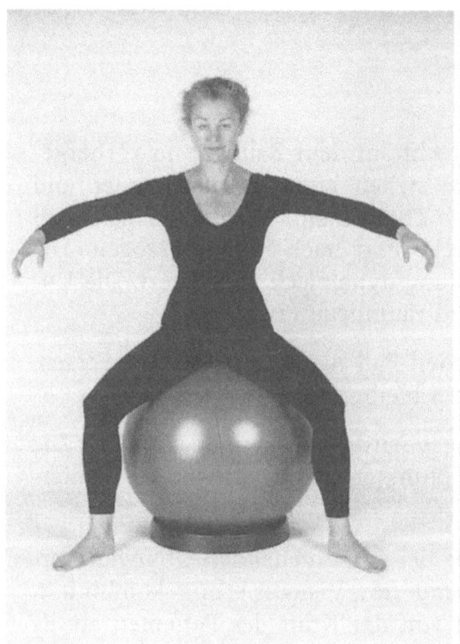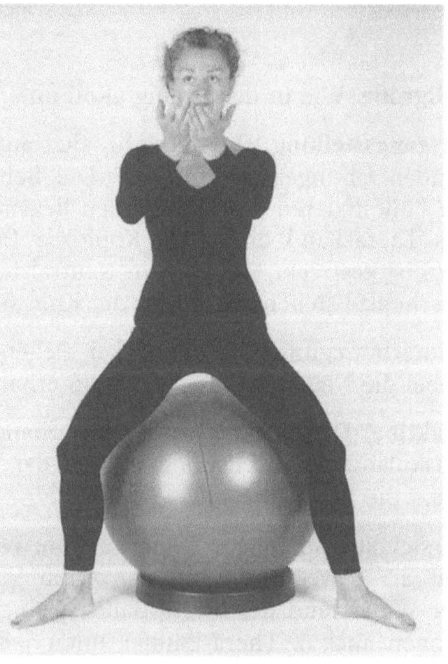

Abb. 14.11 a, b. „Kick und Kick", Ausgangs- und Endstellung. Die Übung kräftigt die Muskeln des Beckenbodens und der Sphinkter beim Federn nach oben und unten (Photographien von R. Tanzberger)

Reaktion. Das Gewicht der Eingeweide federnd tragend, spannen sich die Muskeln des Beckenbodens und der Sphinkter reaktiv an. Die Muskulatur des Beckenbodens arbeitet zudem in Brückenaktivität (s. **Abb. 14.11 b**). Als Reaktion auf das explosive „Kick" wird explosive, anhebende Sogwirkung auf den Beckenboden ausgeübt und reaktive Muskelarbeit hervorgerufen.

Vorsichtsmaßnahmen, Bemerkungen. Der Ball darf unter keinen Umständen wegrollen können. Man kann in einer Ecke üben oder eine Ballschale benutzen. Die Intensität des Wippens kann von der Patientin/dem Patienten variiert werden. Diese Übung dient als Test für Kontinenz. („Der Cowboy", s. Kap. 9.1, eignet sich als gute Vorbereitungsübung für „Kick und Kick").

Auf der Basis dieser Übungsvorschläge kann die Therapeutin entsprechend den Bedürfnissen ihrer Patienten eigene Varianten entwickeln.

Literatur

Basmajian JV, De Luca CJ (1985) Anterior abdominal wall and peritoneum. In: Muscles alive. Williams & Wilkins, Baltimore, pp 389–407

Bø K, Hagen RH, Kvarstein B, Jørgensen J, Larsen S (1990) Pelvic floor muscle exercise for the treatment of female stress urinary incontinence. III. Effects of two different degrees of pelvic floor muscle exercises. Neurourol Urodynam 9:489

Bump RC, Hurt GW, Fantl A, Wyman JF (1991) Assessment of Kegel pelvic muscle exercise performance after brief verbal instruction. Am J Obstet Gynecol 165:322–329

Byl NN, Merzenich MM, Cheung S, Bedenbaugh P, Nagarajan SS, Jenkins WM (1997) A primate model for studying focal dystonia and repetitive strain injury: effects on the primary somatosensory cortex. Physical Ther 77(3):269–284

Elia G, Bergman A (1993) Pelvic muscle exercises: when do they work? Obstet Gynecol 81:283–286

Fischer W, Kölbl H, Lamm D, Schönberger B, Schwenzer Th, Ulmsten U (1995) Urogynäkologie in Praxis und Klinik. de Gruyter, Berlin New York

Henalla SM, Kirwan P, Castleden CM, Hutchins CJ, Breeson AJ (1988) The effect of pelvic floor exercises in the treatment of genuine urinary stress incontinence in women at two hospitals. Br J Obstet Gynaecol 95:602–606

Holley RL, Varner ER, Kerns DJ, Mestecky PJ (1995) Long-term failure of pelvic floor musculature exercises in treatment of genuine stress incontinence. South Med J 88(5):547–549

Jänig W (1995) Vegetatives Nervensystem. In: Schmidt RF, Thews G (eds) Physiologie des Menschen, 26th edn. Springer, Berlin Heidelberg New York, pp 357–363

Kegel AH (1948) Progressive resistance exercises in the functional restoration of the perineal muscles. Am J Obstet Gynecol 8:238–348

Kegel AH (1951) Physiologic therapy for urinary stress incontinence. JAMA 163(10):915–917

Kegel AH, Powell TO (1950) The physiological treatment of urinary stress incontinence. J Urolog 63(5):808–813

Klein-Vogelbach S (1990) Funktionelle Bewegungslehre, 4. Aufl. (Rehabilitation und Prävention, Bd 1). Springer, Berlin Heidelberg New York

Klein-Vogelbach S (1993) Therapeutische Übungen zur funktionellen Bewegungslehre, 3. Aufl. (Rehabilitation und Prävention, Bd 4). Springer, Berlin Heidelberg New York

Krüger H-J, Krüger G (1991) Harninkontinenz – eine soziokulturelle Erkrankung? Krankengymnastik 43(12):1345–1348

McCandless S, Mason G (1995) Physical therapy as an effective change agent in the treatment of patients with urinary incontinence. J Mississippi Med Assoc 9:271–274

McIntosh LJ, Frahm JD, Mallett VT, Richardson DA (1993) Pelvic floor rehabilitation in the treatment of incontinence. J Repr Med 38(9):662–665

Melchior H (1994) Harninkontinenz – ein medizinisches, soziales und psychologisches Problem. In: Weißbuch Harninkontinenz – eine sozialpolitische Herausforderung. Gesellschaft für Inkontinenzhilfe e.V. (Hrsg). MMV, München

Moll KJ, Moll M (1997) Anatomie, 15. Aufl. Fischer
Pages IH (1997) Komplexe Physiotherapie der weiblichen Harninkontinenz. Physiotherapie 32(1):5–10
Richter K (1985) In: Käser O, Friedberg V, Ober KG, Thomsen K, Zander J (eds) Gynäkologie und Geburtshilfe. Thieme, Stuttgart
Rosenzweig BA, Hischke D, Thomas S, Nelson AL, Bhatioa NN (1991) Stress incontinence in women. J Reprod Med 39(12):835–838
Schmitt JL (1981) Atemheilkunst, 6th edn. Beckenboden und Zwerchfell. Humata, Bern
Schüssler B, Laycock J, Norton P, Stanton S (1994) Pelvic floor re-education. Springer, Berlin Heidelberg New York
Tanzberger R (1991a) Krankengymnastik nach der Geburt. Krankengymnastik 43(9):967–970
Tanzberger R (1991b) Krankengymnastische Therapie bei Inkontinenz. Krankengymnastik 43(12):1364–1371
Tanzberger R (1992) Krankengymnastische Therapie bei Inkontinenz. Deutsche Dermatologie 2:1–4
Tanzberger R (1994) Der weibliche Beckenboden – Krankengymnastik bei Incontinenzbeschwerden. Krankengymnastik 46(3):322–324
Tanzberger R (1998) Beckenboden-/Sphinktertraining bei Dysfunktion. Krankengymnastik 50(7):1174–1180
Testut L (1948) Traitè de Anatomie. Donit Cie, Paris
Tibæk S (1994) Effect of bækkenbundttræning hos stress og blandet stress/urge inkontinente kvinder. Danske Fysioterapeuter 2:10–13
Walters MD, Karram MM (1997) Gynäkologische Urologie, Ullstein Mosby, Berlin, S 13–16

15 Vorbeugende Anwendungen

LERNZIELE

Nach der Lektüre dieses Kapitels kann der Leser:
- feststellen, wann vorbeugende therapeutische Maßnahmen bei gesunden Personen angebracht sind;
- Ballübungen für Menschen aus den verschiedensten Berufen vorschlagen, die längere Zeit auf ungeeigneten Sitzgelegenheiten verbringen müssen;
- Schmerzen und Verspannungen als Folge alltäglicher Aktivitäten lindern;
- erkennen, wie Haltung und Beweglichkeit wiederhergestellt werden können;
- die Vorteile des Balles beim Einsatz im Schulunterricht beurteilen.

15.1 Einführung

Alle vorhergehenden Kapitel dieses Buches behandeln die Verwendung des Balles bei der therapeutischen Arbeit mit Patienten, die medizinische Probleme haben. Der Ball kann aber nicht nur bei der Behandlung einer Vielzahl von Krankheitsbildern eingesetzt werden, sondern auch präventiv, um der Entwicklung muskuloskeletaler Probleme vorzubeugen.

> **Wichtig** Verspannungen und Schmerzen, die am Ende eines Arbeitstages auftreten, sind oft auf ungünstige Belastungen des muskuloskeletalen Systems zurückzuführen. „Schmerzen bei einer Übung sind eine hilfreiche Warnung, um Schlimmeres zu verhüten", lehrte Klein-Vogelbach ihre Studenten.

Reaktiver Hypertonus tritt in solchen Muskeln auf, die nicht für statische Daueraktivität geeignet sind. Ständige schlechte Haltung mit einem nach vorne geschobenen Kopf kann ischämisch bedingte Schmerzen im oberen Trapeziusmuskel hervorrufen. Muskeln, die normalerweise aktiviert sein sollten, um eine gute Haltung zu gewährleisten, können mit einem reaktiven Hypotonus reagieren, wenn sie nicht funktionell belastet werden (Klein-Vogelbach 1990).

Wenn beispielsweise eine Person den Rumpf nach hinten neigt (mit meistens nach vorne geschobenem Kopf), anstatt mit geradem Rücken zu sitzen, wird die Streckmuskulatur der Brustwirbelsäule reaktiv hypoton, während die obere Bauchmuskulatur und vermutlich auch die Skalenimuskeln (welche in dieser Stellung das Gewicht des Brustkorbes übernehmen müssen) reaktiv hyperton werden. Der obere Teil des Trapeziusmuskels wird reaktiv hyperton, weil er das Gewicht des nach vorne geschobenen Kopfes halten muß.

Korrekte Haltung, gute Kraft und Beweglichkeit des Rumpfes und der Extremitäten sind notwendig, um zu stehen, aufrecht zu gehen und Arme und Beine ohne unnötige Belastung einsetzen zu können. Die dynamische Stabilität des Rumpfes ist von höchster Bedeutung, wenn er sich nach vorne oder hinten neigt, damit die Wirbelsäule vor übermäßiger Belastung geschützt wird. Dies gilt für das Sitzen und Stehen, für eine ruhige aufrechte Wirbelsäule oder für eine dynamisch aktivierte Wirbelsäule unter Gewichtsbelastung. In ihrer Entwicklung und Funktion beeinflussen die Bewegungen des Körpers den Menschen als Ganzes. Sowohl die Körperhaltung wie auch orofaziale Bewegungen können sich auf die Form des Kiefers und die Entstehung von Lauten auswirken (Broich 1996). Man kann sich dies gut vorstellen, wenn man die Haltung des Jungen in **Abb. 11.18** betrachtet, dessen Behandlung zweifellos sowohl als präventiv wie auch als rehabilitativ bezeichnet werden kann.

Die Alexander-Technik (Blum 1995; Rosenthal 1987) wurde zu Beginn dieses Jahrhunderts von einem australischen Schauspieler und Sänger entwickelt, der realisiert hatte, wie Haltung und mangelhafte Körperwahrnehmung seine Stimme beeinträchtigten. Die Alexander-Technik betont die Wiederherstellung der korrekten Haltung über bewußtes und unbewußtes Lernen. Ähnliche Beobachtungen wurden von Feldenkrais (Nelson 1989) und Klein-Vogelbach (1990, 1991) gemacht.

> **Wichtig** Falsche Bewegungsmuster werden zur unbewußten und automatischen Gewohnheit, obwohl sie nicht effizient sind und Schmerzen hervorrufen können. Solche Gewohnheiten lassen sich ändern, wenn man sich ihrer bewußt ist.

Bei der Berufswahl bleibt die physische Konstitution in vielen Fällen unberücksichtigt. So entscheiden sich viele Menschen für einen Beruf, ohne sich darüber im klaren zu sein, ob sie physisch in der Lage sind, diesen Beruf auszuüben, und ob ihre Kraft und Beweglichkeit den sich ergebenden Belastungen gewachsen ist.

Beispielsweise müssen die Rückenmuskeln eines Geigers kräftig genug sein, um sowohl im Stand als auch beim Vorwärtsneigen die Stabilität des Rumpfes zu gewährleisten, wenn beide Arme vor dem Körper hochgehalten werden. Zum Gewicht der angehobenen Arme kommt noch das Gewicht seines Instrumentes hinzu. Falls die Rückenmuskulatur nicht sehr kräftig ist, kann es sein, daß die Muskeln des Schultergürtels zu kompensieren versuchen, und wenn Becken, Brustkorb und Kopf nicht korrekt eingeordnet sind, werden sich unvermeidlich Schmerzen einstellen.

Krankenschwestern und Physiotherapeutinnen, die in Krankenhäusern mit bettlägerigen Patienten arbeiten, müssen sehr kräftig sein, ihre Körperkraft rationell und ökonomisch einsetzen und sich geschickt verhalten, wenn sie schwere Patienten heben, umdrehen, umlagern und transferieren. Rückenschmerzen infolge muskuloskeletaler Fehlbelastung sind in diesen Berufen sehr häufig (Bork et al. 1996). Krankenschwestern und Physiotherapeutinnen werden während ihrer Ausbildung nicht getestet, ob sie physisch in der Lage sind, die beruflichen Ansprüche zu erfüllen. Wenn sie sich nicht eine gute Beweglichkeit, Kraft, Geschicklichkeit und einen ökonomischen Einsatz ihres Körpers aneignen, ist die Wahrscheinlichkeit hoch, daß sie im Laufe ihres Berufslebens ihrem Rücken Schaden zufügen.

Rücken- und Nackenbeschwerden stellen auch in vielen anderen Berufen ein Problem dar, z. B. bei Lastwagenfahrern oder Fabrikarbeitern. Diese Beschwerden sind in der modernen Gesellschaft derart verbreitet, daß sie zu einem ernstzunehmenden generellen Gesundheitsproblem geworden sind (Andersen 1992).

Es ist zwar sehr populär geworden, Fitneßzentren zu besuchen. Leider sind die meisten Besucher jedoch nur an einer Kräftigung ihrer Muskulatur interessiert. Viele gesunde Menschen sind sich nicht bewußt, wie negativ ihre mangelhafte Beweglichkeit das Krafttraining beeinflussen kann, vor allem wenn sie in schlechter Haltung trainieren.

> **!** **Beim Krafttraining werden oft falsche Bewegungsmuster verstärkt, und häufig führen reine Kraftübungen, die weder Beweglichkeit noch Geschicklichkeit ansprechen, zu Verletzungen.**

Mangelhafte Beweglichkeit ist ein bedeutender Faktor bei der Schmerzentstehung. Z. B. schränkt Hypomobilität die Bewegung in einem Bewegungssegment der Wirbelsäule ein und verursacht dafür stärkere Bewegung in einem anderen Segment.

> **Wichtig** **Schmerz entsteht meistens im hypermobilen Segment. Weil Bewegung ein physiologisches System ist, müssen Fehlfunktionen dieses Systems ausgeschaltet werden, andernfalls können falsche Bewegungsmuster zu Erkrankungen führen (Sahrman 1993).**

Muskelverspannungen können Faszien und Gelenke übermäßig belasten und dadurch die Gelenkstellung beeinflussen, Weichteilgewebe vermehrt beanspruchen und das Programmieren des ZNS beeinträchtigen (Janda 1991). Die übermäßige Belastung aller Strukturen des muskulären Systems ist eine Vorstufe für die Entwicklung chronischer Schmerzsyndrome.

Diese Überlegungen lassen folgenden Schluß zu:

- Für gesunde Menschen, die Verletzungen ihres muskuloskeletalen Systems vorbeugen wollen, ist es ausgesprochen wichtig, daß sie eine normale Beweglichkeit der Gelenke, der Weichteile und der neuralen Strukturen erhalten, um sich in guter axialer Stellung bewegen und trainieren zu können.
- Gute Haltung beim Sitzen, Stehen und Bewegen helfen, Verletzungen des muskuloskeletalen Systems zu vermeiden.

- Die Muskulatur der Extremitäten und des Rumpfes darf nur in korrekter Stellung gekräftigt werden und nicht in falschen Bewegungsmustern.

Es ist wichtig, daß nicht nur die oberflächliche, sondern auch die autochthone Muskulatur des Rückens gekräftigt wird, da diese stabilisiert und dadurch verhindert, daß die am Schultergürtel ansetzende Muskulatur überlastet wird.

15.2 Beurteilung der aufrechten Körperhaltung von Gesunden

Eine normale (gesunde) Haltung steht im Einklang mit wissenschaftlichen Prinzipien, belastet nicht unnötig und erlaubt eine optimale Effizienz des Körpers. Wenn eine Person von hinten betrachtet wird, sollte das Lot eine Linie durch die mittlere sagittale Ebene des Kopfes und durch die Dornfortsätze bilden. Von der Seite gesehen sollte das Lot eine Gerade beschreiben, die etwas vor dem lateralen Knöchel endet und durch die meisten der zervikalen und lumbalen Wirbelkörper, durch das Schultergelenk und etwas hinter der frontotransversalen Achse des Hüftgelenkes führt (Kendall et al. 1993).

Die menschliche Haltung wird von vielen Faktoren beeinflußt, die alle bei der Untersuchung eines Patienten berücksichtigt werden müssen. Dazu gehören die psychische Verfassung des Menschen, seine Körperproportionen (Länge, Breite, Tiefe und das Gewicht der Körperabschnitte), außerdem seine Konstitution und erworbenen Gewichte (d. h. Übergewicht; Klein-Vogelbach 1990). Die Therapeutin muß auch die Gelenke auf Hyper- und Hypomobilität prüfen, da diese zur Entwicklung von Fehlfunktionen des muskuloskeletalen Systems beitragen. Auf diese Weise kann die Therapeutin Bewegungseinschränkungen diagnostizieren, die zu Problemen führen könnten. Beispiele für Untersuchungs- und Behandlungsvorschläge, die der Therapeutin helfen, Bewegungs- und Kraftdefizite zu erkennen, haben z. B. Kendall et al. (1993), Klein-Vogelbach (1990) und Janda (1994) gegeben. Die Überprüfung der typischen Körperhaltung bei der Arbeit kann zusätzliche Hinweise auf Bewegungs- und Kraftmängel geben.

15.2.1 Atmung

Bei einer *normalen Atmung* dehnt sich mit der Einatmung der Bauchraum in Taillenhöhe aus. Die Bewegung setzt sich zum unteren Rippenbogen fort, der sich mit der Einatmung weitet und mit der Ausatmung verengt. Bei einer *fehlerhaften Atmung* wird zuerst der Brustkorb angehoben, was zu einer Steigerung der Spannung und der Belastung der Nackenmuskulatur führen kann. Diese Fehlatmung ist häufig mit Nackenschmerzen und mit einem Thoracic-outlet-Syndrom assoziiert.

Nachdem Haltung und Beweglichkeit getestet wurden, muß die Therapeutin entscheiden, ob die untersuchte Person Dehnung und Mobilisation oder

Kräftigung und Stabilisierung braucht, und wählt Übungen aus, welche auf die festgestellten Haltungsmängel ausgerichtet sind.

> **Wichtig** Obwohl sich manche Menschen ihrer Haltung und Bewegungsmöglichkeiten bewußt sind und auch ohne fremde Hilfe Fehler korrigieren können, brauchen die meisten Menschen zur Korrektur ihrer Fehlhaltung die Hilfe einer Therapeutin.

Auf folgende Elemente einer guten Haltung kann die Physiotherapeutin den Patienten aufmerksam machen:

- Verteilung der Gewichte,
- Unterstützungsfläche,
- Muskellänge/Verkürzung,
- Muskelkraft/Schwäche.

15.2.2 Verteilung der Gewichte

Das Körpergewicht sollte gleichmäßig auf den Füßen verteilt werden, nicht zu viel auf den Fersen und auch nicht zu viel auf den Vorfüßen, ebenso sollten beide Beine gleich belastet sein. Der Patient muß spüren, wie das Gewicht auf die Fersen oder auf die Zehen oder von einem Fuß auf den anderen verlagert werden kann. Er kann mit den eigenen Händen fühlen, daß sich die Körperabstände am Rumpf nicht verändern, während das Gewicht über den Füßen verlagert wird (s. Kap. 5.6). Bis der Patient „selbständig" ist, kann er sich unter der Aufsicht und mit Hinweisen der Therapeutin selbst korrigieren. Um die kognitive Wahrnehmung mit der zerebellaren Synergieprogrammierung in Übereinstimmung zu bringen, was vermutlich ein schnelleres Lernen ermöglicht, sollte der Patient auch versuchen, mit geschlossenen Augen seinen Körper zu fühlen.

15.2.3 Unterstützungsfläche

Bei idealer Körperhaltung stehen die Fersen ungefähr 7–8 cm auseinander (Kendall et al. 1993). Eine kleinere Unterstützungsfläche steigert normalerweise die Belastung für den Rücken; eine größere Unterstützungsfläche kann angebracht sein, wenn man im Stehen arbeitet (z. B. beim Staubsaugen). Im Stehen kann die Veränderung der Muskelspannung der Rückenstrecker in der Lendenwirbelsäule, die Veränderung der Muskelspannung der Nackenbeuger über der Fossa jugularis getastet werden. Im Zehenstand, vor allem wenn man dabei leicht schwankt, fühlen sich die Muskeln angespannter an als wenn die Füße auseinander und fest auf dem Boden stehen.

15.2.4 Muskellänge/Verkürzung und Muskelkraft/Schwäche

Verkürzungen der ischiokruralen Muskulatur kann in Rückenlage getestet werden. Es sollte möglich sein, ein gestrecktes Bein ungefähr 80° anzuheben. Verkürzungen der Hüftbeugermuskulatur sind wahrscheinlich, wenn im Stand eine starke Lordose zu beobachten ist. Wenn sich die Lordose beim Knien verstärkt, ist vor allem der M. rectus femoris für die Verkürzung verantwortlich. Nur wer *falsche und korrekte Haltung* versteht und spürt, kann den Unterschied wahrnehmen und dann verändern.

> **Wichtig**
>
> Eine verstärkte Lordose geht häufig mit einer überdehnten und schwachen Muskulatur des Bauches und einer verkürzten Muskulatur des Rückens einher.

Da die meisten Menschen gerne kräftige Bauchmuskeln haben möchten, lernen sie normalerweise bereitwillig, wie man richtig übt. Die Muskellänge muß stimmen, damit sich normale Kraft entfalten kann. Sowohl verkürzte wie auch überdehnte Muskulatur kann schwach sein.

> **Beispiel**
>
> Die Dehnung der Hüftbeugemuskulatur muß, wenn sie richtig ausgeführt wird, vom Übenden auf der Vorderseite des Oberschenkels gespürt werden und niemals im Bereich der Lendenwirbelsäule. Üblicherweise wird bei der Dehnung des M. rectus femoris die Ferse in Richtung Gesäß gezogen. Dabei findet oft eine Ausweichbewegung statt, bei der das Becken nach vorne gekippt wird, was eine verstärkte Lordose der Lendenwirbelsäule mit eventuellen Schmerzen zur Folge hat. Bei einer korrekten Ausführung bewegt sich das Becken entweder nach hinten oder überhaupt nicht.
>
> Besser ist es, das Gesäß von den Fersen weg (oder die Leiste nach vorne) zu bewegen, wodurch zusätzlich die unteren Bauchmuskeln aktiviert werden können. Normalerweise kann diese Dehnung des M. rectus femoris auf der Vorderseite des Oberschenkels gespürt werden. Eine gesunde Person kann sowohl die korrekte als auch die inkorrekte Ausführung der Übung versuchen, um so die Wahrnehmung und die Fähigkeit, sich selbst zu korrigieren, zu verbessern.

Bei gesunden Menschen mit vorgezogenen Schultern findet man normalerweise verkürzte Pektoralismuskeln und als Folge davon einen schwachen, überdehnten Mittelteil des Trapeziusmuskels. Wenn man es sich zur Gewohnheit macht, im Laufe eines Tages die Schultern immer wieder in die mittlere Frontalebene zu bewegen, kann der mittlere Anteil des Trapeziusmuskels gekräftigt und so die Haltung verbessert werden. Daneben sollten auch die Pektoralismuskeln gedehnt werden.

Bei einem nach vorne geschobenen Kopf können häufig Verkürzungen der oberen Trapeziusmuskeln, vorgezogene Schultern und ein sich scheinbar nach hinten neigender Rumpf beobachtet werden. Hier kann es wiederum vorteilhaft sein, daß der Patient den Unterschied in der Muskelspannung im

Nacken und im Rücken sowohl in falscher als auch in korrigierter Haltung tastet. Damit läßt sich seine Wahrnehmung verbessern.

In Fitneßzentren verwenden die Übungsleiter immer häufiger einen Ball bei der Arbeit mit ihren Kunden (Buchholz 1998; Schladerer u. Büttner 1998). Es stehen auch Videokassetten für Gesunde zur Verfügung, die zeigen, wie der Ball für „low-impact aerobics", für Stretching und für Kraftübungen eingesetzt werden kann (Posner-Mayer u. Zappala 1993). Der Ball trägt somit zu einem Fitneßtraining bei, das Spaß macht, und er ist ein wertvolles Übungsgerät zu Hause, sowohl für vorbeugende als auch für therapeutisch korrigierende Übungen.

15.3 Vorbeugung von Verletzungen des muskuloskeletalen Systems

15.3.1 Behandlungskonzept

Befunderhebung

Die Befunderhebung eines gesunden Menschen sollte folgende Betrachtungen bzw. Untersuchungen einschließen:
- Beobachtung der aufrechten Haltung im Stand von vorne/hinten und von der Seite,
- Beobachtung der Sitzhaltung, Arbeitshaltung,
- Untersuchung der Muskelkraft,
- Untersuchung der Beweglichkeit der Gelenke,
- Untersuchung der Beweglichkeit der Muskulatur und deren Länge,
- Untersuchung der Balance, z. B. Einbeinstand mit offenen und geschlossenen Augen.

Die im folgenden genannten Behandlungsziele treffen für viele „Gesunde" zu, die durch eine schlechte Haltung auffallen.

Behandlungsziele

- Normale Beweglichkeit der verkürzten Strukturen (Weichteile, neurales Gewebe, Muskeln und Gelenke).
- Normale Muskelkraft, vor allem der Muskulatur, die bei der beruflich bedingten Haltung (Arbeitshaltung) gegen die Schwerkraft stabilisieren muß.
- Schulung der propriozeptiven Wahrnehmung für die korrekte Haltung im Sitz und im Stand.
- Gute Balance, Koordination und Geschicklichkeit, damit eine gesunde Person schnell reagieren kann, ohne sich zu verletzen.
- Der Behandlungsplan ergibt sich aus dem Befund und den gesetzten Zielen. Wichtig ist auch für Gesunde, regelmäßig zu üben und sich darüber im klaren zu sein, daß es Wochen oder Monate dauern kann, bis sich eine gute Haltung oder ökonomische Bewegungsmuster automatisch einstellen.

Behandlungsplan

- Dehnen und Mobilisieren der verspannten Strukturen der Weichteile, der neuralen Gewebe und der Gelenke.
- Kräftigung der Muskulatur in einer funktionellen reaktiven Form, so daß korrekte Bewegungsmuster automatisiert werden.
- Verbesserung der propriozeptiven Wahrnehmung für die korrekte Körperhaltung.
- Trainieren der Balance, der Koordination und der Geschicklichkeit.

15.4 Behandlungsbeispiele

Die folgenden Übungsbeispiele zeigen, welche falschen Haltungsmuster sich entwickeln können, und welche Übungen zur Verbesserung der Haltung beitragen können.

> **!** Große Vorsicht ist angezeigt bei Übungen, bei denen das Körpergewicht die Hände belastet. Falls Schmerzsymptome im Unterarm, in den Handgelenken oder in den Händen auftreten, die Übung beenden oder anpassen.

15.4.1 Dentalhygienikerin

Eine übergewichtige Dentalhygienikerin mußte sich bei ihrer Arbeit oft nach links neigen und drehen. Sie klagte über Schmerzen im Rücken und im Nacken am Ende ihres Arbeitstages, hatte aber keine therapeutische Behandlung erhalten. Ihre Kraft lag in einem normalen Bereich.

Es erstaunt nicht weiter, daß viele Ärzte und Dentalhygienikerinnen über Schmerzen im Rücken und Nacken klagen, da sie häufig in einer asymmetrischen Stellung arbeiten müssen. Gelingt es ihnen, Beweglichkeit und Symmetrie wieder herzustellen und zu erhalten, können sie vermutlich bleibende Fehlstellungen verhindern und Schmerzen vermeiden.

Eine Dentalhygienikerin demonstriert ihre typische Arbeitshaltung (**Abb. 15.1**). Ohne Wirbelsäulenstreckung beugt sie sich zur Seite und dreht sich nach links. Die gebeugte Haltung kann auch die Ausdehnung der Lungen beeinträchtigen und zu Ermüdung führen. Manchmal irritiert diese gebeugte Haltung auch den Magen.

Im Sitzen kann gute Seitneigung des Rumpfes und des Nackens nach links (entspricht ihrer Arbeitshaltung) beobachtet werden (**Abb. 15.2 a**).

Die Seitneigung des Rumpfes und des Nackens nach rechts ist eingeschränkt (**Abb. 15.2 b**). Dies zeigt sich meßbar im Abstand des Ellbogens zum Boden, der größer ist als bei der Seitneigung nach links (vergleiche mit **a**). Die Seitneigung des Nackens ist ebenfalls vermindert.

Abb. 15.1. Eine Dentalhygienikerin in ihrer typischen Arbeitshaltung; bei fehlender Wirbelsäulenstreckung ist sie zur linken Seite geneigt und nach links gedreht

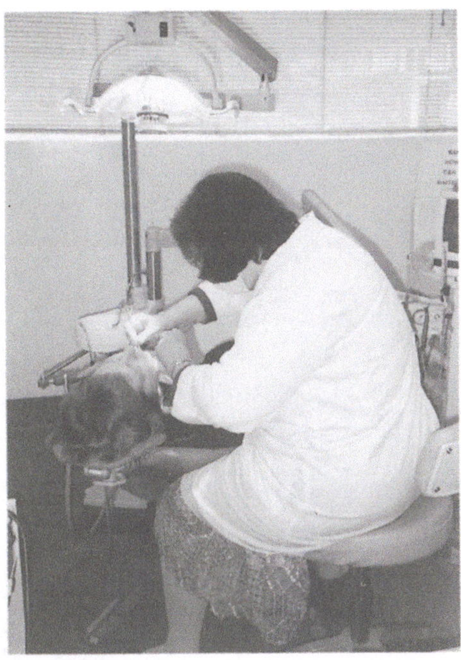

> Auf beiden Bildern steht der obere Arm fast vertikal im Raum. Während der Kopf in **a** fast in die Horizontale bewegt wurde, wurde er in **b** nur bis ca. 45° geneigt.
>
> Bei der Seitneigung nach links (**Abb. 15.3 a**) kann ein harmonischer Bogen beobachtet werden, wobei der Arm über dem Kopf hängt und den Rumpf dehnt.
>
> Die Lateralflexion nach rechts ist erheblich eingeschränkt (**Abb. 15.3 b**), vermutlich aufgrund der Verspannungen der Weichteile und der Muskeln, was auch zur Verkürzung der neuralen Strukturen führt.
>
> Die Seitneigung nach rechts eignet sich bei dieser Person als Ausgangsstellung für die Mobilisation der verspannten Weichteile und Muskeln der linken Rumpfseite.

Solche Unterschiede in der Beweglichkeit der beiden Körperseiten können zu Schmerzen am Ende eines Arbeitstages und sogar zu chronischen Schmerzsyndromen führen, wenn die Beweglichkeit nicht wiederhergestellt wird. Physiotherapeutinnen müssen die Gefahren von repetitiven Belastungen und von Übernutzung erkennen. Rückenschmerzen im Bereich der Lendenwirbelsäule können sich z.B. aufgrund von Verkürzungen des M. quadratus lumborum und des M. latissimus dorsi entwickeln. Es besteht auch die Gefahr, daß sich Nackenschmerzen und neurale Probleme im rechten Arm entwickeln, wenn die Beweglichkeit nicht wieder zurückgewonnen wird.

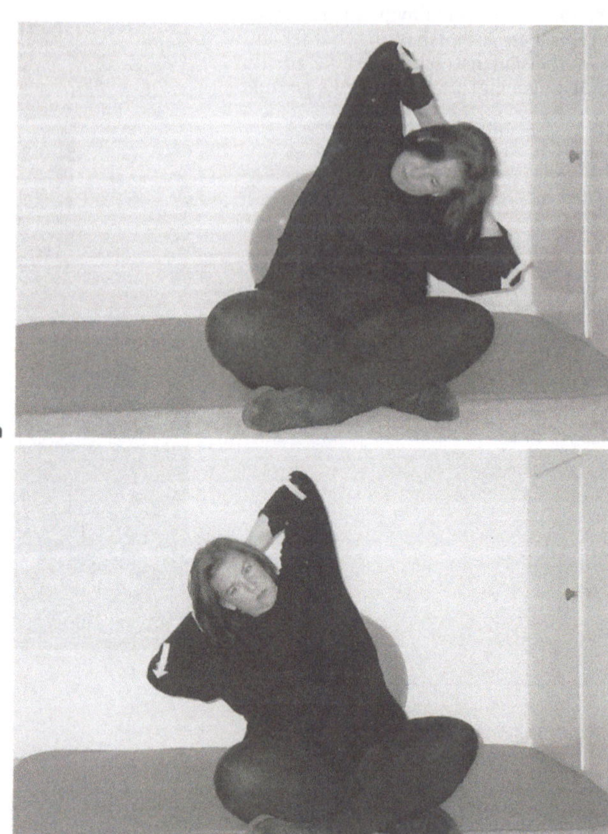

Abb. 15.2. a Bei der Seitneigung des Rumpfes und des Nackens im Sitzen zeigt sich eine gute Beweglichkeit nach links (entsprechend der Arbeitshaltung). **b** Die Seitneigung des Rumpfes und der HWS nach rechts ist eingeschränkt. Die unterschiedliche Beweglichkeit ist am Abstand des Ellbogens zum Boden meßbar, der bei der Seitneigung nach rechts größer ist als bei der Seitneigung nach links (s. **Abb. 15.2a**)

Der Ball (Durchmesser 65 cm) wird eingesetzt, um die Wirbelsäule in Rotation nach rechts zu mobilisieren und gleichzeitig die Bauchmuskulatur zu kräftigen (**Abb. 15.4a**).

Die Hüften sind räumlicher Fixpunkt, während der Rumpf gestreckt wird (**Abb. 15.4b**); der linke Arm stößt den Ball nach vorne, und es kommt etwas Rotation hinzu, wenn die Patientin unter ihrem linken Arm hindurchblickt. Der rechte Arm stützt sich in Schulterhöhe auf dem Boden ab.

Mit beiden Armen und der Stirn auf dem Ball ruhend wird die Wirbelsäule mit Hilfe der Schwerkraft gestreckt, wobei die Hüften räumliche Fixpunkte sind (**Abb. 15.4 c**).

Für die Dentalhygienikerin sind auch Übungen nützlich, die ihre autochthone Rückenmuskulatur kräftigen (s. Kap. 11 und 12). Viele der in Kap. 9 be-

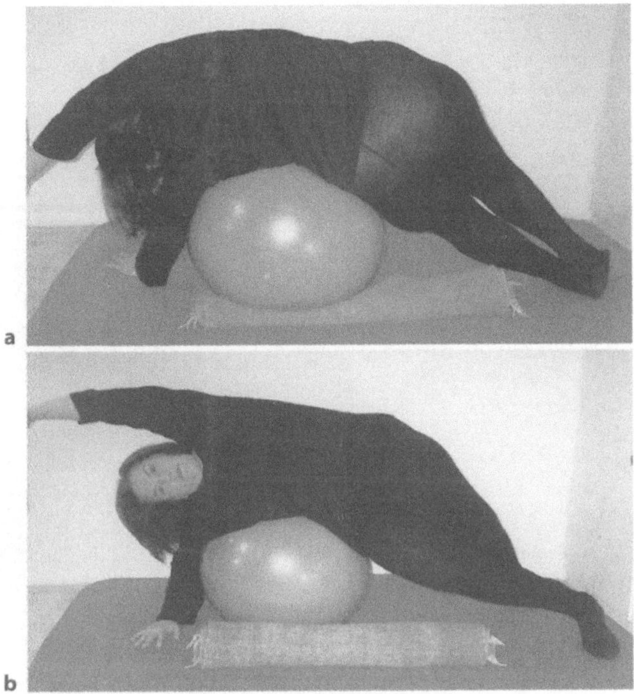

Abb. 15.3. a Bei der Seitneigung nach links kann ein harmonischer Bogen beobachtet werden; der Arm reicht dabei über den Kopf des gestreckten Rumpfes. **b** Die Lateralflexion nach rechts ist erheblich eingeschränkt, vermutlich wegen der Verspannungen der Weichteile und der Muskeln, die zur Verkürzung der neuralen Strukturen führt

schriebenen Übungen können so angepaßt werden, daß die Dentalhygienikerin davon profitieren kann (z. B. „Der Cowboy" s. Kap. 9.1, „Der Salamander" s. Kap. 9.9, „Eslein streck' Dich" s. Kap. 9.14, „Der Goldfisch" s. Kap. 9.15, „Die Schere" s. Kap. 9.19, „Die Seejungfrau" s. Kap. 9.20, „Das Karussell" s. Kap. 9.21). Alle diese Übungen verbessern die Beweglichkeit der Wirbelsäule, kräftigen die Rumpfmuskulatur und vermitteln zusätzlich propriozeptive Reize für eine gute Haltung.

15.4.2 Musiker

Musiker leiden oft unter muskuloskeletalen und neuromuskulären Problemen (Bejjani et al. 1996). Thoracic-outlet-Syndrome sind eine relativ verbreitete Ursache für Symptome der oberen Extremität bei Musikern, die ein Instrument spielen, das mit den Armen gehoben werden muß (Lederman 1987). Orchestermusiker müssen bis zu 30 Stunden wöchentlich in Proben und Konzerten spielen, die jeweils bis zu 3 Stunden dauern können. Viele akzeptieren einfach die dazugehörigen Schmerzen als notwendiges Übel.

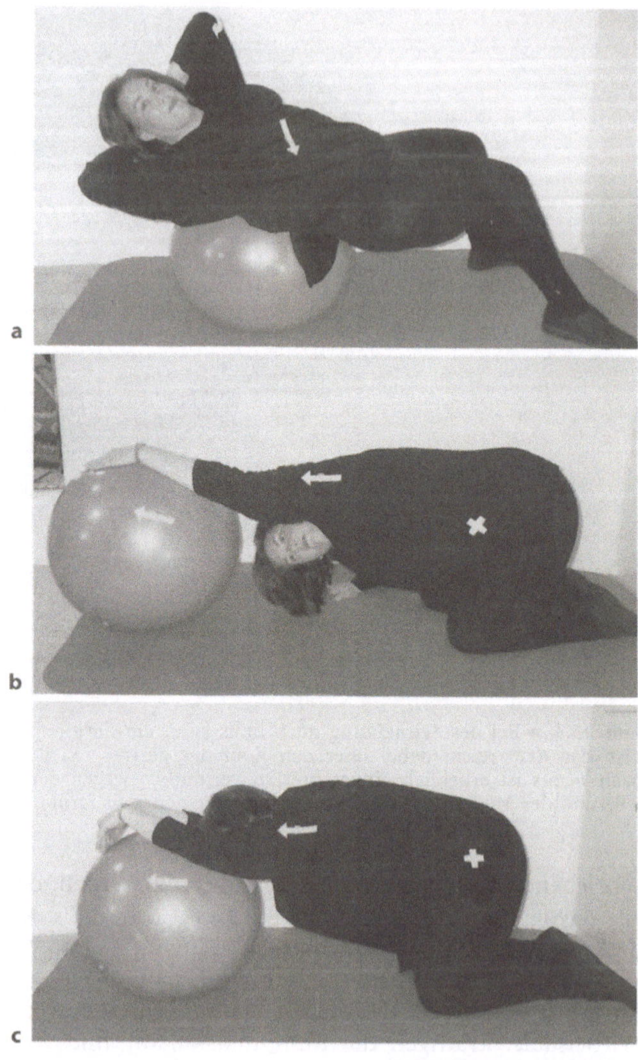

Abb. 15.4. a Der Ball (Durchmesser 65 cm) wird benutzt, um die Wirbelsäule in Rotation nach rechts zu mobilisieren und gleichzeitig die Bauchmuskulatur zu kräftigen. **b** Die Hüften sind räumliche Fixpunkte, während der Rumpf gestreckt wird; der linke Arm stößt den Ball nach vorne. **c** Mit beiden Armen und der Stirn auf dem Ball ruhend, wird die Wirbelsäule gestreckt

> **Wichtig**
> Über 50% aller Orchestermusiker leiden an Überlastungssymptomen (Fry 1986). Dabei können die meisten neuromuskulären Probleme von Orchestermusikern vermieden oder mit Hilfe kleinerer Veränderungen bei der Technik oder bei den äußeren Bedingungen beeinflußt werden (Sandin 1989).

Im Falle akuter Entzündungen oder Überlastungsverletzungen ist das erste Gebot Ruhigstellung für mindestens 2–3 Tage. Zusätzlich zu nichtsteroidalen entzündungshemmenden Medikamenten „kann eine qualifizierte Physiotherapeutin sehr hilfreich sein, um dem Patienten zu helfen, das bei Übungen erworbene Körpergefühl in den Alltag zu übertragen, auf Haltungsprobleme, deren sich der Patient nicht bewußt ist, aufmerksam zu machen, den Patienten zu motivieren und Schritt für Schritt dem Patienten weiterzuhelfen" (Sandin 1989).

Die Probleme, welche speziell Musiker betreffen, werden von Byl u. Arriga (1993) erörtert. Sie diskutieren sowohl Untersuchung, Behandlung und das Anpassen von Spieltechniken für verschiedene Instrumente als auch den Einfluß von ungünstigem Sitzen, Essen und Schlafgewohnheiten. Allgemein wird den Problemen zu wenig Beachtung geschenkt, die sich aus schlechten Sitzgelegenheiten ergeben. Orchestermusiker (Konzertmusiker) können sich selten einen Stuhl aussuchen, der ihrer Größe und ihren Proportionen entspricht. Wenn sie stehen, stellen sie ihre Füße oft zu nahe zusammen und geben sich dadurch selbst eine viel zu kleine Standfläche.

> **Wichtig**
>
> Viele Musiker, die an Rückenschmerzen leiden, sind nicht in der Lage, eine gute Haltung über einen längeren Zeitraum einzunehmen, weil ihr muskuloskeletales System weder ausreichend beweglich noch kräftig genug ist.

Beweglichkeit, Kraft, Balance und Koordination können mit dem Ball präventiv geübt werden.

> **Wichtig**
>
> Durch Beobachten des Musikers beim Konzertieren oder Üben kann die Therapeutin Fehlhaltungen erkennen. Falls diese nicht erkannt werden und über längere Zeit bestehen bleiben, können sie zu funktionellen Problemen bis hin zur Spielunfähigkeit führen.

> **!**
>
> Die Physiotherapeutin muß ganz besonders darauf achten, daß jede Belastung der Hände und der Handgelenke des Patienten vermieden wird. Übungen, bei denen die Hände körpereigene oder fremde Gewichte tragen, sind deshalb unbedingt zu vermeiden. Keine Übung darf Schmerzen verursachen.

Das erste Behandlungsbeispiel (**Abb. 15.5** und **15.6**) zeigt eine Violinistin, die klagte: „Mein Nacken und meine Schultern bringen mich um". Immer wenn sich Proben und Konzertaufführungen häuften, litt sie unter bohrenden Schmerzen. Mit dem Ball konnte sie ihre Schmerzen während und nach dem Üben sowie bei den Proben erleichtern.

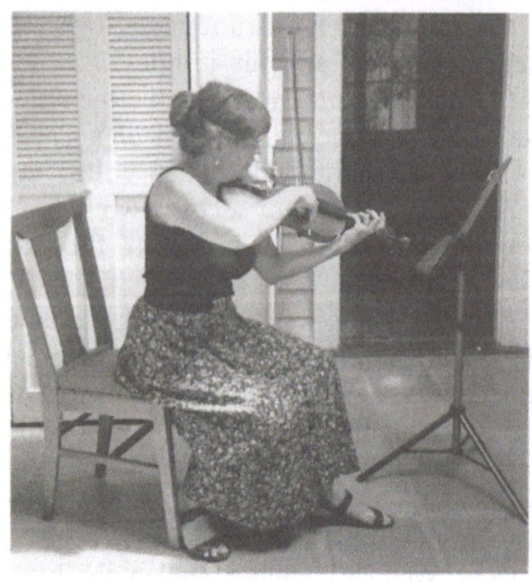

Abb. 15.5. Die Violinistin führt die Haltung vor, die sie beim Geigenspielen einnimmt. Beide Arme sind angehoben und das Gewicht der Arme und des Instrumentes wird primär von den Rückenmuskeln stabilisiert

Die Violinistin in typischer Haltung beim Üben (s. **Abb. 15.5**). Beide Arme sind hochgehalten, das Gewicht der Arme und das Gewicht des Instrumentes müssen primär von den Nackenmuskeln stabilisiert werden. Der Kopf ist leicht vorgeschoben, beide Schultern sind hochgezogen. Die Unterstützungsfläche ist gut, ihre Hüftbeugung beträgt mindestens 90°, was angemessen ist.

Für Musiker, die keine gute aktive Hüftbeugung haben (120–130° ist normal), kann es vorteilhaft sein, auf einem Keilkissen zu sitzen. Dies erleichtert die Vorwärtsneigung im Hüftgelenk.

Die Violinistin erhielt die Empfehlung, beim Üben immer wieder zu unterbrechen und nach den Proben präventiv auf dem Ball und auf der Hartschaumstoffrolle zu liegen. Das Ziel war, den Rumpf in Neutralstellung zu stabilisieren, in Rückenlage auf dem Ball die Extension zu mobilisieren (mit einem Kissen unter dem Kopf, um eine Hyperextension der HWS zu vermeiden) und Wahrnehmung für die Symmetrie des Körpers zu schulen. Weitere Übungen betonten das sanfte Dehnen des Pektoralismuskels und propriozeptives Training für gute Haltung.

Es folgen einige Übungen, die der Violinistin halfen.

In Rückenlage über dem Ball (Durchmesser 65 cm) dehnt die Geigerin ihre Pektoralismuskeln, mobilisiert ihre Wirbelsäule in Streckung und balanciert ihren Rumpf (**Abb. 15.6 a**). Sie wählt eine große Unterstützungsfläche mit gespreizten Beinen. Um Balance und Gleichgewicht (als Steigerung) weiter zu verbessern, kann die Violinistin ihre Beine näher zusammenstellen.

In **Abb. 15.6 b** wird gezeigt, wie die Patientin in Rückenlage, auf einer Hartschaumstoffrolle mit den Beinen auf einem Ball liegend und mit den Armen

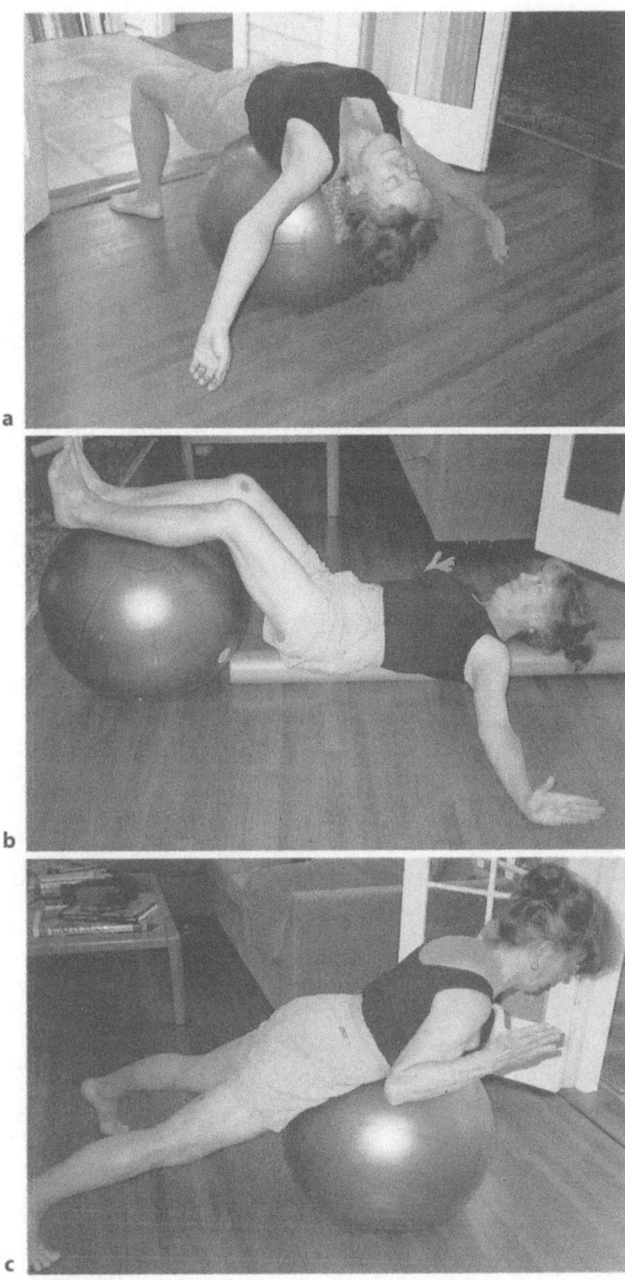

Abb. 15.6. a In Rückenlage auf dem Ball (Durchmesser 65 cm) dehnt die Musikerin ihre Pektoralismuskeln, mobilisiert ihre Wirbelsäule in Extension und balanciert ihren Kopf und Rumpf. **b** Rückenlage auf einer Hartschaumstoffrolle mit den Füßen auf dem Ball und den Armen in ca. 90° Abduktion. **c** In Bauchlage auf dem Ball kräftigt und stabilisiert sie die Streckmuskulatur des Rumpfes gegen die Schwerkraft

in ca. 90° Abduktion, ihre Wahrnehmung für Symmetrie schult. Außerdem dehnt sie ihre Pektoralismuskeln. Indem sie die Hände und Fersen gegen eine imaginäre Wand preßt (in Anlehnung an das Brunkow-Konzept; Bold u. Grossmann 1989), erreicht sie eine Kokontraktion der Muskulatur des Rumpfes und der Extremitäten.

In Bauchlage auf dem Ball kräftigt und stabilisiert die Musikerin die Strecker der Rumpfmuskulatur gegen die Schwerkraft (**Abb. 15.6 c**). Balance, korrekte Einstellung der Wirbelsäule, Symmetrie und das Hinunterziehen der Schultern werden mit dieser Übung trainiert, bei der es sich um eine Anpassung der Übung „Die Galionsfigur" (s. Kap. 9.18) handelt. Die Füße stehen weit auseinander, um die Unterstützungsfläche zu vergrößern. Als Steigerung dieser Übung kann die Unterstützungsfläche verkleinert werden.

Das 2. Behandlungsbeispiel für Musiker zeigt eine Pianistin (**Abb. 15.7**).

Die Pianistin trainiert korrekte Haltung (**Abb. 15.7**), während sie auf einer labilen Unterlage (dem Ball) sitzt. Sie schult auf diese Weise ihre Wahrnehmung für eine gute Haltung während des Klavierspiels. Als Steigerung kann sie auf dem Ball in korrekter Haltung hüpfen, und die Füße können näher zusammengestellt werden.

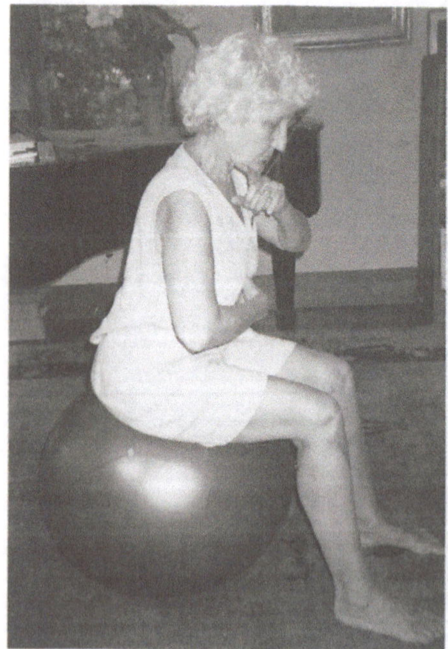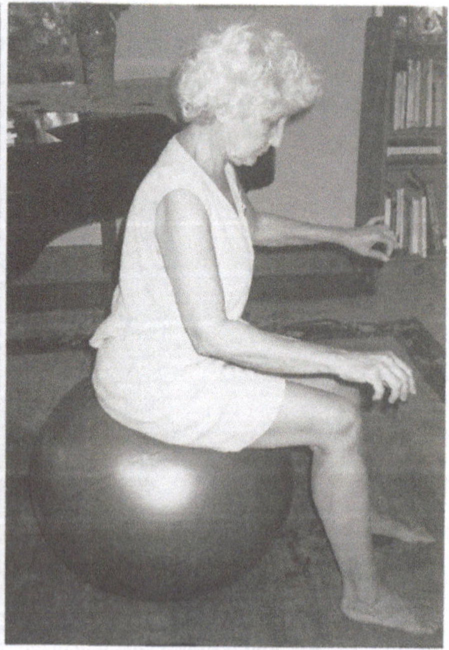

Abb. 15.7 a, b. Auf einer labilen Unterlage sitzend übt eine Pianistin die korrekte Körperhaltung, bevor sie auf einer harten Oberfläche sitzend Klavier spielt

Die Pianistin wurde auch angehalten, „so zu tun", als würde sie Klavier spielen, während sie auf dem Ball saß. Sie mußte dann von der nachgiebigen Balloberfläche zur harten Sitzfläche der Klavierbank überwechseln und tatsächlich auf dem Klavier spielen, um die funktionelle Übertragung der zielgerichteten Aktivität zu gewährleisten.

Es gibt natürlich viele weitere Übungen, mit denen Musiker Balance, Kraft und Propriozeption trainieren können. Vor Beginn des Spielens kann es nützlich sein, einige Übungen durchzuführen: Hüpfen auf dem Ball in aufrechter Stellung zur Förderung propriozeptiver Reize für eine korrekte Einstellung der Wirbelsäule; Neigen des stabilisierten Rumpfes nach vorne und hinten als Training für die Stabilität der Wirbelsäule (z.B. „Der Cowboy" Kap. 9.1 und „Die Waage" Kap. 9.2).

15.4.3 Sitzende Arbeit am Schreibtisch und am Computer

In vielen Berufen können Ballübungen nützlich sein, um Schmerzen während und nach einem anstrengenden Arbeitstag zu überwinden (Becher 1998). Eine sitzende Arbeitsweise kann in der Tat ebenso viele Schmerzen und Fehlfunktionen verursachen wie das Heben von Lasten (Lear u. Pomeroy 1994). Das folgende Beispiel zeigt einen Mann, der die meiste Zeit des Tages am Schreibtisch vor einem Computer sitzend zubrachte.

Ein junger Schriftsteller, der mehrmals wöchentlich in einem Fitneßzentrum trainiert, um seine Muskeln zu kräftigen, verbrachte die meiste Zeit seines Arbeitstages vor dem Computer (**Abb. 15.8 a**). Seine Sitzhaltung zeigt eine schlechte axiale Einordnung und eine ungenügende Beweglichkeit, was Schmerzen verursachen kann.

Durch das Kippen von Sitzfläche und Lehne nach hinten entsteht eine *kompensatorische Vorwärtshaltung* des Kopfes. Nacken- und Rückenschmerzen sind eine mögliche Folge, wenn nicht die Beweglichkeit (vor allem der Hüftgelenke in Flexion und des oberen Rumpfes in Extension) und die Körperhaltung verbessert werden.

Anstatt das Becken nach vorne zu bewegen und den Rumpf dynamisch zu stabilisieren, wird der Kopf nach vorne geschoben. Der Schriftsteller hat vermutlich eine verkürzte Muskulatur der Ischiokruralen und der HWS-Extensoren, eine verringerte dynamische Stabilität des Rumpfes und eine eingeschränkte Beweglichkeit der Wirbelsäule in Streckung und Rotation (eine gebeugte Wirbelsäule läßt sich nicht so leicht drehen). Der junge Mann fühlte und sah nicht, daß er auf dem besten Weg war, Rückenschmerzen zu entwickeln, weil seine Körperwahrnehmung verringert war.

Der Schriftsteller zeigt, daß selbst in einem kleinen Büro der Ball eingesetzt werden kann (**Abb. 15.8 b**), um die Wirbelsäule in Extension zu mobilisieren, indem er den Ball auf den Schreibtisch legt.

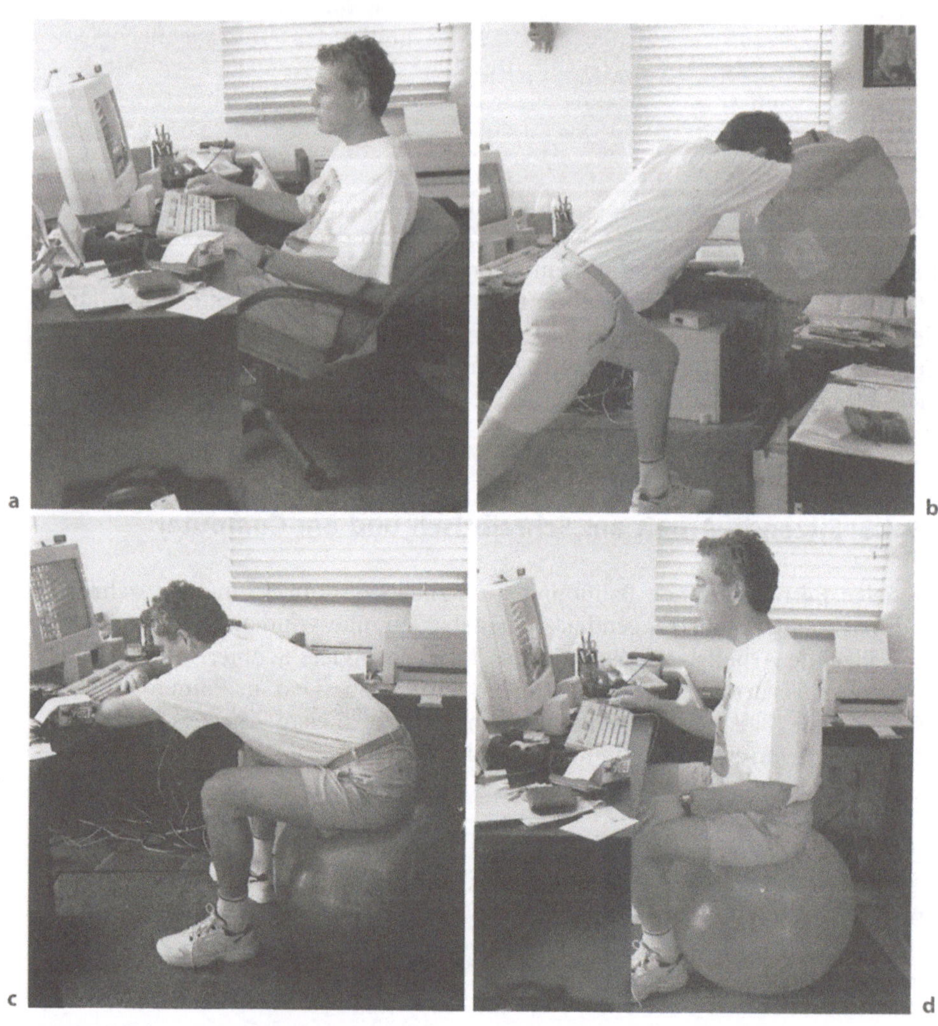

Abb. 15.8 a–d. a Ein Schriftsteller, der die meiste Zeit des Tages am Computer verbringt, zeigt seine typische Sitzhaltung. **b** Auf den Schreibtisch gelegt läßt sich der Ball auch in einem kleinen Büro zur Mobilisation der Wirbelsäule in Extension benutzen. **c** Abstützen der Unterarme auf dem Schreibtisch und Rückwärtsrollen des Balles erlaubt es, den Rücken zu strecken und die Hüftbeugung zu üben. **d** Das Sitzen auf dem Ball verbessert die vorgeschobene Kopfhaltung geringfügig. Ein größerer Ball wäre für den Schriftsteller wegen seiner eingeschränkten aktiven Hüftbeugung vorteilhafter

Wenn er die Unterarme auf den Schreibtisch legt und den Ball nach hinten rollt, kann er den Rücken strecken und gleichzeitig die Hüften beugen (Abb. 15.8 c). Eine mangelhafte Beckenbeugung in den Hüftgelenken ist offensichtlich, denn der untere Rücken bleibt in gebeugter Stellung.

Das Sitzen auf dem Ball verbessert die vorgeschobene Haltung des Kopfes nur geringfügig (Abb. 15.8 d), weil die geringe Beweglichkeit und Verkürzung der Muskulatur die aufrechte Stellung unmöglich macht. Bis die Beweglichkeit der Wirbelsäule, der Muskeln und der Weichteile wieder hergestellt ist, würde der Schriftsteller von einem größeren Ball profitieren (65 cm anstatt 55 cm Durchmesser). Dadurch würde der Mangel an aktiver Hüftflexion ausgeglichen und der Kopf könnte so gehalten werden, daß sich eine leicht nach unten geneigte Blickrichtung zum Bildschirm ergibt. Diese Abbildung zeigt auch, wie wichtig es ist, die Ballgröße an die Proportionen des Benutzers anzupassen.

Weitere Beispiele für mögliche Übungen sind überall im Buch zu finden, z.B. **Abb. 2.11 b, 4.4, 7.14 a, 11.16 b, 11.16 h, 12.1 h, 12.3, 12.4** und **13.5.**

> **!** **Der Ball ist nicht als dauernde Sitzgelegenheit zu empfehlen (Becher 1998). Er sollte nur kurzzeitig eingesetzt werden, um die Wirbelsäule zu dehnen und zu mobilisieren sowie propriozeptive Reize für eine korrekte Haltung zu geben. Wer länger sitzen muß, sollte einen guten (an die Proportionen des Benutzers angepaßten) Stuhl benutzen. Das Sitzen auf dem Ball ist keine Garantie für eine gute Haltung, außer bei sehr guter Körperwahrnehmung.**

Ein Ballkissen (s. Kap. 8) oder ähnliche Sitzhilfen können die Rückenbelastung bei Menschen, die beruflich stundenlang sitzen müssen, deutlich verringern. Obwohl mit diesen Hilfsmitteln das Sitzen dynamischer wird, ist ein guter Stuhl, dessen Rückenlehne und Armstützen an die Proportionen des Benutzers angepaßt werden können, bei sitzender Arbeit an einem Tisch unerläßlich (Lear u. Pomeroy 1994 a, b).

Empfehlenswert sind Stühle, deren Sitzfläche unabhängig von der Einstellung der Rückenlehne nach vorne unten geneigt werden kann. Idealerweise ist auch die Sitztiefe verstellbar, so daß sie sich an die Oberschenkellänge des Sitzenden anpassen läßt.

15.4.4 Der Ball im Klassenzimmer

Im Gegensatz zu den Vereinigten Staaten gibt es in der Schweiz oder in Deutschland ganze Schulklassen, die auf dem Ball sitzen (Illi 1998; Breithecker 1998; Steiner 1998). So können z.B. seit 1991 Lehrer in Basel (Schweiz) an Kursen teilnehmen, in denen gezeigt wird, wie man den Ball im Klassenzimmer benutzen kann (Mühlemann et al. 1995). Zu Beginn des Jahres 1995 konnten 14 von 26 Grundschullehrern ihren Schülern die Möglichkeit geben, während des Unterrichts auf Bällen zu sitzen (in 12 Klassen entschieden sich bis zu 50% der Kinder für den Ball anstelle eines Stuhles. Zehn der interviewten Kinder sagten aus, daß sie einen konventionellen Stuhl vorziehen).

Die meisten Lehrer hatten einen Einführungskurs über den Gebrauch des Balles im Klassenzimmer besucht, und sie überprüften die Größe des Balles und die Höhe der Schreibtische zwischen 2- und 6mal jährlich. Im Hinblick auf das schnelle Wachstum von Kindern ist diese Kontrolle sehr wichtig. Eine Befragung der Lehrer über die Auswirkungen auf die Unruhe im Klassenzimmer seit der Einführung des Balles ergab folgendes Bild: 33% berichteten von einer Abnahme, 25% von einer Zunahme und 9% von keiner Veränderung (33% gaben keine Antwort). Nach den Vorteilen des Balles im Klassenzimmer befragt, meinte ein Lehrer, daß sich der Rücken leichter bewegen könne, sich die Wahrnehmung der Kinder für die Sitzhaltung verbessere und es noch zusätzliche Möglichkeiten gebe, den Ball zu benutzen. Andere Lehrer berichteten, daß die Gefühle der Schüler sichtbarer würden, wenn sie auf dem Ball sitzen, weil innere Unruhe oft zu vermehrtem Bewegungsdrang führt. Erstaunlicherweise fielen Kinder weniger häufig vom Ball als vom Stuhl.

Zu den Nachteilen, die genannt wurden, gehörten Luftverlust der Bälle, Anfälligkeit für Beschädigungen, großer Platzbedarf, Hygiene und Ballgeräusche.

In einer deutschen Zeitung wurde Kritik über den Einsatz des Balles in der Schule und im Büro geübt (Anonym 1996). Der Hauptvorwurf lautet, daß es nicht immer praktikabel sei, auf einem Ball zu sitzen. Unter anderem ist es schwieriger, sich zwischen Computer und Schreibfläche hin und her zu bewegen, wenn man auf einem Ball sitzt anstatt auf einem Stuhl mit Rollen. Viele Menschen tendieren dazu, auf Sitzgelegenheiten ohne Rückenlehne mit rundem Rücken zu sitzen. Das gilt auch für den Ball. Es wird deshalb empfohlen, auf einem ergonomisch angepaßten Stuhl zu sitzen und diesen nur für kürzere Perioden gegen einen Ball zu tauschen.

So wie das Sitzen auf dem Ball für gesunde Erwachsene empfohlen wird, so kann es auch für manche Kinder von Vorteil sein, wenn sie zeitweise auf dem Ball sitzen. Manche Schulklasse könnte davon profitieren, wenn einige Bälle als zeitweise alternative Sitzmöglichkeit verfügbar wären.

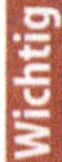

> **Es ist wichtig, die richtige Ballgröße zum Sitzen zu wählen (Breithecker 1998; Graß u. Maurer-Graß 1998).**

Der Ball ist ein großartiges Instrument, um unter geeigneter Anleitung mit gesunden Kindern und Erwachsenen zu üben, und in der Tat wird der Ball hauptsächlich in diesem Sinne verwendet.

15.4.5 Linderung von Schmerzen bei der Arbeit in Pflegeberufen

Physiotherapeutinnen, die mit dem Ball vertraut sind, können die Vorteile bestätigen, welche der Ball nach einem Arbeitstag bieten kann, zu dem auch das Heben und Transferieren von schweren und gelähmten Patienten gehört. Es tut gut, sich mit dem Ball Erleichterung zu verschaffen, indem man sich dehnt und den Rücken in allen Ebenen und in totale Flexion und Extension mobilisiert. Wenn eine Physiotherapeutin bei ihrer Arbeit mit Patienten den Ball als Unterstützung einsetzt, kann sie ihre eigene körperliche Belastung reduzieren und Schmerzen und Ermüdungserscheinungen im Rücken lindern.

Ebenso kann der Ball auch anderen Angestellten in Pflegeberufen helfen, ihre Rücken zu entlasten und selbst beweglich zu bleiben.

Egal zu welchem Zeitpunkt der Ball benutzt wird, es sollte immer mit gesundem Menschenverstand geschehen. Eine gute Beobachtungsgabe und die Fähigkeit, aufmerksam hinzuhören, werden der Therapeutin helfen, zu verstehen, wann und wie der Ball zum Vorteil des Patienten eingesetzt werden kann. Demjenigen, der mit dem Ball übt, kann er helfen, Beweglichkeit, Kraft, Balance, Koordination und Geschicklichkeit zu erhalten oder wiederzugewinnen.

> **!** **Ballübungen dürfen niemals Schmerzen verursachen.**

Literatur

Anderson R (1992) The back pain of bus drivers. Spine 17(12):1481–1487

Anonymous (1996) Eigentor mit dem Sitzball. Westfälische Nachrichten, 27. September

Becher S (1998) Sitzen und Sitzball. In: Schroeder V (Hrsg) Der große Ball – eine runde Sache. Springer, Berlin Heidelberg New York

Bejjani FJ, Kaye GM, Benham M (1996) Musculoskeletal and neuromuscular conditions of instrumental musicians. Arch Phys Med Rehabil 77:406–413

Blum J (1995) Der Musiker als physiotherapeutischer Patient – Prävention und Rehabilitation. Krankengymnastik 47(10):1391–1408

Bold RM, Grossmann A (1989) Stemmführung nach R. Brunkow, 5. Aufl. Enke, Stuttgart

Bork BE, Cook TM, Rosecrance JC, Engelhardt KA, Thomason MEJ, Wauford II, Worley RK (1996) Work-related musculoskeletal disorders among physical therapists. Phys Ther 76(8):827–835

Breithecker D (1998) Der Ball als integrativer Bestandteil der „bewegten Schule". In: Schroeder V (Hrsg) Der große Ball – eine runde Sache. Springer, Berlin Heidelberg New York

Broich I (1996) Aspekte der Bewegungsentwicklung und des Bewegungsverhalten in der Kieferorthopädie. Krankengymnastik 48(10):1512–1530

Buchholz H (1998) Der Ball als Sport- und Bewegungsgerät. In: Schroeder V (Hrsg) Der große Ball – eine runde Sache. Springer, Berlin Heidelberg New York

Byl NN, Arriaga R (1993) Treating the injured musician. PT Magazine Phys Ther 10:62–68

Fry HJ (1986) Incidence of overuse syndrome in the symphony orchestra. Med Probl Performing Artists 1:51–55

Graß F, Maurer-Graß F (1998) Der „mitwachsende" Ballsitz. In: Schroeder V (Hrsg) Der große Ball – eine runde Sache. Springer, Berlin Heidelberg New York

Illi U (1998) Die „Sitzbewegung" in Schweizer Schulen. In: Schroeder V (Hrsg) Der große Ball – eine runde Sache. Springer, Berlin Heidelberg New York

Janda V (1991) Muscle spasm – a proposed procedure for differential diagnosis. Manual Med 6:136–139

Janda V (1994) Manuelle Muskelfunktionsdiagnostik, 3. Aufl. Ullstein Mosby, Berlin

Kendall FP, McCreary EK, Provance PG (1993) Muscles: testing and function, 4th edn. Williams & Wilkins, Baltimore

Klein-Vogelbach S (1990) Funktionelle Bewegungslehre, 4. Aufl. (Rehabilitation und Prävention, Bd 1). Springer, Berlin Heidelberg New York

Klein-Vogelbach S (1993) Therapeutische Übungen zur funktionellen Bewegungslehre, 3. Aufl. (Rehabilitation und Prävention, Bd 4). Springer, Berlin Heidelberg New York

Lear CA, Pomeroy SJ (1994a) Office ergonomics. I. The anatomy of seated work. PT Forum 13(24):3–5

Lear CA, Pomeroy SJ (1994b) Office ergonomics. II. General considerations. PT Forum (14)25:3–4

Lederman RJ (1987) Thoracic outlet syndromes. Review of the controversies and a report of 17 instrumental musicians. Med Probl Performing Artists 2:87–91

Mühlemann R, Rühl W, Feierabend A, Amstad H (1995) Basler Primarklassen auf dem Sitzball – eine Bestandesaufnahme 1990–1995. Basler Schulblatt, S8–10
Nelson SH (1989) Playing with the entire self: the Feldenkrais method and musicians. Semin Neurol 9(2):97–104
Posner-Mayer J, Zappala L (1993) FitBall. Ball Dynamics International, Denver
Rosenthal E (1987) The Alexander technique – what it is and how it works. Med Probl Performing Artists 2:52–57
Sahrman SA (1993) Movement as a cause of musculoskeletal pain. In: Singer KP (ed) Integrating approach. Proceedings of the Eighth Biennial Conference of the Manipulative Physical Therapists Association of Australia, pp 69–74
Sandin KJ (1989) The neuromusculoskeletal problems of instrumental musicians: a review. Curr Concepts Rehabil Med 5(1):22–29
Schladerer A, Büttner S (1998) Der Ball im Fitness-Studio. In: Schroeder V (Hrsg) Der große Ball – eine runde Sache. Springer, Berlin Heidelberg New York
Steiner H (1998) Der Sitzball – ein Kuckucksei? In: Schroeder V (Hrsg) Der große Ball – eine runde Sache. Springer, Berlin Heidelberg New York

16 Glossar

- **Aktive Widerlagerung.** Begrenzung einer weiterlaufenden Bewegung durch muskuläre (antagonistische) Gegenaktivität.
- **Aktivierte passive Widerlagerung.** Von einer aktivierten passiven Widerlagerung spricht man, wenn bei einer automatischen Gleichgewichtsreaktion mit horizontaler Komponente die weiterlaufende Bewegung durch die Gegenbewegung eines Körperteiles/Gewichtes (wie z.B. eines Armes oder Beines) begrenzt wird. Das Ausmaß dieser Gegenbewegung wird durch Muskelaktivität reguliert.
- **Antagonisten.** Gegenspieler der Muskulatur.
- **Ausweichbewegung.** Unerwünschter, unökonomischer Ersatz für eine Bewegung oder eine weiterlaufende Bewegung. Es handelt sich normalerweise um einen Ausweichmechanismus, der durch mangelhafte Kraft, Beweglichkeit oder Geschicklichkeit entsteht.
- **Ballkissen.** Ein flacher Ball, der als Sitzkissen oder zum Üben des Gleichgewichts benutzt werden kann (verschiedene Hersteller, z.B. Sissel, Togu).
- **Ballschale.** Plastikschale, die man unter den Ball legt, um zu verhindern, daß der Ball wegrollen kann, wenn der Patient den Ballkontakt verliert (verschiedene Hersteller, z.B. Sissel, Togu).
- **Bedingung (Conditio).** Instruktionen, die der Patient erhält, damit er das Übungsziel in der gewünschten Form erreicht.
- **Bewegungsachse.** Die Schnittlinie, in der sich 2 Körperebenen treffen. In der Funktionellen Bewegungslehre werden sie frontosagittale, frontotransversale und sagittotransversale Achsen genannt.
- **Bewegungsebenen.**
  - **Sagittalebene:** im Stand die Ebene, die sich von vorne nach hinten und von oben nach unten erstreckt und den Körper in rechts und links teilt.
  - **Frontalebene:** im Stand die Ebene, die sich von einer Seite zu anderen und von oben nach unten erstreckt und den Körper in vorne und hinten teilt.
  - **Transversalebene:** im Stand die Ebene, die sich von vorne nach hinten und von einer Seite zur anderen erstreckt und den Körper in oben und unten teilt.
- **Bewegungstoleranz.** Die verfügbare Beweglichkeit; das Bewegungsausmaß, das zur Verfügung stehen sollte, um mühelos eine Bewegung auszuführen oder eine bestimmte Haltung einzunehmen.

- **Brückenaktivität.** Begriff aus der Funktionellen Bewegungslehre für eine gegen die Schwerkraft gerichtete Muskelaktivität, bei der sich der Körper in einer brückenähnlichen Stellung befindet (z.B. gilt dies für die Bauchmuskulatur, wenn man auf Händen und Knien steht).
- **Distaler Distanzpunkt.** Bei der Beobachtung der Bewegung eines Scharniergelenkes jener Punkt des Hebelarmes, der am weitesten vom Drehpunkt entfernt ist. An ihm läßt sich normalerweise das Bewegungsausmaß am besten beurteilen.
- **Dorsale Richtung.** In Richtung des Rückens.
- **Drehpunkt.** Beobachtungspunkt an einem Scharniergelenk; der Angelpunkt der Bewegung.
- **Dynamische Balance.** Das Gleichgewicht gegen einen äußeren Reiz stabilisierend erhalten.
- **Dynamische Stabilisation.** Das Stabilisieren von mehreren Gelenken oder eines Körperabschnittes mit Hilfe muskulärer Aktivität beim Halten des Gleichgewichtes oder beim Bewegen im Raum.
- **Frontalebene.** Die Ebene, die sich im Stand von rechts nach links und von oben nach unten erstreckt und den Körper in einen vorderen und einen hinteren Abschnitt unterteilt.
- **Geschlossene kinetische Kette.** Muskelaktivität, die sich von distal nach proximal aufbaut unter Kokontraktion der antagonistischen Muskulatur.
- **Gewichtsbelastung.**
  - **Volle Gewichtsbelastung:** Das ganze Körpergewicht darf von dem betroffenen Körperabschnitt (z.B. Arm oder Bein) übernommen werden.
  - **Teilweise Gewichtsbelastung:** Nur ein Teil des Körpergewichtes darf von dem betroffenen Körperabschnitt übernommen werden. Von reduzierter Gewichtsbelastung spricht man, wenn ein Teil des Gewichtes eines Körperabschnittes auf einem Ball liegt und folglich nicht gehalten werden muß.
- **Hängeaktivität.** Eine Aktivität, bei der ein Körperabschnitt oder ein Teil davon an einem anderen Körperteil oder an einer äußeren Vorrichtung hängt.
- **Homöostase.** Inneres Gleichgewicht, das optimal für die Zellfunktionen ist.
- **Ipsilateral.** Auf der selben Seite.
- **Kaudal.** In Richtung der Füße, fußwärts.
- **Kinästhetische Wahrnehmung.** Wahrnehmung von Körperteilen in ihrer Stellung zueinander.
  - **Statisch:** Wissen, in welcher Lage sich die Körperteile befinden, auch wenn man sie nicht sieht.
  - **Dynamisch:** Wahrnehmung des Positionswechsels von 2 Körperteilen relativ zueinander.
- **Körperabschnitte.** Begriff aus der Funktionellen Bewegungslehre für einen der 5 funktionellen Abschnitte des Körpers: Kopf/Hals, Arme/Schultergürtel, Brustkorb, Lendenwirbelsäule/Becken und Beine.
- **Körperabstände.** Abstände zwischen verschiedenen Körperpunkten, die während einer Übung beobachtet werden können. Durch Beobachtung dieser Punkte können falsche Bewegungssequenzen erkannt und korrigiert werden.

- **Kontralateral.** Auf der gegenüberliegenden Seite.
- **Kraniale Richtung.** In Richtung des Kopfes, kopfwärts.
- **Lumpektomie.** Operative Entfernung eines Knotens.
- **Mittlere Frontalebene.** Die Ebene, die vertikal im Raum stehend durch den Scheitel des Kopfes und durch die Mitte des Körpers führt und diesen in eine vordere und eine hintere Hälfte teilt. Sie erstreckt sich von oben nach unten und nach rechts und nach links.
- **Nichtzentrische Belastung.** Belastung, die nicht auf der Mitte des Balles, sondern außerhalb der Mitte, davor oder seitlich erfolgt.
- **Nichtstationäre Übung.** Eine Übung, bei der die Endstellung nicht mit der Ausgangsstellung identisch ist (wird auch standortverändernde Übung genannt).
- **Offene Bewegungskette.** Muskelaktivität, die von proximal nach distal fließt, wie bei der „Spielfunktion". Die Muskeln „der oberen Seite" der offenen Kette sind fallverhindernd gegen die Schwerkraft aktiviert.
- **Parkierfunktion.** Begriff aus der Funktionellen Bewegungslehre für eine Ruhe- oder Ausgangsstellung einer Übung, die mit minimaler, ökonomischer Muskelaktivität gehalten werden kann.
- **Physio-Roll.** Ein Doppelball, der die Form einer Erdnuß hat; hergestellt durch die Firma Ledraplastic.
- **Primärbewegung (Actio).** Der Initial- oder Primärbewegungsimpuls in einer Übung, der zum Übungsziel führt.
- **Pronation.** Hand und Unterarm sind so gedreht, daß die Handinnenfläche nach unten zeigt.
- **Puerperium.** Wochenbett.
- **Räumlicher Fixpunkt.** Ein Punkt des Körpers, dessen Lage bei der Beobachtung einer Bewegung stabil bleibt.
  - **Absoluter räumlicher Fixpunk:** der Punkt bleibt fix, er bewegt sich überhaupt nicht.
  - **Relativer räumlicher Fixpunkt:** der Fixpunkt bewegt sich nur minimal im Raum.
- **Reaktion (Reactio).** Die Antwort auf den initialen Bewegungsimpuls; eine automatische Gleichgewichtsreaktion als Antwort auf die Actio. Die Reaktion ist das Ziel der Übung.
- **Rostral.** In Richtung der Nase, nasenwärts.
- **Sagittalebene.** Im Stand die Ebene, die sich von vorne nach hinten und von oben nach unten erstreckt und den Körper in 2 Abschnitte (einen linken und einen rechten) teilt.
- **Schutzspannung.** Anspannung der Muskulatur zur Verhinderung einer Bewegung; wird vor allem durch Angst oder Verletzung hervorgerufen.
- **Sit'n'Gym.** Ein Ball mit Gumminoppen, die das Wegrollen verhindern (Hersteller: die Firma Ledraplastic).
- **Spielfunktion.** Begriff aus der Funktionellen Bewegungslehre: Wenn eine Extremität am Körper hängt und die muskuläre Aktivität in einer offenen Bewegungskette von proximal nach distal gerichtet ist.
- **Standortkonstante Übung.** Eine Übung, bei der sich die Unterstützungsfläche während des Übungsablaufes nicht oder nur minimal verändert (auch stationäre Übung genannt).

- **Standortverändernde Übung.** Eine Übung, bei der sich die Endstellung einer Übung von der Ausgangsstellung unterscheidet (wird auch nichtstationäre Übung genannt).
- **Stationäre Übung.** Eine Übung, bei der sich die Unterstützungsfläche während des Übungsablaufes nicht oder nur minimal verändert (auch standortkonstante Übung genannt).
- **Statisches Gleichgewicht.** Die Fähigkeit, ohne externen Reiz das Gleichgewicht zu erhalten.
- **Stützfunktion.** Begriff aus der Funktionellen Bewegungslehre für hohe, ökonomische Muskelaktivität in geschlossener Bewegungskette. Ein erhöhter Druck kann unter jenem Teil des Körpers gefühlt werden, der mehr als sein Eigengewicht stützt.
- **Supination.** Hand und Unterarm sind so gedreht, daß die Handinnenfläche nach oben zeigt.
- **Symmetrieebene.** Die Sagittalebene, die im Stand durch den Scheitel des Kopfes und durch das Zentrum des Körpers verläuft und den Körper in zwei gleiche Seiten (Hälften) teilt.
- **Synergisten.** Verschiedene Muskeln, die zusammenarbeiten.
- **Tentakel.** Ein Teil oder Teile des Körpers, die in den Raum (in Spielfunktion) hinausragen.
- **Transversalebene.** Im Stand die Ebene, die sich von vorne nach hinten und von einer Seite zur anderen erstreckt und den Körper in einen oberen und einen unteren Abschnitt teilt.
- **Trennebene.** Eine gedachte Ebene (wie von Klein-Vogelbach beschrieben), die dem Beobachter hilft, die Verteilung der Körpergewichte und deren beschleunigendes und bremsendes Potential zu beobachten und zu beurteilen. Diese Ebene steht senkrecht, im rechten Winkel zur Bewegungsrichtung und verläuft durch den Schwerpunkt des Übenden.
- **Unterstützungsfläche (USF).** Die von den Berührungspunkten des Körpers mit dem Ball und/oder dem Boden eingeschlossene Fläche.
- **Valsalva.** Pressen im Bauchraum, Preßatmung.
- **Ventral.** In Richtung des Bauches, bauchwärts.
- **Viszera.** Eingeweide.
- **Weiterlaufende Bewegung.** Ein Bewegungsimpuls, der sich durch den Körper fortpflanzt. Er kann beobachtet werden, weil er sich in vorhersehbarer Weise bewegt, wenn er nicht durch fehlende Beweglichkeit oder durch Kraftmangel eingeschränkt ist. Falsche Bewegungsmuster weichen von der erwarteten Bewegungsrichtung ab und sind unökonomisch.
- **Zentrische Gewichtsbelastung.** Das Körpergewicht lastet zentrisch auf dem Großkreis des Balles.

Sachverzeichnis

L

S

U

T

W

Z